Méga Guide Pharmaco Infirmier

Chez le même éditeur

Méga Guide Pharmaco Infirmier

Coordonné par
Laurent Chouchana
Praticien hospitalier, service de pharmacologie, hôpital Cochin, Paris

Nadine Dussaule
Cadre de santé formatrice, Institut de formation en soins infirmiers des Diaconesses de Reuilly, Paris

2e édition

Elsevier Masson

ELSEVIER

Elsevier Masson SAS, 65, rue Camille-Desmoulins, 92442 Issy-les-Moulineaux cedex, France
Méga Guide Pharmaco Infirmier, 2e édition, de Laurent Chouchana et Nadine Dussaule.
© 2020, Elsevier Masson SAS
ISBN : 978-2-294-75774-7
e-ISBN : 978-2-294-75810-2
Tous droits réservés.

Les indications et posologies des médicaments cités dans cet ouvrage concernent, sauf mention contraire, les patients adultes.

Par ailleurs, les informations relatives aux médicaments cités dans cet ouvrage ont été recommandées dans la littérature médicale et concordent avec la pratique de la communauté médicale. Elles peuvent, dans certains cas particuliers, différer de l'information officielle de l'autorisation de mise sur le marché (AMM). De plus, les protocoles thérapeutiques peuvent évoluer au cours du temps. Ainsi, en cas de doute, il est recommandé au lecteur de toujours se référer au Résumé des caractéristiques du produit (RCP) se trouvant dans le dictionnaire *Vidal* ou sur le site internet du ministère des Solidarités et de la Santé (http://base-donnees-publique.medicaments.gouv.fr/), seule source d'information officielle opposable.

Enfin, malgré toute l'attention portée lors de la rédaction de cet ouvrage, la survenue d'une erreur ou coquille reste toujours possible. Selon l'usage, l'auteur et l'éditeur ne sauraient être tenus pour responsables des éventuelles conséquences qui pourraient en résulter. Ils remercient également par avance le lecteur de bien vouloir leur signaler toute erreur ou coquille qu'il pourrait rencontrer à la lecture de cet ouvrage.

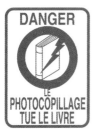

DANGER
LE
PHOTOCOPILLAGE
TUE LE LIVRE

Table des matières

Liste des collaborateurs

Jérôme Alexandre. Professeur des universités-praticien hospitalier, service de cancérologie médicale, faculté de médecine de l'Université de Paris, hôpital Cochin, AP-HP, Paris.

Alex Balian. Praticien hospitalier, service d'hépato-gastro-entérologie, hôpital Antoine-Béclère, AP-HP, Clamart.

Nacim Bouheraoua. Maître de conférences-praticien hospitalier, centre hospitalier national d'ophtalmologie des Quinze-Vingt, Institut de la vision, faculté de médecine de Sorbonne Université, Paris.

Vanida Brunie. Praticien hospitalier, service de pharmacie, laboratoire d'éducations et pratiques de santé EA3412, hôpital Émile Roux, AP-HP, Limeil-Brévannes.

Aurès Chaib. Praticien hospitalier, service de cardiologie, hôpital André-Grégoire, Montreuil.

Kiyoka Kinugawa. Maître de conférences-praticien hospitalier, unité d'explorations fonctionnelles du sujet âgé, faculté de médecine de Sorbonne Université, hôpital Charles-Foix, AP-HP, Ivry-sur-Seine.

Isabelle Lim-Sabbah. Praticien hospitalier, service de pédopsychiatrie de l'enfant et de l'adolescent I08, hôpital Sainte-Anne, Paris.

Géraldine Minot-Skurnik. Research trainee, division d'endocrinologie-diabétologie et hypertension, Brigham and Women's Hospital, Harvard Medical School, Harvard.

Benjamin Planquette. Maître de conférences-praticien hospitalier, service de pneumologie, faculté de médecine de l'Université de Paris, hôpital européen Georges-Pompidou, AP-HP, Paris.

Stéphanie Pons. Chef de clinique-assistant, service d'anesthésie-réanimation, Hôpital Avicenne, AP-HP, Bobigny.

Morgane Rouprêt. Professeur des universités-praticien hospitalier, service d'urologie, faculté de médecine de Sorbonne Université, hôpital de la Pitié-Salpêtrière, AP-HP, Paris.

Laurent Sabbah. Praticien hospitalier, unité fonctionnelle de cardiologie adultes, hôpital Necker – Enfants Malades, AP-HP, Paris.

Samuel Salama. Praticien hospitalier, service de gynécologie-obstétrique, centre hospitalier de Nouvelle-Calédonie, Nouméa.

David Skurnik. Professeur des universités-praticien hospitalier, service de microbiologie clinique, faculté de médecine de l'Université de Paris, hôpital Necker – Enfants Malades, AP-HP, Paris.

Angèle Soria. Maître de conférences-praticien hospitalier, service de dermatologie et allergologie, faculté de médecine de Sorbonne Université, hôpital Tenon, AP-HP, Paris.

Julien Whipff. Praticien hospitalier, service de rhumatologie, hôpital Cochin, AP-HP, Paris.

Relecture scientifique (1re édition)

Hugues Michelon. Praticien hospitalier, service de pharmacie, hôpital Raymond-Poincaré, AP-HP, Garches.

Conseiller éditorial pour le fond infirmier

Laurent Sabbah. Praticien hospitalier, unité fonctionnelle de cardiologie adultes, hôpital Necker – Enfants Malades, AP-HP, Paris.

Liste des abréviations

5-ASA	Acide 5-aminosalicylique
5-FU	5-Fluorouracile
ACR	Arrêt cardiorespiratoire
ADME	Absorption, distribution, métabolisation, excrétion
ADN	Acide désoxyribonucléique
ADO	Antidiabétique oral
ADP	Adénosine diphosphate
AFEF	Association française pour l'étude du foie
Ag	Antigène
AINS	Anti-inflammatoire non stéroïdien
AIT	Accident ischémique transitoire
ALAT	Alanine-aminotransférase
ALD	Affection longue durée
AMM	Autorisation de mise sur le marché
AMP	Assistance médicale à la procréation
amp.	Ampoule
ANSM	Agence nationale de sécurité des médicaments et des produits de santé
AOD	Anticoagulant oral direct
AP	Auxiliaire de puériculture
APA	Allocation personnalisée d'autonomie
ARN	Acide ribonucléique
ARS	Agence régionale de santé
ARV	Antirétroviral
AS	Aide-soignant
ASAT	Aspartate-aminotransférase
ASMR	Amélioration du service médical rendu
AT	Angiotensine
ATU	Autorisation temporaire d'utilisation
ATUn	Autorisation temporaire d'utilisation nominative
AUC	*Area Under the Curve*
AVC	Accident vasculaire cérébral
AVK	Antivitamine K
AZA	Azathioprine
BASDAI	*Bath Ankylosing Spondylitis Disease Activity Index*
BAV	Bloc atrioventriculaire
BCG	Bacille de Calmette et Guérin
BLSE	Bêtalactamase à spectre élargi

BNP	*Brain Natriuretic Peptide*
BPCO	Brochopneumopathie chronique obstructive
BU	Bandelette urinaire
buv.	Buvable
c.	Cuillère
C1G	Céphalosporine de 1re génération
C2G	Céphalosporine de 2e génération
C3G	Céphalosporine de 3e génération
caps.	Capsule
CCI	Chambre à cathéter implantable
CGR	Concentré de globules rouges
CHU	Centre hospitalo-universitaire
CIVD	Coagulation intravasculaire disséminée
CMC	Carboxyméthylcellulose
CMV	Cytomégalovirus
COMT	Catéchol-O-méthyltransférase
COX	Cyclo-oxygénase
cp.	Comprimé
CPK	Créatine-phosphokinase
CPU	Contrôle prétransfusionnel ultime
CRAT	Centre de référence sur les agents tératogènes
CRP	*C-reactive protein*
CRPV	Centre régional de pharmacovigilance
CSP	Code de la santé publique
DAN	Douleur aiguë du nouveau-né
DAOM	Déchet assimilé aux ordures ménagères
DAS	*Disease Activity Score*
DASRI	Déchet d'activité de soins à risque infectieux
DCI	Dénomination commune internationale
DFG	Débit de filtration glomérulaire
DHFR	Dihydrofolate-réductase
DIU	Diplôme interuniversitaire
DIU	Dispositif intra-utérin
DM	Dispositif médical
DMARD	*Disease-Modifying Antirheumatic Drug*
DPD	Dihydropyrimidine-déshydrogénase
DPP-4	Dipeptidylpetidase-4
DRESS	*Drug Reaction with Eosinophilia and Systemic Symptoms*
DS	Déviation standard
DU	Diplôme universitaire
E2	Estradiol
EBV	*Epstein-Barr Virus*

ECBU	Examen cytobactériologique des urines
ECG	Électrocardiogramme
EDIN	Échelle de douleur et d'inconfort du nouveau-né
EDSS	*Expanded Disability Status Scale*
EE	Éthinylestradiol
EFS	Établissement français du sang
EGFR	*Epidermal Growth Factor Receptor*
EHPAD	Établissement d'hébergement pour personnes âgées dépendantes
EI	Effet indésirable
EMA	*European Medicines Agency*
EMB	Éthambutol
EN	Échelle numérique
EP	Équivalent phénytoïne
EPO	Érythropoïétine
ETP	Éducation thérapeutique du patient
EVA	Échelle visuelle analogique
EVS	Échelle verbale simple
FC	Fréquence cardiaque
FEVG	Fraction d'éjection du ventricule gauche
FIV	Fécondation *in vitro*
FLACC	*Face, Legs, Activities, Cry, Consolability*
FSH	*Follicle Stimulating Hormone*
G6PD	Glucose-6-phospate-deshydrogénase
GABA	*Gamma-Amino-Butyric Acid*
G-CSF	*Granulocyte Colony Stimuling Factor*
GETAID	Groupe d'étude thérapeutique des affections inflammatoires du tube digestif
GEU	Grossesse extra-utérine
γGT	Gamma-glutamyl-transpeptidase
GLP-1	*Glucagon Like Peptide-1*
Gn-RH	*Gonadotropin-Releasing Hormone*
GOLD	*Global initiative for chronic Obstructive Lung Disease*
GR	Globule rouge
HAD	Hospitalisation à domicile
HAS	Haute autorité de santé
HbA1c	Hémoglobine glyquée
HBP	Hypertrophie bénigne de la prostate
HBPM	Héparine de bas poids moléculaire
HCG	Hormone chorionique gonadotrope
HCQ	Hydroxychloroquine
HDJ	Hôpital de jour

HEA	Hydroxyéthylamidon
hebdo.	Hebdomadaire
HGT	Hémoglucotest
HMG CoA	Hydroxy-méthyl-glutaryl-coenzyme A
HNF	Héparine non fractionnée
HPST	Hôpital, patients, santé, territoire
HTA	Hypertension artérielle
HTAP	Hypertension artérielle pulmonaire
IASP	*International Association for the Study of Pain*
ID	Intradermique
IEC	Inhibiteur de l'enzyme de conversion
IF	Inhibiteur de fusion
IGF-1	*Insulin-like Growth Factor-1*
IIEF	*International Index of Erectile Function*
IL	Interleukine
IM	Intramusculaire
IMAO	Inhibiteur de la monoamine-oxydase
IMC	Indice de masse corporelle
IMG	Interruption médicale de grossesse
IMPDH	Inosine monophosphate-déshydrogénase
INH	Isoniazide
INI	Inhibiteur d'intégrase
inj.	Injection
inject.	Injectable
INNTI	Inhibiteur non nucléosidique de la transcriptase inverse
INR	*International Normalized Ratio*
INTI	Inhibiteur nucléosidique/nucléotidique de la transcriptase inverse
IOA	Infirmier(ère) organisateur(rice) de l'accueil
IP	Inhibiteur de protéase
Ipcem	Institut de perfectionnement en communication et éducation médicale
IPP	Inhibiteur de la pompe à protons
IRC	Insuffisance rénale chronique
Ireps	Instance régionale d'éducation et de promotion de la santé
IRM	Imagerie par résonance magnétique
ISRS	Inhibiteur sélectif de la recapture de la sérotonine
ISRSNa	Inhibiteur sélectif de la recapture de la sérotonine et de la noradrénaline
IV	Intraveineux
IVD	Intraveineux direct
IVG	Interruption volontaire de grossesse

IVSE	Intraveineux à la seringue électrique
j	Jour
JAK	Janus-kinase
LCR	Liquide céphalorachidien
LDL	*Low Density Lipoprotein*
LEMP	Leucoencéphalopathie multifocale progressive
LH	*Luteinizing Hormone*
LM	Libération modifiée
LP	Libération prolongée
LPP	Liste des produits et des prestations
MAO	Monoamine-oxydase
MAP	Menace d'accouchement prématuré
MDS	Médicament dérivé du sang
MEOPA	Mélange équimolaire oxygène et protoxyde d'azote
MICI	Maladie inflammatoire chronique de l'intestin
MSP	Maison de santé pluridisciplinaire
mTOR	*mammalian Target Of Rapamycin*
MTX	Méthotrexate
NFS	Numération formule sanguine
NK	*Natural Killer*
NMDA	N-méthyl-D-aspartate
NYHA	*New York Heart Association*
OCT	*Organic Cation Transporter*
OMS	Organisation mondiale de la santé
OPCT	Objet piquant/coupant/tranchant
opht.	Ophtalmique
PA	Pression artérielle
PAC	Port-a-Cath®
PaO_2	Pression partielle en dioxygène du sang artériel
PAS	Pression artérielle systolique
PCR	*Polymerase Chain Reaction*
PDE	Phosphodiestérase
PDT	Photothérapie dynamique
pell.	Pelliculé
perf.	Perfusion
PG	Prostaglandine
P-gp	Glycoprotéine P
PHA	Produit hydroalcoolique
PICC	*Peripherally Inserted Central Catheter*
PLS	Position latérale de sécurité
PNN	Polynucléaire neutrophile
PPI	Pour préparation injectable

PPSB	Prothrombine, proconvertine, facteur Stuart, facteur antihémophilique B
PR	Polyarthrite rhumatoïde
PSA	*Prostate Specific Antigen*
PSE	Pousse-seringue électrique
PSL	Produit sanguin labile
PTH	Parathormone
PTU	Propylthiouracile
PUI	Pharmacie à usage intérieur
pulv.	Pulvérisation
PUT	Protocole d'utilisation thérapeutique
PZA	Pyrazinamide
quadriséc.	Quadrisécable
RAI	Recherche des agglutinines irrégulières
RCH	Rectocolite hémorragique
RCP	Résumé des caractéristiques du produit
Rh	Rhésus
RID	*Relative Infant Dose*
RMP	Rifampicine
ROR	Rougeole, oreillons, rubéole
SA	Semaine d'aménorrhée
SARM	*Staphylococcus aureus* résistant à la méticilline
SC	Sous-cutané
SCA	Syndrome coronarien aigu
SCA ST–	Syndrome coronarien aigu sans sus-décalage du segment ST
SCA ST+	Syndrome coronarien aigu avec sus-décalage du segment ST
séc.	Sécable
SEP	Sclérose en plaques
SEP-PP	Sclérose en plaques primaire progressive
ser.	Seringue
SERM	*Selective Estrogen Receptor Modulator*
SETE	Société d'éducation thérapeutique européenne
SFPC	Société française de pharmacie clinique
SGLT2	*Sodium-Glucose cotransporter-2*
SIADH	Sécrétion inappropriée de l'hormone antidiurétique
SLZ	Sulfasalazine
SNC	Système nerveux central
sol.	Solution
SPLF	Société de pneumologie de langue française
SSR	Soins de suite et de réadaptation

susp.	Suspension
T2A	Tarification à l'activité
T3	Liothyronine
T4	Lévothyroxine
TCA	Temps de céphaline activée
TIH	Thrombopénie induite par l'héparine
TNF	*Tumor Necrosis Factor*
TOC	Trouble obsessionnel compulsif
TPMT	Thiopurine S-méthyltransférase
TSH	*Thyroid Stimulating Hormone*
UI	Unité internationale
UV	Ultraviolet
VEGF	*Vascular Endothelial Growth Factor*
VHB	Virus de l'hépatite B
VHC	Virus de l'hépatite C
VIH	Virus de l'immunodéficience humaine
VS	Vitesse de sédimentation
VVC	Voie veineuse centrale
VVP	Voie veineuse périphérique
VZV	Virus zona varicelle

Préface

La pharmacologie et la thérapeutique sont plus que des disciplines médicales, ce sont des arts, des arts de prescrire, des arts d'utilisation du médicament dans son bon usage, adaptés aux dernières données de la science. En effet, malgré les attaques auxquelles il est soumis, le médicament reste un outil thérapeutique majeur. Comme toute arme thérapeutique, c'est une arme à double tranchant qui peut soigner mais aussi induire des effets indésirables, le plus souvent mineurs, parfois majeurs, et exceptionnellement aggraver nos patients.

Dans le circuit du médicament, tous les acteurs sont impliqués : le médecin prescripteur, le pharmacien qui délivre et prépare, bien sûr le patient qui reçoit le traitement, mais aussi l'infirmière qui va administrer le traitement et être souvent le dernier maillon de la chaîne pour confirmer son bon usage et sa sécurité.

Dans ce contexte, la mise à disposition du *Méga Guide Pharmaco Infirmier* est une avancée. Cet ouvrage très clair, didactique, très bien construit, détaille l'indispensable à connaître par les infirmières de la plupart des médicaments utilisés à l'hôpital ou en ville. Il saura guider efficacement les infirmières dans leur pratique de tous les jours, autant pour l'administration que pour la surveillance mais aussi pour l'éducation thérapeutique des patients. Cet ouvrage réalisé et coordonné avec intelligence par le Docteur Laurent Chouchana, avec l'aide précieuse de Nadine Dussaule, ainsi que celle de médecins et pharmaciens, renforce le rôle infirmier dans la prise en charge médicamenteuse du patient. Un guide de thérapeutique qui manquait et qui devrait trouver sa place pour une utilisation systématique.

Professeur Serge Perrot
Professeur de thérapeutique
Université de Paris
Hôpital Cochin

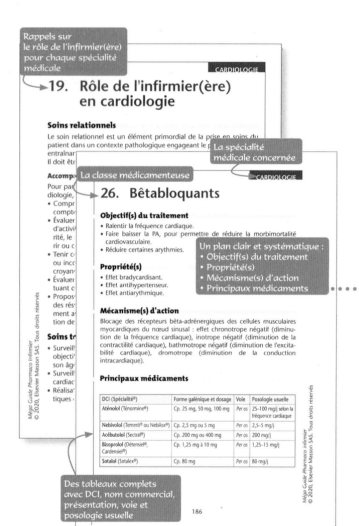

Rappels sur le rôle de l'infirmier(ère) pour chaque spécialité médicale

CARDIOLOGIE

19. Rôle de l'infirmier(ère) en cardiologie

Soins relationnels

Le soin relationnel est un élément primordial de la prise en soins du patient dans un contexte pathologique engageant le p[...]
entraînar[...]
Il doit êtr[...]

Accomp[...]

La spécialité médicale concernée

Pour par[...]
diologie,[...]
• Compr[...]
  compt[...]
• Évaluer[...]
  d'activi[...]
  rité, le[...]
  rir ou c[...]
• Tenir c[...]
  ou inc[...]
  croyan[...]
• Évaluer[...]
  tuant c[...]
• Propos[...]
  des rés[...]
  ment a[...]
  tion de[...]

Soins tr[...]

• Surveil[...]
  objecti[...]
  son âg[...]
• Surveil[...]
  cardiac[...]
• Réalisa[...]
  tiques[...]

La classe médicamenteuse

CARDIOLOGIE

26. Bêtabloquants

Objectif(s) du traitement

• Ralentir la fréquence cardiaque.
• Faire baisser la PA, pour permettre de réduire la morbimortalité cardiovasculaire.
• Réduire certaines arythmies.

Un plan clair et systématique :
• Objectif(s) du traitement
• Propriété(s)
• Mécanisme(s) d'action
• Principaux médicaments

Propriété(s)

• Effet bradycardisant.
• Effet antihypertenseur.
• Effet antiarythmique.

Mécanisme(s) d'action

Blocage des récepteurs bêta-adrénergiques des cellules musculaires myocardiques du nœud sinusal : effet chronotrope négatif (diminution de la fréquence cardiaque), inotrope négatif (diminution de la contractilité cardiaque), bathmotrope négatif (diminution de l'excitabilité cardiaque), dromotrope (diminution de la conduction intracardiaque).

Principaux médicaments

DCI (Spécialité®)	Forme galénique et dosage	Voie	Posologie usuelle
Aténolol (Ténormine®)	Cp. 25 mg, 50 mg, 100 mg	Per os	25–100 mg/j selon la fréquence cardiaque
Nébivolol (Temerit® ou Nebilox®)	Cp. 2,5 mg ou 5 mg	Per os	2,5–5 mg/j
Acébutolol (Sectral®)	Cp. 200 mg ou 400 mg	Per os	200 mg/j
Bisoprolol (Détensiel®, Cardensiel®)	Cp. 1,25 mg à 10 mg	Per os	1,25–15 mg/j
Sotalol (Sotalex®)	Cp. 80 mg	Per os	80 mg/j

Des tableaux complets avec DCI, nom commercial, présentation, voie et posologie usuelle

186

Mode d'emploi
des fiches Médicaments

Indications

- Hypertension artérielle.
- Syndromes coronaires aigus quels qu'ils soient : angor d'effort, infarctus, etc. (les bêtabloquants baissent la fréquence cardiaque et diminuent la consommation en oxygène du cœur).
- Insuffisance cardiaque chronique (les bêtabloquants cardiosélectifs à faibles doses diminuent la tachycardie et régulent le nombre de récepteurs bêta-adrénergiques sur les cellules cardiaques).
- Prophylaxie de la crise d'angor.

Contre-indications

- Asthme.
- ...structive.
- ... (vasoconstriction des artères périphériques).

- Indications
- Contre-indications
- Principaux effets indésirables

Principaux effets indésirables

- Asthénie.
- Bradycardie excessive.
- Impuissance.
- Spasme bronchique/asthme.
- Insuffisance cardiaque.
- Hypoglycémie.

Les informations essentielles pour la pratique clinique de l'infirmier(ère)

En pratique clinique

Conduite du traitement
Traitement *per os*.

Surveillance

- Fréquence cardiaque (bradycardie excessive), PA (hypotension), signes respiratoires (asthme, décompensation cardiaque avec dyspnée).
- ECG systématique.
- Co-traitement ralentisseur de la fréquence cardiaque : risque majoré de bradycardie.

Conseils aux patients/à la famille

- Pas d'arrêt brutal et sevrage progressif (risque d'effet rebond).
- Patient diabétique : surveillance des signes d'hypoglycémie.
- Patient asthmatique : risque de signes d'obstruction respiratoire.
- Éviter une consommation importante de boissons alcoolisées.

187

Partie

1

Généralités sur les médicaments

Définitions : qu'est-ce qu'un médicament ?

Définition réglementaire

La définition officielle d'un médicament se trouve dans le Code de la santé publique, article L5111-1 : « *On entend par médicament toute substance ou composition présentée comme possédant des propriétés curatives ou préventives à l'égard des maladies humaines ou animales, ainsi que toute substance ou composition pouvant être utilisée chez l'homme ou chez l'animal ou pouvant leur être administrée, en vue d'établir un diagnostic médical ou de restaurer, corriger ou modifier leurs fonctions physiologiques en exerçant une action pharmacologique, immunologique ou métabolique.* »

Cette définition est très large et chaque mot est important. Elle englobe donc aussi bien les molécules permettant de traiter des maladies (p. ex. : antibiotiques), que celles permettant de les prévenir (p. ex. : vaccins), de les diagnostiquer (p. ex. : produit de contraste en radiologie) ou encore de corriger un trouble biologique (p. ex. : potassium en gélule).

Les médicaments peuvent être employés en médecine humaine ou vétérinaire.

De plus, « *sont notamment considérés comme des médicaments les produits diététiques qui renferment dans leur composition des substances chimiques ou biologiques ne constituant pas elles-mêmes des aliments, mais dont la présence confère à ces produits, soit des propriétés spéciales recherchées en thérapeutique diététique, soit des propriétés de repas d'épreuve.* »

Définition galénique

Un médicament est composé d'un ou plusieurs principe(s) actif(s) et de plusieurs excipients :

- **Principe actif** (ou substance active) : molécule principale du médicament possédant les **propriétés pharmacologiques du médicament**. Association possible de plusieurs principes actifs dans un médicament, par ex. l'antalgique paracétamol + tramadol (Ixprim®).
- **Excipients** : **molécules sans activité pharmacologique** permettant au médicament d'obtenir sa forme galénique finale (p. ex. : comprimé), afin de pouvoir le manipuler (taille, friabilité, etc.) et l'administrer convenablement (goût, odeur, etc.). Exemples d'excipients des comprimés : liants, délitants, lubrifiants, agents d'enrobage ou de pelliculage, etc.

Méga Guide Pharmaco Infirmier

Principe de la dénomination commune internationale

Dénomination commune internationale (DCI) : nom du principe actif d'un médicament selon une nomenclature internationale, précise et rigoureuse (p. ex. : amoxicilline pour Clamoxyl®).

La DCI d'un médicament permet grâce à son suffixe de savoir à quelle classe pharmacologique il appartient (p. ex. : -statine, -pril, -mab, etc.).

Avantages de la DCI

- Identification rapide de la classe pharmacologique et du traitement d'un patient.
- Identification des médicaments ayant le même principe actif.
- Diminution du risque de mésusage des médicaments.
- Pratique pour le suivi médical d'un patient entre différents professionnels de santé.
- Pratique pour la prise en charge de patients provenant de l'étranger.

Médicaments génériques et biosimilaires

Un **médicament générique** est identique à un médicament original, appelé médicament princeps (p. ex. : Amoxicilline Teva® et Clamoxyl®) et doit :
- avoir la même composition qualitative et quantitative en principe actif ;
- avoir la même forme pharmaceutique ;
- être bioéquivalent (en termes de pharmacocinétique).

Seuls les excipients peuvent différer entre un princeps et son générique, sans aucune conséquence pour le patient, sauf éventuellement dans le cas des excipients dits « à effet notoire » qui sont, le cas échéant, mentionnés sur la boîte.

En pratique

Des excipients dits « à effet notoire » sont parfois mal tolérés chez certains patients (allergiques ou présentant un syndrome d'intolérance particulier) et nécessitent certaines précautions d'emploi (p. ex. : lactose, éthanol, huile de sésame, sorbitol, etc.). Tous les médicaments, princeps ou génériques, sont susceptibles d'en contenir.

Ces excipients « à effet notoire » sont obligatoirement précisés dans les mentions légales du médicament et sur son emballage externe (tableau 1).

Les médicaments génériques ont obtenu une AMM (Autorisation de mise sur le marché) délivrée par l'ANSM (Agence nationale de sécurité des médicaments et des produits de santé). Ils répondent aux mêmes exigences de qualité, de sécurité et d'efficacité que les médicaments princeps.

Lorsqu'il s'agit d'un médicament « biologique » type anticorps monoclonaux, on ne parle pas de générique mais de **biosimilaire**. Étant donné le mode de production de ces médicaments « biologiques » (par rapport aux médicaments d'origine chimique) et la complexité des molécules, il peut exister quelques différences minimes entre un biosimilaire et son princeps. Cependant, les essais effectués au cours de leur développement permettent de montrer une efficacité similaire à celle du princeps.

À l'expiration du brevet (20 ans) protégeant un médicament princeps, n'importe quel laboratoire pharmaceutique peut développer un médicament générique ou biosimilaire (figure 1).

Le prix du médicament générique est moins élevé que celui du médicament princeps car le laboratoire pharmaceutique responsable de sa commercialisation n'a pas à engendrer les frais importants concernant la recherche et le développement spécifiques à une nouvelle molécule.

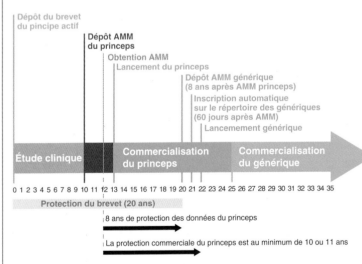

Figure 1. Cycle de vie administratif des médicaments princeps et génériques.

Source : © Marie Schmitt.

Les médicaments génériques peuvent être dénommés de deux manières différentes : DCI + nom du laboratoire (p. ex. : Allopurinol Arrow®) ou avec un nom de fantaisie suivi de «Gé» (p. ex. : Miorel® Gé). Le pharmacien possède un droit de substitution du médicament princeps en médicament générique (art. L.5125-23/CSP), sauf si le médecin indique la mention «non substituable» sur l'ordonnance. La prescription par le médecin en DCI favorise l'acceptation du patient lors de la substitution en pharmacie d'officine.

En pratique

Depuis le 1er janvier 2015, les médecins ont l'obligation de prescrire en DCI (décret n° 2014–1359 du 14 novembre 2014).

Tableau 1. Liste des principaux excipients à effet notoire et leurs possibles effets indésirables.

Excipient	Risque d'effets indésirables et mise en garde
Acide benzoïque (E210) et benzoate	Irritations de la peau, des muqueuses et des yeux (voie topique), risque d'ictère chez le nouveau-né (voie injectable)
Acide sorbique (E200) et sels	Dermatite de contact (voie topique)
Alcool benzylique	Réactions allergiques. Risque de dépression respiratoire, déconseillé (injection, orale) chez les enfants de moins de 3 ans
Amidon de blé	Réactions allergiques chez les personnes allergiques au blé. Théoriquement sans problème chez les personnes intolérantes au gluten (maladie cœliaque) car très faible teneur en gluten
Aspartam (E951)	Source de phénylalanine. Dangereux chez les personnes souffrant de phénylcétonurie
Butylhydroxyanisole (E320)	Réactions cutanées locales, irritation de la peau, des muqueuses ou des yeux (voie topique)
Butylhydroxytoluène (E321)	Réactions cutanées locales, irritation de la peau, des muqueuses ou des yeux (voie topique)

(Suite)

Tableau 1. Suite.

Excipient	Risque d'effets indésirables et mise en garde
Chlorure de benzalkonium	Irritation de la peau (voie topique), difficultés à respirer (inhalation); lentilles de contact endommagées (voie oculaire)
Colorants azoïques (E102, E110, E122, E123, E124, E151)	Réactions allergiques
Composés organomercuriels (thiomersal nitrate/acétate/borate de phénylmercure)	Réactions allergiques, réactions cutanées locales (voie topique)
Éthanol (alcool)	Toxicité de l'alcool. Attention lors de conduite de véhicule ou d'utilisation de machines. À prendre en compte chez les femmes enceintes, les enfants de moins de 12 ans, les personnes alcooliques ou épileptiques, les personnes atteintes de maladies du foie
Formaldéhyde	Dermatite de contact (voie topique), troubles digestifs (voie orale)
Fructose	Contre-indiqué chez les personnes ayant une intolérance héréditaire au fructose. Risque de troubles digestifs sévères
Galactose	Contre-indiqué chez les personnes ayant un syndrome de malabsorption du glucose et du galactose (galactosémie). Risque de troubles digestifs sévères
Glucose	Apport à prendre en compte chez les personnes diabétiques. Contre-indiqué chez les personnes ayant un syndrome de malabsorption du glucose et du galactose
Glycérol (E422)	Troubles digestifs (maux d'estomac, diarrhées)
Huile d'arachide	Contre-indiqué chez les personnes allergiques à l'arachide ou au soja
Huile de ricin et dérivés	Réactions allergiques graves type anaphylactique (voie injectable), troubles digestifs (voie orale), réactions cutanées (voie topique)
Huile de soja et dérivés	Contre-indiqué chez les personnes allergiques à l'arachide ou au soja
Huile de sésame	Réactions allergiques graves type anaphylactique

Lactose	Apport à prendre en compte chez les personnes diabétiques. Contre-indiqué chez les personnes ayant un syndrome de malabsorption du glucose et du galactose
Lanoline (graisse de laine)	Dermatite de contact (voie topique)
Mannitol (E421)	Laxatif (si dose > 10 g)
Parahydroxybenzoates et leurs sels	Réactions allergiques (éventuellement retardées), bronchospasme (voie injectable)
Phénylalanine	Dangereux pour les personnes atteintes de phénylcétonurie
Potassium	À prendre en compte chez les patients insuffisants rénaux ou chez les enfants. Douleur au point d'injection (voie injectable)
Propylène-glycol (E1520) et dérivés	Déconseillé chez les enfants de moins de 5 ans, les femmes enceintes ou allaitantes ou les personnes ayant une maladie du foie ou des reins (risque de trouble hépatique ou rénal). Irritation de la peau (voie topique)
Saccharose	Apport à prendre en compte chez les personnes diabétiques. Contre-indiqué chez les personnes ayant un syndrome de malabsorption du glucose et du galactose, ou un déficit en sucrase/isomaltase
Sodium	Apport à prendre en compte chez les personnes qui suivent un régime pauvre en sodium ou chez les enfants
Sucre inverti	Apport à prendre en compte chez les personnes diabétiques. Contre-indiqué chez les personnes ayant un syndrome de malabsorption du glucose et du galactose
Sulfites (E220, E221, E222, E223, E224, E228)	Réactions allergiques sévères et bronchospasme
Xylitol (E967)	Laxatif (si dose > 10 g)

Adapté de l'Agence européenne des médicaments.

Types de médicaments

Préparations médicamenteuses

Les préparations médicamenteuses sont des médicaments préparés par un(e) préparateur(rice) en pharmacie à partir de matières premières et sous le contrôle d'un(e) pharmacien(ne).

Elles sont peu nombreuses à l'heure actuelle comparativement aux spécialités pharmaceutiques de production industrielle, sauf :
- en pédiatrie : nécessité de préparer des formes adaptées aux posologies pédiatriques ;
- en oncologie : les chimiothérapies sont préparées sous isolateur par la pharmacie de l'établissement, pour des mesures de sécurité.

Préparation magistrale

Médicament réalisé de façon extemporanée (sur-le-champ), à l'officine ou à l'hôpital, selon une prescription médicale nominative pour un patient donné, et en l'absence de spécialité pharmaceutique disponible ou adaptée.

Caractéristiques :
- formule de la préparation détaillée sur l'ordonnance ;
- obligation d'un numéro d'enregistrement sur un registre (ordonnancier) précisant le nom du prescripteur, le nom de la préparation, sa forme pharmaceutique et la quantité produite, ainsi que le nom du patient pour qui la préparation est destinée ;
- étiquette nominative avec date de péremption apposée sur l'emballage de la préparation.

Préparation hospitalière

Médicament réalisé au sein d'une pharmacie à usage intérieur d'un établissement de santé, selon une prescription médicale hospitalière, et en l'absence de spécialité pharmaceutique disponible ou adaptée.

Caractéristiques :
- préparée selon un formulaire national ;
- généralement réalisée à l'avance par petites séries destinées à un ou plusieurs malades ;
- numéro de lot attribué à une série produite et reporté sur l'étiquetage de la préparation afin de permettre une traçabilité.

Méga Guide Pharmaco Infirmier

Spécialités pharmaceutiques

Généralités

Les spécialités pharmaceutiques sont des médicaments préparés à l'avance par une entreprise pharmaceutique selon un processus industriel, respectant des normes de qualité très exigeantes.

Elles possèdent un conditionnement particulier et une dénomination «commerciale» en plus de la dénomination commune internationale (DCI).

Elles représentent la très grande majorité des médicaments. On dénombre ainsi actuellement, en France, environ 3 000 principes actifs entrant dans la composition de 5 700 spécialités pharmaceutiques, commercialisées sous environ 12 000 présentations différentes (un même médicament peut exister sous différents dosages, formes ou conditionnements).

Aucune spécialité pharmaceutique ne peut être commercialisée si elle n'a pas obtenu une autorisation de mise sur le marché (AMM) de la part des autorités administratives. En France, c'est l'Agence nationale de sécurité des médicaments et des produits de santé (ANSM) qui délivre les AMM.

Conditionnement des médicaments

▶ Conditionnement secondaire ou externe (boîte en carton)

Support de l'information, comportant différentes mentions obligatoires (figure 2) :
- DCI et nom commercial ;
- forme pharmaceutique et dosage (composition quantitative en substances actives par unité de prise) ;
- numéro de lot et date de péremption ;
- mises en garde spéciales ;
- nom et adresse du titulaire de l'AMM ;
- cadre vert (liste II) ou rouge (liste I et stupéfiants) pour les médicaments à prescription obligatoire ;
- au verso, pictogramme de danger (selon le niveau de risque) pour les médicaments pouvant entraîner des troubles de la vigilance ou une somnolence.

RECTO

Mise en garde
Tenir hors de portée
des enfants

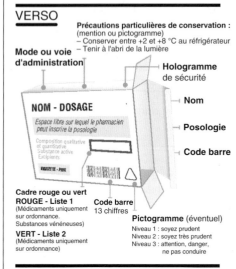

NOM
DOSAGE
Forme pharmaceutique
Nom en braille

Médicament autorisé n°AMM
Nom de l'entreprise qui commercialise

N° **lot**

Date
de fabrication

Date
de péremption
(mois/année)

Flashcode

VERSO

Précautions particulières de conservation :
(mention ou pictogramme)
– Conserver entre +2 et +8 °C au réfrigérateur
– Tenir à l'abri de la lumière

**Mode ou voie
d'administration**

Hologramme
de sécurité

Nom

NOM - DOSAGE

Espace libre sur lequel le pharmacien
peut inscrire la posologie

Composition qualitative
et quantitative
Substance active
Excipients

Posologie

Code barre

**Cadre rouge ou vert
ROUGE - Liste 1**
(Médicaments uniquement
sur ordonnance.
Substances vénéneuses)
VERT - Liste 2
(Médicaments uniquement
sur ordonnance)

Code barre
13 chiffres

Pictogramme (éventuel)
Niveau 1 : soyez prudent
Niveau 2 : soyez très prudent
Niveau 3 : attention, danger,
ne pas conduire

Soyez prudent
Ne pas conduire
sans avoir lu la notice

Soyez très prudent
Ne pas conduire sans l'avis
d'un professionnel de santé

**Attention, danger :
ne pas conduire**
Pour la reprise de la conduite,
demandez l'avis d'un médecin

*Les mentions portées sur la boîte sont toutes reprises dans la notice
avec plus de détails. La notice comporte des informations supplémentaires
(effets indésirables, etc.) qu'il est important de lire avant de prendre le médicament.*

Figure 2. Schéma du conditionnement externe d'un médicament.

▌Notice

Insérée dans le conditionnement secondaire, elle contient les informations utiles au patient, notamment les effets indésirables éventuels, un rappel de la posologie, ou les conditions de conservation dans certains cas.

▌Conditionnement primaire (blister, ampoule, etc.)

Emballage directement au contact du médicament, le protégeant des chocs, de la lumière, des écarts de température ou de l'humidité (p. ex. : blister en aluminium pour les comprimés), et comportant les informations suivantes (figure 3) :
- DCI ;
- nom commercial ;
- forme pharmaceutique ;
- dosage ;
- numéro de lot ;
- date de péremption.

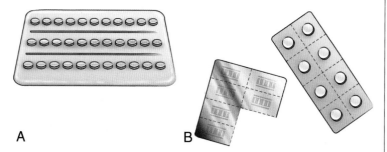

A　　　　　　　B

Figure 3. Exemples de conditionnement primaire pour comprimés (blister).

A. Multidose (blister classique). B. Unidose (blister prédécoupé avec informations sur chaque dose).
Source : © Marie Schmitt.

En pratique
- En cas de blister prédécoupé, les informations sont présentes sur chaque unidose.
- En cas de blister non prédécoupé, les informations, notamment numéro de lot et date de péremption, ne sont mentionnées qu'une seule fois sur la plaquette : en cas de découpage du blister, attention à laisser ces informations visibles jusqu'au dernier comprimé ou gélule.

Médicaments dérivés du sang

Les médicaments dérivés du sang (MDS) sont des spécialités pharmaceutiques obtenues à partir de sang humain.

Le principe actif est composé de protéines plasmatiques, telles que des facteurs de la coagulation ou des immunoglobulines, extraites à partir de poches de dons du sang.

Les techniques d'extraction, de purification et d'inactivation industrialisées permettent d'obtenir un produit stable avec un risque infectieux réduit au minimum. Cependant ce risque ne peut jamais être exclu. Pour cette raison, les MDS sont soumis à une traçabilité spécifique permettant de faire un lien entre un donneur de sang et un patient ayant reçu le MDS, en cas de risque infectieux déclaré *a posteriori*.

La traçabilité du numéro de lot est effectuée par l'infirmier(ère) dans le dossier médical et par la pharmacie de l'établissement dans un ordonnancier.

Produits sanguins labiles

Les produits sanguins labiles (PSL) ne sont pas des médicaments en tant que tels, ils ne disposent pas d'AMM. Ils ne sont pas gérés par la pharmacie mais par l'Établissement français du sang, qui dispose d'un local (« banque du sang ») dans de nombreux hôpitaux.

Ce sont des produits issus du sang d'un donneur, destinés à être transfusés à un patient.

Il s'agit notamment de concentrés de globules rouges, de concentrés de plaquettes, de concentrés de granulocytes, de plasma frais congelé ou de sang total.

Parmi ces produits, on distingue les produits autologues, destinés au donneur lui-même, par rapport aux produits homologues, destinés à une autre personne que le donneur.

Médicaments en développement

Médicaments expérimentaux (en essais cliniques)

Les médicaments expérimentaux sont des médicaments testés dans le cadre d'un essai clinique. Ils sont utilisés selon des protocoles de recherche détaillés et l'ensemble des effets indésirables suspectés doit être rapporté afin d'être évalué.

Les médicaments expérimentaux n'ont pas encore obtenu d'AMM, sauf dans certains protocoles développés pour étudier de nouveaux effets pour des médicaments déjà commercialisés.

Ils sont dispensés uniquement par les pharmacies hospitalières. Leur emballage doit comporter la mention «pour recherche biomédicale uniquement» et est en général assez austère et dénué de couleur.

Les comprimés non pris par le patient doivent être retournés à la pharmacie hospitalière en fin de traitement pour évaluer l'observance thérapeutique.

Médicaments sous autorisation temporaire d'utilisation

Le but de l'autorisation temporaire d'utilisation (ATU) est de faciliter l'accès aux traitements en l'absence d'alternative. Une ATU permet l'utilisation exceptionnelle de médicaments n'ayant pas d'AMM en France et ne faisant pas (ou plus) l'objet d'un essai clinique, à condition que le médicament vise à traiter une maladie rare ou grave et sans alternative thérapeutique.

L'ATU est délivrée par l'ANSM sur la base d'études cliniques avancées montrant une efficacité et une sécurité bien établies.

Deux types d'ATU existent :

- **ATU de cohorte** : délivrée pour un médicament dont le fabricant s'engage à déposer une demande d'AMM très prochainement au vu de données cliniques favorables dans les essais cliniques, et permettant de traiter des patients ayant une pathologie bien définie selon un protocole d'utilisation thérapeutique (PUT);
- **ATU nominative** : délivrée nominativement à la demande du médecin prescripteur pour un médicament et pour une durée limitée, et concernant un patient n'ayant pas d'alternative thérapeutique.

Développement et vie des médicaments

Recherche et développement

Origine des principes actifs

Les principes actifs utilisés dans les médicaments peuvent avoir différentes origines :

- **animale** (p. ex. : héparines, insuline, etc.) : cette source de principe actif est largement minoritaire aujourd'hui et les industriels essayent, autant que possible, de remplacer cette source par de la biotechnologie ;
- **végétale** (p. ex. : quinine, digitaline, etc.) : les principes actifs peuvent être extraits de plantes mais ces dernières peuvent parfois également être utilisées sous forme d'infusion ou broyées puis mises en gélule (phytothérapie) ;
- **minérale** (p. ex. : bicarbonate de sodium, chlorure de calcium, etc.) ;
- **microbiologique** (p. ex. : vaccins, etc.) : les micro-organismes (virus, bactérie, etc.), mis en culture dans un milieu adapté, sont ensuite purifiés et inactivés afin de pourvoir obtenir les substances antigéniques qui seront incorporées dans le vaccin ;
- **biotechnologique** (p. ex. : anticorps, certaines insulines, etc.) : les principes actifs, généralement des grosses protéines, sont produits dans des bioréacteurs contenant des cellules génétiquement modifiées ;
- **chimique** : la très grande majorité des principes actifs utilisés actuellement dans les médicaments est obtenue à partir de synthèse chimique. La structure des molécules est mise au point en recherche, parfois à partir d'une structure chimique « naturelle » retrouvée dans une plante par exemple, dont la formule chimique aura été améliorée pour une meilleure tolérance ou efficacité.

Globalement, à partir de 10 000 molécules mises au point en recherche, 20 seront testées à un stade préclinique et une seule deviendra un médicament 10–12 ans après, pour un coût moyen de développement d'environ 800 millions d'euros (figure 4).

Méga Guide Pharmaco Infirmier

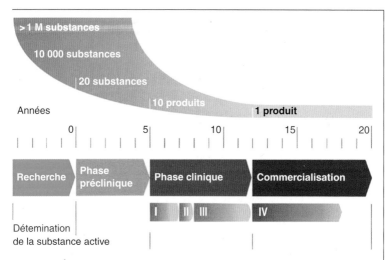

Figure 4. Étapes du développement d'un médicament.

M : million.

Essais précliniques

Après avoir démontré un potentiel intérêt sur des tests *in vitro* (p. ex. : cultures cellulaires ou étude de liaison molécule – récepteur), la molécule en développement est testée sur des animaux.

Les essais précliniques utilisent des modèles animaux, généralement des souris, des rats ou des lapins, mais parfois d'autres animaux (p. ex. : le singe).

Il existe deux grandes catégories d'essais précliniques :

- **essais pharmacologiques** (pour étudier l'efficacité sur un modèle animal) ;
- **essais toxicologiques** (pour étudier les différentes toxicités) au cours desquels des doses très élevées sont testées afin de déterminer la première dose utilisée chez l'homme.

Une fois que la molécule a montré une efficacité chez l'animal et une absence de toxicité, elle poursuit son développement avec les premiers essais cliniques.

Essais cliniques

Les essais cliniques sont des protocoles de recherche biomédicale effectués chez l'homme dans le but d'évaluer la sécurité et l'efficacité d'un médicament. Ils sont généralement regroupés en trois phases (tableau 2).

Tableau 2. Différentes phases des essais cliniques.

Phase	Objectifs	Caractéristiques	Sujets (type et nombre)
I	Évaluer la toxicité et le seuil de tolérance clinique et biologique (à partir des données animales) afin de définir la dose maximale tolérée. Définir la pharmacocinétique de la molécule	Ouvert Courte durée	Individus sains (sauf en cancérologie) n = 10–20
II	Évaluer la relation dose/réponse pour plusieurs doses testées afin de définir la posologie optimale. Évaluer les interactions médicamenteuses	Ouvert ou comparatif contre placebo. Courte durée	Patients sélectionnés n = 30–50
III	Évaluer précisément l'efficacité par rapport à un placebo ou un traitement de référence (deux ou trois essais dits «pivots» permettant l'obtention de l'AMM par la suite)	Comparatif En double insu Longue durée Multicentrique	Patients sélectionnés (groupe homogène) n = 100–10 000

Autorisation de mise sur le marché et commercialisation

Autorisation de mise sur le marché

Au vu de l'efficacité et de la sécurité évaluées au cours des essais cliniques, l'ANSM ou l'Agence européenne des médicaments (EMA) délivre une AMM pour un médicament dans une indication donnée. Dans cette indication, le médicament doit avoir une balance bénéfice/risque favorable.

Le médicament peut alors être commercialisé. Son prix et son remboursement seront négociés entre l'industrie pharmaceutique titulaire de l'AMM et les autorités de santé, en fonction de l'amélioration du service médical rendu (ASMR) par le médicament. L'ASMR est établie par la Haute autorité de santé (HAS) qui évalue le nouveau médicament en fonction de sa place dans la stratégie thérapeutique et des médicaments ayant les mêmes indications.

Commercialisation et surveillance

Le médicament continue à être évalué tout au long de sa commercialisation en situation réelle d'utilisation. Cette évaluation est fondée sur des études cliniques de phase IV pour l'efficacité et sur la pharmacovigilance pour la sécurité (*cf.* «Pharmacovigilance»). Elle est indispensable car les essais cliniques avant la commercialisation (phases I, II, III) ne concernent qu'un nombre relativement limité de patients sélectionnés. Les essais cliniques ne sont pas adaptés pour détecter les effets indésirables rares. Si au cours de l'utilisation du médicament en «vie réelle», il apparaissait des effets indésirables importants faisant que la balance bénéfice/risque devenait défavorable dans certaines situations ou indications, l'AMM pourrait être modifiée, voire abrogée par les autorités de santé. Chaque année, des médicaments sont ainsi retirés du marché en France.

Pharmacovigilance

Généralités

La pharmacovigilance est un élément indispensable du dispositif de sécurité sanitaire des médicaments. Elle s'applique à tous les médicaments (avec AMM ou ATU), y compris les MDS et les gaz médicaux. Elle permet une meilleure connaissance des risques des médicaments. En effet, les essais cliniques avant commercialisation (phases I, II, III) ne concernent qu'un nombre relativement limité de patients sélectionnés. Ces essais cliniques sont insuffisants pour détecter les effets indésirables rares. On considère ainsi qu'il faut environ 20 à 30 ans de commercialisation d'un médicament pour bien connaître son profil de risques.

Objectifs de la pharmacovigilance :
- recueillir et analyser les effets indésirables au cours de l'utilisation du médicament en pratique de soins courants ;
- détecter des nouveaux effets indésirables inattendus ;
- identifier des sous-groupes de patients à risque de développer un effet indésirable (p. ex. : sujet âgé, sujet insuffisant rénal, etc.) ;
- améliorer les connaissances sur la balance bénéfice/risque des médicaments.

Définitions

La pharmacovigilance est la surveillance des médicaments et la prévention du risque d'effet indésirable (*cf.* partie 4 «Pratiques infirmières») résultant de leur utilisation, qui comporte notamment :
- le recueil des effets indésirables fondé sur la notification spontanée par les professionnels de santé, les patients et associations agréées de patients et les industriels avec l'appui du réseau des 31 centres régionaux de pharmacovigilance ;
- l'enregistrement et l'évaluation de ces informations ;
- la mise en place d'enquêtes ou d'études pour analyser les risques ;
- l'appréciation du profil de sécurité d'emploi du médicament en fonction des données recueillies ;
- la prise de mesures correctives (précautions ou restriction d'emploi, contre-indications, voire retrait du médicament) et la communication vers les professionnels de santé et le public ;

- la communication et la diffusion de toute information relative à la sécurité d'emploi du médicament ;
- la participation à la politique de santé publique de lutte contre l'iatrogénie médicamenteuse.

La pharmacovigilance s'appuie sur une base réglementaire nationale et européenne : lois, décrets, directives et bonnes pratiques de pharmacovigilance publiées par arrêté.

Fonctionnement de la pharmacovigilance

La pharmacovigilance est un système pyramidal, reposant principalement sur la notification spontanée (figure 5).

En pratique

Comment déclarer un effet indésirable ou une suspicion d'effet indésirable ?
- Les coordonnées des Centres régionaux de pharmacovigilance (CRPV) sont disponibles sur le site de l'ANSM (https://ansm.sante.fr).
- Il est également possible d'utiliser le portail internet du ministère de la Santé dédié à l'ensemble des vigilances sanitaires : https://signalement.social-sante.gouv.fr/.

Pour déclarer un effet indésirable, il faut au minimum les informations suivantes :
- une source identifiable (le notificateur) ;
- un patient identifiable ;
- le nom du produit suspecté ;
- la nature et la description de l'effet indésirable.

Notification spontanée (alertes ascendantes)

La notification spontanée correspond à la déclaration ou notification d'un effet indésirable suspecté ou avéré au système de pharmacovigilance.

En pratique, pour être évalué correctement, la déclaration doit comprendre des informations sur le patient (sexe, âge, poids, taille, département de résidence, antécédents, profession, etc.), les médicaments pris (dénomination, numéro de lot, posologie, voies d'administration, date de début et de fin de traitement, indication, etc.) et l'effet indésirable (description, date d'apparition, évolution, etc.).

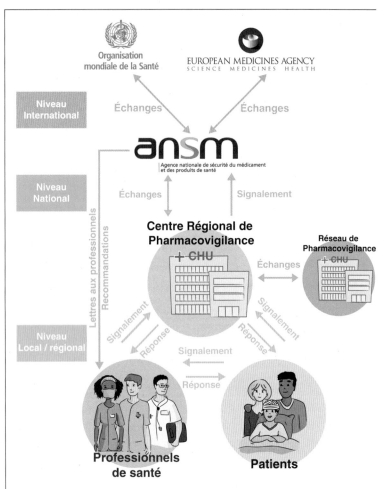

Figure 5 Organisation du système de pharmacovigilance.
Source : © Marie Schmitt.

Concernant plus particulièrement les MDS, la déclaration d'effet indésirable doit comporter le numéro de lot du produit administré. Cela permet d'identifier les dons du sang provenant d'individus ayant permis la préparation du lot incriminé et éventuellement de rappeler un ou plusieurs lots en cas de doute sur un risque infectieux (virus des hépatites, prion et maladie de Creutzfeldt-Jakob, etc.).

> **Remarque**
>
> Concernant les produits sanguins labiles qui ne sont pas des médicaments, on parle d'hémovigilance. Il y a un correspondant d'hémovigilance par hôpital. En cas d'accident au cours d'une transfusion, la déclaration doit comporter le numéro du produit sanguin (présent sur la poche) permettant de remonter l'ensemble de la chaîne transfusionnelle jusqu'au donneur. Cela permet d'effectuer des tests sur des échantillons de sang conservés par l'Établissement français du sang afin de rechercher une anomalie ou un défaut de qualité ayant pu conduire à cet accident. L'hémovigilance s'applique également à tout effet indésirable grave survenu au cours d'un don du sang.

Principaux acteurs

La déclaration d'un effet indésirable constitue une obligation légale pour les professions médicales (**médecin, chirurgien-dentiste, sage-femme et pharmacien(e)**) depuis le décret du 24 mai 1984. L'arrêté du 28 avril 2005 relatif aux bonnes pratiques de pharmacovigilance avait rendu les déclarations obligatoires pour tout effet indésirable inattendu ou grave (c'est-à-dire entraînant une hospitalisation, une majoration d'hospitalisation, un handicap ou un décès). Cette obligation a été étendue à tous les effets indésirables par l'article L5121-25 du Code de la santé publique (loi du 29 décembre 2011). Les **infirmier(ère)s et autres professionnels de santé** ont également la possibilité de déclarer des effets indésirables, tout comme les **patients**.

Les professionnels de santé et les patients peuvent aussi poser des questions à leur Centre régional de pharmacovigilance (CRPV) sur une suspicion d'effet indésirable, une interaction, la bonne utilisation d'un médicament ou toute autre question en lien avec le médicament.

Centres régionaux de pharmacovigilance

Il existe en France 31 Centres régionaux de pharmacovigilance (CRPV), localisés dans les Centres hospitalo-universitaires (CHU) au sein des services de pharmacologie, et qui ont chacun en charge une zone d'intervention régionale, permettant ainsi de couvrir la totalité du territoire national.

Les CRPV sont en charge du recueil, de l'analyse et de la transmission des effets indésirables à l'ANSM, de manière anonyme. Ils ont également des missions de formation et d'information des professionnels de santé. Leurs coordonnées sont disponibles sur le site de l'ANSM et sur celui du réseau français de CRPV (www.rfcrpv.fr). Le réseau français des CRPV dispose également d'un compte Twitter® (@Reseau_CRPV) où sont diffusées des informations officielles et validées sur les médicaments. Les pharmacologues des CRPV participent également à des missions d'expertises pour les autorités de santé.

Autorités de santé

L'ANSM reçoit l'ensemble des cas d'effets indésirables transmis par les CRPV et par les industriels du médicament. Ces cas de pharmacovigilance sont analysés et peuvent mener à l'évaluation des risques d'effet indésirable pour un médicament donné (ce que l'on appelle les enquêtes de pharmacovigilance) pour mettre à jour le Résumé des caractéristiques du produit (RCP), voire à la révision de la balance bénéfice/risque. L'ANSM peut ainsi décider d'une modification de l'AMM, voire d'une suspension de la commercialisation, si elle juge que le profil de sécurité d'un médicament n'est plus acceptable par rapport au bénéfice clinique qu'il apporte. Pour les médicaments ayant une AMM européenne, les évaluations se passent au niveau de l'Agence européenne des médicaments (EMA). Enfin, la pharmacovigilance est aujourd'hui un système planétaire et les cas de pharmacovigilance français et européens, tout comme ceux de la plupart des pays, sont transmis à l'Organisation mondiale de la santé (OMS).

Alertes descendantes

En fonction de l'évaluation des risques effectuée par l'ANSM ou l'EMA, ces autorités peuvent être amenées à émettre des alertes descendantes sur un médicament donné, à destination des professionnels de santé. Ces alertes sont généralement des lettres envoyées à l'ensemble des médecins en fonction de leur spécialité et aux pharmacien(ne)s sur l'ensemble du territoire national. Ces lettres précisent les nouveaux risques identifiés ou les nouvelles mises en garde ou contre-indications concernant un médicament. L'objectif est que l'ensemble des professionnels de santé concernés dispose d'informations à jour concernant la sécurité d'un médicament qu'ils sont susceptibles de prescrire ou de dispenser.

Réglementation des médicaments

Généralités

Prescription de médicaments : acte médical réservé aux médecins, chirurgiens-dentistes et sages-femmes (liste spécifique de médicaments), se concrétisant par la rédaction d'une ordonnance et permettant :

- la **dispensation** par le (la) pharmacien(ne) après analyse pharmaceutique de la prescription ;
- l'**administration** par le patient lui-même ou par une infirmière *via* un plan de soins.

Les infirmières peuvent aussi prescrire des médicaments dans certains cas très spécifiques (*cf.* « Prescription infirmière »).

La plupart des médicaments sont disponibles uniquement sur prescription médicale en raison du risque qu'ils peuvent entraîner ou de la sévérité de la maladie qu'ils permettent de traiter.

Les autres médicaments en « automédication » (prescription médicale facultative) ne sont pas pour autant inoffensifs et le (la) pharmacien(ne) qui les dispense peut apporter un conseil thérapeutique sur leur bon usage.

Mentions obligatoires sur une prescription médicamenteuse

- Identification du prescripteur
- Identification du patient (âge et poids obligatoire en pédiatrie)
- Date de la prescription
- Médicaments prescrits (nom commercial ou DCI, mode d'administration, posologie journalière et durée de traitement)
- Signature du prescripteur

Listes (I, II, stupéfiants)

La réglementation sur les médicaments à prescription médicale obligatoire identifie 3 types de médicaments (appelées « listes »), en fonction de leurs risques (tableau 3) :

- **liste II** : médicaments dangereux (cadre vert au dos de la boîte) ;
- **liste I** : médicaments toxiques (cadre rouge au dos de la boîte) ;
- **stupéfiants** : médicaments toxicomanogènes (cadre rouge au dos de la boîte), p. ex. : morphine, méthadone.

Tableau 3. Règles de prescription et de dispensation des médicaments sur une liste (prescription médicale obligatoire).

Caractéristiques	Liste II	Liste I	Stupéfiants
Type d'ordonnance	Sécurisée ou non	Sécurisée ou non	Sécurisée Posologie écrite en toutes lettres (p. ex. : «cinq milligrammes toutes les quatre heures»)
Durée de validité de l'ordonnance	Maximum 12 mois (1re dispensation dans les 3 premiers mois)	Spécifiée sur l'ordonnance avec au maximum 12 mois (1re dispensation dans les 3 premiers mois) Limitée à 12 semaines pour les médicaments anxiolytiques (bromazépam, alprazolam, hydroxyzine, etc.) Limitée à 4 semaines pour les médicaments hypnotiques (zopiclone)	De 7 à 28 jours selon les médicaments (1re dispensation dans les 3 premiers jours pour avoir la totalité de la quantité prescrite)
Renouvellement de l'ordonnance	Renouvelable par le (la) pharmacien(ne), sauf si mention «ne pas renouveler»	Non renouvelable par le (la) pharmacien(ne), sauf si mention «à renouveler X fois» (maximum 6 mois, sauf pour les contraceptifs : renouvelable 12 mois)	Non renouvelable par le (la) pharmacien(ne)

La réglementation concernant la prescription et la dispensation varie en fonction de la liste du médicament. La règle générale est : dispensation pour 1 mois maximum, sauf pour certains traitements chroniques ou contraceptifs qui peuvent être dispensés pour 3 mois maximum.

Supports de prescription

Les différents supports de prescription sont (figure 6) :
• l'**ordonnance standard** ;

- **l'ordonnance sécurisée :**
  - principalement utilisée pour la prescription de stupéfiants (encre et papier infalsifiables),
  - petit cadre en bas à droite à remplir avec le nombre de médicaments prescrits sur l'ordonnance ;

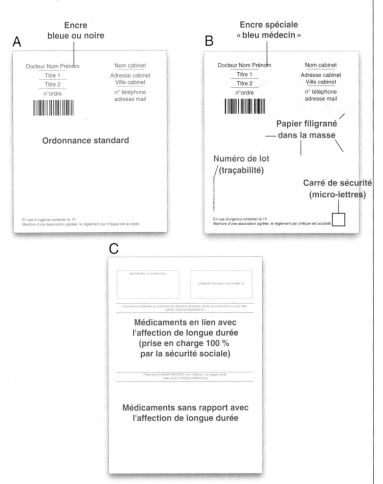

Figure 6. Différents types d'ordonnance.

A. Ordonnance standard. B. Ordonnance sécurisée. C. Ordonnance bizone.
Source : © Marie Schmitt.

- l'**ordonnance bizone** :
  - partie supérieure pour la prescription de médicaments en rapport avec une affection longue durée (ALD), permettant le remboursement à 100 % par l'assurance-maladie (chez les patients ayant une pathologie chronique reconnue comme ALD),
  - partie inférieure pour la prescription des autres médicaments qui ne sont pas en lien avec l'ALD ;
- l'**ordonnance pour médicaments d'exception** :
  - de couleur bleue, comportant 4 volets,
  - pour la prescription de médicaments particulièrement coûteux (liste fixée par arrêté ministériel évoluant régulièrement. p. ex : les érythropoïétines).

Médicaments à prescription restreinte

Certains médicaments possèdent dans leur AMM une restriction de prescription afin de garantir leur sécurité d'emploi. Ces restrictions concernent généralement le lieu d'exercice du prescripteur (hôpital ou ville) et/ou sa spécialité.

On distingue cinq types de médicaments à prescription restreinte :
- médicaments réservés à l'usage hospitalier : ce sont des médicaments dont l'utilisation n'est possible qu'en établissement de santé (p. ex : adrénaline, fer injectable, chimiothérapie injectable, certains morphiniques, etc.) ;
- médicaments à prescription hospitalière : ce sont des médicaments dont la prescription doit être effectuée par un médecin hospitalier (p. ex : chimiothérapie, certains antibiotiques, etc.) ;
- médicaments à prescription initiale hospitalière : ce sont des médicaments dont la prescription doit être effectuée au minimum une fois par an par un médecin hospitalier et renouvelable par un médecin de ville (p. ex : antirétroviraux du VIH, immunosuppresseurs, etc.) ;
- médicaments à prescription réservée à certains médecins spécialistes : ce sont des médicaments dont la prescription est réservée à certaines spécialités médicales (p. ex : cancérologues pour les chimiothérapies, hépato-gastroentérologues ou hépatologues pour les antiviraux du VHC) ;
- médicaments nécessitant une surveillance particulière pendant le traitement : ce sont des médicaments dont la surveillance est spécifique (p. ex : biphosphonates).

Circuit du médicament à l'hôpital

Les médicaments sont prescrits par le médecin, leur dispensation est effectuée par le (la) pharmacien(ne) après avoir validé la prescription, et leur administration est réalisée par l'infirmière, qui assure également une partie de la surveillance du traitement (figure 7).

De bonnes relations et une communication adaptée entre médecins, pharmacien(ne)s et infirmier(ère)s sont essentielles pour garantir un bon usage du médicament et une sécurité thérapeutique dans l'intérêt du malade. Le dossier patient informatisé, avec notamment la prescription médicale connectée, permet une interaction sécurisée et directe avec le (la) pharmacien(ne) et l'infirmier(ère).

Prescription

À l'hôpital, la prescription est majoritairement informatisée dans les services cliniques à l'aide de logiciels d'aide à la prescription. Ces logiciels permettent aux prescripteurs d'avoir accès au livret thérapeutique de l'établissement.

Le livret thérapeutique liste l'ensemble des médicaments disponibles sur l'établissement. Ce livret est élaboré par le Comité du médicament (COMED ou COMEDIMS), constitué de pharmacien(ne)s et médecins, en fonction des spécialités cliniques représentées au sein de l'établissement.

En cas de prescription «hors livret», le (la) pharmacien(ne) peut être amené(e) à proposer des alternatives ou une substitution par rapport aux médicaments disponibles. En cas d'absence d'alternative thérapeutique, le médicament est commandé ponctuellement par la pharmacie à usage intérieur pour un patient donné.

Certains médicaments comme les stupéfiants, les médicaments dérivés du sang, certains anti-infectieux ou certains médicaments onéreux, nécessitent parfois une prescription sur un support papier spécifique.

Médicaments hors tarification à l'activité (T2A)

Depuis 2005, le financement de l'hôpital public est effectué selon la tarification à l'activité (T2A) : chaque hospitalisation est remboursée en fonction d'une dépense standard pour une pathologie donnée. Certains médicaments onéreux ne rentrent pas dans la T2A et sont financés en plus du coût typique du séjour.

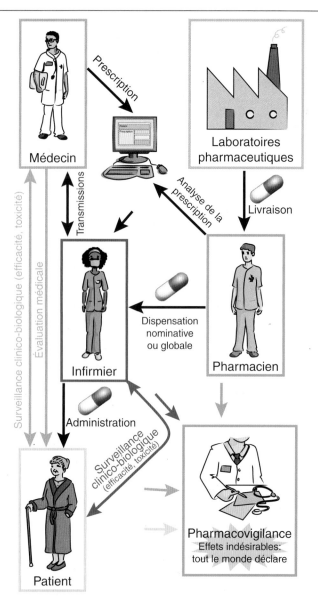

Figure 7. Circuit du médicament à l'hôpital.

Source : © Marie Schmitt.

Pour cela, spécifiquement à l'hôpital, le médicament doit être prescrit sur une ordonnance « hors T2A » listant les indications thérapeutiques autorisées : ce sont les indications pour lesquelles il a été prouvé une efficacité du médicament dans une pathologie donnée. Il s'agit notamment de certains antifongiques, médicaments dérivés du sang ou anticancéreux coûteux.

Il existe également dans les hôpitaux des supports de prescription spécifiques pour certains antibiotiques ou médicaments onéreux, avec une liste d'indications validée par le Comité du médicament de l'établissement.

Dispensation pharmaceutique

Les médicaments sont achetés, stockés, éventuellement préparés puis dispensés par la pharmacie de l'hôpital (également appelée pharmacie à usage intérieur, PUI).

Les prescriptions médicamenteuses, effectuées sur un logiciel d'aide à la prescription, sont transmises informatiquement à la pharmacie de l'établissement.

Dans de nombreux établissements, la pharmacie a mis en place une analyse pharmaceutique des prescriptions, permettant de respecter le bon usage du médicament (posologie, contre-indications, interactions médicamenteuses, etc.). Cette analyse pharmaceutique est une des étapes clés de la sécurisation du circuit du médicament, permettant de diminuer l'iatrogénie médicamenteuse (« maladie » causée par un médicament).

Deux modes de dispensation des médicaments sont disponibles en fonction des établissements et des services :

• **dispensation globale** :
  – médicaments dispensés toutes les semaines dans le service,
  – médicaments stockés dans le service clinique et à disposition des infirmier(ère)s,
  – liste de médicaments préétablie par le chef de service, le cadre infirmier et le (la) pharmacien(ne) en fonction des besoins courants du service ;

• **dispensation nominative** :
  – médicaments dispensés nominativement par la pharmacie pour les patients du service (dispensation journalière ou hebdomadaire), après analyse pharmaceutique des prescriptions,
  – traitements préparés par la pharmacie dans des barquettes individuelles nominatives pour 24 heures ou pour une période donnée (p. ex. : hebdomadaire),

- reconditionnement unitaire par la pharmacie des formes orales sèches (commercialisées en vrac dans des pots ou dans des blisters non découpables),
- en cas de médicament rajouté sur une prescription en urgence et ne se trouvant pas dans la dotation du service, dispensation nominative en urgence possible par la pharmacie,
- mise à disposition des informations et des conseils nécessaires au bon usage des médicaments.

Les **stupéfiants** représentent un cas particulier :
- dispensation globale ou nominative ;
- dispensation uniquement à un(e) infirmier(ère), un cadre infirmier ou un médecin (pas de dispensation aux aides-soignants ou coursiers) ;
- stockés dans le service dans une armoire fermée à clé ;
- retour à la pharmacie :
- relevés d'administration remplis par l'infirmier(ère) et contresignés par le chef de service ;
- emballages (blister, ampoule, etc.) vides des unités administrées ;
- unités non administrées.

Il existe également une dispensation aux patients ambulatoires (appelée rétrocession) par la pharmacie à usage intérieur pour les médicaments disponibles uniquement à l'hôpital.

Administration

L'administration est un acte infirmier défini par un cadre légal et effectué en fonction d'un plan d'administration (*cf.* « Administration des médicaments »). L'infirmier(ère) doit mettre en œuvre une surveillance adaptée au traitement administré.

L'étape d'administration infirmière comporte parfois une préparation « au lit du patient » pour les médicaments injectables.

Formes pharmaceutiques et voies d'administration

Rappels

L'ensemble des composants d'un médicament (principe actif et excipients) est mélangé de façon à obtenir une forme pharmaceutique (forme galénique) permettant une administration simple du médicament.

La forme galénique pour une dose unitaire (p. ex. : le comprimé) doit notamment :

- être adaptée à la posologie usuelle (p. ex. : 20 mg matin et soir, soit 1 comprimé matin et soir) ;
- permettre une manipulation et une administration aisée du médicament (p. ex. : taille du comprimé) ;
- permettre une conservation du médicament (p. ex. : forme sèche).

Formes galéniques destinées à la voie orale

Formes orales sèches

▶ Comprimé

Principale forme pharmaceutique employée pour la voie orale (*per os* en latin) (figure 8).

- Obtenue par compression d'une poudre contenant le principe actif et les excipients (liant, délitant, etc.).
- Forme solide, d'aspect variable, généralement cylindrique avec deux faces plates ou convexes pouvant présenter un sigle ou un nom afin de l'identifier.

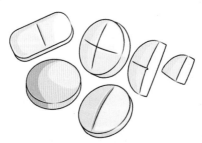

Figure 8. Comprimés ordinaires et sécables.

Source : © Marie Schmitt.

- Différents types de comprimés :
  - **comprimé à libération immédiate** : comprimé «standard» se délitant en présence de la salive puis du suc gastrique pour former une suspension qui sera absorbée par la muqueuse du tube digestif, généralement au niveau de l'intestin grêle (p. ex. : Doliprane®);
  - **comprimé enrobé ou pelliculé** : comprimé avec un enrobage ou un pelliculage qui a pour but de protéger le principe actif de la lumière, masquer un mauvais goût lors de la prise du comprimé, ou faciliter sa déglutition (p. ex. : Spasfon®);
  - **comprimé gastrorésistant** : comprimé possédant un pelliculage protégeant un principe actif sensible à la forte acidité de l'estomac; le délitement débute ensuite dans l'intestin (p. ex. : Inexium®);
  - **comprimé effervescent** : comprimé se dissolvant rapidement dans un verre d'eau en dégageant du gaz carbonique, entraînant la formation d'une suspension ou solution, et permettant une absorption plus rapide du médicament (p. ex. : Aspirine UPSA®);
  - **comprimé dispersible** : comprimé dont la dissolution est possible dans un verre d'eau, sans dégagement gazeux, et permettant une absorption plus rapide du médicament (p. ex. : Clamoxyl® 1 gramme);
  - **comprimé orodispersible (lyophilisat oral ou lyoc)** : comprimé se délitant dans la cavité buccale à l'aide de la salive, sans eau, et permettant une absorption par voie sublinguale ou une absorption digestive plus rapide après déglutition (p. ex. : Spasfon Lyoc®, Subutex®);
  - **comprimé à libération prolongée (LP)** : comprimé se délitant lentement et permettant une absorption progressive du principe actif, sur une période longue prolongée; parfois appelé comprimé à libération modifiée (p. ex. : Zamudol® LP).

 En pratique

- Un comprimé sécable est un comprimé que l'on peut couper en plusieurs parties équitables correspondant à un dosage précis.
- Si un comprimé est sécable, il présente une barre de cassure sur l'une des faces.
- Un comprimé LP n'est, sauf exception, jamais sécable, ni broyable, sinon il y a modification de son délitement et perte de l'effet pharmacocinétique recherché (risque de surdosage).
- Un comprimé gastrorésistant n'est jamais sécable, ni broyable; le cas échéant, il y a un risque d'inefficacité lorsque le principe actif se retrouve au contact du suc gastrique qui va le dégrader.

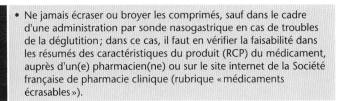

- Ne jamais écraser ou broyer les comprimés, sauf dans le cadre d'une administration par sonde nasogastrique en cas de troubles de la déglutition ; dans ce cas, il faut en vérifier la faisabilité dans les résumés des caractéristiques du produit (RCP) du médicament, auprès d'un(e) pharmacien(ne) ou sur le site internet de la Société française de pharmacie clinique (rubrique « médicaments écrasables »).

Remarque

Les termes de « cachet » (capsule de pain azyme contenant une poudre) et de « pilule » (sorte de pâte découpée en petits cubes « roulés ») correspondent à des formes anciennes qui ne sont plus utilisées de nos jours ; la « pilule » désigne actuellement les médicaments contraceptifs qui sont en réalité de petits comprimés.

▶ Gélule et capsule

- **Gélule** : enveloppe dure de gélatine ayant une forme de cylindre allongé, aux extrémités rondes, et renfermant une poudre ou des microgranules.
- **Capsule** : enveloppe molle de gélatine, ayant une forme ovoïde, et refermant une solution généralement huileuse.

Au contact du suc gastrique, la capsule ou gélule de gélatine se désagrège et libère son contenu avec le principe actif (figure 9).

Différents types de gélules :

- **gélule gastrorésistante** : gélule renfermant un principe actif sensible à l'acidité ; la propriété gastrorésistante est due soit à l'enveloppe de gélatine grâce à une couche protectrice, soit aux microgranules gastrorésistants à l'intérieur de l'enveloppe ;
- **gélule LP** : gélule dont l'enveloppe ou les microgranules internes sont à libération prolongée dans le tube digestif.

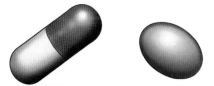

Figure 9. Gélule et capsule molle.

Source : © Marie Schmitt.

En pratique

- Ne jamais ouvrir les gélules, sauf dans le cadre d'une administration par sonde nasogastrique en cas de troubles de la déglutition; dans ce cas, il faut en vérifier la faisabilité dans les RCP du médicament, auprès d'un(e) pharmacien(ne), ou sur le site internet de la Société française de pharmacie clinique (SFPC), dans la rubrique «médicaments écrasables».
- Ne jamais ouvrir les gélules à libération prolongée ou gastrorésistantes lorsque ces propriétés sont dues à l'enveloppe gélatineuse.
- Ne jamais écraser les microgranules après ouverture éventuelle d'une gélule.

▶ Granulé

Forme sèche multidose constituée d'agrégat de particules de faible dimension (quelques millimètres); les granulés sont à croquer ou à dissoudre dans l'eau. Cette forme pharmaceutique n'existe quasiment plus à l'heure actuelle.

Formes orales liquides

Les formes orales liquides sont généralement des formes multidoses en flacon. Dans ce cas, la dose à administrer est prélevée au moyen d'une pipette graduée, d'un dispositif compte-gouttes, ou d'une cuillère :
- cuillère à café = 5 mL;
- cuillère à dessert = 10 mL;
- cuillère à soupe = 15 mL.

Les formes orales liquides sont moins stables que les formes sèches. Elles disposent donc d'une durée de conservation plus courte, notamment après ouverture du flacon.

En pratique

Toujours noter sur le flacon la date d'ouverture et la date maximum de conservation après ouverture (généralement 1 mois).

▶ Solution buvable

Forme liquide, homogène contenant un principe actif dissout dans un solvant (figure 10), dont les particularités sont d'être :
- limpide et sans particules (possibilité d'une teinte colorée);
- constituée d'un solvant aqueux, hydroalcoolique ou huileux;
- administrée avec l'aide d'un flacon compte-gouttes ou d'une pipette orale.

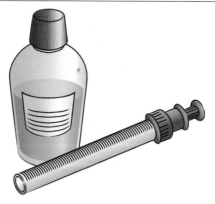

Figure 10. Solution buvable avec pipette orale.
Source : © Marie Schmitt.

En pratique

La pipette graduée fournie avec un médicament ne doit pas être utilisée pour l'administration d'un autre médicament (graduation différente en fonction des spécialités). Il faut bien vérifier le nom du médicament qui doit normalement être inscrit sur le dispositif d'administration. Les confusions de pipettes sont une source importante d'erreurs médicamenteuses, notamment en pédiatrie.

▌ Sirop

Solution liquide, aqueuse, comportant une forte teneur en sucre (au minimum 45 %, généralement du saccharose) donnant une consistance visqueuse au médicament.

Le sirop présente plusieurs intérêts en pédiatrie :

- forme liquide permettant de moduler les doses en fonction du poids de l'enfant ;
- saveur sucrée permettant de masquer un goût désagréable ;
- forme liquide pouvant être déglutie dès le plus jeune âge, contrairement aux formes orales sèches (qui ne sont possibles qu'à partir de 6 ans).

▌ Suspension buvable

Forme liquide, généralement aqueuse, non homogène, et contenant un principe actif insoluble sous forme de fines particules solides pouvant sédimenter au fond du flacon.

▶ Émulsion

Suspension buvable dont les particules sont liquides et ne peuvent pas se mélanger au solvant (p. ex. : gouttelettes d'huile dans une solution aqueuse).

En pratique

Pour les médicaments en suspension buvable ou émulsion, bien agiter le flacon par retournements multiples juste avant l'administration, pour le remettre en suspension.

Formes galéniques destinées à la voie injectable

La voie injectable, parfois appelée voie parentérale, permet l'administration d'un médicament par franchissement de la barrière cutanée à l'aide d'une aiguille (tableau 4). La voie injectable regroupe en réalité plusieurs voies distinctes, notamment intraveineuse (IV), sous-cutanée (SC), intramusculaire (IM) ou intradermique (ID).

Les formes injectables sont des solutions qui doivent avoir plusieurs caractéristiques :

- Stérilité : absence de micro-organisme vivant (bactérie, virus, champignon) ;
- Apyrogénicité : absence de substances pyrogènes dérivées de micro-organismes et qui pourraient entraîner de la fièvre ;
- Limpidité (uniquement pour la voie IV) : absence de particule non dissoute et qui rendrait la solution trouble ;
- Isotonie (excepté pour les petits volumes) : quantité de solutés dissous dans la solution à injecter équivalente à celle du plasma (p. ex. : solution aqueuse à 0,9 % en chlorure de sodium, soit contenant 9 g de sel/litre) ; sinon risque majeur d'hémolyse ;
- pH physiologique (proche de 7).

Tableau 4. **Avantages et inconvénients de la voie orale et de la voie injectable (intraveineuse).**

	Voie orale	Voie injectable (intraveineuse)
Avantages	– Facilité – Stabilité des formes sèches – Flexibilité des doses pour les formes liquides	– Rapidité d'action (voie d'urgence) – Absence/faible toxicité digestive
Inconvénients	– Début d'action retardé (nécessité d'absorption) – Nécessité de pouvoir déglutir – Nécessité d'un patient conscient et éveillé	– Risque infectieux – Traumatique, douleur – Manipulation/préparation

Il existe différents types de solutions injectables (figure 11) :
- **flacon ou seringue préremplie** (solution à administrer directement);
- **solution à diluer** dans une poche de chlorure de sodium à 0,9 % ou glucose à 5 % pour perfusion;
- **poudre à reconstituer** avec une ampoule de solvant (en général eau pour préparation injectable [PPI] ou chlorure de sodium à 0,9 %) puis à diluer dans une poche pour perfusion;
- **solution en poche pour perfusion IV** (p. ex. : poche de 100 ou 200 mL de ciprofloxacine, poche de 50 à 1 000 mL de glucose à 5 %).

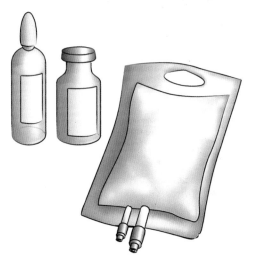

Figure 11. Ampoule, flacon et poche de perfusion pour solution injectable.

Source : © Marie Schmitt.

 En pratique
- Vérifier les conditions de reconstitution et d'administration (dose et concentration du médicament) avant la préparation du médicament.
- Toujours préparer/reconstituer des solutions parentérales dans des conditions d'asepsie et avec du matériel à usage unique (risque infectieux).

- Vérifier la limpidité de la solution, notamment pour la voie IV (ne jamais administrer de suspension par voie IV).
- Ne jamais reconstituer/préparer des traitements anticancéreux en salle ; ils doivent être préparés de manière sécurisée sous un isolateur par la pharmacie de l'établissement.

Formes galéniques destinées à la voie inhalée

Les formes galéniques pour la voie inhalée doivent permettre une distribution du principe actif dans l'arbre trachéobronchique et notamment dans les bronches de petit calibre. Une part importante de la dose délivrée se dépose généralement dans l'oropharynx, entraînant un passage systémique après déglutition ou absorption muqueuse locale.

Les systèmes d'inhalation nécessitent en général un accompagnement thérapeutique à cause de leur complexité d'utilisation. Un bon usage et notamment une bonne coordination main/bouche sont essentiels pour garantir une administration efficace.

Aérosols

Fines particules (< 5 µm) dispersées dans un gaz neutre.

Le diamètre des particules détermine la quantité de principe actif atteignant les bronches de petit calibre et pénétrant dans l'appareil respiratoire.

Les aérosols sont produits par un nébuliseur ou par un système distributeur portatif pressurisé généralement appelé aérosol doseur ou spray (p. ex. : Ventoline®).

▶ Nébuliseur

Dispositif médical permettant la transformation d'un liquide en aérosol de très fines gouttelettes grâce à un générateur d'air — générateur pneumatique avec air comprimé, générateur ultrasonique ou générateur à tamis — (figure 12).

▶ Aérosols doseurs pressurisés

Nombreux systèmes brevetés existants, ayant chacun leurs spécificités, dont les plus connus sont (figure 13) :
- Evohaler® (p. ex. : Ventoline®, Becotide®) ;
- Autohaler® (p.ex. : Qvar®, Airomir®) ;
- Respimat® (p. ex. : Spiriva®, Spiolto®).

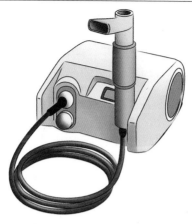

Figure 12. Nébuliseur pour aérosol.
® *Marie Schmitt.*

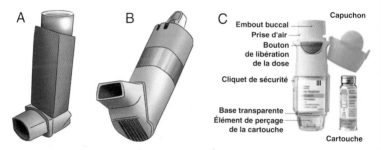

Figure 13. Systèmes d'aérosols doseurs pressurisés.
A. Evohaler®. B. Autohaler®. C. Respimat®.
Sources : A, B : © Marie Schmitt / C : ANSM.

Poudre pour inhalation

Poudre constituée de particules de faible diamètre dont l'inhalation, à l'aide d'un système distributeur adapté, permet la formation d'un aérosol extemporané grâce à une inspiration.

Nombreux systèmes brevetés existants, ayant chacun leurs spécificités, dont les plus connus sont (figure 14) :

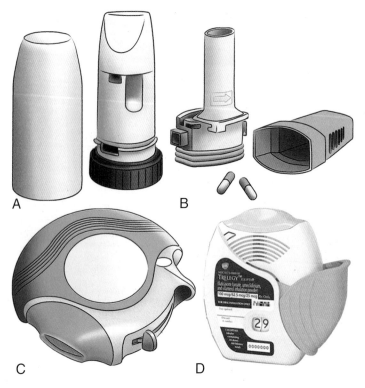

Figure 14. Systèmes d'administration de poudre pour inhalation.

A. Turbuhaler®. B. Aerolizer®. C. Diskus®. D. Ellipta®.
Sources : A–C : © Marie Schmitt / D : Glaxo Smith Kline.

- Turbuhaler® (p. ex. Symbicort®, Bricanyl®);
- Aerolizer® (p. ex. Foradil®);
- Diskus® (p. ex. Seretide®);
- Ellipta® (p. ex. : Trelegy®);
- Breezhaler® (p. ex. : Ombrez®).

Formes galéniques destinées à la voie oculaire

Les formes oculaires sont en grande majorité des formes liquides, pouvant entraîner des problèmes de stabilité et de contamination microbienne.

En pratique
- Chaque système présente des spécificités d'utilisation et une éducation thérapeutique du patient est garante d'une bonne utilisation et observance.
- Les systèmes auto-déclencheurs tels que Autohaler® sont à privilégier en l'absence d'une bonne coordination main/bouche, notamment chez les sujets âgés.

Les formes oculaires sont responsables d'un faible mais possible passage du médicament dans la circulation générale sanguine.

Collyre

Solution ou suspension, généralement aqueuse, stérile, le plus souvent administrée sous forme de gouttes par instillation oculaire et conditionnée en flacon compte-gouttes ou unidose (figure 15).
- **Collyre en flacon** : présence de conservateurs; après ouverture, conservation maximale de 14 à 28 jours, selon les médicaments.
- **Collyre en unidose** : absence de conservateur; ne pas conserver et à jeter après administration (même s'il reste une quantité du collyre dans la dosette).

La posologie d'un collyre (nombre de gouttes par prise) est, en théorie, prescrite en chiffres romains.

I	II	III	IV	V	VI	VII	VIII	IX	X	L
1	2	3	4	5	6	7	8	9	10	50

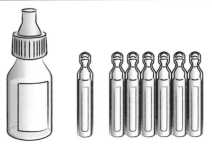

Figure 15. Collyre en flacon et en unidoses.

Source : © Marie Schmitt.

 En pratique

- Écrire la date d'ouverture et la date maximale de conservation sur le flacon (généralement 14, voire 28 jours).
- Bien se laver les mains avant l'instillation d'un collyre pour limiter le risque infectieux.
- Attendre 5 minutes entre l'instillation de deux collyres différents dans le même œil.
- Pour limiter le passage systémique des collyres (ce qui peut exposer le patient à un risque d'effet indésirable systémique selon les médicaments), il est possible de bloquer le canal lacrymal avec le doigt durant 1 minute après l'instillation du collyre, et d'essuyer l'excédent avec une compresse.

Pommade ophtalmique

Pâte huileuse, stérile, destinée à être appliquée dans le cul-de-sac conjonctival inférieur.

Conservation après ouverture : en général de 14 ou 28 jours selon les médicaments.

Formes galéniques destinées à la voie cutanée

La voie cutanée est utilisée pour des traitements topiques (locaux) cutanés.

Un passage systémique est possible, exposant le patient à des effets indésirables généraux. Certaines formes topiques peuvent être utilisées avec pour but une diffusion du principe actif par voie générale, après absorption transdermique (*cf.* ci-après).

Pommade

Pâte de consistance épaisse, assez grasse, constituée par une émulsion de type eau dans huile.

Crème dermique

Pâte de consistance molle, peu épaisse, onctueuse, et peu grasse, constituée par une émulsion de type huile dans eau.

En pratique

Facteurs favorisant le passage systémique du principe actif administré par voie cutanée :
- peau lésée ou brûlée ;
- peau fine chez l'enfant ou le sujet âgé ;
- application sur une grande surface ;
- pansement occlusif.

Formes galéniques destinées à la voie transdermique

La voie transdermique est utilisée pour des médicaments à visée systémique (générale).

La principale forme galénique utilisée est le dispositif transdermique (patch). Certains gels sont également employés pour avoir une absorption transdermique et donc un effet systémique ou général (p. ex. : gels à base d'œstrogènes).

Dispositif transdermique (patch)

Petit réservoir ou matrice fixé sur la peau par une interface adhésive permettant la libération d'un principe actif de manière continue sur une durée donnée (24 à 72 heures en général), ayant pour objectif une diffusion systémique par la circulation générale (figure 16).

En pratique

Ne jamais découper un patch en deux pour diminuer la dose à administrer.

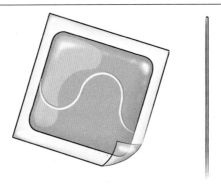

Figure 16. Dispositif transdermique (à droite : coupe de côté).

Source : © Marie Schmitt.

Partie 2

Rappels de pharmacologie

Généralités

Les médicaments sont des xénobiotiques (du grec *xenos* : «étranger» et *bios* : «vie»), c'est-à-dire des substances qui ne sont pas, à de rares exceptions près, naturellement présentes dans le corps humain.

Les médicaments, plus précisément leurs principes actifs, modifient des fonctions de l'organisme.

Pour exercer leur efficacité, les médicaments doivent parvenir (absorption, distribution) à leur cible pharmacologique. L'organisme exposé à un médicament – substance étrangère au corps humain et potentiellement toxique – met œuvre différents processus pour l'éliminer (métabolisation, excrétion).

De manière schématique :

- la **pharmacocinétique** correspond aux actions de l'organisme sur le médicament ;
- la **pharmacodynamie** (effets bénéfiques et effets indésirables) correspond aux actions du médicament sur l'organisme.

Pharmacocinétique

La pharmacocinétique est l'étude du devenir des médicaments dans l'organisme. Elle est classiquement représentée par le sigle **ADME (absorption, distribution, métabolisation, excrétion)**, correspondant aux 4 étapes principales de la pharmacocinétique d'un médicament (figure 17).

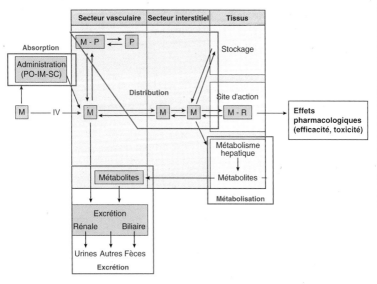

Figure 17. Devenir du médicament dans l'organisme.

IM : intramusculaire ; M : médicament ; P : protéine plasmatique ; PO : Per Os ; R : récepteur ; SC : sous-cutané.

Absorption

L'absorption, première étape de la pharmacocinétique d'un médicament, est le passage du site d'administration à la circulation générale (figure 18). C'est une étape limitante pour l'entrée du médicament dans l'organisme, aboutissant à la notion de biodisponibilité.

Voie orale (*per os*)

Après administration *per os*, l'absorption a lieu au niveau du tube digestif, généralement dans l'intestin grêle.

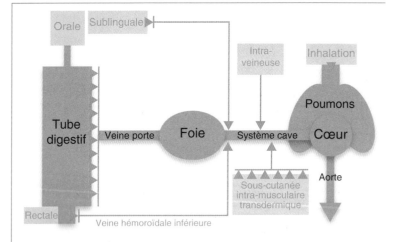

Figure 18. Différentes voies d'administration des médicaments.

Source : © Marie Schmitt.

Les formes orales solides doivent d'abord se déliter pour former une suspension de particules dans le tube digestif avant de pouvoir être absorbées. Les formes orales liquides sont plus rapidement au contact de la muqueuse intestinale et donc plus rapidement absorbées.

Les lyophilisats (lyocs) ou comprimés orodispersibles ont la particularité de pouvoir se déliter dans la cavité buccale, permettant une absorption plus rapide du principe actif dans le tube digestif. Ils permettent également dans certains cas une absorption sublinguale, c'est-à-dire par la circulation sanguine se trouvant sous la langue.

 En pratique

- Se référer au résumé des caractéristiques du produit (RCP) pour savoir si un lyophilisat ou comprimé orodispersible est à absorber par voie orale ou sublinguale.
- En cas d'absorption sublinguale, le patient doit garder le comprimé sous la langue jusqu'à son délitement complet (quelques minutes).
- Avantages de la voie sublinguale : effet plus rapidement observé et surtout plus faible métabolisation par le foie (pas d'effet de premier passage hépatique).

Pour que l'absorption digestive soit possible, le principe actif doit :
- être libéré de sa forme galénique ;
- être sous forme dissoute dans la lumière du tube digestif ;
- pouvoir franchir la barrière intestinale par transport actif à l'aide de transporteurs spécifiques ou par diffusion passive au travers de la membrane des entérocytes (cellules spécifiques de l'intestin) ; un des deux moyens doit être privilégié en fonction des caractéristiques chimiques du principe actif (hydrophile ou lipophile, acide ou basique, ionisé ou non).

Après absorption dans la paroi de l'intestin, le principe actif peut être expulsé vers l'extérieur par des transporteurs d'efflux (retour à la lumière intestinale) ou métabolisé. Le principe actif passe ensuite dans la veine porte qui aboutit au foie où il subit une première biotransformation hépatique avant d'arriver dans la veine cave, puis la circulation générale : il s'agit de l'effet de premier passage hépatique (figure 19).

Finalement, seule une fraction plus ou moins importante de la dose de médicament initialement administré atteint réellement atteint la circulation générale. Cette fraction correspond à la **biodisponibilité** du médicament.

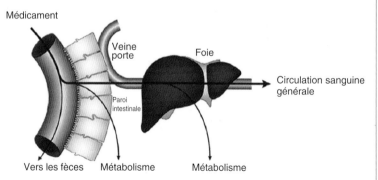

Figure 19. Effet de premier passage hépatique après administration par voie orale.

Source : ® Marie Schmitt.

Facteurs modifiant l'absorption orale

- Forme galénique : forme liquide (sirop, solution buvable) ou forme sèche (comprimé, gélule), nécessitant ou non un délitement intestinal préalable à l'absorption.
- Alimentation : présence d'un bol alimentaire, plus ou moins riche en graisses, interactions aliment – médicament.
- Station debout ou allongée.
- Troubles digestifs (vomissements ou diarrhées).
- Antécédents de résection gastrique ou intestinale.

Voie intraveineuse (IV)

L'étape d'absorption est inexistante étant donné que le médicament est directement administré dans le compartiment vasculaire (figure 20). La biodisponibilité est considérée comme totale (100 % de la dose administrée est disponible dans la circulation générale).

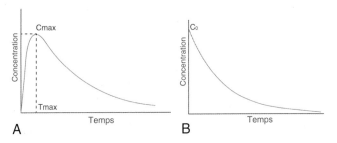

Figure 20. Évolution des concentrations plasmatiques d'un médicament.

A. Administration per os. B. Administration par voie IV.

Voie intramusculaire (IM)

L'absorption après administration IM (au niveau du muscle moyen fessier, du muscle vaste externe de la cuisse, du muscle deltoïde de l'épaule) se fait par diffusion au sein du muscle et de la circulation sanguine locale.

Voie sous-cutanée (SC)

L'absorption après administration SC (au niveau de l'abdomen, de la face externe des bras, ou des cuisses) se fait par diffusion au sein du tissu adipeux local. Elle peut être retardée en cas de présence importante de tissu adipeux (obésité).

Voies topiques

Les voies topiques (cutanées, oculaire, vaginale, etc.) peuvent également être le siège d'une absorption transcutanée ou transmuqueuse, entraînant un passage du principe actif dans la circulation générale.

Voie respiratoire

L'absorption après administration d'un aérosol ou d'une poudre pour inhalation se fait tout au long de l'arbre bronchique.

De manière générale, 80–90 % de la dose inhalée se dépose au niveau de l'oropharynx, est avalée et entraîne potentiellement des effets indésirables systémiques. Cette quantité qui n'atteint pas les bronches n'apporte aucun effet bénéfique pour le patient.

Les particules de médicament progressent plus ou moins loin dans l'arbre bronchique en fonction de leur taille et de leur vitesse d'arrivée : plus les particules sont petites, plus elles atteignent des bronches de petit calibre et exercent leur effet bénéfique.

Paramètres pharmacocinétiques de l'absorption

- **Cmax** : concentration maximale du médicament dans le sang.
- **Tmax** : durée nécessaire après l'administration pour atteindre la concentration Cmax.
- **Biodisponibilité** : fraction de la dose du médicament administré qui atteint la circulation générale (reflet du Cmax et du Tmax).

Distribution

Le principe actif dans la circulation générale est distribué à l'ensemble des tissus et organes de l'organisme. Il peut ainsi atteindre son site d'action (tissu ou organe cible) pour y exercer son effet thérapeutique, mais également atteindre d'autres tissus ou organes, pouvant entraîner l'apparition d'effets indésirables. On distingue dans un premier temps le transport plasmatique et dans un second temps la diffusion tissulaire.

Transport plasmatique

Selon ses caractéristiques physicochimiques, le médicament se trouve dans le plasma sous forme d'un équilibre dynamique entre une fraction libre et une fraction liée aux protéines plasmatiques (albumine, alpha-glycoprotéine, etc.) permettant de le transporter. La liaison aux protéines plasmatiques est réversible et seule la fraction libre du médicament est active pharmacologiquement.

En fonction de ses propriétés physicochimiques, le médicament est distribué dans un nombre plus ou moins grand de tissus, ce qui est quantifié par son volume de distribution. Au minimum, ce volume est de 4–5 L pour un médicament ne quittant pas le secteur vasculaire (c'est-à-dire restant dans le sang sans diffuser dans les tissus ou les organes) et il peut être, au maximum, de plusieurs centaines de litres pour un médicament diffusant dans l'ensemble de l'organisme.

Facteurs modifiant la distribution
- Volumes liquidiens de l'organisme en fonction de la taille, du poids (obésité) ou de l'âge (nourrissons, personnes âgées).
- État physiopathologique du patient :
  - présence d'un troisième secteur vasculaire (épanchement d'ascite, œdèmes importants, grossesse);
  - modification de la quantité de protéines plasmatiques (dénutrition, brûlures étendues);
  - grossesse.

Diffusion tissulaire

Après les gros vaisseaux, le médicament atteint les vaisseaux capillaires et pénètre dans les tissus ou organes, en fonction notamment de leur vascularisation : les organes à forte vascularisation (foie, reins, poumons, cœur) sont plus exposés aux médicaments.

Pour pénétrer dans les tissus ou organes, le médicament passe la membrane plasmatique par transport actif ou diffusion passive afin d'atteindre sa cible moléculaire.

Il existe principalement deux barrières physiologiques pour les médicaments :
- la barrière hématoencéphalique, très sélective, qui protège le cerveau des médicaments présents dans la circulation générale ; pour agir au niveau du cerveau, les médicaments tels que les psychotropes doivent passer cette barrière grâce à leurs caractéristiques physicochimiques ou grâce à des transporteurs membranaires ;
- la barrière fœtoplacentaire, peu sélective, qui protège le fœtus au cours de la grossesse ; cette barrière n'est pas imperméable et de nombreux médicaments peuvent atteindre le fœtus s'ils sont administrés à la mère (*cf.* «Médicaments et grossesse»).

Paramètre pharmacocinétique de la distribution
Volume de distribution : volume corporel théorique dans lequel est dissous le médicament.

Métabolisation

La métabolisation est une des deux étapes, avec l'excrétion, permettant à l'organisme d'éliminer un médicament. Cette étape de métabolisation du médicament n'est pas obligatoire et des médicaments peuvent être excrétés par voie urinaire directement sans métabolisation.

On peut schématiquement distinguer trois situations :

- médicament actif/métabolites inactifs : il s'agit de la situation la plus courante ;
- médicament actif/métabolites actifs, voire toxiques : les métabolites sont actifs et participent à l'efficacité du médicament (p. ex. : benzodiazépines, ciclosporine), voire peuvent être plus toxiques que le médicament lui-même (p. ex. : paracétamol) ;
- médicament inactif/métabolites actifs : il s'agit du cas des prodrogues. Le médicament administré doit être métabolisé pour devenir actif (p. ex. : azathioprine, clopidogrel).

L'objectif ultime de la métabolisation est de transformer les médicaments pour les rendre inactifs et/ou de faciliter leur excrétion ultérieure. Pour cela, l'organisme transforme le médicament en dérivés (métabolites) hydrophiles afin de permettre leur excrétion par le rein (urines), ou plus rarement par le foie (bile).

Le foie est le principal lieu de métabolisation des médicaments, grâce à des enzymes hépatiques. C'est également dans le foie que l'on observe une part importante de la toxicité des médicaments (hépatotoxicité).

On peut distinguer deux étapes de métabolisation : la phase I et la phase II.

Phase I

Elle correspond généralement à des réactions d'oxydation, c'est-à-dire qu'il y a ajout d'au moins un atome d'oxygène. Les métabolites formés peuvent être plus réactifs et plus dangereux que le médicament initial et doivent alors être pris en charge par les enzymes de phase II.

Les enzymes de phase I sont les cytochromes P450 (CYP450). Il existe de très nombreuses familles, sous-familles et isoformes des CYP450, dont les principales impliquées dans le métabolisme des médicaments sont le CYP3A4, le CYP2C9 et le CYP2D6.

Phase II

Elle correspond à des réactions de conjugaison, c'est-à-dire qu'il y a ajout d'une molécule « conjuguée » endogène au médicament (ou à son métabolite) afin de le rendre hydrosoluble. Ces métabolites conjugués sont généralement inactifs et facilement excrétés dans les urines. Les réactions de phase II sont généralement des réactions de glucuronoconjuguaison et de sulfoconjuguaison, permettant l'ajout d'une molécule dérivée du glucose ou d'un sulfate formant des métabolites glucurono- ou sulfoconjugués.

Facteurs modifiant la métabolisation

Ces facteurs altèrent la métabolisation et peuvent nécessiter des adaptations posologiques en termes de rythme de prise ou de doses administrées.

- **Âge :** les enzymes ont une activité qui peut varier en fonction de l'âge. Globalement, elles sont plus actives chez l'enfant et moins actives chez le sujet âgé.
- **Génétique :** il existe des polymorphismes génétiques, c'est-à-dire des variations génétiques entre les individus, qui modifient l'activité de ces enzymes et entraînent des différences entre les individus pour métaboliser les médicaments.
- **Pathologique :** insuffisance hépatocellulaire qui est associée à une cirrhose.
- Médicaments associés pouvant entraîner des **interactions médicamenteuses :**
- **inhibiteurs enzymatiques :** ils inhibent l'action d'un ou de plusieurs CYP450, empêchant ces enzymes de métaboliser les autres médicaments qui s'accumulent alors dans le plasma, jusqu'à atteindre des concentrations potentiellement toxiques (p. ex. : classe des antifongiques azolés, inhibiteurs de protéase du VIH, certains antibiotiques macrolides, etc.);
- **inducteurs enzymatiques :** ils induisent de manière non spécifique la synthèse d'enzymes, augmentant ainsi la capacité métabolique d'un individu. Les concentrations plasmatiques des autres médicaments, notamment substrats des CYP450 diminuent, jusqu'à atteindre des concentrations potentiellement inefficaces (p. ex. : phénobarbital/Gardenal®, carbamazépine/Tegretol®, rifampicine/Rifadine®).

Excrétion

L'excrétion correspond au passage extracorporel (en dehors de l'organisme) du médicament et/ou de ses métabolites. Il existe différentes voies d'excrétion, dont la principale est l'excrétion rénale.

Rein

Il s'agit de la principale voie d'excrétion des médicaments. Le médicament passe de la circulation générale aux urines.

Le mécanisme principal est la filtration glomérulaire. Certains médicaments sont également sécrétés dans les urines par le tubule rénal *via* des transporteurs spécifiques. Enfin, en fonction des molécules et des conditions de pH, certains médicaments peuvent être réabsorbés des urines vers la circulation sanguine.

Le rein est ainsi un lieu de passage d'une grande partie des médicaments ou de leurs métabolites. Il est donc également le lieu où ces molécules peuvent exercer une toxicité (néphrotoxicité).

Facteurs modifiant l'excrétion rénale

Ces facteurs nécessitent l'adaptation des posologies (diminution des doses ou espacement des administrations).

Des recommandations existent souvent pour chaque médicament concernant les doses à utiliser en fonction de la clairance de la créatinine qui reflète la fonction rénale d'un individu.

- **Âge** : la fonction rénale diminue avec l'âge et le sujet âgé excrète moins bien les médicaments ;
- **Insuffisance rénale aiguë ou chronique**.

Foie

Lors de son passage par le foie, le médicament est sécrété dans les canalicules biliaires, puis dans la bile. Cette dernière est alors déversée dans le tube digestif puis rejoint les fèces (selles).

Dans certains cas, il peut y avoir réabsorption digestive secondaire du médicament présent dans la bile, prolongeant ainsi sa durée d'action. On parle alors de cycle entérohépatique.

Peau

La peau peut être une voie mineure d'excrétion des médicaments.

Le passage transcutané est effectué par les glandes sudoripares et le médicament est excrété dans la sueur.

Poumons

Les principes actifs volatils comme certains anesthésiques généraux ou des alcools sont en partie éliminés dans l'air expiré.

Lait maternel

En *post-partum*, le lait est également une voie d'élimination des médicaments. Il s'agit même d'une sorte de réservoir dans lequel le médicament peut se concentrer. Une prudence importante est donc nécessaire lors de l'utilisation de médicaments chez la femme allaitante afin de ne pas exposer inutilement, et potentiellement dangereusement, un nouveau-né à des médicaments. Ce risque est majoré pour les nouveau-nés prématurés (*cf.* «Médicaments et allaitement»).

 Paramètres pharmacocinétiques de l'élimination (métabolisation + excrétion)

- **Clairance** : capacité de l'organisme à éliminer le médicament de la circulation générale. On distingue la clairance rénale de la clairance extrarénale (majoritairement effectuée par le foie).
- **$T_{1/2}$** : la demi-vie d'élimination est la période au bout de laquelle la concentration plasmatique d'un médicament est divisée par deux. Elle est augmentée en cas de diminution de la métabolisation ou de l'excrétion.

 En pratique

- Durée d'action d'un médicament variable et surtout prolongeable sur plusieurs jours, voire semaines en présence de métabolites actifs.
- Polymédication (sujet âgé) : risque majoré d'interaction médicamenteuse.
- Populations à risque : insuffisant rénal, insuffisant hépatocellulaire, sujet âgé, femme enceinte et allaitante.
- Renseigner correctement une feuille de demande de dosage plasmatique d'un médicament pour bien estimer sa pharmacocinétique avant de l'envoyer au laboratoire de pharmacologie (afin d'estimer au mieux sa pharmacocinétique).

Pharmacodynamie

La pharmacodynamie est l'étude des effets des médicaments.

Liaison aux récepteurs

Pour exercer son effet pharmacologique, le médicament doit être en quantité suffisante au niveau de tissu ou organe cible. Il doit ensuite pénétrer dans le tissu ou organe cible, et se fixer sur un récepteur cible, intra ou extracellulaire. Il y a alors deux types d'actions possibles (figure 21) :

- le médicament est un **agoniste** : il active le récepteur ainsi que sa voie de signalisation moléculaire ;
- le médicament est un **antagoniste** : il bloque le récepteur ainsi que sa voie de signalisation moléculaire ; cela peut entraîner l'activation de systèmes de régulation afin de compenser ce blocage.

L'effet agoniste/antagoniste sur un récepteur doit être le plus spécifique possible (grande affinité) pour un type de récepteur. Dans les cas d'une faible spécificité, le médicament a également un effet sur d'autres récepteurs entraînant potentiellement des effets indésirables. Les récepteurs présents dans l'organisme ont un rôle physiologique en l'absence de médicaments, *via* des ligands agonistes endogènes (c'est-à-dire des molécules naturelles du corps humain). Un ligand synthétique (médicament) doit avoir une affinité plus grande que le ligand endogène naturel pour son récepteur pour exercer son effet pharmacologique.

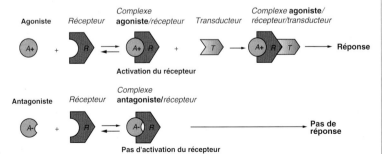

Figure 21. Fixation d'un agoniste ou d'un antagoniste à son récepteur.

Les récepteurs sont présents dans tout l'organisme, permettant d'expliquer la survenue de certains effets indésirables sur certains organes. Les médicaments sont en général développés par analogie aux ligands endogènes. Dans certains cas, le médicament a été découvert avant le ligand endogène (p. ex. : morphiniques), voire pour certains récepteurs, le ligand naturel n'est pas connu à l'heure actuelle.

Récepteurs membranaires

Ils sont situés sur la membrane plasmatique de la cellule. Ce sont soit des récepteurs transmembranaires (p. ex. : récepteur GABA pour les benzodiazépines), soit des canaux ioniques (p. ex. : canaux calciques pour les inhibiteurs calciques), soit des récepteurs couplés à une enzyme (p. ex. : tyrosine-kinase pour les inhibiteurs de tyrosine-kinase).

Récepteurs intracellulaires

Ils sont majoritairement situés dans le noyau de la cellule et interviennent principalement dans la régulation de la transcription au niveau de l'ADN. La fixation d'un ligand sur un récepteur nucléaire entraîne la fixation d'un facteur de transcription sur une zone précise d'un gène et modifie l'expression de ce dernier. Il en résulte une variation de la synthèse de la protéine codée par ce gène (p. ex. : corticoïdes et protéines de l'inflammation).

Cas particulier des anti-infectieux

Dans le cas des antibiotiques et plus largement des anti-infectieux, la cible pharmacologique n'est pas un récepteur physiologique, mais un micro-organisme (bactérie, virus, champignon). Ce micro-organisme peut être localisé au sein de n'importe quel organe, ou bien être disséminé dans l'organisme.

Relation dose-effet

La liaison d'un ligand (médicament) à son récepteur entraîne un effet mesurable (diminution de la pression artérielle, réduction des nausées, réduction de la douleur, etc.).
La relation dose-effet est fonction de la concentration en médicament au niveau de l'organe cible et du récepteur. Cette concentration tissulaire est généralement corrélée à la concentration plasmatique ou sanguine.
L'effet d'un médicament dépend de la dose administrée. La relation dose-effet est rarement linéaire. Schématiquement, il faut atteindre une certaine concentration pour voir apparaître un effet bénéfique.

Au-delà d'une dose thérapeutique, en plus des effets bénéfiques, une toxicité peut apparaître.

 En pratique
- Effets bénéfiques/effets indésirables : tout dépend de la balance bénéfice/risque d'un médicament.
- La balance bénéfice/risque d'un médicament dépend en partie de la dose employée.

Grands systèmes pharmacologiques

La stimulation des tissus/organes cibles se fait par transmission nerveuse : des neuromédiateurs (neurotransmetteurs) sont libérés dans la fente synaptique par un neurone présynaptique et activent des récepteurs post-synaptiques (figure 22). Les principaux neuromédiateurs sont l'adrénaline, la noradrénaline, l'acétylcholine, la dopamine, la sérotonine, le glutamate et le GABA.

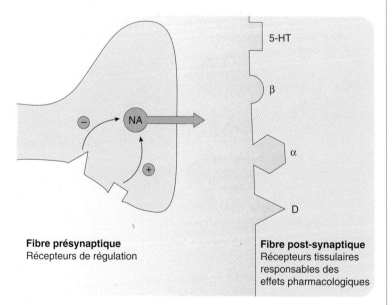

Figure 22. Libération de neuromédiateur dans la synapse.
α : récepteur α à la noradrénaline ; β : récepteur β à la noradrénaline ; D : récepteur à la dopamine ; 5-HT : récepteur à la sérotonine ; NA : noradrénaline (exemple de neuromédiateur).

Système nerveux autonome

Les grandes fonctions viscérales (cardiovasculaires, digestives, etc.) nécessaires à la vie sont en partie régulées de manière involontaire (sans contrôle direct conscient) par le système nerveux autonome. Il est composé du système sympathique, dont les neurotransmetteurs sont l'**adrénaline** et la **noradrénaline**, et du système parasympathique, dont le neurotransmetteur est l'**acétylcholine**. Ces deux systèmes, sympathique et parasympathique, sont en équilibre entre eux et leurs actions sur chaque tissu/organe sont globalement opposées (figure 23).

Les médicaments peuvent mimer ou bloquer ces neuromédiateurs afin de modifier/corriger l'activité d'un organe cible (p. ex. : ralentir le rythme cardiaque, favoriser la bronchodilatation, etc.) (tableau 5).

En l'absence de médicament

État d'équilibre au niveau de chaque tissu entre les effets des systèmes sympathique (Σ) et parasympathique (pΣ)

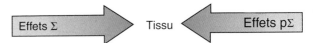

En présence d'un médicament bloquant le système pΣ = augmentation des effets du système Σ

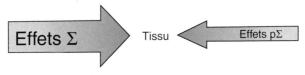

Figure 23. Équilibre entre le système sympathique et le système parasympathique.

Tableau 5. Description du système nerveux autonome : système sympathique et système parasympathique.

		Système sympathique	Système parasympathique
Neurotransmetteurs		Noradrénaline, adrénaline	Acétylcholine
Récepteurs		Bêta et alpha-adrénergiques	Muscariniques, nicotiniques
Médicaments agonistes		Adrénaline, noradrénaline, dobutamine, salbutamol	Pilocarpine
Médicaments antagonistes		Bêtabloquants, alphabloquants	Atropine (de nombreux médicaments ont un «profil atropinique»)
Effets de la stimulation	Œil	Mydriase	Myosis
	Bronches	Bronchodilatation	Bronchoconstriction
	Vaisseaux	Vasoconstriction (récepteurs alpha) et vasodilatation (récepteurs bêta)	–
	Cœur	Tachycardie	Bradycardie
	Intestin	Ralentissement du transit intestinal	Accélération du transit intestinal
	Glandes sudoripares	Sudation	–
	Glandes salivaires	–	Salivation
	Vessie	Rétention	Miction

 En pratique

De nombreux médicaments ont des **effets indésirables anticholinergiques ou atropiniques**, c'est-à-dire qui s'opposent aux effets de l'acétylcholine et entraînent un blocage du système parasympathique. C'est le cas de certains psychotropes (antidépresseurs tricycliques, phénothiazines), antihistaminiques, alphabloquants pour la prostate, etc.

Les effets indésirables anticholinergiques peuvent être :
- périphériques : bouche sèche (souvent signe annonciateur), troubles de l'accommodation, constipation, risque de rétention urinaire, risque de glaucome aigu, mydriase, tachycardie ;
- centraux : troubles de la mémoire et confusion (notamment chez les personnes âgées).

Dans le système nerveux central, les fonctions cognitives et motrices impliquent principalement les neurotransmetteurs suivants : **dopamine, sérotonine, glutamate, GABA** :

- processus impliquant la dopamine : régulation des mouvements, système de récompense et du plaisir ;
- processus impliquant la sérotonine : régulation de l'humeur, du rythme circadien, contrôle de la douleur ;
- processus impliquant le glutamate (principal neurotransmetteur excitateur) : apprentissage, mémorisation ;
- processus impliquant le GABA (principal neurotransmetteur inhibiteur) : régulation de l'excitabilité des neurones en balance avec le glutamate, mémorisation, myorelaxation, anxiété.

Effets indésirables

Les effets indésirables d'un médicament peuvent être dus au principe actif ou à l'un de ses métabolites. Ils peuvent être observés en aigu (p. ex. : antihistaminique et somnolence) ou en chronique (p. ex. : anthracyclines et cardiotoxicité).

En pratique

Les effets indésirables suspectés ou avérés sont à déclarer au Effets indésirables Centre régional de pharmacovigilance (CRPV). Cela contribue à améliorer les connaissances sur les risques des médicaments. Il est également possible d'avoir une aide par le CRPV sur la prise en charge de l'effet indésirable (*cf.* « Pharmacovigilance »).

Effets indésirables dose-dépendants

Les effets indésirables dépendants de la dose sont dus à des concentrations plasmatiques toxiques du médicament ou de l'un de ses métabolites au niveau du plasma ou au niveau d'un organe/tissu. Il existe en effet une variabilité interindividuelle dans la réponse aux médicaments et certains patients peuvent présenter des effets indésirables, alors que le médicament est employé dans de bonnes conditions et notamment à la bonne dose.

Par ailleurs, certaines situations sont plus à risque de survenue d'un effet indésirable, par accumulation du principe actif ou de ses métabolites, notamment :

- erreur médicamenteuse (prescription, dispensation, administration) ;
- interaction médicamenteuse ;

- insuffisance rénale ou hépatocellulaire;
- surdosage volontaire (tentative de suicide) ou involontaire.

 Remarques

- Des effets indésirables dose-dépendants peuvent également être observés même en cas de dose correcte administrée ou de concentration plasmatique dans la zone thérapeutique. Cela dépend de la sensibilité de chaque individu à un médicament donné (p. ex. : alphabloquants en urologie et effet anticholinergique tel que bouche sèche; antiépileptique et troubles de la vigilance).
- Le surdosage est une exposition au médicament supérieure à la dose thérapeutique. La toxicité par surdosage fait apparaître des effets qui peuvent ne pas être observés aux posologies usuelles. Ces effets peuvent dans certains cas engager le pronostic vital et nécessiter une prise en charge en réanimation.

Effets indésirables indépendants de la dose

Les effets indésirables indépendants de la dose sont généralement des **réactions d'hypersensibilité**, impliquant des mécanismes immunoallergiques.

Schématiquement, on peut distinguer deux types d'hypersensibilité, indépendante de la dose (mécanisme **allergique** ou non) : immédiate ou retardée (tableau 6).

Des réactions d'hypersensibilité croisées entre différents médicaments de la même classe ou ayant une structure chimique proche sont possibles (p. ex. : pénicillines et autres bêtalactamines).

Seulement 10 % des réactions d'hypersensibilité ont un mécanisme réellement «allergique». Des tests allergologiques spécifiques sont nécessaires afin de déterminer avec certitude le mécanisme «allergique» d'une réaction d'hypersensibilité envers le médicament incriminé.

Dans certains cas, un protocole de désensibilisation peut être proposé au patient afin d'envisager une réintroduction ultérieure du médicament (à effectuer en milieu hospitalier).

Dans le cas d'une réaction d'hypersensibilité survenue chez un patient, la mention «hypersensibilité au médicament XX» doit figurer dans le dossier médical du patient. Il est préférable d'employer le terme «allergie au médicament XX» uniquement après avis d'un allergologue.

Tableau 6. Différences entre hypersensibilité immédiate et retardée.

Propriété	Hypersensibilité immédiate	Hypersensibilité retardée
Chronologie	Immédiate Dans les minutes/heures suivant l'administration	Retardée Dans les jours suivant l'administration
Clinique	Urticaire Œdème de Quincke Vomissements et diarrhées violentes Hypotension, tachycardie Oppression thoracique Choc anaphylactique (jusqu'à l'arrêt cardiorespiratoire)	Éruption généralement maculopapuleuse Eczéma de contact Vomissements, diarrhées
Traitement d'urgence	Corticoïdes Adrénaline	Antihistaminiques
Actions par rapport au médicament	Arrêt immédiat de l'administration Appel à l'aide en urgence Pas de réintroduction ultérieure	Prévenir l'infirmier(ère)/le médecin En général, arrêt de l'administration Pas de réintroduction ultérieure

En pratique

- Ne jamais réadministrer le(s) médicament(s) suspecté(s) d'être à l'origine d'une réaction allergique, même plusieurs années après.
- **Bêtalactamines (pénicillines), sulfamides, AINS, curares et produits de contraste iodés** : médicaments particulièrement allergisants ; s'assurer de l'absence d'antécédent d'allergie avant de les administrer en questionnant spécifiquement le patient.

▶ Cancérogénicité

La cancérogénicité est la capacité d'un médicament à entraîner, après généralement une importante période d'exposition, la survenue d'un cancer.

Deux grandes classes de médicaments augmentent le risque de cancer :

- les anticancéreux, plus particulièrement les alkylants qui sont mutagènes, c'est-à-dire qu'ils entraînent des mutations de l'ADN (p. ex. : melphalan et leucémies aiguës) ;
- les immunosuppresseurs qui entraînent une augmentation du risque de cancers, notamment viro-induits (p. ex. : azathioprine et cancers cutanés).

▌ Génotoxicité

La génotoxicité est la capacité d'un médicament à pouvoir modifier l'intégrité du génome, notamment dans les gamètes, entraînant une transmission de ces modifications à la descendance.

Ces modifications peuvent être sans conséquences, ou responsables de cancers ou de malformations.

Les anticancéreux peuvent être génotoxiques.

▌ Risques au cours de la grossesse

Chez une femme en âge de procréer, il convient toujours de s'assurer qu'elle n'est pas enceinte. En cas de grossesse, celle-ci doit être prise en compte lors de la prescription médicale.

Il existe deux types de risque pour l'embryon/fœtus au cours de la grossesse après administration de médicament chez la femme enceinte (*cf.* «Médicament et grossesse» pour plus de détails) :

- **tératogénicité** : malformations congénitales de l'embryon après une exposition médicamenteuse au cours de l'organogenèse, c'est-à-dire durant le 1er trimestre de la grossesse (p. ex. : thalidomide et phocomélies);
- **fœtotoxicité** : risque de toxicité sur le développement du fœtus après une exposition médicamenteuse durant les 2e ou 3e trimestres (p. ex. : sartans et néphrotoxicité fœtale).

Variabilité de la réponse aux médicaments

La réponse aux médicaments est variable en fonction des individus : c'est la variabilité interindividuelle, qui concerne aussi bien l'efficacité que la toxicité (effets indésirables) des médicaments.

Un même médicament peut être plus ou moins efficace en fonction des individus. Il peut également être bien toléré par un patient, alors qu'un autre patient, *a priori* sans autre facteur de risque particulier, présente un effet indésirable dose-dépendant ou allergique.

La variabilité interindividuelle s'explique en partie par des variations génétiques (**polymorphismes génétiques**) ou environnementales (**interactions médicamenteuses**) au niveau des enzymes du métabolisme, des transporteurs ou des cibles des médicaments.

L'étude des variations génétiques impliquées dans la réponse à un médicament s'appelle la pharmacogénétique ou pharmacogénomique.

La **pharmacogénomique** permet le dépistage des patients à risque d'effets indésirables ou de résistance à un médicament en fonction de leur profil génétique. La pharmacogénomique s'intègre dans la médecine personnalisée : un médicament à la bonne dose pour un patient donné, en fonction de ses caractéristiques (génétiques) individuelles.

Pharmacodépendance

La pharmacodépendance est la capacité d'un médicament à entraîner une dépendance (psychique et/ou physique), et engendrer une toxicomanie.

Un phénomène d'**accoutumance** est associé, nécessitant une augmentation des doses du médicament pour obtenir un effet constant au cours du temps.

Des réactions de **sevrage**, potentiellement sévères, apparaissent lors de l'arrêt brutal du traitement, nécessitant une diminution progressive des doses.

Les médicaments à l'origine d'une pharmacodépendance sont souvent classés sur la liste des stupéfiants (p. ex. : morphine), mais pas obligatoirement (p. ex. : benzodiazépines, hypnotiques).

Prescription sur terrain particulier

Médicaments et insuffisance rénale

Définitions

L'insuffisance rénale est une situation à risque pour les médicaments s'éliminant par voie rénale. On peut distinguer deux situations (l'insuffisance rénale aiguë et l'insuffisance rénale chronique) qui ont globalement les mêmes conséquences sur les médicaments :

- l'insuffisance rénale aiguë correspond à une baisse aiguë et réversible du débit de filtration glomérulaire suite à une situation particulière (déshydratation, sepsis, toxicité médicamenteuse, etc.);
- l'insuffisance rénale chronique (maladie rénale chronique) est définie par une diminution durable de la filtration glomérulaire (DFG). Elle est généralement la conséquence de pathologies chroniques, notamment l'hypertension artérielle et le diabète. Par ailleurs, sa prévalence augmente naturellement avec l'âge.

La fonction rénale peut être estimée grâce au débit de filtration glomérulaire, calculé par une formule fondée sur la valeur de la créatinine plasmatique (clairance de la créatinine). Les marqueurs biologiques de l'atteinte rénale au cours de la maladie rénale chronique sont notamment la protéinurie, l'albuminurie, l'hématurie ou la leucocyturie.

Stades de la maladie rénale chronique en fonction du débit de filtration glomérulaire.

Stade	Débit de filtration glomérulaire (mL/min/1,73 m^2)	Définition
1	DFG ≥90	Débit normal
2	60 ≤DFG <90	Débit légèrement diminué
3	30 ≤DFG <60	IRC modérée
4	15 ≤DFG <30	IRC sévère
5	DFG <15	IRC terminale

Modifications pharmacocinétiques

La baisse du débit de filtration glomérulaire est responsable d'une réduction de l'élimination par voie rénale des médicaments (molécule mère ou métabolites). Cette réduction est variable selon les médicaments. Pour ceux dont l'élimination est majoritairement rénale, il en résulte une augmentation de la demi-vie d'élimination et donc une accumulation dans l'organisme (pouvant atteindre des concentrations plasmatiques toxiques).

L'insuffisance rénale chronique est également responsable de nombreuses modifications physiopathologiques pouvant modifier la pharmacocinétique d'un médicament :
- diminution de la liaison aux protéines plasmatiques ;
- modification du volume de distribution ;
- accumulation de certaines substances endogènes responsables d'une réduction de la fonction hépatique.

En pratique : prescription et surveillance

- Le dosage plasmatique des médicaments permet de guider les adaptations posologiques chez les patients insuffisants rénaux.
- La plupart des médicaments possèdent dans leur AMM des recommandations, plus ou moins précises, d'adaptation posologique en fonction du stade d'insuffisance rénale.
- Adaptation de la posologie d'un médicament chez le patient ayant une insuffisance rénale :
  - soit en diminuant les doses ;
  - soit en espaçant les prises.
- Chez les patients dialysés, en fonction du caractère dialysable ou non du médicament, ce dernier doit être administré avant ou après la séance de dialyse.
- L'insuffisance rénale chronique est un facteur de risque de néphrotoxicité des médicaments. Le dépistage d'une dégradation de la fonction rénale chez les patients insuffisants rénaux chroniques traités par des médicaments néphrotoxiques doit être systématique.

Médicaments et insuffisance hépatique

Définitions

Les maladies hépatiques chroniques sont majoritairement d'origine virale ou alcoolique. Elles se traduisent par une modification de l'architecture hépatique avec apparition progressive d'une fibrose, dont le stade ultime est la cirrhose, associée à une insuffisance hépatique (encore appelée insuffisance hépatocellulaire).

Les conséquences de la cirrhose sont une altération de la vascularisation hépatique (hypertension portale) et des fonctions hépatiques (baisse de la production d'albumine, du facteur V de la coagulation, de l'élimination de la bilirubine, etc.). Il en résulte notamment une diminution de la capacité métabolique du foie.

Le degré d'insuffisance hépatique, c'est-à-dire de diminution de la capacité métabolique du foie, est difficile à appréhender. Il peut être évalué grâce à un score clinicobiologique impliquant la bilirubinémie, l'albuminémie, le taux de prothrombine et la présence d'ascite, appelé score de Child-Pugh.

Modifications pharmacocinétiques

Le foie est l'organe principal de métabolisation des médicaments, entraînant la formation de métabolites, généralement inactifs et ultérieurement excrétés par le rein.

L'hypertension portale diminue le débit sanguin hépatique et ainsi la quantité de médicament arrivant au foie pour y être métabolisé. De plus, la modification de l'architecture hépatique et la disparition des cellules hépatiques (hépatocytes) entraînent une baisse de la capacité métabolique du foie. Il y a ainsi une diminution de la métabolisation des médicaments par les enzymes hépatiques, notamment les cytochromes P450. Les réactions enzymatiques de conjugaison sont moins touchées par l'insuffisance hépatique.

Pour les médicaments dont l'élimination est majoritairement hépatique (par transformation en métabolites inactifs), il en résulte une augmentation de la demi-vie d'élimination du médicament et donc une accumulation dans l'organisme, pouvant atteindre des concentrations plasmatiques toxiques.

La diminution de la production d'albumine et autres protéines néces-saires au transport des médicaments entraîne également une augmen-tation de la concentration «libre» circulante (forme active), et en particulier pour les médicaments fortement liés aux protéines plasma-tiques (> 95 %).

Au total, il y a une augmentation des concentrations plasmatiques des médicaments, pouvant être responsable de concentrations toxiques et d'effets indésirables.

En pratique : prescription et surveillance

- En situation d'atteinte hépatique aiguë (choc, bas débit, sepsis), il convient d'arrêter tous les médicaments non vitaux pour le patient.
- Peu de médicaments possèdent dans leur AMM des recommandations concernant l'adaptation des posologies chez les patients cirrhotiques ayant une insuffisance hépatique.
- Adaptation de la posologie d'un médicament chez le patient avec une insuffisance hépatique :
  - soit en diminuant les doses ;
  - soit en espaçant les prises.
- En cas d'insuffisance hépatique, quel que soit le degré, sont formellement contre-indiqués : les statines, les AINS, les aminosides, la colchicine (liste non exhaustive).
- Une attention particulière doit être portée aux psychotropes et aux morphiniques qui sont très majoritairement métabolisés par le foie. Leurs effets sédatifs peuvent ainsi être majorés chez les patients cirrhotiques, voire favoriser une encéphalopathie hépatique : leur prescription doit être réduite autant que possible.
- La dénutrition (notamment chez le sujet âgé ou alcoolique) est associée à une diminution des capacités métaboliques du foie, mais surtout à une sensibilité plus importante à l'hépatotoxicité de certains médicaments.

Médicaments et sujet âgé

On estime qu'il y a deux fois plus d'effets indésirables chez les sujets âgés que chez les adultes. De plus, les sujets âgés ont une probabilité d'être hospitalisé pour un effet indésirable sept fois plus importante que les adultes.

Définitions

D'après la Haute autorité de santé, on parle de « sujet âgé » à partir de 75 ans ou à partir de 65 ans chez les patients polypathologiques.
Les modifications observées liées au vieillissement surviennent surtout au-delà de 75 ans, avec une grande variabilité en fonction des individus.

Modifications physiologiques

De manière générale, il y a un vieillissement cellulaire et tissulaire chez les sujets âgés, réduisant la fonction de nombreux organes :
- ralentissement des fonctions cognitives, perméabilité plus importante de la barrière hématoencéphalique, altération du sommeil ;
- ralentissement de la motilité gastro-intestinale et de la vidange gastrique, augmentation du pH gastrique (moins acide), diminution de la surface d'absorption intestinale ;
- ostéoporose, augmentation du risque de fracture et d'arthrose ;
- diminution de la masse musculaire et perte de poids ;
- diminution du flux sanguin ;
- diminution de la masse hépatique, des capacités métaboliques du foie ;
- diminution du débit de filtration glomérulaire, voire insuffisance rénale ;
- trouble de la thermorégulation et risque accru de déshydratation.

Modifications pharmacocinétiques

Absorption

Absorption retardée par réduction de la vidange gastrique et de la motilité gastro-intestinale.

Distribution

- Diminution de l'albuminémie, entraînant une augmentation de la fraction libre et active des médicaments fortement liés aux protéines plasmatiques.
- Diminution de la teneur corporelle en eau et augmentation relative de la masse graisseuse, entraînant des variations du volume de distribution en fonction des médicaments.

Méga Guide Pharmaco Infirmier

Métabolisation

Réduction de la capacité métabolique du foie et du débit sanguin hépatique, entraînant une diminution de la métabolisation par le foie (risque d'accumulation des médicaments métabolisés par le foie).

Excrétion

Réduction du débit de filtration glomérulaire entraînant une diminution des capacités d'excrétion par le rein (risque d'accumulation des médicaments ou des métabolites actifs éliminés par voie rénale).

En pratique : prescription et surveillance

- La fréquence et la gravité des effets indésirables augmentent avec l'âge. De plus, les patients âgés sont souvent polypathologiques et donc polymédiqués, avec un risque majoré d'interactions médicamenteuses et d'effets indésirables.
- Aucun médicament n'est contre-indiqué chez le sujet âgé, mais la posologie doit souvent être diminuée par rapport à un adulte «bien portant» (perte de poids, diminution de la fonction hépatique et rénale, etc.).
- Les classes médicamenteuses particulièrement à risque chez le sujet âgé sont :
  - les antihypertenseurs (risque d'hypotension entraînant un risque de chute);
  - les anticoagulants (risque hémorragique);
  - les psychotropes (risque de sédation entraînant un risque de chute, risque de dépendance, et risque de confusion);
  - les anti-inflammatoires (risque rénal et cardiovasculaire);
  - les diurétiques (risque de déshydratation);
  - les antidiabétiques (risque d'hypoglycémie entraînant un risque de chute);
  - certains antibiotiques (risque d'interactions médicamenteuses).
- La sensibilité aux médicaments est augmentée chez le sujet âgé, entraînant une potentialisation de leurs toxicités :
  - toxicité neurologique centrale (vertiges, sédation, somnolence) augmentant de façon importante le risque de chute, notamment en cas d'association de médicaments psychotropes;
  - hypotension (antihypertenseurs), notamment risque d'hypotension orthostatique et donc de chute;
  - effets anticholinergiques périphériques (bouche sèche, rétention urinaire, constipation, troubles de l'accommodation) ou centraux (confusion, sédation).

- S'assurer de disposer de l'ensemble du traitement habituel du patient, les sujets âgés étant souvent pris en charge par un généraliste et un ou plusieurs spécialistes.
- Dépister l'automédication (aspirine, AINS, antalgiques, laxatifs, somnifères), fréquente chez le sujet âgé, et pouvant être source d'effets indésirables.
- Dépister de manière systématique les effets indésirables, notamment en cas de modification du traitement.
- Devant une décompensation de l'état clinique du sujet âgé, toujours suspecter une origine iatrogène.
- Prévenir rapidement le médecin prescripteur en cas de changement soudain de comportement chez un patient âgé.
- Évaluer l'autonomie, l'isolement et l'état cognitif du patient âgé, dont dépendent sa capacité à prendre les médicaments et son observance.
- Reformuler avec le patient sa prescription et mettre en place si besoin des piluliers préparés à l'avance ; expliquer la prescription à un « aidant » le cas échéant.
- Vérifier que la forme pharmaceutique prescrite est adaptée à une administration aisée du médicament :
  - éviter les comprimés ou gélules chez un patient ayant du mal à déglutir ; vérifier avec le (la) pharmacien(ne) la possibilité d'écraser les comprimés et d'ouvrir les gélules ;
  - éviter les gouttes buvables chez les patients ayant des troubles de la vision ;
  - éviter l'utilisation de formes galéniques pour la voie inhalée nécessitant une bonne coordination main – bouche ; préférer les systèmes permettant une administration déclenchée automatiquement par l'inspiration (type Autohaler®).

Médicaments et pédiatrie

De manière générale, la connaissance de la réponse aux médicaments (efficacité, toxicité) chez les enfants est insuffisante, notamment du fait d'un manque d'évaluation. Cependant, depuis une directive européenne de 2006, tous les nouveaux médicaments mis sur le marché et pouvant avoir un usage en pédiatrie doivent avoir été évalués chez l'enfant.

Définitions

On distingue quatre grandes périodes de maturation en pédiatrie :
- nouveau-né : de la naissance au 27e jour ;
- nourrisson : du 28e jour à la fin du 23e mois ;
- enfant :
  – petite enfance de 2 à 5 ans,
  – grande enfance de 6 à 11 ans ;
- adolescent : de 12 à 17 ans.

Modifications physiologiques

L'enfant n'est pas un adulte miniature : les organes sont en croissance et la plupart des grandes fonctions de l'organisme (digestive, cognitive, hépatique, rénale, etc.) sont immatures.

Au cours de la croissance staturo-pondérale, il y a également une évolution des compartiments de l'organisme et une modification de la composition hydrique du corps humain : la teneur en eau dans l'organisme est beaucoup plus importante chez le nouveau-né et le nourrisson que chez l'enfant ou l'adulte, entraînant une plus grande sensibilité au risque de déshydratation.

Immaturité digestive

Chez le nouveau-né et le nourrisson, l'intestin n'est pas totalement développé et la flore digestive est immature.

Immaturité cérébrale

Le cerveau est l'organe pour lequel la maturation est la plus prolongée (jusqu'à l'âge de 20 ans environ).

De plus, la barrière hématoencéphalique est immature chez le nouveau-né et le nourrisson, favorisant le passage des médicaments dans le système nerveux central. La sensibilité aux médicaments passant la barrière hématoencéphalique est donc plus importante que chez l'adulte et des conséquences délétères sur la plasticité neuronale sont possibles.

La maturation des enzymes hépatiques est progressive durant le 1er mois de vie. La vitesse de maturation est variable selon les différentes voies métaboliques.

Immaturité rénale

La maturation de la fonction rénale est progressive durant les premiers mois de vie. Une fonction rénale (débit de filtration glomérulaire) similaire à celle de l'adulte est atteinte ente 1 et 2 ans de vie.

Modifications pharmacocinétiques

Absorption

- Vidange gastrique plus lente chez le nouveau-né, mais plus rapide chez le nourrisson, par rapport à l'adulte.
- En pratique, absorption variable, voire réduite, chez le nouveau-né. En revanche, elle est plus rapide chez le nourrisson par rapport à l'enfant ou l'adulte (Tmax plus précoce).

Distribution

Volume de distribution augmenté chez le nouveau-né et le nourrisson, pouvant nécessiter des doses rapportées au poids (mg/kg) plus importantes que chez l'adulte.

Métabolisation

- La capacité métabolique du foie est globalement plus faible chez le nouveau-né, entraînant une augmentation de la demi-vie d'élimination de certains médicaments et nécessitant un espacement des doses. Par ailleurs, certaines voies métaboliques sont spécifiques au nouveau-né.
- La capacité métabolique du nourrisson et de l'enfant est plus importante que celle de l'adulte, entraînant une métabolisation plus rapide et pouvant nécessiter des doses rapportées au poids (mg/kg) plus élevées et des prises plus rapprochées que chez l'adulte.

Excrétion

- La filtration glomérulaire est réduite à la naissance (20 mL/min/1,73 m^2), pour atteindre celle de l'adulte vers l'âge de 1 à 2 ans.
- Le transport tubulaire est réduit à la naissance pour atteindre la maturité dès 2 mois de vie.
- Risque de surdosage chez le nouveau-né pour les médicaments éliminés exclusivement par voie rénale.

En pratique : prescription et surveillance

- Peu de médicaments ont une AMM en pédiatrie : soit généralement par absence d'étude spécifique chez l'enfant, soit par présence d'un risque spécifique chez les enfants (contre-indication à ne jamais transgresser).
- Exemples de médicaments contre-indiqués chez l'enfant à cause d'un risque spécifique :
  - corticoïdes au long cours (cassure de la courbe de croissance) ;
  - fluoroquinolones (toxicité articulaire) ;
  - tétracyclines (coloration des dents) ;
  - anthracyclines (toxicité sur la croissance du myocarde) ;
  - aspirine au cours d'une virose (syndrome de Reye).
- L'âge et le poids, voire la taille de l'enfant doivent figurer sur l'ordonnance afin de pouvoir facilement recalculer la posologie.
- Attention aux calculs de doses chez l'enfant et aux dilutions dont les erreurs peuvent avoir des conséquences fatales, notamment pour les formes injectables (ampoules généralement adaptées aux posologies chez l'adulte).
- En pédiatrie, il convient de prescrire :
  - de préférence des médicaments ayant une AMM spécifique en pédiatrie, et d'éviter les polythérapies ;
  - en fonction du poids (mg/kg de poids corporel) ou, en fonction de la surface corporelle (mg/m^2) ; la surface corporelle est surtout utilisée pour les anticancéreux ou les corticoïdes.

En pratique : administration des médicaments

- **Comprimés ou gélules** : contre-indiqués en dessous de 6 ans (risque de fausse route). Certaines gélules peuvent être ouvertes et diluée dans un peu d'eau, un jus de fruit, de la confiture ou une compote, sauf pour les gélules à libération prolongée (LP) ou gastrorésistantes. De manière générale, il faut toujours se référer au RCP dans le *Vidal* pour vérifier si l'ouverture d'une gélule est possible.
- **Solutions buvables ou sirops** : particulièrement adaptés à la pédiatrie mais malheureusement peu nombreux. Toujours utiliser le système d'administration (pipette graduée, cuillère-mesure, seringue orale) spécifique fourni avec le médicament.
- **Voie inhalée** : possible grâce à l'utilisation d'une chambre d'inhalation (type Aerochamber® ou Babyhaler®) permettant à l'enfant de respirer, *via* un masque, dans un volume d'air contenant le médicament en aérosol.
- **Voie rectale** : pratique dans certaines situations (nausées, vomissements, somnolence) et particulièrement utilisée en France. Elle est cependant à risque d'absorption irrégulière et partielle (expulsion du suppositoire) et parfois mal acceptée ou mal comprise par l'enfant.

- **Voie intraveineuse (IV)** : pratique en hospitalisation, mais le réseau veineux est parfois difficilement accessible chez le nouveau-né ou le nourrisson.
- **Voies intramusculaire (IM) et sous-cutanée (SC)** : à éviter du fait de la douleur qu'elles provoquent, excepté pour les vaccins. Dans ce cas, la douleur peut être prévenue par un anesthésique local (lidocaïne + prilocaïne : Emla Patch®) à apposer au minimum 1 heure avant le geste.

Médicaments et grossesse

Généralités

La règle de base est d'éviter, autant que possible, l'utilisation de médicaments durant la grossesse. Cependant, une femme enceinte ne doit pas être sous-traitée au risque de voir sa pathologie se dégrader, avec des risques pour la mère mais aussi pour le fœtus. Ces deux principes généraux ont pour corollaires que :

- peu de médicaments sont réellement contre-indiqués durant la grossesse en raison de leurs risques ;
- peu de médicaments sont, de façon certaine, sans risque durant la grossesse.

Le choix d'un traitement durant la grossesse repose donc très souvent sur une évaluation individuelle de la balance bénéfices maternels/risques pour l'enfant à naître.

Certains médicaments sont indispensables durant la grossesse pour poursuivre le traitement d'une pathologie chronique chez la mère (hypertension, épilepsie, etc.) ou apparue durant la grossesse (diabète, etc.) : il faut alors privilégier les médicaments les mieux expérimentés et ceux connus pour être sans danger pour le fœtus.

Modifications pharmacocinétiques

Le passage transplacentaire des médicaments se fait par diffusion passive ou par transport actif *via* des transporteurs. Le passage est variable selon le profil des médicaments, et probablement selon les individus. Le fœtus est donc exposé aux médicaments administrés chez la femme enceinte de façon variable, avec cependant de manière générale un passage transplacentaire qui se majore en fin de grossesse.

Il existe des modifications pharmacocinétiques durant la grossesse, notamment une augmentation importante du volume de distribution durant les 2e et 3e trimestres. Ces modifications nécessitent parfois une augmentation de la posologie pour certains médicaments.

Périodes à risque pour le futur enfant

Avant la conception

Altération de la gamétogenèse possible chez l'homme ou la femme exposés à des médicaments mutagènes (p. ex. : anticancéreux) ou à des irradiations (p. ex. : radiothérapie). Il peut également y avoir une baisse de la fertilité.

Période péri-implantatoire (de la conception au 10ᵉ jour de vie embryonnaire)

Il y a peu d'échanges materno-embryonnaires et toutes les cellules constituant l'embryon sont encore totipotentes. Il n'y a pas de risque malformatif. En cas d'atteinte de l'embryon par un médicament ou une irradiation, c'est la loi du « tout ou rien » : soit il y a réparation immédiate et sans conséquence ultérieure, soit il y a mort de l'embryon.

Période embryonnaire (du 11ᵉ jour à la 8ᵉ semaine de vie embryonnaire/10ᵉ semaine d'aménorrhée, soit quasiment tout le 1ᵉʳ trimestre)

C'est la période de formation et de mise en place des différents organes (organogenèse), durant laquelle le risque malformatif est le plus important (sensibilité maximale aux effets tératogènes d'un médicament).

Période fœtale (de la 9ᵉ semaine de vie embryonnaire/11ᵉ semaine d'aménorrhée à l'accouchement, soit les 2ᵉ et 3ᵉ trimestres)

C'est la période de maturation des organes, durant laquelle il y a un risque de fœtotoxicité. Il peut y avoir un retard de croissance, une toxicité d'organe spécifique avec des anomalies fonctionnelles, une prématurité, voire une mort *in utero*.

Le système nerveux est particulièrement sensible à l'exposition aux médicaments, et le cerveau est un organe qui va continuer sa maturation bien après la fin de la grossesse, jusqu'à l'âge de 20 ans environ.

Période néonatale

Les médicaments pris par la mère jusqu'à l'accouchement peuvent entraîner chez le nouveau-né, même à terme, des difficultés d'adaptation à la vie extra-utérine. Les effets pharmacologiques de ces médicaments peuvent être exacerbés chez le nouveau-né, notamment s'il est prématuré : bradycardie, difficultés respiratoires, hypoglycémie, etc. Ces effets pharmacologiques peuvent parfois être similaires à des effets dus au sevrage en médicament, après l'accouchement, notamment chez les nouveau-nés exposés durant la grossesse aux psychotropes ou aux opioïdes.

Médicaments à risque durant la grossesse

Médicaments tératogènes

Ces médicaments sont contre-indiqués durant la grossesse, et *a fortiori* durant la période embryonnaire (jusqu'à 10 ou 12 semaines d'aménorrhée), sauf en cas de nécessité vitale pour la mère. Dans ce cas, la mère doit être informée des dangers encourus pour le fœtus et une surveillance adaptée doit être mise en place tout au long de la grossesse.

Il existe un risque spontané de malformations de 2–3 % dans la population générale en France. Les médicaments tératogènes ne font qu'augmenter ce risque. Parmi ces médicaments, même les plus tératogènes n'entraînent des malformations que chez 25–30 % des enfants exposés *in utero*, avec une variabilité en fonction des individus.

Liste (non exhaustive) :
- anticancéreux ;
- thalidomide, lénalidomide ;
- antiépileptiques : acide valproïque, carbamazépine, phénytoïne, phénobarbital, topiramate ;
- psychotropes : lithium ;
- immunosuppresseurs : acide mycophénolique, méthotrexate ;
- antiacnéiques : isotrétinoïne et acitrétine ;
- anticoagulants : antivitamine K ;
- antithyroïdiens : carbimazole ;
- antiémétiques : ondansétron.

Médicaments fœtotoxiques

Ces médicaments sont contre-indiqués au cours des 2e et 3e trimestres de grossesse, c'est-à-dire à partir de la 12e semaine d'aménorrhée. Ils n'entraînent pas de malformation mais une toxicité pour certains organes du fœtus, notamment les reins.

Liste (non exhaustive) :
- AINS dont l'aspirine, formellement contre-indiqués, même pour une seule prise, à partir de 24 semaines d'aménorrhée (risque d'oligoamnios fatal) ;
- inhibiteurs de l'enzyme de conversion (IEC) ;
- inhibiteurs de l'angiotensine II (sartans) ;
- inhibiteurs de la rénine (aliskirène) ;
- tétracyclines.

Médicaments à risque néonatal

Ces médicaments sont à risque pour le nouveau-né en période néonatale, lorsqu'ils sont pris par la mère jusqu'à l'accouchement.

Liste (non exhaustive) :
- opioïdes : risque de dépression respiratoire et de syndrome de sevrage ;
- benzodiazépines : risque d'hypotonie musculaire et de syndrome de sevrage ;
- antipsychotiques : risque de troubles extrapyramidaux ;
- bêtabloquants : risque d'hypoglycémie ;
- sulfamides : risque d'ictère néonatal par hémolyse.

En pratique : recommandations générales

- Pour toute information sur les médicaments durant la grossesse, contacter le Centre régional de pharmacovigilance (CRPV) : www.rfcrpv.fr ou le Centre de référence sur les agents tératogènes (CRAT) : www.lecrat.fr.
- Informer les patientes de toujours signaler au médecin un désir de grossesse ou une grossesse en cours lors de la prescription de médicaments et éviter l'automédication.
- Peu de médicaments ont un risque tératogène avéré nécessitant une interruption médicale de grossesse.
- Une prescription ou le maintien d'un traitement durant la grossesse est souvent possible, mais cela nécessite :
  - d'évaluer le bénéfice du traitement chez la patiente ;
  - d'individualiser le traitement en fonction de chaque patiente et d'envisager des alternatives thérapeutiques ;
  - de mettre en place une surveillance spécifique si besoin ;
  - de s'assurer que la patiente a bien compris l'intérêt du traitement et les risques éventuels pour le fœtus.
- En cas de découverte d'une grossesse chez une mère traitée par un médicament dangereux pour l'embryon ou le fœtus, il faut toujours rassurer la patiente/le couple dans un premier temps, puis demander un avis spécialisé (CRPV ou CRAT) et adresser en consultation de diagnostic anténatal en maternité.
- Ne jamais interrompre un traitement dans l'urgence en l'absence d'avis spécialisé ou de diagnostic anténatal.

Médicaments et allaitement

Généralités

Comme lors de la grossesse, il convient d'éviter au maximum la prise de médicament en cas de projet d'allaitement. Cependant, certaines maladies maternelles nécessitent d'être traitées et peu de médicaments sont réellement contre-indiqués durant l'allaitement. De nombreux médicaments ont une marge thérapeutique large et peu de médicaments ont une toxicité spécifique pour le nouveau-né.

Pharmacocinétique du passage dans le lait

De nombreux médicaments passent dans le lait mais les concentrations retrouvées sont souvent très faibles. Le passage des médicaments dans le lait est variable en fonction du profil chimique de la molécule et des modalités d'administration.

L'exposition du nouveau-né à un médicament administré chez la mère au cours de l'allaitement est variable selon :

- le profil chimique de la molécule ;
- la demi-vie d'élimination du médicament ;
- les modalités d'administration du médicament (notamment par rapport au rythme des tétées) ;
- la fréquence des tétées et la quantité de lait bue par le nouveau-né ;
- la maturité du nouveau-né.

Le risque médicamenteux au cours de l'allaitement est maximal durant les premiers jours de vie et jusqu'à la fin du 1er mois, ainsi que chez le prématuré.

L'exposition du nouveau-né allaité à un médicament pris par la mère est estimée par la *quantité relative ingérée par l'enfant* (*Relative Infant Dose*, RID) : rapport de la dose estimée ingérée par l'enfant (mg/kg/j) sur la dose maternelle ajustée au poids (mg/kg/j). La dose estimée ingérée par l'enfant est calculée par rapport à la quantité de médicament dans le lait et à la quantité de lait bue par jour.

- Pour toute information sur les médicaments durant l'allaitement, contacter le Centre régional de pharmacovigilance.
- Une liste de médicaments autorisés est difficile à établir. Chaque situation est à étudier au cas par cas en fonction de paramètres concernant la mère, le nouveau-né et le profil du médicament.
- Les médicaments formellement contre-indiqués en pédiatrie ne sont pas compatibles avec l'allaitement.
- De nombreux médicaments sont compatibles avec un allaitement, sous réserve de respecter certaines précautions :
  - éviter les médicaments inutiles et l'automédication ;
  - éviter les médicaments nouveaux et peu expérimentés (notamment en pédiatrie) ;
  - éviter les médicaments à longue demi-vie ou ayant des métabolites actifs ;
  - éviter les formes pharmaceutiques à libération prolongée (LP) ;
  - éviter les associations médicamenteuses ;
  - suspendre temporairement l'allaitement (tirer le lait et le jeter) en cas d'administration d'un médicament à risque ;
  - administrer chez la mère les médicaments à courte demi-vie d'élimination de préférence juste après une tétée ;
  - effectuer une surveillance générale du nouveau-né (réflexe de succion, éveil, alimentation, motricité, transit, etc.), et spécifique en fonction des médicaments pris par la mère.
- Utilisation peu risquée d'un médicament à administration unique ou ponctuelle.
- Utilisation envisageable de médicaments pour lesquels la dose estimée ingérée par le nouveau-né (mg/kg/j) est inférieure à 10 % de la dose maternelle rapportée au poids (mg/kg/j), c'est-à-dire une RID inférieure à 10 %.

Partie

4

Pratiques infirmières

Généralités sur l'administration des médicaments

Aspects réglementaires

Selon l'arrêté du 6 avril 2011 relatif au management de la qualité de la prise en charge médicamenteuse et aux médicaments dans les établissements de santé, la prise en charge médicamenteuse est un processus combinant des étapes pluridisciplinaires et interdépendantes visant un objectif commun : l'utilisation sécurisée, appropriée et efficiente du médicament chez le patient pris en charge.

Dans le cadre de la loi n° 2009-879 du 21 juillet 2009 portant sur la réforme de l'hôpital et relative aux patients, à la santé et aux territoires, les établissements de santé doivent mettre en œuvre et renforcer les démarches d'amélioration de la sécurité des soins aux patients.

Rappels sur le circuit du médicament

Le circuit du médicament comporte quatre phases successives impliquant chacune différents acteurs : **la prescription (le médecin), la dispensation (le (la) pharmacien(ne)/le (la) préparateur(rice) en pharmacie), l'administration (l'infirmier(ère)/le patient), le suivi et la réévaluation (le médecin, le (la) pharmacien(ne), l'infirmier(ère), le patient)**.

Au sein de ce processus, **l'infirmier(ère) est responsable de la préparation et de l'administration des médicaments.** Ces étapes peuvent être source d'erreurs médicamenteuses avec des conséquences éventuelles pour le patient.

L'administration est une étape cumulant les risques liés aux étapes précédentes de prescription et de dispensation ; en ce sens, elle est la **dernière étape pour mettre en œuvre une barrière ultime d'interception des erreurs**.

Processus d'administration des médicaments

Le processus de l'administration se décline en cinq sous-processus à mettre en œuvre par l'infirmier(ère), déclinés ci-dessous.

1. **Réalisation de la préparation extemporanée du médicament à partir d'une prescription médicale ou d'un protocole thérapeutique :**
   • prescription ou protocole écrit, lisible, exhaustif, daté, signé ;

- prescription ne laissant aucune place à l'interprétation ;
- en cas de doute et/ou d'information complémentaire nécessaire, l'infirmier(ère) contacte le prescripteur ou le (la) pharmacien(ne) ;
- éviter toute interruption de l'infirmier(ère) qui prépare ;
- l'infirmier(ère) qui prépare est celui qui administre.

2. **Vérification de la concordance entre le produit, la prescription et le patient :**
- vérifier concordance identité patient/prescription ;
- vérifier concordance médicament préparé/prescription ;
- vérifier le calcul de dose ;
- vérifier la cohérence entre le volume préparé et ceux habituellement utilisés pour le poids et l'âge du patient ;
- prendre en compte l'observation clinique et/ou les résultats biologiques.

3. **Administration proprement dite du médicament :**
- apprécier le niveau d'autonomie du patient et son état clinique ;
- administrer selon l'horaire prévu ;
- administrer selon la voie d'administration prescrite ;
- veiller au respect des règles d'hygiène ;
- s'assurer de la connaissance des réglages des matériels utilisés pour l'administration ;
- vérifier l'absence d'allergies médicamenteuses (dossier médical, interrogation du patient notamment pour les médicaments à risque élevé d'allergie : pénicillines, céphalosporines, sulfamides, AINS, curares et produits de contraste iodés) ;
- informer le patient et obtenir son consentement ;
- administrer le médicament.

4. **Enregistrement de l'administration :**
- assurer l'enregistrement en temps réel (nom du médicament, dose, voie, date, heure, durée, identification du soignant et signature) ;
- tracer l'information donnée au patient et sa réaction ;
- tracer la non-administration et le motif ;
- tracer les effets indésirables ;
- tracer les bénéfices obtenus.

5. **Surveillance du patient :**
- vérifier les bénéfices obtenus ;
- surveiller la survenue d'effets indésirables ;
- contrôler les voies d'abord ;
- surveiller le débit et la durée pour la perfusion continue ;
- contrôler les paramètres cliniques (et biologiques si besoin) ;
- tracer la surveillance.

En pratique

- En cas de graduation sur le contenant, l'étiquette est apposée de telle sorte que la graduation reste visible.
- La retranscription des prescriptions médicamenteuses n'est pas autorisée.
- Les patients ne sont pas autorisés à prendre leurs traitements habituels de manière autonome. Tous les médicaments doivent être prescrits par un médecin du service et dispensés, sauf exception, par la pharmacie de l'établissement de santé.
- Règle des 5 B (figure 24) : «*administrer au Bon patient, le Bon médicament, à la Bonne dose, sur la Bonne voie, au Bon moment*» (HAS).

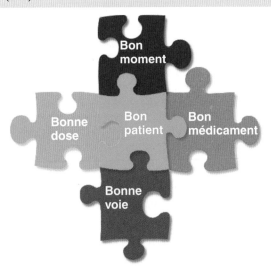

Figure 24. La règle des 5 B.

D'après HAS. Outils de sécurisation et d'auto-évaluation de l'administration des médicaments. Mai 2013.

Collaboration entre infirmier(ère) et aide-soignant(e)/ auxiliaire de puériculture (AS/AP) dans le cadre de l'administration médicamenteuse par voie orale

Conditions de cette collaboration

Les actes pouvant être faits dans le cadre de la collaboration ne sont possibles que lorsqu'ils sont réalisés sous la responsabilité d'un(e) infirmier(ère) en référence aux objectifs poursuivis pour la personne prise en charge, ce qui nécessite l'emploi d'au moins un(e) infirmier(ère) dans la structure.

Dans toute décision de collaboration, une analyse des risques pour la personne prise en charge doit être effectuée par l'infirmier(ère).

Les professionnels collaborant avec l'infirmier(ère) ont acquis par la formation des compétences validées par un diplôme. Toutefois, il relève de la responsabilité de l'infirmier(ère) de s'assurer de la compétence de ses collaborateurs, même diplômés, et de contrôler les actes réalisés dans le cadre de la collaboration.

Aspects réglementaires

Article R 4311-4 du CSP : *« Lorsque les actes accomplis et les soins dispensés relevant de* **son rôle propre** *sont dispensés dans un établissement ou un service à domicile à caractère sanitaire, social ou médico-social, l'infirmier ou l'infirmière peut, sous sa responsabilité, les assurer avec* **la collaboration d'aides-soignants, d'auxiliaires de puériculture ou d'aides médico-psychologiques** *qu'il encadre et dans les limites de la qualification reconnue à ces derniers du fait de leur formation. Cette collaboration peut s'inscrire dans le cadre des protocoles de soins infirmiers mentionnés à l'article R 4311-3 du code de la santé publique. »*

Article R 4311-5 du CSP : *« Dans le cadre de son rôle propre, l'infirmier ou l'infirmière accomplit les actes ou dispense les soins suivants visant à identifier les risques et à assurer le confort et la sécurité de la personne et de son environnement et comprenant son information et celle de son entourage [items 1 à 42 dont] :*
- *4° Aide à la prise des médicaments présentés sous forme non injectable ;*
- *5° Vérification de leur prise ;*
- *6° Surveillance de leurs effets et éducation du patient. »*

Le non-respect des dispositions réglementaires par un AS, AP, peut notamment entraîner :
- pour le professionnel concerné, des poursuites pénales au titre de l'exercice illégal :
  - de la profession d'infirmier(ère),
  - de la médecine ;
- pour l'infirmier(ère), des poursuites pour complicité d'exercice illégal.

Mise en œuvre de la collaboration

La mise en œuvre d'un soin infirmier comprend les 4 étapes suivantes : analyse, organisation, réalisation et évaluation du soin.

Dans cette fonction de collaboration, l'aide-soignant(e) ou l'auxiliaire de puériculture, par leur formation et dans la limite de leur champ de compétence, interviennent à chaque étape du processus.

▶ Intervention de l'AS dans le cadre du rôle propre infirmier

- **Item 4** « *Aide à la prise des médicaments présentés sous forme non injectable* ». L'AS réalise l'accompagnement à la prise du traitement par voie orale, évalue les résultats de l'action, transmet les éléments significatifs de son action à l'infirmier(ère).
- **Item 5** « *Vérification de leur prise* ». L'AS contrôle la prise, évalue les résultats de l'action, transmet les éléments significatifs de son action à l'infirmier(ère).
- **Item 6** « *Surveillance de leurs effets et éducation du patient* ». L'AS repère les éventuelles modifications cliniques, participe à l'éducation thérapeutique, évalue les résultats de l'action, transmet les éléments significatifs de son action à l'infirmier(ère).

▶ Intervention de l'AP dans le cadre du rôle propre infirmier

Actions identiques à celles de l'AS en termes de réalisation, d'évaluation et de transmission mais le rapport au référentiel est différent en termes d'expertise auprès d'une population pédiatrique.

Voies d'administration des médicaments

Voie orale

- La voie orale (également appelée voie entérale, *per os* ou PO) est la voie d'administration la plus utilisée et la plus simple (70 à 80 % des traitements administrés).
- Les membranes physiologiques que le médicament doit franchir lors de l'absorption sont l'épithélium digestif et l'endothélium vasculaire.
- La voie orale est utilisée habituellement pour un traitement systémique : l'absorption digestive est suivie d'une diffusion dans l'organisme (figure 25). Elle peut également être utilisée pour un traitement local au niveau du tube digestif : le médicament est peu ou pas absorbé (p. ex. : pansements gastro-intestinaux, traitement d'une infection intestinale ou d'une parasitose).
- La biodisponibilité de certains médicaments lorsqu'ils sont pris pendant un repas peut être réduite, inchangée ou augmentée. Vérifier dans le résumé des caractéristiques du produit (RCP) si le médicament est à prendre de préférence ou indifféremment en dehors ou pendant les repas.
- Toute modification du transit du bol alimentaire d'origine pathologique (vomissements, diarrhées, etc.) ou d'origine médicamenteuse (accélération ou ralentissement du transit) est susceptible de modifier la cinétique d'absorption et la biodisponibilité du médicament.
- L'action du médicament n'apparaît qu'après un temps de latence correspondant au temps d'absorption. De ce fait, l'effet du médicament est plus rapide lorsque le patient est à jeun.

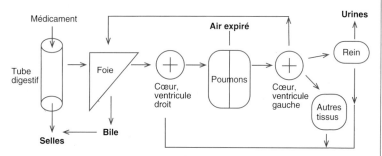

Figure 25. Devenir d'un médicament administré par voie orale.

Voie sublinguale

Les médicaments orodispersibles ou certains comprimés buccaux (notamment certains opioïdes forts) sont à administrer par voie sublinguale (sous la langue). Cela permet une action plus rapide du médicament que la voie orale.

Le patient doit alors garder le comprimé sous sa langue ou dans un creux entre la gencive et la joue jusqu'à délitement complet du comprimé.

Bonnes pratiques de la préparation et de la distribution des médicaments par voie orale

Règles d'hygiène et d'asepsie

- Lavage simple des mains, de préférence avec un produit hydroalcoolique (PHA) avant la préparation des médicaments et durant la distribution, en particulier en cas de contact direct avec un patient.
- Surface de travail dans le poste de soins ou sur le chariot à médicaments préalablement nettoyée et désinfectée avec un produit approprié.
- Maintien du médicament dans son conditionnement d'origine ou sur un support propre (pilulier, cupule, godet, cuillère, etc.), afin qu'il reste identifiable jusqu'à la bouche du patient.
- Cas des formes liquides :
  - dispositif d'administration (compte-gouttes, pipette, etc.) maintenu propre et sec ;
  - flacons multidoses datés à leur ouverture et refermés immédiatement après emploi.

Distribution des médicaments

- Poser les médicaments en conditionnement unitaire ou sous blister sur une surface propre ; disposer les médicaments en vrac dans un contenant propre.
- Cas des formes liquides :
  - respecter le couple médicament/dispositif d'administration (spécificité des graduations en fonction des médicaments) ;
  - flacons multidoses (dédiés à un patient unique) non mis à disposition du patient.
- Gestes à éviter à cause du risque de contamination des médicaments, notamment pour les formes liquides :
  - manipulations à risque (non-respect du lavage des mains) ;
  - contact avec la salive ou la muqueuse buccale du patient ou du soignant ;
  - stockage non adapté avec risque de projections, de poussière ou de salissures diverses.

En pratique : voie orale

- Éviter la dilution des formes orales liquides dans autre chose que de l'eau à cause du risque d'interaction (jus de fruit, lait).
- Aucun mélange de médicament sans l'avis du (de la) pharmacien(ne).
- Vigilance spécifique en présence :
  - de troubles de la déglutition (risque accru de fausse route et de détresse respiratoire) ;
  - de troubles cognitifs et/ou du comportement (risque de mésusage ou d'impossibilité d'administration) ;
  - de troubles psychiatriques avec risque suicidaire (risque de stockage de médicaments non pris et de surdosage volontaire) ;
  - de troubles digestifs à type de vomissements ou de diarrhées (risque d'inefficacité) ;
  - d'un enfant (privilégier les formes galéniques liquides), s'assurer du bon dosage.

Voies injectables (IV, SC, IM, ID)

Rappel des règles législatives lors de l'administration par voie injectable

L'infirmier(ère) est habilité(e) à accomplir la plupart des injections et perfusions en utilisant des cathéters veineux, cependant :

- la première injection ou perfusion dans un cathéter veineux central doit être réalisée par un médecin ;
- les injections et les perfusions de produits d'origine humaine peuvent être effectuées uniquement si un médecin est susceptible d'intervenir à tout moment ;
- seuls les infirmier(ère)s anesthésistes sont habilité(e)s à participer à l'application des techniques d'anesthésie générale et locorégionale, et à condition qu'un médecin puisse intervenir à tout moment ;
- l'injection intrathécale est un geste médical à effectuer par un médecin. Cette voie d'administration est à risque très élevé de toxicité neurologique, potentiellement létale.

Bonnes pratiques de la préparation et de l'administration des médicaments par voie injectable

Règles d'hygiène et d'asepsie

- Hygiène des mains : lavage au savon doux ou friction avec un PHA. Pas de port de bijoux aux doigts ni aux poignets. Cheveux attachés.
- Surfaces préalablement désinfectées avec un produit approprié.
- Équipements (solutés de perfusion, perfuseurs, seringues, aiguilles, boîte à objets piquants/coupants/tranchants [container OPCT], antiseptique, compresses, sacs-poubelles DAOM) : à portée de main et conformes à une utilisation sécurisée.

Préparation des médicaments

- Préparation extemporanée, c'est-à-dire juste avant l'administration proprement dite. Utilisation du solvant correspondant au médicament et respect de la dilution préconisée par le RCP.
- Choix la taille de la seringue en fonction de la quantité de solution à préparer.
- Choix de la taille de l'aiguille en fonction du type d'injection (SC-IM-IV-ID).
- Travailler de manière aseptique sans toucher avec les doigts ni le piston ni l'embout de la seringue, sans effectuer de contact entre la seringue et une surface, même propre.
- Pour une perfusion intraveineuse :
  - percuter avec l'embout pointu et stérile du perfuseur un flacon ou une poche pour perfusion sans qu'il y ait de contact avec l'extérieur du contenant ;
  - purger le perfuseur en totalité sans que les doigts entrent en contact avec la partie à connecter au cathéter.

Administration des médicaments

- Injection à effectuer rapidement après la préparation.
- Réaliser l'antisepsie de la zone à ponctionner avec un antiseptique auquel le patient n'est pas allergique.
- Utiliser une compresse imbibée d'antiseptique lors du raccordement du perfuseur au cathéter.

Élimination des déchets

- Tout matériel ayant été en contact avec du sang et/ou des liquides biologiques éliminé *via* la filière des déchets d'activités de soins à risque infectieux (DASRI).
- Aiguilles utilisées pour la préparation aussi bien que pour l'injection collectées *via* les containers OPCT (datés du jour d'ouverture et utilisés au maximum dans les 72 heures).
- Emballages externes éliminés *via* la filière des DAOM.

Voie intraveineuse (IV)

- Apport massif et immédiat du médicament à tout l'organisme. Biodisponibilité de 100 %.
- Risque infectieux majoré à cause de l'effraction cutanée et du passage immédiat dans la circulation sanguine.
- Voie privilégiée de l'urgence (effet du médicament en quelques secondes).
- Vérification préalable du dispositif d'accès et de la voie d'abord.
- Vérification de la possibilité d'injecter le médicament par voie IV.
- La voie IV requiert une attention particulière de l'infirmier(ère) quant à la vitesse d'administration du médicament compte tenu des risques de cette voie.
- Deux possibilités pour administrer les médicaments par voie IV :
  - **injection directe (IVD) à la seringue,** plus ou moins rapide (la vitesse d'administration ne doit pas être de moins d'une minute, ce qui est le temps nécessaire à un cycle complet de circulation sanguine. Cela risque de provoquer une réaction grave aiguë à type de choc-malaise, tachycardie, hypotension ou de troubles du rythme cardiaque);
  - **injection par perfusion,** ce qui permet d'administrer des volumes importants :
    - sur voie veineuse périphérique (la plus répandue),
    - sur voie veineuse centrale.

▶ Voie veineuse périphérique

- Sites d'injection habituels, de préférence sur le membre supérieur non dominant (figure 26) :
  - veine du pli du coude pour une injection en IVD ou pour une perfusion de courte durée;

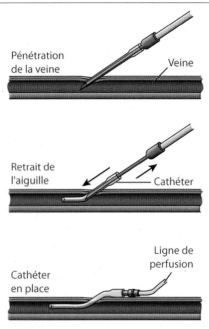

Figure 26. Schéma d'une ponction veineuse périphérique avec un cathéter pour perfusion.

Source : © Marie Schmitt.

- veines du dos de la main et de l'avant-bras (veine ulnaire – anciennement appelée cubitale, veines céphaliques) à privilégier pour une perfusion de longue durée.
- Le choix du cathéter court se fait en fonction du capital veineux du patient, de la durée de perfusion et du débit de perfusion (tableau 7).
- La surveillance infirmière repose sur la vérification de la bonne perméabilité du cathéter et la surveillance de l'état cutané au niveau du point de ponction (absence de rougeur, douleur, œdème).
- Le changement d'un cathéter court doit avoir lieu au plus tard toutes les 72 heures après sa pose. Le maintien du cathéter est à réévaluer en permanence en fonction des traitements administrés par cette voie.

▶ Voie veineuse centrale

- La voie veineuse centrale permet de perfuser à haut débit et de laisser le cathéter en place sur une longue durée.

- Principales indications :
  - traitements de longue durée sollicitant le capital veineux sur des périodes prolongées ;
  - médicaments irritants ou veinotoxiques (p. ex. : chimiothérapies anticancéreuses) ;
  - nutrition parentérale ;
  - antibiothérapies au long cours ;
  - transfusions sanguines répétées.
- La voie veineuse centrale nécessite la pose au bloc opératoire, sous anesthésie générale ou locale, par un médecin (anesthésiste, chirurgien, radiologue), d'un dispositif médical implantable (figure 27) :
  - soit une chambre à cathéter implantable (CCI), également appelé Port-a-cath® (PAC) : réservoir d'accès vasculaire central implanté sous la peau ;
  - soit un cathéter central avec accès périphérique (*Peripherally Inserted Central Catheter*, PICC line).

Tableau 7. Cathéters utilisables pour la voie veineuse périphérique.

Diamètre du cathéter		Couleur	Débit maximal théorique (mL/min)
Gauge (G)	(mm)		
24	0,65	Jaune	24
22	0,75	Bleu	33
20	0,95	Rose	63
18	1,15	Vert	110
16	1,55	Gris	215
14	1,85	Orange	315

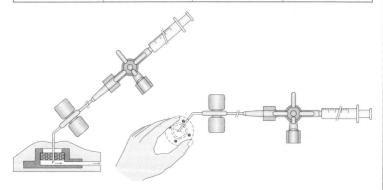

Figure 27. Schéma d'une injection dans une chambre à cathéter implantable.

Source : © Marie Schmitt.

- Il convient d'apporter les informations suivantes après la pose :
  - donner un carnet de suivi au patient ;
  - lui conseiller :
    - d'apprendre à remplir son carnet de suivi et à le faire remplir par les professionnels de santé (traçabilité),
    - d'avoir son carnet avec lui,
    - de le présenter dès lors que l'on réalise des soins,
    - de prévenir de la présence de la CCI avant tout examen.
- La manipulation d'une CCI ou d'un PICC line nécessite des conditions d'asepsie rigoureuse afin de réduire le risque d'une contamination infectieuse (risque majoré par rapport à une voie veineuse périphérique).
- La réfection du pansement occlusif au niveau de la CCI ou d'un PICC line doit être effectuée 48 heures après la pose, puis au minimum 2 fois/semaine (ou plus en cas de souillure du pansement).

En pratique : voie intraveineuse

- Ne jamais injecter de solution huileuse par voie IV (risque d'emboles pulmonaires).
- Bien lire les mentions telles que le dosage du médicament sur l'emballage primaire (ampoule ou poche) avant l'injection.
- Éviter d'injecter par voie IV périphérique des médicaments irritants pour l'endoveine afin de ne pas provoquer des thromboses et des phlébites (préférer une voie IV centrale).
- Chez le nourrisson : possibilité d'utiliser la veine jugulaire externe ou subclavière.

Voie intramusculaire (IM)

- La voie IM permet d'injecter de nombreux types de solutions. C'est la voie privilégiée pour l'administration des vaccins.
- C'est la seule voie permettant l'administration de solutions huileuses et de suspensions injectables (médicaments « retard »), qui libèrent progressivement sur une ou plusieurs semaines le principe actif du médicament (p. ex. : certains antipsychotiques).
- Le médicament est absorbé par la circulation locale et le délai d'action est donc retardé par rapport à la voie IV.

- Sites d'injection pour la voie IM (figure 28) :
  - muscle moyen fessier au niveau du quart supéroexterne de la fesse (afin d'éviter de piquer le nerf sciatique) ;
  - muscle vaste externe au niveau de la cuisse, qui s'étend d'une largeur de main au-dessus du genou à une largeur de main au-dessous du grand trochanter du fémur ;
  - muscle deltoïde au niveau de l'épaule, facile d'accès mais peu développé (ne peut recevoir que de petits volumes de médicament).
- Le risque infectieux est majoré à cause de l'effraction cutanée (comme pour toute voie injectable).
- L'injection en IM se fait grâce à une aiguille à biseau long avec un angle de 90°.

Voie sous-cutanée (SC)

En pratique : voie intramusculaire

- Contre-indiquée chez les patients sous traitement anticoagulant (risque d'hémorragie et d'hématome douloureux).
- À réaliser de préférence chez un patient couché ou éventuellement assis.
- Vérifier que l'aiguille ne soit pas dans une veine en tirant légèrement le piston et en s'assurant qu'il n'y a pas de reflux de sang.
- Pour ne pas piquer sur le trajet du nerf sciatique lors d'une injection dans la fesse, poser les doigts de la main qui ne tient pas la seringue sur le rebord supérieur de l'os iliaque et les y maintenir ; utiliser le site de ponction à l'endroit de la fesse recouvert par la paume de la main.
- Tendre la peau du site d'injection avec la main non dominante et introduire rapidement et fermement l'aiguille dans le muscle avec un angle de 90°.
- Chez les jeunes enfants et les patients cachectiques, il est préférable de saisir la masse musculaire pour être sûr que l'injection se fait bien dans le muscle.

- Absorption médicamenteuse plus lente que par voie IV ou IM (tissu sous-cutané moins vascularisé).
- L'injection SC peut être douloureuse du fait de l'innervation importante de la peau.
- Risque infectieux majoré à cause de l'effraction cutanée (comme pour toute voie injectable).
- Ne permet d'administrer que de petits volumes de médicament (de 0,5 à 1 mL).

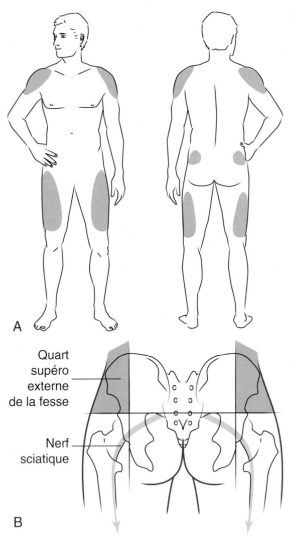

Quart
supéro
externe
de la fesse

Nerf
sciatique

A

B

Figure 28. Sites d'injection pour la voie intramusculaire (IM).

Source : © Marie Schmitt.

- Sites d'injection de la voie SC (figure 29) :
  - face externe des bras;
  - face supéroexterne des cuisses;
  - région sus- et sous-épineuse de la scapula – anciennement appelée omoplate;
  - région périombilicale en respectant une zone de 5 cm autour de l'ombilic (du rebord costal à la crête iliaque); éviter cependant toute zone chirurgicale ou cicatricielle.

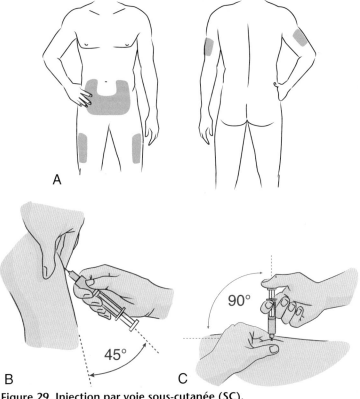

Figure 29. Injection par voie sous-cutanée (SC).

A. Sites d'injection. B. Technique d'injection avec une aiguille moyenne (angle 45°).
C. Technique d'injection avec une aiguille courte (angle 90°).
Source : © Marie Schmitt.

- Angles d'injection :
  - 45° avec une aiguille moyenne en formant un pli cutané en pinçant légèrement la peau du patient, relâcher la peau pendant l'injection ;
  - 90° avec une aiguille courte en formant un pli cutané en pinçant légèrement la peau du patient, relâcher la peau pendant l'injection.

En pratique : voie sous-cutanée

- Masser légèrement le point d'injection afin de favoriser la répartition du médicament **sauf** pour une injection d'anticoagulant (p. ex. héparines).
- Vérifier que l'aiguille ne soit pas dans une veine en tirant légèrement le piston et en s'assurant qu'il n'y a pas de reflux de sang.
- Ne jamais pratiquer une injection SC sur un patient debout (risque de malaise et de chute en cas d'émotivité).
- Cas des seringues préremplies (anticoagulant ou autre) : ne pas tirer le piston, ne pas chasser la bulle d'air (celle-ci permet d'injecter la totalité du produit), privilégier la région périombilicale, garder le pli cutané pendant l'injection.

Voie intradermique (ID)

- Peu utilisée, sauf pour le vaccin antituberculeux ou pour l'intradermoréaction à la tuberculine (Tubertest®, obligatoire pour tous les professionnels de santé).
- Permet d'introduire dans le derme une solution biologique ou chimique la plupart du temps très concentrée et susceptible d'entraîner de fortes réactions.
- Voie d'absorption lente.
- Aiguille fine et très courte permettant une introduction horizontale dans le derme sur une longueur de quelques millimètres.
- Site d'injection de la voie ID : face interne de l'avant-bras.

En pratique : voie intradermique

- S'assurer que l'injection du produit forme une petite papule blanche.
- Entourer cette papule au stylo afin de repérer la réaction dans un délai de 48 à 72 heures après l'injection.
- Informer le patient de ne pas toucher ou gratter cette papule ni de l'enduire d'un quelconque produit pouvant fausser l'interprétation du test.

Voie inhalée

- Voie d'absorption rapide permettant d'accéder directement aux bronches et évitant l'effet de premier passage intestinal et hépatique.
- Utilisée :
  - pour un traitement local bronchique (avec possibilité d'absorption partielle et d'effets indésirables systémiques) ;
  - pour un traitement général : gaz médicaux (oxygène) et anesthésiques généraux par inhalation (monoxyde d'azote, protoxyde d'azote, dérivés halogénés).
- Il existe de nombreux dispositifs pour l'administration des médicaments par voie inhalée sous forme d'aérosols ou de poudre (*cf.* « Formes galéniques destinées à la voie inhalée »).

Aérosols

- Permet d'administrer par voie inhalée des médicaments qui sont à l'état liquide.
- Administrés à l'aide d'un masque ou d'un embout buccal (pour les nébuliseurs), ou directement à l'aide du système distributeur portatif.

▶ Nébuliseurs

- Les nébuliseurs sont particulièrement utilisés en milieu hospitalier, mais peuvent également être loués en officine pour une administration à domicile. C'est le dispositif privilégié pour l'administration par voie inhalée en cas de détresse respiratoire chez un patient asthmatique ou atteint de BPCO. Un grand nombre de médicaments (antiasthmatiques, antibiotiques, etc.) peuvent être administrés par aérosols.
- Une ampoule de médicament sous forme de solution pour inhalation est diluée dans du sérum physiologique ou de l'eau pour préparation injectable, puis est introduite dans un petit récipient du nébuliseur.
- L'administration au patient se fait grâce à un masque ou un embout buccal.
- Changer le masque à usage unique et la tubulure toutes les 72 heures.

▶ Aérosols doseurs pressurisés

- Utilisés pour les traitements chroniques ambulatoires des pathologies respiratoires (asthme, BPCO). Ces systèmes nécessitent une bonne coordination main – bouche.
- En pratique, l'auto-administration par le patient comporte généralement les étapes suivantes :
  - agiter le système ;
  - expirer profondément ;
  - mettre l'embout buccal entre les lèvres (flacon orienté vers le haut) ;

- inspirer profondément par la bouche en s'administrant, par pression sur le système, une bouffée du médicament ;
- bloquer la respiration pendant 5–10 secondes.

- Chez les sujets possédant une mauvaise coordination main – bouche, notamment chez l'enfant ou le sujet âgé, l'utilisation d'une chambre d'inhalation de type Aerochamber® ou Babyhaler® est recommandée (figure 30). Le patient effectue plusieurs cycles respiratoires dans un masque accolé à une chambre d'inhalation au sein de laquelle aura préalablement été dispensé l'aérosol.
- Le système Autohaler® est également adapté en cas de mauvaise coordination main – bouche chez l'adulte : la dispensation de l'aérosol est automatiquement déclenchée par une inspiration buccale profonde.

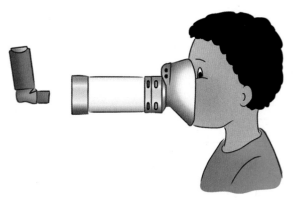

Figure 30. Chambre d'inhalation associée à un aérosol doseur pressurisé.

Source : © Marie Schmitt.

Poudre pour inhalation

- Les systèmes d'administration de poudre pour inhalation sont utilisés pour des traitements chroniques ambulatoires (*cf.* « Formes galéniques destinées à la voie inhalée »). Ces systèmes ne nécessitent pas coordination main – bouche.
- En pratique, l'auto-administration par le patient comporte généralement les étapes suivantes :
  - maintenir le système portatif bien droit (afin d'assurer une bonne dispensation de la poudre) ;
  - enclencher le système (variable selon les systèmes) de manière à dispenser la poudre dans une capsule interne ;

- mettre l'embout buccal entre les lèvres en maintenant le système droit (afin de ne pas perdre la poudre);
- inspirer profondément et rapidement par la bouche;
- bloquer la respiration pendant 5–10 secondes.

 En pratique : voie inhalée

Nébuliseur
- Contrôler régulièrement la technique d'inhalation du patient.
- Lui recommander une respiration buccale pour augmenter la quantité de médicament arrivant du niveau des bronches.
- Pour être efficace, une séance d'aérosol doit durer au moins 15 minutes.
- Faire moucher le patient avant la mise en place de l'aérosol et lui proposer d'aller aux toilettes.

Aérosol doseur pressurisé et poudre pour inhalation
- Accompagner chaque patient lors de la mise en place du traitement pour une bonne efficacité de celui-ci.
- Vérifier et reformuler avec le patient la bonne compréhension du fonctionnement des systèmes d'auto-administration (faire une démonstration avec un système contenant du placebo si besoin).
- Vérifier que le patient est à l'aise avec le dispositif prescrit, sinon voir avec le prescripteur la possibilité de changer de dispositif en fonction des médicaments.
- Profiter de chaque consultation ou hospitalisation pour vérifier la qualité de la prise du médicament et proposer éventuellement une éducation thérapeutique.
- Se référer à la notice d'utilisation du système d'auto-administration prescrit car nombreuses spécificités en fonction des systèmes.

Voie oculaire

- La voie oculaire est une voie muqueuse utilisée pour les traitements en ophtalmologie, à visée locale.
- Les médicaments par voie oculaire sont des collyres (unidose ou flacon multidoses), des pommades ou gels ophtalmiques.
- L'administration d'un collyre ou pommade/gel ophtalmique nécessite des règles d'hygiène afin d'éviter de contaminer le flacon ou l'œil. La muqueuse oculaire et conjonctivale est particulièrement sensible au risque infectieux, notamment en situation inflammatoire.

- Pour les patients qui portent des lentilles, il convient de toujours vérifier que le collyre, la pommade ou le gel ophtalmique est compatible avec leur port. Sinon, il faut demander au patient de les retirer le temps du traitement.

En pratique : voie oculaire

- Afin d'éviter de contaminer le flacon ou d'introduire des germes dans l'œil du patient, il est important de :
- se laver les mains avant de commencer le soin ;
- après ouverture, poser le bouchon du flacon sur une surface propre ;
- ne pas toucher l'embout du collyre et ne pas le faire entrer en contact avec l'œil ou la conjonctive du patient ;
- utiliser un flacon par patient (et inscrire le nom du patient sur le flacon).
- Étapes de l'administration d'un collyre, gel ou pommade ophtalmique (figure 31) :
- nettoyer l'œil avec une compresse propre imbibée de sérum physiologique stérile ;
- demander au patient d'incliner la tête en arrière et de regarder vers le haut ;
- avec l'index ou le pouce, abaisser la paupière inférieure de l'œil à traiter ;
- collyre : approcher l'embout du flacon à 2 cm de l'œil et déposer une goutte du collyre au niveau du centre du cul-de-sac conjonctival ;
- gel/pommade : approcher l'embout du tube tout près de l'œil mais sans le toucher et déposer l'équivalent d'un gros grain de riz sur le bord interne de la paupière inférieure, à côté du canal lacrymal ;
- demander au patient de fermer l'œil ;
- effectuer une pression avec le doigt au niveau du canal lacrymal (sur le coin interne de l'œil, proche du nez) pendant 30 à 60 secondes afin de l'obstruer et d'éviter le passage systémique du médicament ;
- attendre 2 à 5 minutes avant d'administrer une autre goutte du même collyre dans le même œil ;
- attendre 5 à 10 minutes avant de mettre d'administrer un autre collyre dans le même œil.

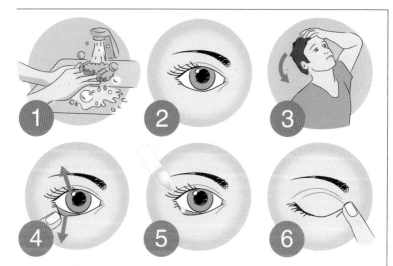

Figure 31. Étapes de l'administration d'un collyre, d'un gel ou d'une pommade ophtalmique.

Source : © Marie Schmitt.

Voies « muqueuses »

- Ce sont les voies auriculaire (gouttes auriculaires) et vaginale (ovules, comprimés vaginaux, crèmes et gelées vaginales, capsules vaginales).
- La voie muqueuse est utilisée pour des traitements à visée locale. Une diffusion dans l'organisme est toujours possible, responsable d'effets indésirables systémiques.

Voie cutanée

- Application directe sur la peau d'un médicament.
- L'action recherchée est locale (p. ex. : crème dermocorticoïde, gel anti-inflammatoire) ou générale (p. ex. : gel d'œstrogènes) mais, dans les deux cas, les molécules traversent la barrière cutanée et peuvent être à l'origine d'effets systémiques.
- La pénétration percutanée est favorisée par les massages, les frictions, les pansements occlusifs ou une application sur une peau lésée.

 En pratique : voie cutanée

Toujours se laver les mains à l'eau et au savon (pas de produit hydroalcoolique) après l'application d'une crème/pommade à un patient, voire utiliser des gants pour l'application.

Voie transdermique

- Application sur la peau d'un médicament à l'aide d'un dispositif transdermique, également appelé patch, avec pour but un effet systémique.
- Absorption lente et régulière à travers la peau, et notamment le derme, permettant un effet systémique prolongé.

En pratique : voie transdermique

- L'état de la peau peut modifier la vitesse d'absorption (lésions, brûlures, etc.).
- Appliquer le patch sur une peau saine et, si possible, glabre.
- En cas de température élevée, la vasodilatation augmente l'absorption et le risque de surdosage.
- La perméabilité de la peau diminue avec l'âge : elle est donc plus importante chez le nouveau-né.
- Une réaction d'hypersensibilité peut être observée avec les patchs, généralement due à l'adhésif.

Voie rectale

- La vascularisation de la muqueuse rectale permet d'obtenir une action générale ou locale selon le type de médicament (suppositoires, pommades, lavements).
- L'absorption peut être très variable.
- La voie rectale peut provoquer une irritation, voire une ulcération de la muqueuse rectale.
- Elle est facile d'utilisation chez le nourrisson et l'enfant mais peu utilisée chez l'adulte, sauf dans le traitement de la constipation (gel rectal ou lavement) ou pour la préparation colique pour endoscopies (lavement).

Surveillance infirmière

Généralités

- Tout médicament administré doit être évalué par l'infirmier(ère), en fonction du délai d'action du médicament, afin de permettre, si nécessaire, un réajustement thérapeutique :
  - à partir d'une observation clinique (rôle propre infirmier) ;
  - et/ou à partir d'analyses biologiques (mises en œuvre dans le cadre du rôle infirmier sur prescription, lecture des résultats biologiques puis alerte du médecin prescripteur dans le cadre du rôle propre infirmier).
- Des examens paracliniques sur prescription ou à l'initiative de l'infirmière peuvent également participer à définir l'évolution de l'état du patient traité. P. ex. : ECG, *Bladder Scan* (appareil portatif d'échographie de la vessie), hémoglucotest (bandelette pour estimation de la glycémie capillaire, etc.).

Surveillance de l'efficacité

- C'est la surveillance et l'évaluation des bénéfices thérapeutiques attendus pour le patient.
- L'amélioration de l'état du patient ou la disparition des signes de la pathologie (quelle soit somatique ou psychique) sont des indices pour évaluer l'efficacité d'un traitement :
  - exemple 1 : évaluer la douleur du patient, avec un outil identique à l'évaluation initiale, dans les 15 à 30 minutes qui suivent l'administration par voie IV ou *per os* d'un médicament à visée antalgique ;
  - exemple 2 : prélever sur prescription médicale un échantillon sanguin pour doser la CRP (*C-Reactive Protein*) en cas d'infection dans le cadre d'un traitement antibiotique. Connaître les normes physiologiques des examens de laboratoire et informer le médecin prescripteur de l'évolution de la concentration de la CRP du patient traité.
- Assurer la traçabilité de ces observations dans le dossier de soins du patient avec l'identification du soignant, la date et l'heure.

Surveillance des effets indésirables

- Les infirmiers(ère)s ont la possibilité de déclarer eux(elles)-mêmes un effet indésirable dont ils (elles) ont noté la survenue.
- La quasi-totalité des médicaments peuvent entraîner la survenue d'effets indésirables.

Définitions

- **Effet indésirable** : réaction nocive et non voulue à un médicament en cas d'utilisation conforme aux termes de son AMM, en cas d'utilisation non conforme telles que le mésusage, l'abus et le surdosage, ou lors d'erreur médicamenteuse.
- **Effet indésirable grave** : effet indésirable mortel ou susceptible de mettre la vie en danger, ou entraînant une invalidité ou une incapacité importante ou durable, ou provoquant ou prolongeant une hospitalisation, ou se manifestant par une anomalie ou une malformation congénitale.
- **Effet indésirable inattendu** : effet indésirable dont la nature, la sévérité ou l'évolution ne correspond pas aux informations réglementaires du médicament.
- **Surdosage** : administration d'une quantité de médicament, par prise ou par jour, qui est supérieure à la dose maximale recommandée dans le RCP.
- **Mésusage** : utilisation intentionnelle et inappropriée d'un médicament en rapport avec la dose autorisée ou prescrite, la voie d'administration, les indications, ou non conforme aux termes de l'AMM ainsi qu'aux recommandations de bonnes pratiques.
- **Abus de médicaments** : usage excessif intentionnel, persistant ou sporadique de médicaments, accompagné de réactions physiques ou psychologiques nocives.
- **Erreur médicamenteuse** : omission ou réalisation non intentionnelle d'un acte survenu au cours du processus de soins impliquant un médicament, qui peut être à l'origine d'un risque ou d'un événement indésirable pour le patient.

Déclaration des effets indésirables observés et tracés

- La déclaration doit être faite auprès du Centre régional de pharmacovigilance (CRPV) le plus proche (coordonnées accessibles sur le site internet de l'ANSM) par téléphone, mail ou *via* le site https://signalement.social-sante.gouv.fr, et doit comporter au minimum les informations suivantes :
  - une source identifiable (le notificateur) ;
  - un patient identifiable ;
  - le nom du produit suspecté (ainsi que le numéro de lot pour les médicaments dérivés du sang) ;
  - la nature de l'effet indésirable, le plus détaillé possible.
- En pratique, pour être évalué correctement, la déclaration doit comprendre des informations sur le patient (sexe, âge, poids, taille,

département de résidence, antécédents, profession, etc.), les médicaments pris (dénomination, numéro de lot, posologie, voies d'administration, date de début et de fin de traitement, indication, etc.) et l'effet indésirable (description, date d'apparition, évolution, etc.).

- L'infirmier(ère) est généralement recontacté par le CRPV pour obtenir un maximum d'informations complémentaires sur la survenue de cet effet indésirable.
- À tout moment, après obtention de nouvelles informations, la déclaration initiale peut être complétée. Une déclaration de pharmacovigilance est un dossier évolutif dans le temps (*cf* chapitre « Pharmacovigilance »).

Conduite à tenir en cas d'erreur médicamenteuse lors de l'administration

Définitions

- Une erreur médicamenteuse est dite :
  - *avérée* : lorsqu'elle résulte de l'administration au patient d'un médicament erroné, d'une dose incorrecte, par une mauvaise voie, selon un mauvais schéma thérapeutique, etc. ;
  - *potentielle* : si elle est interceptée avant l'administration du produit au patient ;
  - *latente (ou risque d'erreur)* : s'il s'agit d'une observation témoignant d'un danger potentiel pour le patient.
- Lorsqu'une erreur est identifiée, l'infirmier(ère) doit prévenir le médecin prescripteur ou de garde et mettre en place les préconisations recommandées. Il (elle) a l'obligation de tracer l'erreur dans le dossier de soins du patient, et d'organiser si nécessaire une surveillance accrue du patient.

Déclaration des erreurs médicamenteuses

- Les erreurs médicamenteuses doivent être déclarées comme « événement indésirable » au sein de l'hôpital pour permettre leur analyse par des comités spécifiques (p. ex. : comité de retour d'expérience) et afin de mettre en place des mesures correctives ayant pour but d'améliorer les pratiques.
- Elles doivent également être déclarées auprès du CRPV, notamment lorsqu'elles impliquent un problème lié au produit (étiquetage peu clair, conditionnement à l'origine de confusions, résumé des caractéristiques du produit mal libellé), ou lorsqu'elles sont à l'origine d'un effet indésirable chez le patient (*cf* chapitre « Pharmacovigilance »).
- Les erreurs peuvent concerner toutes les étapes du circuit du médicament, et notamment l'administration.

▶ Type ou nature de l'erreur médicamenteuse

- Erreur par omission (refus de prise par le patient exclu).
- Erreur de dose (sur ou sous-dosage, dose supplémentaire non prescrite).
- Erreur de posologie ou de concentration.
- Erreur de médicament ou de forme galénique.
- Erreur de technique d'administration (p. ex. : injection non stérile ou application incorrecte d'une pommade ophtalmique), de voie d'administration (p. ex. : voie IV au lieu de voie IM) ou de débit d'administration (débit trop lent ou trop rapide).
- Erreur de durée d'administration.
- Erreur de moment d'administration.
- Erreur de patient.
- Erreur de suivi thérapeutique et clinique (interaction médicamenteuse, interaction médicament et alimentation, allergie connue, contre-indication).
- Médicament périmé ou détérioré.

▶ Gravité de l'erreur médicamenteuse avérée

- Erreur sans dommage pour le patient.
- Erreur ayant provoqué une surveillance accrue, sans dommage pour le patient.
- Erreur ayant motivé un traitement ou une intervention, et provoquant un préjudice temporaire au patient.
- Erreur ayant entraîné ou prolongé un séjour hospitalier, et provoquant un préjudice temporaire au patient.
- Erreur ayant provoqué un préjudice permanent au patient.
- Erreur ayant provoqué un accident mettant en jeu le pronostic vital du patient.
- Erreur ayant provoqué le décès du patient.

▶ Causes probables d'erreurs médicamenteuses

- Problèmes de communication :
  - défaut de communication verbale ou écrite ;
  - erreur d'interprétation de l'ordonnance.
- Confusions de dénomination :
  - confusion entre noms de spécialités médicamenteuses ;
  - confusion entre spécialité et générique.
- Facteurs humains :
  - défauts de connaissances ;
  - pratiques non conformes ;

- erreur de calcul ;
- erreur informatique ;
- erreur de distribution ou de rangement ;
- erreur lors de la préparation des doses à administrer ;
- erreur de transcription ;
- surmenage, fatigue, stress, manque de sommeil ;
- situation conflictuelle ou intimidation.

Traçabilité des médicaments

Généralités

- L'enregistrement de l'administration médicamenteuse dans le dossier patient est un élément important de la prise en charge du patient et de la traçabilité des soins prodigués.
- La traçabilité concerne tous les médicaments prescrits, administrés ou non. Elle se décline aujourd'hui selon deux principaux supports :
  – la traçabilité manuscrite ;
  – la traçabilité informatisée.
- Le caractère de la traçabilité dépend de l'outil choisi par l'établissement pour la réalisation du dossier patient unique. Cet élément clé permet de retracer les thérapeutiques administrées et participe pleinement à l'historique de la maladie et de sa prise en charge. Elle revêt par ailleurs un caractère médicolégal.

Étapes de la traçabilité des médicaments

Les huit étapes de la traçabilité consistent à :
- enregistrer la molécule administrée (l'utilisation de la DCI est à privilégier et doit, le cas échéant, être accompagnée du nom de la spécialité pharmaceutique correspondante) ;
- enregistrer la forme galénique et la voie d'administration ;
- enregistrer la dilution s'il y a lieu ;
- enregistrer la dose administrée ;
- enregistrer la date et l'heure de l'administration ;
- enregistrer le nom et la signature de l'infirmier(ère) ;
- notifier les non-administrations, leurs raisons et les personnels soignants prévenus ;
- rapporter tout événement indésirable.

Traçabilité spécifique aux médicaments dérivés du sang et aux produits sanguins labiles

Traçabilité des médicaments dérivés du sang

- En raison des risques liés aux problèmes de sécurité virale, les médicaments dérivés du sang doivent faire l'objet d'une surveillance particulière. Celle-ci repose sur un système de traçabilité qui permet de :

Méga Guide Pharmaco Infirmier

– retracer le cheminement du médicament depuis sa fabrication jusqu'à son administration ;
– mettre immédiatement en place toute mesure corrective nécessaire en cas de survenue d'effet indésirable.
• Les médicaments dérivés du sang sont soumis aux mêmes règles générales de pharmacovigilance que les autres médicaments. Ils sont également soumis à des règles particulières reposant sur leur suivi rigoureux, telle que la traçabilité du numéro de lot.

En pratique

Le numéro de lot du MDS administré est à reporter dans le dossier médical du patient à l'aide d'une étiquette à décoller du flacon du MDS.

Traçabilité des produits sanguins labiles

• La traçabilité des produits sanguins labiles est la possibilité de retrouver, à partir d'un numéro de produit sanguin, soit le donneur dont le sang a été utilisé pour préparer le produit, soit le ou les destinataire(s) au(x)quel(s) il a été administré.
• La traçabilité des produits sanguins labiles s'appelle l'hémovigilance. C'est un élément essentiel de la sécurité transfusionnelle.

En pratique

La traçabilité signifie la confirmation de la transfusion du produit sanguin au patient. Cette information est enregistrée dans le dossier transfusionnel (partie intégrante du dossier médical), mais aussi au sein de l'Établissement de transfusion sanguine référent ayant délivré le produit sanguin.

Prescription infirmière

La prescription infirmière est un acte bien réglementé qui concerne quatre types de produits :
- les dispositifs médicaux ;
- les contraceptifs oraux ;
- les substituts nicotiniques ;
- le vaccin antigrippal.

Dispositifs médicaux (DM)

Cadre législatif

- L'arrêté du 20 mars 2012 (fixant la liste des dispositifs médicaux que les infirmier(ère)s sont autorisé(e)s à prescrire) abroge et remplace celui de 2007 en ajoutant d'autres dispositifs médicaux à la liste existante dite « liste des produits et des prestations » (LPP) du Code de la sécurité sociale.
- L'arrêté du 14 mars 2018 portant modification des modalités de prise en charge de dispositifs médicaux de perfusion à domicile et prestations associées inscrits au titre Ier de la liste des produits et prestations prévue à l'article L. 165-1 du Code de la sécurité sociale, précise dans l'article 1 : « *Dans la mesure où ils ne sont pas couverts par la prescription médicale, un infirmier, à l'exception de l'infirmier du prestataire ou d'un infirmier ayant des liens d'intérêt directs ou indirects avec le prestataire, peut prescrire les forfaits de consommables et d'accessoires de perfusion à domicile suivants :*
  - *l'entretien intercure de perfusion à domicile par voie veineuse centrale, hors cathéter central inséré par voie périphérique (Picc Line) [PERFADOM21-ENTRETIEN-VC-SF-PICC] ;*
  - *l'entretien intercure d'un cathéter central inséré par voie périphérique (PICC line) [PERFADOM22-ENTRETIEN-VC-PICC-LINE] ;*
  - *le débranchement au domicile du patient d'un diffuseur préalablement fourni rempli, posé par l'établissement de santé et fourni par ce même établissement [PERFADOM24-DEBRANCH-DIFF]. Dans ces cas, son ordonnance est remise au patient ou à son entourage.* »

Conditions à respecter

- Pendant la durée d'une prescription médicale d'une série d'actes infirmiers.
- Respect du cadre de l'exercice de compétence.
- Absence d'indication contraire du médecin.

Méga Guide Pharmaco Infirmier

Modalités de prescription

- Ordonnance établie en double exemplaire, manuscrite ou informatisée.
- Nom, prénom, qualification de l'infirmier(ère), numéro d'enregistrement au répertoire Adeli.
- Nom, prénom du patient.
- Date de l'ordonnance.
- Dénomination du DM et, le cas échéant, quantité prescrite.
- Mention ALD, le cas échéant.
- Signature de l'infirmier(ère) prescripteur(rice).

Produits concernés

▶ DM pouvant être prescrits par un(e) infirmier(ère), sauf en cas d'indication contraire du médecin

- *Articles pour pansement :* pansements adhésifs stériles avec compresse intégrée, compresses stériles (de coton hydrophile) à bords adhésifs, compresses stériles de coton hydrophile non adhérentes, pansements et compresses stériles absorbants non adhérents pour plaies productives, compresses stériles non tissées, compresses stériles de gaze hydrophile, gaze hydrophile non stérile, compresses de gaze hydrophile non stériles et non tissées non stériles, coton hydrophile non stérile, ouate de cellulose chirurgicale, sparadraps élastiques et non élastiques, filets et jerseys tubulaires, bandes de crêpe en coton avec ou sans présence d'élastomère, bandes extensibles tissées ou tricotées, bandes de crêpe en laine, films adhésifs semi-perméables stériles, sets pour plaies.
- *Dispositifs médicaux pour le traitement de l'incontinence et pour l'appareil urogénital :* étui pénien, joint et raccord, plat bassin et urinal, dispositifs médicaux et accessoires communs pour incontinents urinaires, fécaux et stomisés : poches, raccord, filtre, tampon, supports avec ou sans anneau de gomme, ceinture, clamp, pâte pour protection péristomiale, tampon absorbant, bouchon de matières fécales, collecteur d'urines et de matières fécales, dispositifs pour colostomisés pratiquant l'irrigation, nécessaire pour irrigation colique, sondes vésicales pour autosondage et hétérosondage.
- *Dispositifs médicaux pour perfusion à domicile :*
  – appareils et accessoires pour perfusion à domicile : appareil à perfusion stérile non réutilisable, panier de perfusion, perfuseur de précision, accessoires à usage unique de remplissage du perfuseur ou du diffuseur portable, accessoires à usage unique pour pose de la perfusion au bras du malade en l'absence de cathéter implantable ;

- accessoires nécessaires à l'utilisation d'une CCI ou d'un cathéter central tunnellisé : aiguilles nécessaires à l'utilisation de la CCI ; aiguille, adhésif transparent, prolongateur, robinet à trois voies ;
- accessoires stériles, non réutilisables, pour hépariner : seringues ou aiguilles adaptées, prolongateur, robinet à trois voies ;
- pieds et potences à sérum à roulettes.
- *Cerceaux pour lit de malade.*

▶ **DM pouvant être prescrits par un(e) infirmier(ère) sous réserve d'une information préalable au médecin traitant**

- Matelas ou surmatelas d'aide à la prévention des escarres en mousse avec découpe en forme de gaufrier.
- Coussin d'aide à la prévention des escarres : coussins à air statique, coussins en mousse structurée formés de modules amovibles, coussins en gel, coussins en mousse et gel.
- Pansements : hydrocolloïdes, hydrocellulaires, alginates, hydrogels, en fibres de carboxyméthylcellulose (CMC), à base de charbon actif, à base d'acide hyaluronique seul, interfaces (y compris les silicones et ceux à base de CMC), pansements vaselinés.
- Sonde nasogastrique ou nasoentérale pour nutrition entérale à domicile.
- Dans le cadre d'un renouvellement à l'identique :
  - orthèses élastiques de contention des membres : bas (jarret, cuisse), chaussettes et suppléments associés ;
  - accessoires pour lecteur de glycémie : lancettes, bandelettes d'autosurveillance glycémique, autopiqueurs à usage unique, seringues avec aiguilles pour autotraitement, aiguilles non réutilisables pour stylo injecteur, ensemble stérile non réutilisable (aiguilles et réservoir), embout perforateur stérile.

Contraceptifs oraux

Cadre législatif

- Depuis la loi du 21 juillet 2009, modifiée par la loi du 29 décembre 2011, l'infirmier(ère) est autorisé(e) à renouveler les prescriptions, datant de moins d'un an, de médicaments contraceptifs oraux (sauf *« s'ils figurent sur une liste fixée par arrêté du ministre chargé de la Santé, sur proposition de l'Agence nationale de sécurité du médicament et des produits de santé – ANSM »*).
- Le décret du 10 janvier 2012 précise les modalités pratiques de cette prescription :
  - renouvellement à prescrire sur l'ordonnance originale du médecin ;

- durée maximale de 6 mois, non renouvelable ;
- ajout de la mention «renouvellement infirmier» ;
- ajout des nom, prénom et numéro d'enregistrement Adeli de l'infirmier(ère) prescripteur(rice).

Contraception d'urgence

- Même s'il ne s'agit pas de prescription à proprement parler, l'infirmier(ère) peut être amené(e) à administrer des médicaments de contraception d'urgence sans prescription médicale.
- Les conditions de l'administration d'une contraception d'urgence sont explicitées au sein de l'article L 5134-1 du Code de la santé publique, qui autorise dans le contexte de la contraception d'urgence les infirmier(ère)s scolaires à assurer cette administration : *«Dans les établissements du second degré, si un médecin, une sage-femme ou un centre de planification ou d'éducation n'est pas immédiatement accessible, les infirmier(e)s peuvent, à titre exceptionnel et en application d'un protocole national déterminé par décret, dans les cas d'urgence et de détresse caractérisées, administrer aux élèves mineures et majeures une contraception d'urgence. Ils (elles) s'assurent de l'accompagnement psychologique de l'élève et veillent à la mise en œuvre d'un suivi médical.»*

Substituts nicotiniques

Depuis la loi n° 2016-41 de modernisation du système de santé du 26 janvier 2016, dans le cadre de la prévention des conduites addictives, l'infirmier(ère) est autorisé(e) à prescrire des traitements de substituts nicotiniques donnant accès au forfait d'aide au sevrage tabagique de la sécurité sociale (150 €/année civile/bénéficiaire).

Vaccin antigrippal

Cadre législatif

Les conditions de vaccination par un(e) infirmier(ère) sans prescription médicale sont définies selon l'article R. 4311-5-1 du Code de la santé publique).

Le décret n° 2018-805 du 25 septembre 2018 relatif aux conditions de réalisation de la vaccination antigrippale par un(e) infirmier(ère) modifiant l'arrêté du 14 novembre 2017 (abroge l'arrêté du 19 juin 2011) permet aux infirmier(ère)s de vacciner contre la grippe saisonnière les personnes n'ayant jamais été vaccinées contre cette maladie (primo-vaccination).

Modalités de vaccination

L'arrêté du 14 novembre 2017 fixe la liste des personnes pouvant bénéficier du vaccin antigrippal saisonnier pratiqué par un(e) infirmier(ère). Il s'agit personnes âgées de 65 ans et plus, des personnes adultes pour lesquelles la vaccination antigrippale est recommandée dans le calendrier vaccinal en vigueur, à l'exception des femmes enceintes.

Éducation thérapeutique

Généralités

Qu'est-ce que l'éducation thérapeutique ?

Définitions

« *L'éducation thérapeutique du patient vise à aider les patients à acquérir ou maintenir les compétences dont ils ont besoin pour gérer au mieux leur vie avec une maladie chronique. Elle fait partie intégrante et de façon permanente de la prise en charge du patient. Elle comprend des activités organisées, y compris un soutien psychosocial, conçues pour rendre les patients conscients et informés de leur maladie, des soins, de l'organisation et des procédures hospitalières, et des comportements liés à la santé et à la maladie. Ceci a pour but de les aider (ainsi que leurs familles) à comprendre leur maladie et leur traitement, collaborer ensemble et assumer leurs responsabilités dans leur propre prise en charge dans le but de les aider à maintenir et améliorer leur qualité de vie.* » (OMS, 1998)

Les quatre caractéristiques essentielles de l'éducation thérapeutique (ETP) sont :

- un processus **centré sur le patient** : puisque le patient (et son entourage) en est le bénéficiaire, l'ETP part des besoins et des objectifs du patient et prend en compte ses connaissances, ses compétences et son état interne (émotionnel et psychologique) ;
- **continu** tout au long de la vie du patient avec sa maladie ;
- **intégré aux soins** : à titre d'exemple, l'ETP fait autant partie des soins que la pose d'une perfusion, la réalisation d'une échographie ou un soin de pansement d'escarre ;
- réalisé par une **équipe pluridisciplinaire** : cette équipe éducative se compose de professionnels de santé de professions différentes, de professionnels du secteur sanitaire et social et de patients experts.

L'ETP appartient aux domaines de la *prévention secondaire* et de la *prévention tertiaire*.

Quatre étapes (objectifs précis) composent un programme d'ETP :

- le diagnostic éducatif ;
- le contrat éducatif ;
- la mise en œuvre ;
- l'évaluation.

Méga Guide Pharmaco Infirmier

L'ETP s'adresse principalement aux patients atteints d'une maladie chronique. Néanmoins, il existe des programmes d'ETP s'adressant aux patients ayant des pathologies aiguës ou pour des situations particulières (p. ex. : en cas de prise d'un traitement antituberculeux en pédiatrie). Enfin, l'ETP se développe également pour les patients en fin de vie, correspondant alors à une prévention quaternaire.

Dans son article 84, la loi «Hôpital, patients, santé, territoire» dite loi HPST, promulguée en juillet 2009, propose une définition de l'ETP. Celle-ci est similaire à celles de l'OMS (1998) et de la Haute autorité de santé (HAS, 2007). De plus, cette loi instaure une réglementation des conditions d'exercice de l'ETP :

- **autorisation** des programmes d'ETP par l'Agence régionale de santé (**ARS**);
- formation indispensable de 40 heures à l'ETP pour l'équipe éducative;
- présence obligatoire d'un **médecin** dans cette équipe éducative;
- **évaluation quadriennale** des programmes d'ETP par l'**HAS**.

Enfin, elle introduit la notion de *droit de refus du patient* (comme pour n'importe quel autre soin). Cependant, elle n'évoque pas le financement de cette nouvelle activité.

Où fait-on de l'ETP en France ?

D'après les dernières données nationales, l'ETP se pratique principalement en milieu hospitalier. Néanmoins, des programmes existent dans de nombreuses autres structures : MSP (Maisons de santé pluridisciplinaires), réseaux de santé, SSR (Soins de suite et de réadaptation), EHPAD (Établissements d'hébergement pour personnes âgées dépendantes), HAD (Hospitalisation à domicile), associations de patients, etc.

Comment se former à l'ETP ?

Il existe trois niveaux de formation en ETP : 40 heures, diplôme universitaire (DU et DIU) et master. Il y a de très nombreuses formations disponibles et quasiment autant d'instituts (privés ou publics) de formation. La liste des formations existantes est disponible sur le site internet de Santé publique France.

Où trouver des informations et documents utiles ?

En 2007, l'HAS a publié un guide méthodologique destiné aux équipes éducatives, intitulées *Structuration d'un programme d'éducation thérapeutique du patient dans le champ des maladies chroniques*. D'autres sociétés savantes, des instituts nationaux, des instituts de formation proposent également des articles scientifiques et des exemples d'outils utilisés lors des quatre étapes d'un programme d'ETP ; en voici quelques exemples : la SETE (Société d'éducation thérapeutique européenne), Santé publique France, l'Ipcem (Institut de perfectionnement en communication et éducation médicale), l'Ireps (Instance régionale d'éducation et de promotion de la santé), PACE-Aquitaine.

Diagnostic éducatif

Objectifs

Le diagnostic éducatif est la première étape de la démarche d'éducation. Il permet :

- *« d'appréhender différents aspects de la personnalité du patient,*
- *d'identifier ses besoins,*
- *d'évaluer ses potentialités,*
- *de prendre en compte ses demandes,*
- *dans le but de proposer un programme d'éducation personnalisé »* (d'Ivernois J.-F., Gagnayre R. Apprendre à éduquer le patient : approche pédagogique, 5ᵉ éd. Paris : Maloine ; 2016).

L'intérêt de cette première étape du programme d'ETP est d'apprendre à connaître le patient et d'instaurer une *relation de confiance.* Ainsi, l'ensemble du programme peut être centré sur le patient. Ce diagnostic éducatif se conclut par la *définition des priorités d'apprentissage.*

Comment faire en pratique ?

Le diagnostic éducatif explore cinq dimensions prioritaires (résumées par une interrogation générale) :

- dimension **cognitive** ou « Que sait-il ? » : ses connaissances, ses représentations, etc. ;
- dimension **socioculturelle** ou « Que fait-il ? » : sa famille, son entourage, ses loisirs, son activité professionnelle, etc. ;
- dimension **psychoaffective** ou « Qui est-il ? » : son attitude face à la maladie, sa capacité de résilience, etc. ;
- dimension **bioclinique** ou « Qu'est-ce qu'il a ? » : sa maladie, son traitement, sa perception de la maladie, l'histoire de sa maladie, etc. ;
- dimension **motivationnelle** ou « Quel est son projet ? » : son (ses) projet(s) personnel(s) ou professionnel(s) à court, moyen et long terme.

Ce diagnostic éducatif peut être réalisé par *toute personne impliquée dans le programme d'ETP et formée* à mener un diagnostic éducatif.

Il nécessite de prendre du temps pour le patient (il est réalisé de façon individuelle) et il est préférable qu'il se déroule dans un espace de confidentialité.

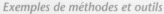

L'**entretien** est la technique la plus fréquemment utilisée.
De manière générale, un *guide d'entretien* est préalablement élaboré par l'équipe éducative : la formulation des questions est fondamentale (le plus souvent des *questions ouvertes*) et a essentiellement pour but de mettre le patient en posture réflexive. Les questions se rapportent à des thèmes utiles pour la prise en charge globale du patient atteint d'une pathologie particulière et explorent les cinq dimensions décrites ci-dessus.
D'autres outils existent : le recours à *l'image* (facilitant l'expression de certains patients), les *cartes de compétences* ou encore les *cartes conceptuelles* peuvent être utilisées.

Contrat éducatif

Objectifs

- Déterminer les compétences à acquérir par le patient pour pouvoir gérer sa maladie et son traitement.
- Expliquer et négocier avec le patient les compétences à atteindre au terme de l'ETP.

Les *compétences* appartiennent aux domaines cognitif (savoir), sensorimoteur (savoir-faire) et psychoaffectif (savoir-être). Elles correspondent à des comportements observables spécifiques à la maladie mais également personnels en fonction du patient (principe de centration sur le patient de l'ETP). Une compétence est fréquemment divisée en objectifs éducatifs.

Comment faire en pratique ?

Le contrat éducatif est réalisé au cours d'un *rendez-vous* avec un patient. Il doit correspondre aux priorités d'apprentissage définies lors du diagnostic éducatif afin que le programme d'ETP soit personnalisé. Il repose sur un principe d'engagement mutuel de la part du patient (à suivre le programme d'ETP) et du soignant-éducateur (à mettre en œuvre les moyens nécessaires à l'apprentissage du patient).

Pour faciliter la négociation des compétences, il faut :

- **être à l'écoute** des besoins du patient ;
- réussir à faire comprendre l'importance de l'acquisition des objectifs éducatifs ;
- formuler des **objectifs éducatifs compréhensibles et atteignables** pour le patient afin qu'il puisse se rendre compte de son évolution ;
- **s'appuyer sur le projet** pour motiver le patient.

Il existe deux référentiels de compétences sur lesquels les équipes éducatives peuvent s'appuyer :

- les **compétences d'autosoins** (principalement des domaines du savoir et du savoir-faire) ;
- les compétences d'adaptation à la maladie (domaine du savoir-être).

Mise en œuvre
des séances éducatives

Objectif

• Permettre au patient d'atteindre les objectifs éducatifs négociés.
Il s'agit de la mise en œuvre *pratique* de l'apprentissage sous forme de *séances individuelles ou collectives*.

Comment faire en pratique?

La réussite pédagogique de l'étape de mise en œuvre des séances éducatives dépend :
• de la qualité du diagnostic éducatif ;
• de la pertinence pour le patient des objectifs négociés ;
• du choix de la méthode pédagogique.

Comment choisir une méthode pédagogique?

Elle doit :
• favorise rune participation active du patient ;
• être adaptée au patient (p. ex. : son âge, ses capacités intellectuelles, etc.) ;
• être cohérente avec la nature de l'objectif (savoir, savoir-faire ou savoir-être) ;
• être adaptée au contexte et au lieu de l'ETP.

Comment choisir entre une séance individuelle ou collective?

• Intérêts du *collectif* :
  – *regrouper* les patients ayant les mêmes besoins éducatifs ;
  – favoriser le *partage d'expérience*, la *création de liens* entre les patients ;
  – permettre l'*interactivité* et favoriser le *raisonnement.*
• Intérêt de l'*individuel* :
  – permettre une activité pédagogique plus personnelle ;
  – réévaluer les besoins des patients ;
  – réévaluer les compétences des patients.

Méga Guide Pharmaco Infirmier

Exemples de méthodes et outils

Il existe de très nombreuses techniques pédagogiques différentes : l'exposé interactif, la table ronde, le Photolangage®, le Métaplan®, le jeu de rôle, etc.

Évaluation

Objectifs

- Suivre les progrès du patient, le motiver.
- Situer le patient vis-à-vis des objectifs éducatifs négociés.
- Adapter, optimiser les séances éducatives et l'équipe éducative.

Ainsi, l'évaluation porte sur trois « objets » : le *patient*, le *programme* et l'*équipe*.

Comment faire en pratique ?

L'*évaluation du patient* doit être essentiellement formative, c'est-à-dire :

- elle *renseigne* le patient sur les *progrès accomplis*, lui indique ses *erreurs* et des moyens de les corriger ;
- elle donne le **droit à l'erreur** (elle n'est pas vécue comme un échec).

L'évaluation du patient peut être :

- **bioclinique** : utilisant par exemple des résultats d'analyses biologiques, de *peak flow*, l'IMC, etc. ;
- **pédagogique** : portant sur l'acquisition des compétences d'ordre intellectuel (p. ex. : analyse d'une donnée) et d'ordre gestuel (p. ex. : réalisation d'une autosurveillance de la glycémie) ;
- **psychosociale** : portant sur l'acquisition de compétences d'adaptation à la maladie ou encore sur la qualité de vie.

L'*évaluation du programme et de l'équipe éducative* a été rendue obligatoire par la loi HPST et conditionne le renouvellement de l'autorisation par l'ARS d'un programme d'ETP.

L'évaluation de la satisfaction du patient est fondamentale.

Exemples de méthodes et outils

Il existe de **nombreux outils d'évaluation** du patient :
questionnaires à questions ouvertes, questionnaires vrai/faux, Ronde des décisions®, cartes de Barrows®, grilles d'observation, etc. Le choix de l'outil dépend de la nature de l'objectif évalué (savoir, savoir-faire ou savoir-être).

Concernant l'évaluation du programme d'ETP et de l'équipe éducative, de nombreux critères et indicateurs ont été proposés par l'HAS.

Méga Guide Pharmaco Infirmier

PARTIE 6

Calculs de doses et de débits

Unités de doses et concentrations

Unités de doses

Les différentes unités de mesure rencontrées sont le poids (grammes) et le volume (litres).

Conversion des unités

Préfixe	Kilo	Hecto	Déca	Unité	Déci	Centi	Milli	...	...	Micro	...	...	Nano
Valeur	1 000	100	10	1	0,1	0,01	0,001	...	...	0,000001	...	...	0,000000001
Valeur	10^3	10^2	10^1	1	10^{-1}	10^{-2}	10^{-3}	10^{-4}	10^{-5}	10^{-6}	10^{-7}	10^{-8}	10^{-9}

Unités de masse

1 kilogramme (kg)	1 000 g	1 000 000 mg
1 gramme (g)	1 g	1 000 mg
1 décigramme (dg)	0,1 g	100 mg
1 centigramme (cg)	0,01 g	10 mg
1 milligramme	0,001 g	1 mg
1 microgramme (μg), 1 mcg, 1 γ	0,000 001 g (10^{-6} g)	0,001 mg
1 nanogramme	0,000 000 001 g (10^{-9} g)	0,000 001 mg

Unités de volume

1 litre	1 000 mL	1 dm^3
1 décilitre	100 mL	–
1 centilitre	10 mL	–
1 millilitre	1 mL	1 cm^3 ou 1 cc
1 microlitre	0,001 mL	–

Méga Guide Pharmaco Infirmier

Concentrations

Définitions

- La concentration est une masse dissoute dans un volume de solution.
- On peut l'exprimer de deux manières :
  - **concentration absolue,** c'est-à-dire en poids par unité de volume (g/L, mg/L, g/100 mL, mg/mL, etc.) ;
  - **concentration relative,** c'est-à-dire en pourcentage (%) ou en pour mille (‰).

Concentration absolue

La concentration absolue peut s'exprimer de deux manières :
- quantité de médicament par unité de volume (p. ex. : 4 mg/L), généralement pour les formes orales liquides ;
- quantité totale de médicament pour le volume total du contenant (p. ex. : 200 mg/400 mL), généralement pour les formes injectables en poche ou en ampoule.

Concentration relative

La concentration relative exprimée en pourcentage correspond à une concentration massique en grammes pour 100 millilitres :
- une solution de NaCl à 20 % contient 20 g de NaCl pour 100 mL de solution (p. ex. : une ampoule de NaCl de 10 mL à 20 % contient 2 g de NaCl) ;
- une solution de NaCl à 0,9 % (ou 9 ‰) contient 9 g de NaCl pour 1 L de solution (p. ex. : une poche de 500 mL de NaCl à 0,9 % contient 4,5 g de NaCl).

Cas de dosages particuliers

Médicaments en unités internationales

- Certains médicaments sont dosés non pas en unité de masse, mais en unité internationale (UI). La correspondance de volume est propre à chaque médicament.
- Exemples :
  - l'héparine non fractionnée est dosée à 5 000 UI/mL ;
  - l'insuline est dosée à 100 UI/mL dans les flacons ou dans les stylos injecteurs.

☞ *En pratique*

- Ne jamais recopier une prescription médicamenteuse (c'est illégal).
- Avoir une bonne maîtrise des conversions pour éviter d'établir des correspondances erronées.
- Être attentionné lors d'un calcul de dose ou lors de la préparation d'un médicament : ne pas se laisser distraire (source d'erreur) et choisir l'endroit le plus au calme du poste infirmier.
- Toujours effectuer un calcul par écrit (pas uniquement un calcul mental).
- Toujours vérifier une seconde fois ses calculs de dilution ou de débit.
- Les unités de mesure les plus couramment retrouvées sur les prescriptions médicales sont :
  - unités de masse : le milligramme (mg), le microgramme (µg ou mcg ou γ [gamma]);
  - unité de volume : le millilitre (mL ou centimètre cube [cc ou cm³]).
- Sur les conditionnements des médicaments, la quantité de principe actif est exprimée :
  - en masse pour les formes orales solides (comprimés, gélules);
  - en concentration relative (%) ou absolue (masse/unité de volume) pour les formes orales liquides (sirop, solution buvable, gouttes);
  - en concentration absolue (masse totale/volume total) pour les formes liquides injectables (ampoules, poches).
- Bien lire les mentions sur les ampoules injectables (figure 32) :
  - quantité totale de principe actif (Y) en mg;
  - volume total de l'ampoule (Z) en mL;
  - concentration absolue (X) en mg/mL;
  - mentions d'administration et de conservation.

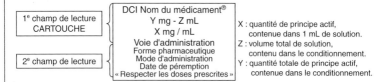

Figure 32. Mentions légales sur une ampoule injectable.

Débits de perfusion

Définitions

- Le débit est le rapport d'un volume sur un temps.
- Les unités de temps sont la seconde (s), la minute (min), l'heure (h) ou le jour (j), soit 24 heures. Pour additionner des durées, il faut tenir compte d'abord des secondes, ensuite des minutes et les heures (60 secondes = 1 minute et 60 minutes = 1 heure).
- Le débit s'exprime différemment selon le type d'administration : perfusion, pousse-seringue électrique ou pompe volumétrique.

Types de perfusion

Perfusion avec perfuseur à molette régulatrice de débit

- **Lors d'une perfusion avec un perfuseur à molette régulatrice et une chambre compte-gouttes, le débit s'exprime en gouttes par minute.**
- Nombre de gouttes présentes dans un millilitre :
  - pour les solutés standards, 1 mL = 20 gouttes ;
  - pour un perfuseur dit «de précision» (en pédiatrie), 1 mL = 60 gouttes ;
  - pour la transfusion de sang, 1 mL = 15 gouttes.

▶ Calculs du débit

- Pour les perfusions d'une durée inférieure à 1 heure :

$$\text{Débit} = \frac{\text{Volume à perfuser en mL} \times 20 \, (\text{gouttes})}{\text{Durée en minutes}}$$

• Pour les perfusions d'une durée supérieure à 1 heure :

$$\text{Débit} = \frac{\text{Volume à perfuser en mL} \times 20 \,(\text{gouttes})}{\text{Durée en heures} \times 60 \,(\text{min})}$$

▌ **Règles d'arrondi pour le calcul du débit**

À appliquer lors du calcul du débit en gouttes par minute avec un perfuseur standard :
• quand le débit calculé a une valeur décimale comprise jusqu'à 0,5 exclu, il faut arrondir le résultat à la valeur entière inférieure et le débit est alors exprimé par « défaut » (p. ex. : débit calculé de 33,33 → régler le débit à 33 gouttes/min par « défaut ») ;
• quand le débit calculé a une valeur décimale comprise au-delà de 0,5 inclus, il faut arrondir le résultat à la valeur entière supérieure et le débit est alors exprimé par « excès » (p. ex. : débit calculé de 66,66 → régler le débit à 67 gouttes/min par « excès »).

Perfusion avec pousse-seringue électrique

• Lors d'une perfusion avec un pousse-seringue électrique (PSE), le débit s'exprime en millilitres par heure.
• Un PSE est un appareil qui pousse régulièrement le piston d'une seringue afin de délivrer une solution à débit constant.

▌ **Indications du pousse-seringue électrique**

Ce dispositif est indiqué pour la perfusion des médicaments :
• à faible dose et pendant un temps assez long (quantité maximum perfusée 50 mL, éventuellement renouvelée plusieurs fois par jour) ;
• à marge thérapeutique étroite dont les variations de débits de perfusion peuvent être délétères (anticancéreux, morphiniques, catécholamines, héparine, insuline, etc.).

▶ Détermination du volume de la seringue

- Le volume total est souvent un multiple de 12 ou de 24 (correspondant à 12 heures ou 24 heures de perfusion) soit 48 mL, 36 mL, 24 mL ou 12 mL.
- Le débit minimal est en général de 1 mL/h.
- Lors de la préparation de la seringue, le volume de complément (NaCl à 0,9 %, G5 %, eau PPI) est établi de façon à ce que la seringue, une fois remplie, présente un volume (en millilitres) égal ou correspondant à un multiple de la durée (en heures), afin d'obtenir un débit correspondant à un nombre entier de mL/h.
- Pour déterminer le volume total de la seringue, on prend en compte :
  - l'état d'hydratation du patient, en particulier l'existence de limites en apports hydriques (volume de complément minimal dans ce cas) ;
  - le volume de distribution du patient ;
  - la concentration maximale ou minimale en médicament à ne pas dépasser afin d'avoir une bonne stabilité du médicament.

▶ Règles d'arrondi pour le calcul du débit

Arrondir à la décimale la plus proche, sauf si l'appareil permet une programmation du débit allant au-delà du $1/10^e$.

Perfusion avec pompe volumétrique

- **Lors d'une perfusion avec une pompe volumétrique, le débit s'exprime en millilitres par heure.**
- La pompe volumétrique permet de perfuser des volumes variables, supérieurs à 60 mL, à des débits précis et constants.
- Le réglage du débit peut être effectué selon plusieurs modalités suivant les modèles de pompe :
  - saisir directement le débit de perfusion (mL/h) ;
  - saisir le volume à perfuser (mL) et la durée de perfusion (h), le débit étant calculé par l'appareil (débit = volume/durée) ;

– saisir le débit (mL/h) et le volume (mL) à perfuser, la durée de la perfusion étant calculée par l'appareil (durée = volume/débit).

 En pratique

- Toujours effectuer un calcul par écrit (pas uniquement un calcul mental).
- Toujours vérifier une seconde fois ses calculs de dilution ou de débit.
- Être attentionné lors d'un calcul de débit de perfusion : ne pas se laisser distraire (source d'erreur).

Médicaments par classe pharmaco-thérapeutique

1. Rôle de l'infirmier(ère) en cancérologie – hématologie

Éducation thérapeutique du patient

Information du patient, et vérification de sa compréhension, des modalités de chaque traitement, de ses effets indésirables attendus et des mesures préventives pour en améliorer la tolérance. C'est un rôle fondamental de l'infirmier(ère) pour permettre au patient de mieux accepter son traitement.

Évaluation et traitement de la douleur

- En concertation avec l'équipe médicale, veiller à ce que le patient dispose d'un traitement antalgique adapté dès l'initiation de la prise en charge et sans attendre le diagnostic final.
- Évaluation de la douleur par un outil adapté (p. ex. : échelle visuelle analogique [EVA], échelle verbale simple [EVS], échelle numérique [EN], grille d'observation Doloplus, etc.).
- Proposition régulière au patient du traitement antalgique prescrit à la demande.

Cf. « Traitement de la douleur » pour plus de détails.

Évaluation de l'état nutritionnel

Poids et taille permettant d'évaluer l'indice de masse corporelle et le pourcentage d'amaigrissement (par rapport au poids avant le diagnostic de cancer).

Soutien psychologique et accompagnement du patient

Reformulation des informations données par le médecin, écoute empathique, proposition d'aide psychologique, sociale, diététique, esthétique.

Avant le 1er cycle de chimiothérapie

Recueil de données auprès du patient :
- recherche des contre-indications à la chimiothérapie prévue ;
- prise de médicaments susceptibles d'interférer avec la chimiothérapie ;

Méga Guide Pharmaco Infirmier

- terrain anxieux et antécédents de mal de transport : risque accru de nausées-vomissements.

Avant chaque nouveau cycle de chimiothérapie

Demander au patient les effets indésirables survenus lors du traitement précédent :

- survenue d'un effet indésirable grave pouvant contre-indiquer la reprise du traitement ou nécessiter la diminution des doses ;
- revue des principaux symptômes pouvant être induits par la chimiothérapie : fatigue, nausées-vomissements, fièvre, douleurs buccales, diarrhée, constipation, fourmillement ou insensibilité des extrémités ;
- évaluation de l'intensité de chaque symptôme en faisant préciser son retentissement fonctionnel sur les actes de la vie quotidienne (sur l'alimentation, le sommeil, les activités habituelles, etc.) et les mesures correctives éventuellement prises.

Conditions pour l'administration de la chimiothérapie

- Absence de toxicité sévère ou associée à un retentissement fonctionnel lors du cycle précédent.
- Conditions cliniques : apyrexie, pression artérielle et fréquence cardiaque dans les limites de la normale.
- Avant chaque cycle de chimiothérapie, il faut réaliser sur prescription médicale au minimum un hémogramme avec formule sanguine et une évaluation de la fonction rénale par un dosage de la créatininémie.

Prévention de l'iatrogénie liée à la chimiothérapie et prise en charge des principales complications

▶ **Nausées-vomissements**

Cf. « 5. Prévention et traitement des nausées et vomissements ».

▶ **Complications hématologiques**

Cf. « 7. Prévention et traitement de la neutropénie ».

▶ **Fièvre**

- Température corporelle $\geq 38,5$ °C une fois ou température > 38 °C lors de deux mesures faites à 2 heures d'intervalle.
- Chez un patient recevant une chimiothérapie, la survenue d'une fièvre impose toujours une consultation médicale immédiate, au besoin *via* le service des urgences, et la réalisation d'un hémogramme. Le diagnostic à évoquer en priorité est la neutropénie

fébrile. Lorsque la fièvre survient dans les 24 heures qui suivent la chimiothérapie, elle peut être induite directement par la chimiothérapie (gemcitabine, oxaliplatine, bléomycine) et ne nécessite aucun traitement en dehors du paracétamol. Néanmoins, si la fièvre persiste ou s'accompagne de signes de mauvaise tolérance (frissons, asthénie, etc.), il faut évoquer une infection de la voie veineuse centrale : des hémocultures sont alors impératives.

▶ Mucite

La surinfection des muqueuses de la bouche et du tube digestif doit être prévenue par l'utilisation de bains de bouche au bicarbonate de sodium 1,4 % à répéter 3 fois/j matin, midi et soir après la prise alimentaire, voire plus. Il est également possible d'ajouter un antifongique (amphotéricine B, Fungizone®) et un anesthésique local (lidocaïne).

▶ Alopécie

- Prévention par l'utilisation d'un casque réfrigérant : posé avant le début de la chimiothérapie, changé toutes les 30 minutes et maintenu pendant tout le temps de la perfusion (pas toujours supporté par les patients et efficace que pour les perfusions très courtes < 30 minutes).
- En cas d'alopécie installée : proposer aux patients de couper leurs cheveux, suggérer quelques moyens simples pour masquer celle-ci : foulard, turban, bonnet, chapeau et autres couvre-chefs mais surtout, prothèse capillaire.
- La prothèse capillaire doit être proposée avant que l'alopécie ne soit complète afin que le patient puisse choisir une perruque proche de sa coiffure habituelle. Elle est partiellement remboursée par l'assurance-maladie et les mutuelles.

2. Principes généraux des chimiothérapies

On regroupe sous le terme de chimiothérapie anticancéreuse un ensemble de médicaments qui ont en commun de provoquer la mort des cellules cancéreuses en ciblant leur ADN.

Aucun de ces traitements n'est parfaitement spécifique des cellules malignes. Ils induisent donc des effets indésirables importants liés à leur action sur les cellules normales.

Leur index thérapeutique est étroit, c'est-à-dire que la dose minimale efficace est proche de la dose toxique, voire mortelle.

On différencie les produits de chimiothérapie « classiques » et les thérapies dites « ciblées ». Celles-ci ont été conçues pour agir spécifiquement sur des tumeurs présentant une anomalie moléculaire déterminée. Leur cible n'est pas l'ADN mais une protéine spécifique. Leurs effets indésirables sont généralement moins importants mais loin d'être négligeables.

Principales indications de la chimiothérapie

Traitement adjuvant

- Après une exérèse chirurgicale complète de la tumeur, la chimiothérapie adjuvante permet de détruire les micrométastases et de diminuer le risque de rechute.
- Ce type de traitement est en particulier indiqué dans les cancers du sein et du côlon.

Traitement d'induction (ou « néoadjuvant »)

- Avant une chirurgie ou une radiothérapie, lorsque l'extension importante de la tumeur rend impossible un traitement local ou contraint à une chirurgie mutilante.
- Le traitement est donc débuté par une chimiothérapie d'induction qui permet dans certains cas de réduire la taille de la tumeur et ainsi, de faciliter un traitement local conservateur. Par exemple, dans le cancer du sein, la chimiothérapie d'induction, dite aussi néoadjuvante, peut permettre d'éviter la mastectomie.

En phase métastatique

- La chimiothérapie a rarement un objectif curatif excepté dans le cancer du testicule et dans certains cancers de l'enfant.

- Le plus souvent, elle permet d'augmenter l'espérance de vie et d'améliorer les symptômes en induisant une rémission transitoire mais sans permettre la guérison (cancers du sein, du côlon, de la prostate, du poumon, etc.).

Principales contre-indications de la chimiothérapie

Grande altération de l'état général

On considère généralement qu'un patient alité plus de 50 % de la journée ne peut recevoir de chimiothérapie (indice OMS ≥ 3) sauf s'il s'agit d'un cancer très chimiosensible (cancer du testicule, lymphome, etc.).

Infection non contrôlée par un traitement antibiotique

Risque d'aggravation de l'infection en cours de chimiothérapie.

Déficience d'un organe

- En fonction du médicament utilisé et de ses toxicités.
- Exemples :
  - les anthracyclines peuvent induire une insuffisance cardiaque. Elles sont donc contre-indiquées en cas d'insuffisance cardiaque pré-existante, au risque de l'aggraver ;
  - les taxanes sont métabolisés par le foie. Ils sont contre-indiqués en cas d'anomalies importantes du bilan hépatique.

3. Principes d'administration des chimiothérapies

Modalités de prescription et de préparation des chimiothérapies

- Toute chimiothérapie peut uniquement être administrée sous le contrôle d'un spécialiste en oncologie, en hématologie ou d'un médecin compétant en cancérologie et ce, dans des unités disposant d'une autorisation administrative délivrée par les agences régionales de santé (ARS).
- La préparation des cytotoxiques injectables doit obligatoirement se faire dans des unités de préparation centralisée situées au sein des pharmacies hospitalières. Dans de rares exceptions, les infirmier(ère)s assurent la préparation en respectant des mesures de protection strictes : manipulation sous flux laminaire, port d'une blouse à manches longues et de gants, d'un masque chirurgical et de lunettes de protection.

Chimiothérapie injectable

La plupart des médicaments de chimiothérapie s'administrent par voie veineuse. Pour faciliter et rendre plus sûre l'administration IV, celle-ci est de préférence faite *via* une voie veineuse centrale.

Cycle

L'administration est discontinue : le traitement se fait généralement sur une journée (parfois 2 à 5 jours consécutifs) et est renouvelé toutes les 2 à 3 semaines. Chaque période de traitement est appelée *cycle*. La prescription se fait en nombre de cycles, qui définit la durée du traitement. Plusieurs cytotoxiques sont souvent associés pour définir un protocole dont la composition a été fixée par des études cliniques.
Pour minimiser au maximum le risque de toxicité et pour obtenir une efficacité optimale, la prescription et son exécution doivent être très précises.

Posologie

Elle est généralement adaptée à la surface corporelle du patient, qui est calculée à partir de son poids et de sa taille. La prescription doit indiquer la posologie en mg (ou g) par m^2 et la dose totale qui doit être administrée.

Nature et volume du soluté utilisé pour la dilution

Généralement glucosé à 5 % ou sérum physiologique (NaCl 0,9 %). Il est important de se référer au RCP du médicament dans le *Vidal* pour vérifier le type de solvant à utiliser, la concentration maximale autorisée et la stabilité de la préparation.

Par exemple, le cisplatine doit toujours être dilué dans du sérum physiologique ; à l'inverse, l'oxaliplatine précipite avec le sérum physiologique.

Durée de la perfusion

Elle doit être précisée dans la prescription et suivie scrupuleusement. Un raccourcissement ou surtout un allongement de la durée de perfusion peuvent considérablement augmenter la toxicité.

Intervalle entre chaque cycle

S'il est diminué, il existe un risque accru de toxicité. À l'inverse, l'efficacité peut être diminuée s'il est allongé.

Utilisation d'une chambre à cathéter implantable

Description

La chambre à cathéter implantable (CCI) est composée de deux parties (*cf.* figure 27).

▶ **Chambre implantable**

- Elle est placée sous la peau, généralement sur le thorax, juste sous la clavicule, le plus souvent à droite.
- Il s'agit d'un cylindre creux d'environ 2,5 cm de diamètre et 1,3 cm d'épaisseur.
- Elle est en acier inoxydable. Une de ses faces est constituée par une membrane en silicone, appelée « septum », qui peut être traversée par une aiguille. Le septum est juste sous la peau.

▶ **Cathéter**

- Il est relié à la chambre implantable par un système de verrouillage.
- Son extrémité est placée dans la veine cave supérieure juste au-dessus de l'oreillette droite.
- Ce système permet de réaliser une perfusion dans une veine de gros calibre en piquant à travers la membrane de la chambre implantable.

Intérêts

La CCI est utilisée principalement en cancérologie pour l'administration de chimiothérapies anticancéreuses, mais également pour la nutrition parentérale.

▶ Préserver le capital veineux des patients

La perfusion dans une veine de gros calibre (veine cave) diminue le risque de toxicité pour les parois veineuses. Au niveau des veines périphériques, la réalisation d'une chimiothérapie entraîne rapidement une sclérose des veines qui deviennent non ponctionnables.

▶ Améliorer le confort des patients

- Pas de douleurs occasionnées par des ponctions veineuses périphériques répétées. La traversée de la peau pour atteindre la chambre implantable est généralement peu douloureuse et la douleur peut être prévenue par l'application d'un anesthésique local 1 heure avant la ponction.
- Pendant la perfusion, les mains du patient sont libres et il peut se déplacer plus facilement.

▶ Améliorer la sécurité de la perfusion

La CCI diminue le risque d'extravasation mais ne le supprime pas complètement : une surveillance étroite de la perfusion reste nécessaire.

▶ Diminuer le risque infectieux

La CCI diminue le risque infectieux par rapport à l'utilisation d'un cathéter central dont l'extrémité proximale est à l'extérieur du patient.

Conditions de pose

- Vérification du bilan d'hémostase et de la numération plaquettaire.
- Arrêt des traitements antiagrégants (l'aspirine peut généralement être poursuivie si son indication est impérative) et anticoagulants.
- Le patient doit être capable de supporter la position allongée sur un plan dur pendant au moins 30 minutes : prévoir si besoin l'administration d'un antalgique avant la pose.
- Pose du cathéter et de la chambre implantable réalisée par un anesthésiste ou un chirurgien, au bloc opératoire, dans des conditions d'asepsie chirurgicale, et sous anesthésie locale.
- Le médecin réalise la 1re injection dans la chambre implantable (généralement au bloc opératoire).
- Si le traitement doit être débuté dans les 3 jours qui suivent la pose, une aiguille spécifique dite de Huber doit être laissée en place car un œdème peut se développer secondairement qui empêchera la ponction durant la 1re semaine.

- La bonne position de l'extrémité distale du cathéter est vérifiée par la réalisation d'une radiographie de thorax de face et de profil. Ces radiographies de contrôle doivent impérativement être vues par le médecin avant de débuter la chimiothérapie et conservées dans le dossier médical afin d'être consultées par l'infirmier(ère) avant la ponction de la CCI, ce qui permet d'installer le biseau de l'aiguille en direction de la lumière du cathéter.

Conditions d'utilisation

« L'infirmier ou l'infirmière est habilité à pratiquer les actes suivants […] : surveillance de cathéters veineux centraux et de montage d'accès vasculaires implantables mis en place par un médecin; injections et perfusions, à l'exclusion de la première, dans ces cathéters ainsi que dans les cathéters veineux centraux et ces montages. » (art. R. 4311-7 du Code de la santé publique) :

- application possible d'un anesthésique local type pommade anesthésiante à base de prilocaïne/Lidocaïne (p. ex. : Emla®) 1 heure avant la perfusion sur la peau en regard du site de ponction de la CCI;
- vérification du bon état de la peau en regard de la CCI;
- conditions rigoureuses d'asepsie;
- utilisation obligatoire d'aiguilles spécifiques : aiguilles de Huber ou aiguilles Gripper. Ces dernières sont utilisées pour les perfusions et doivent être changées tous les 7 jours;
- utilisation systématique de seringues de volume ≥ 10 mL afin de permettre une pression adaptée lors de la ponction de la CCI.

Complications et précautions d'utilisation

▶ Infections

Infection du cathéter

- Le patient présente une fièvre isolée. Le diagnostic repose sur la réalisation d'hémocultures sur la CCI et sur une veine périphérique, et sur le fait qu'aucun autre foyer infectieux n'est mis en évidence. Typiquement, les hémocultures sur CCI sont seules positives ou poussent plusieurs heures avant celles réalisées en périphérie.
- Le traitement initial repose sur une antibiothérapie IV, administrée sur une veine périphérique et/ou un verrou antibiotique qui consiste à injecter dans la chambre implantable un antibiotique qui va agir localement.
- En fonction du germe en cause, l'ablation de la CCI peut être nécessaire.

Infection cutanée en regard de la CCI et/ou du cathéter

- La fièvre est généralement absente.
- L'utilisation de la CCI est formellement contre-indiquée.
- Un traitement local peut suffire si l'infection est limitée mais l'ablation de la CCI est souvent nécessaire.

▶ **Obstruction de la CCI et/ou du cathéter**

- Se manifeste par l'impossibilité de perfuser et l'absence de reflux sanguin alors qu'il était initialement présent.
- Conduite à tenir :
  - ne pas chercher à injecter de force ;
  - faire une radiographie de thorax pour vérifier la bonne position du cathéter ;
  - demander une opacification du cathéter pour visualiser l'obstruction.

Obstruction par un caillot

L'injection de très petites doses d'un fibrinolytique (urokinase – Actosolv®) peut être efficace.

Précipitation d'un soluté ou d'un médicament

L'obstruction est irréversible, la CCI doit être changée.

▶ **Thrombose veineuse**

- La présence du cathéter favorise la survenue de thromboses veineuses.
- Elle se manifeste par un gonflement du bras et un ralentissement des perfusions, voire une obstruction du cathéter.
- Le diagnostic repose sur l'échographie doppler ou le scanner thoracique avec injection.
- Il faut débuter rapidement un traitement anticoagulant.

▶ **Extravasation**

- Elle peut entraîner avec certains produits (anthracyclines, alcaloïdes de la pervenche, taxanes) des lésions cutanées et sous-cutanées très importantes à type de nécroses.
- Exceptionnellement, elle est due à une désinsertion du cathéter du fait d'une rupture du système de verrouillage. Elle peut avoir été occasionnée par une injection sous trop haute pression (utilisation intempestive d'une seringue de moins de 10 mL).
- Plus souvent, l'extravasation est due à une aiguille mal fixée qui s'échappe du septum lors d'un mouvement du bras du patient.

Chimiothérapie orale

- Elle expose aux mêmes complications que la chimiothérapie IV. Elle peut donner un meilleur confort au patient en évitant les perfusions IV et les venues fréquentes à l'hôpital mais n'est disponible que pour quelques médicaments. Sa surveillance doit être étroite car elle peut poser des problèmes spécifiques :
  - influence des repas pris de façon concomitante sur l'absorption digestive de la chimiothérapie et donc de ses effets ;
  - risque plus important d'interactions médicamenteuses ;
  - mauvaise observance du traitement : le patient ne prend pas son traitement ou seulement une partie ;
  - «non-réaction» du patient aux effets indésirables : il continue à prendre le traitement alors qu'il présente un effet indésirable important avec le risque d'une gravité encore accrue.
- Une éducation thérapeutique du patient sur les modalités de prises du médicament, sur les effets indésirables et sur la conduite à tenir est indispensable.

4. Principaux effets indésirables des chimiothérapies

La toxicité associe des effets communs à tous les agents de chimiothérapie et des toxicités spécifiques de chaque médicament.

Toxicités aiguës

- Elles se manifestent de quelques heures à quelques jours après la chimiothérapie.
- Plusieurs toxicités aiguës sont communes à tous les agents de la chimiothérapie mais leur intensité varie d'un médicament à l'autre.
- La toxicité aiguë s'exerce en particulier sur les tissus à renouvellement rapide : cellules sanguines (globules blancs, plaquettes, globules rouges), muqueuses (buccale et digestive surtout), peau et cellules des follicules pileux.

Asthénie

- Effet très fréquent mais d'intensité très variable d'un patient à l'autre.
- Elle est généralement maximum une semaine après la chimiothérapie.
- Elle a tendance à se majorer au fur et à mesure de la répétition des traitements.

Nausées et vomissements

- C'est un effet indésirable fréquent et très redouté par les patients (*cf.* « 5. Prévention et traitement des nausées et vomissements »).
- L'intensité des nausées-vomissements varie beaucoup d'un médicament à l'autre. Les produits de chimiothérapie peuvent être ainsi classés en faiblement, moyennement ou fortement émétisants (tableau 8).
- On distingue les nausées-vomissements immédiats, retardés et anticipés.

▌ Nausées et vomissements immédiats

- Ils surviennent dans les premières 24 heures qui suivent la chimiothérapie.

Tableau 8. Pouvoir émétisant des principaux médicaments de chimiothérapie.

Élevé	Intermédiaire	Faible
Cisplatine	Irinotécan	Vinorelbine
Cyclophosphamide	Topotécan	5-Fluorouracile
Ifosfamide	Taxanes	Méthotrexate
Anthracyclines	Étoposide	Bléomycine
Cytarabine		Gemcitabine

- Ils sont plus fréquents et plus intenses sur certains terrains : sujet jeune, anxieux, antécédent de vomissements lors d'une chimiothérapie précédente ou de mal des transports.
- Les vomissements immédiats sont généralement bien prévenus par les médicaments antiémétiques.
- Les nausées sont plus difficiles à contrôler et peuvent être responsables d'une anorexie qui va participer à la dénutrition du patient.

▶ **Nausées et vomissements retardés**

- Ils surviennent au-delà de 24 heures et peuvent se prolonger plusieurs jours.
- Ils s'observent surtout après traitement par les dérivés du platine (p. ex. : cisplatine).
- Leur traitement est plus difficile.

▶ **Nausées et vomissements anticipés**

- Ils surviennent avant même l'administration de la chimiothérapie.
- Il s'agit en fait d'un réflexe conditionné survenant chez un patient qui a subi des vomissements intenses lors d'une chimiothérapie précédente.
- Les nausées-vomissements anticipés sont plus fréquents sur un terrain anxieux.

Toxicité hématologique (myélotoxicité)

Elle est due à un effet de la chimiothérapie sur les cellules de la moelle osseuse chargées de renouveler les cellules sanguines circulantes : globules blancs, globules rouges et plaquettes.

▶ **Baisse des globules blancs (leucopénie)**

- Elle concerne surtout les polynucléaires neutrophiles (neutropénie) et survient 5 à 7 jours après la chimiothérapie.

- Un taux de polynucléaires neutrophiles $< 0,5$ g/L est associé à un risque très augmenté d'infection bactérienne ou fongique grave. La survenue d'une fièvre chez un patient neutropénique est une urgence thérapeutique.
- Le taux de polynucléaires neutrophiles revient à la normale 2 à 3 semaines après la chimiothérapie mais peut parfois nécessiter le recours à des facteurs de croissance hématopoïétiques de la lignée granulocytaire (*cf.* «7. Prévention et traitement des neutropénies»).

▌ Baisse des plaquettes (thrombopénie)

- Elle suit l'évolution de la leucopénie mais est plus rare.
- Elle est responsable d'un risque hémorragique surtout si le taux de plaquettes est < 20 G/L.

▌ Baisse des globules rouges et du taux d'hémoglobine (anémie)

- Elle est progressive : le taux d'hémoglobine diminue au fur et à mesure de la répétition des traitements et ne remonte pas ou peu après chaque cycle.
- Elle peut parfois nécessiter le recours à la transfusion de culots globulaires ou à l'administration d'érythropoïétine (*cf.* «6. Prévention et traitement de l'anémie»).

Toxicité muqueuse

▌ Au niveau de la muqueuse buccale

- La chimiothérapie est responsable d'aphtes et d'abrasions qui entraînent des douleurs et des difficultés pour s'alimenter : on parle de mucite ou de stomatite.
- La muqueuse altérée peut facilement être surinfectée par le *Candida albicans* ou le virus herpétique. Ces infections majorent encore l'intensité des symptômes.

▌ Au niveau de la muqueuse digestive

La chimiothérapie est responsable d'une diarrhée qui peut se compliquer d'une déshydratation et de déséquilibres ioniques.

Alopécie

- L'alopécie est un effet indésirable très redouté des patients. Son impact psychologique est majeur. Il est le signe extérieur du patient cancéreux sous chimiothérapie.
- L'alopécie chimio-induite débute généralement 1 mois après l'initiation de la chimiothérapie.

- Elle peut être incomplète ou totale.
- Elle touche les cheveux mais aussi parfois les poils.
- Elle est toujours réversible : la repousse débute entre 1 et 2 mois après la fin des chimiothérapies et se fait habituellement au rythme de 1 cm/mois.
- La fréquence de l'alopécie chimio-induite est fonction des médicaments utilisés et des doses (tableau 9).

Tableau 9. **Risque d'alopécie pour les principaux médicaments anticancéreux.**

Élevé	Modéré	Faible	Nul
Anthracyclines	Cytarabine	Carboplatine	Cisplatine
Taxanes	Méthotrexate	5-Fluorouracile	Gemcitabine
Cyclophosphamide	Vinorelbine	Bléomycine	
Ifosfamide		Pémétrexed	

Toxicité rénale

- Elle est provoquée en particulier par le cisplatine, plus rarement par l'ifosfamide ou le méthotrexate à forte dose.
- Elle doit être prévenue par l'hyperhydratation IV et la contre-indication des médicaments néphrotoxiques.

Toxicité veineuse

- Certaines chimiothérapies altèrent la paroi des veines : celles-ci deviennent dures, douloureuses et difficiles à ponctionner.
- Si le produit passe accidentellement à l'extérieur de la veine (extravasation), il peut entraîner une nécrose des tissus.
- Cette complication est gravissime : elle rend nécessaire l'utilisation d'une voie veineuse centrale et une surveillance continue de la perfusion.
- Les produits les plus veinotoxiques sont les anthracyclines, les taxanes et les alcaloïdes de la pervenche.

Toxicités tardives

Toxicités d'organe

- Elles sont dues à l'altération de tissus à renouvellement lent : rein, cœur, poumon, gamètes et tissu nerveux :
  - insuffisance cardiaque liée aux anthracyclines ;
  - fibrose pulmonaire liée à la bléomycine ;
  - polynévrite sensitive liée aux platines, aux alcaloïdes de la pervenche et aux taxanes.

- Elles sont généralement spécifiques d'un médicament ou d'une famille de médicaments.
- Elles se manifestent cliniquement après plusieurs cycles de chimiothérapie, voire plusieurs mois après la fin du traitement.
- Elles peuvent être irréversibles.

Toxicité gonadique

Elle est responsable d'une stérilité, voire chez la femme d'une ménopause précoce. Le risque est dépendant du type de chimiothérapie utilisée (risque maximum avec les agents alkylants), de la dose et de la durée de cette chimiothérapie.

Effet mutagène

L'effet mutagène des cytotoxiques expose à un effet tératogène (risque de malformation) chez la femme enceinte, principalement au cours du 1er trimestre de la grossesse. Il expose également à des leucémies aiguës, dites secondaires, en particulier avec les alkylants, l'étoposide et les anthracyclines. Ces leucémies secondaires sont de très mauvais pronostic.

5. Prévention et traitement des nausées et vomissements

Objectif(s) du traitement

Prévenir les nausées et vomissements induits par la chimiothérapie et la radiothérapie.

Propriété(s)

- Action sur le centre cérébral du vomissement.
- Sétrons : efficaces à la phase aiguë mais pas sur les vomissements retardés (*cf.* «100. Antiémétiques : sétrons»).
- Aprépitant : plus efficace sur les vomissements retardés (*cf.* «101. Antiémétiques : antagonistes de la substance P»).
- Corticoïdes : potentialisation de l'efficacité des sétrons à la phase aiguë et prévention des nausées-vomissements retardés ; débutés en même temps que le sétron, ils sont poursuivis 3 à 5 jours.
- Neuroleptiques cachés : métoclopramide, dompéridone (*cf.* «99. Antiémétiques : antagonistes dopaminergiques périphériques»).
- Benzodiazépines : action sur l'anxiété qui majore l'intensité des nausées-vomissements ; surtout utilisées pour les nausées-vomissements anticipés (*cf.* «206. Anxiolytiques : benzodiazépines»).

Mécanisme(s) d'action

- Sétrons : antagonistes du récepteur 5-HT$_3$ de la sérotonine.
- Aprépitant : antagoniste des récepteurs NK1 de la substance P.

Principaux médicaments

DCI (spécialité)	Forme galénique et dosage	Voie	Posologie usuelle
Sétrons			
Ondansétron (Zophren®)	Cp. orodispersibles 4 ou 8 mg	Sublinguale	8 mg × 2/j
	Amp. inject. 4 ou 8 mg	IV	8 mg × 2/j

156

Antagonistes de la substance P			
Aprépitant (Emend®)	Cp. 80 ou 125 mg	*Per os*	125 mg à J1, puis 80 mg à J2 et J3

Indications

- Chimiothérapie faiblement émétisante : métoclopramide ± corticoïde avant la chimiothérapie.
- Chimiothérapie moyennement émétisante : sétron + corticoïde avant la chimiothérapie puis métoclopramide + corticoïde pendant 3 jours.
- Chimiothérapie hautement émétisante : sétron + corticoïde + aprépitant avant la chimiothérapie puis corticoïde + aprépitant après la chimiothérapie.

Contre-indications

- Aprépitant : contre-indiqué avec l'ifosfamide.

Principaux effets indésirables

- Sétrons : céphalées (patient prédisposé aux migraines) et constipation.
- Corticoïdes : rougeur du visage, nervosité, exacerbation d'un diabète ou d'une HTA, prise de poids.
- Métoclopramide : dyskinésie aiguë en cas d'utilisation de fortes doses, somnolence, constipation.

En pratique clinique

Conduite du traitement

- Préventif :
  - débuter dès le 1er jour du traitement en fonction du potentiel émétisant du protocole (faible, moyen, haut) ;
  - voie orale à privilégier (aussi efficace que l'IV).
- Nausées-vomissements anticipés :
  - administration d'un anxiolytique pendant les 48 heures précédant la chimiothérapie ;
  - thérapies comportementales ou acupuncture également conseillées.

Surveillance

Surveillance clinique : nombre de vomissements, prise alimentaire, volume d'eau absorbé.

Modalités d'administration

- Sétron : J1 le matin du traitement (au moins 1 h avant), puis le soir.
- Aprépitant : J1 le matin du traitement (125 mg 1 h avant), puis le matin de J2 (80 mg) et J3 (80 mg).

À éviter

Sétrons : prolonger le traitement au-delà du dernier jour de la chimiothérapie (pas d'effet sur les nausées-vomissements retardés et induction d'une constipation).

Conseils au patient/à la famille

- S'assurer que le patient dispose d'une ordonnance de médicament antiémétique à prendre en cas de nausées-vomissements (malgré le traitement préventif) : métoclopramide ou métopimazine *per os* ou en suppositoire en cas de vomissements incoercibles à domicile.
- Prévenir le service de référence ou consulter aux urgences en cas d'indication à une hospitalisation pour réhydratation IV :
  - vomissements incoercibles rendant impossible la prise de boisson ;
  - vomissements chez un patient diabétique, en cas de traitement par cisplatine (la déshydratation majore sa toxicité rénale), de fièvre ou de diarrhée associée ;
  - en cas de signe de mauvaise tolérance : tachycardie, hypotension.

6. Prévention et traitement de l'anémie

Objectif(s) du traitement

Corriger et prévenir l'anémie centrale induite par la chimiothérapie en alternative à la transfusion de culots globulaires qui reste le traitement de référence.

Propriété(s) et mécanisme(s) d'action

Dérivés de l'érythropoïétine (EPO) : hormone normalement produite par le rein, stimulant la production de globules rouges par la moelle osseuse.

Principaux médicaments

DCI (spécialité)	Forme galénique et dosage	Voie	Posologie usuelle
Époétine alfa (Eprex®)	Ser. préremplie 40 000 UI	SC	40 000 UI 1 fois/semaine
Époétine bêta (Néorecormon®)	Ser. préremplie 30 000 UI	SC	30 000 UI 1 fois/semaine
Darbépoétine alfa (Aranesp®)	Ser. préremplie 500 µg	SC	500 µg toutes les 3 semaines

Indications

Anémie inférieure à 10 g/dL d'hémoglobine chez un patient recevant une chimiothérapie, après avoir éliminé les autres causes d'anémie (hémorragie, carence en fer ou en vitamines).

Contre-indications

- Hypertension artérielle non contrôlée.
- Chimiothérapie à indication curative (dans ce cas, une transfusion est préférable).

Principaux effets indésirables

Principalement liés à une prescription excessive, responsable d'un taux d'hémoglobine supérieur à la norme :
- céphalées ;
- risque de thrombose vasculaire ;
- HTA.

En pratique clinique

Conduite du traitement

Injection SC au niveau des bras et des cuisses.

Surveillance

- Surveillance biologique : hémoglobinémie mensuelle (voire plus régulièrement si nécessaire).
- Surveillance clinique : pression artérielle.

Modalités d'administration

1 injection SC/semaine.

À éviter

Prolonger le traitement en cas d'hémoglobine > 12 g/dL ou en absence d'efficacité au bout de 4 semaines.

Conseils au patient/à la famille

- Conservation à + 4 °C au réfrigérateur (respect de la chaîne du froid).
- Réaliser les prélèvements sanguins prescrits pour surveiller le taux d'hémoglobine.
- Autosurveillance de la PA.

7. Prévention et traitement de la neutropénie

Objectif(s) du traitement

- Prévenir la neutropénie induite par la chimiothérapie par les facteurs de croissance granulocytaires.
- Traiter la neutropénie compliquée d'une infection (neutropénie fébrile).

Propriété(s)

G-CSF (*Granulocyte Colony Stimuling Factor*) : facteur de croissance hématopoïétique produit par génie génétique.

Mécanisme(s) d'action

Stimulation de la production de polynucléaires neutrophiles par la moelle osseuse permettant de raccourcir la durée de la neutropénie et diminuer le risque d'infection (n'empêche pas totalement la neutropénie).

Principaux médicaments

DCI (spécialité)	Forme galénique et dosage	Voie	Posologie usuelle
Filgrastim (Neupogen®, Zarzio®, Tevagrastim®, etc.)	Amp. ou seringue préremplie 30 ou 48 MUI	SC	1 inj. SC/j pendant 5 à 7 jours
Lénograstim (Granocyte®)	Seringue préremplie 13,4 ou 33,6 MUI/mL	SC	1 inj. SC/j pendant 5 à 7 jours
Forme retard **Pegfilgrastim** (Neulasta®)	Sol. inject. 6 mg	SC	1 inj. SC unique

Indications

- Réduction de la durée de la neutropénie induite par la chimiothérapie et prévention de la neutropénie fébrile : soit systématiquement après une chimiothérapie reconnue comme très neutropéniante ou chez un patient très fragile (sujet âgé, immunodéprimé), soit après un premier épisode de neutropénie fébrile pour éviter la récidive lors de la chimiothérapie suivante.

- Neutropénie compliquée d'une infection sévère pour raccourcir sa durée.
- Neutropénie chronique.

Contre-indications

Association à la chimiothérapie ou administration moins de 24 heures après sa fin.

Principaux effets indésirables

- Douleurs osseuses en particulier du bassin, liées à une stimulation de la moelle osseuse.
- Nausées, céphalées.

En pratique clinique

Conduite du traitement

À débuter 2 à 5 jours après la fin de la chimiothérapie pour 5 à 7 jours (une seule injection à 48 heures de la fin de la chimiothérapie avec le pegfilgrastim).

Surveillance

- Placer le patient avec neutropénie en chambre seule.
- Surveillance biologique : hémogramme 1 fois/semaine (surveillance des autres lignées, alerter le médecin pour arrêt du G-CSF en cas d'hyperleucocytose majeure).

Modalités d'administration

Injection SC à heure relativement fixe.

À éviter

Débuter en cas de neutropénie déjà installée, sauf s'il existe une infection sévère.

Conseils au patient/à la famille

- Conservation à + 4 °C au réfrigérateur (respect de la chaîne du froid).
- Signaler au médecin l'apparition de douleurs osseuses car cela peut être le signe que le traitement doit être arrêté.

8. Alkylants : sels de platine

Objectif(s) du traitement

- Objectif curatif, de prolongation de la survie ou palliatif.
- Traitement, adjuvant ou néoadjuvant, des carcinomes localisés ou métastatiques.
- Association avec un antimétabolite (5-fluorouracile, gemcitabine), un inhibiteur de topo-isomérase (étoposide), un poison du fuseau (paclitaxel) ou une radiothérapie.

Propriété(s)

- Molécules centrales des chimiothérapies des cancers solides.
- Induction de la mort des cellules malignes.
- Cisplatine (le plus ancien) : néphrotoxique et neurotoxique.
- Carboplatine : un peu moins efficace que le cisplatine (sauf dans le cancer de l'ovaire), mais ni néphrotoxique ni neurotoxique. Très hématotoxique.
- Oxaliplatine : plus efficace que le cisplatine dans les cancers du côlon et de l'estomac. Neurotoxique.

Mécanisme(s) d'action

Formation de ponts (liaisons covalentes) entre les brins d'ADN entraînant une inhibition de sa réplication, conduisant à la mort cellulaire.

Principaux médicaments

DCI	Forme galénique et dosage	Voie	Posologie usuelle
Cisplatine	Sol. pour perf.	IV	50 à 100 mg/m^2
Carboplatine	Sol. pour perf.	IV	400 à 700 mg*
Oxaliplatine	Sol. pour perf.	IV	80 à 130 mg/m^2

La reconstitution et la préparation des solutions pour perfusion doivent être effectuées par la pharmacie à usage intérieur de l'établissement.

* Dose adaptée à la fonction rénale (formule de Calvert/Chatelut).

Indications (liste non exhaustive)

- Cisplatine : cancers du testicule, du poumon, de la vessie, ORL.
- Carboplatine : cancers de l'ovaire (en première intention), de l'utérus, du poumon ou de la vessie en cas de contre-indication au cisplatine.
- Oxaliplatine : cancers du côlon, de l'estomac.

Contre-indications

- Cisplatine : insuffisance rénale (clairance de la créatinine <50 mL/min), surdité, pathologie neurologique.
- Oxaliplatine : pathologie neurologique.

Principaux effets indésirables

- Tous les sels de platine : risque d'allergie parfois très sévère (contre-indique la réadministration du même sel de platine).
- Cisplatine : insuffisance rénale, polynévrite sensitive, surdité, nausées et vomissements sévères.
- Carboplatine : neutropénie, anémie, thrombopénie.
- Oxaliplatine : paresthésies au froid, polynévrite sensitive.

En pratique clinique

Conduite du traitement

- Cisplatine : hyperhydratation (pour éviter l'insuffisance rénale) avec l'administration IV de solutés riches en chlorure de sodium avant (500 mL sur 1 heure) et pendant la perfusion de cisplatine (2 L sur 6 heures) ; des apports supplémentaires en magnésium et calcium sont associés avec l'hyperhydratation.
- Ces précautions ne sont pas nécessaires avant le carboplatine et l'oxaliplatine.

Surveillance

- Réaction anaphylactique (rougeur, éruption, prurit, sensation de malaise) : arrêt immédiat de la perfusion et appel du médecin.
- Avant traitement par cisplatine : vérification de la fonction rénale (clairance de la créatinine).
- En cours de traitement par cisplatine (surveillance de l'hyperhydratation) : balance apports/pertes équilibrée (mesure de diurèse, PA toutes les 2 heures, pesée quotidienne).
- Nausées-vomissements : prévention et traitement par antiémétisants.

Modalités d'administration

- Perfusion sur une voie veineuse centrale.
- Durée de perfusion de 1 à 6 heures en fonction du sel de platine utilisé et de la dose : l'allongement de la perfusion diminue l'intensité des vomissements (cisplatine) et des paresthésies aiguës (oxaliplatine).
- Ne pas utiliser du matériel d'injection à base d'aluminium.

À éviter

- Cisplatine : association aux diurétiques (sauf en cas d'hypertension ou d'œdèmes), aux anti-inflammatoires non stéroïdiens, aux produits de contraste iodés.
- Oxaliplatine : exposition au froid (majoration des paresthésies aiguës).

Conseils au patient/à la famille

- Cisplatine : en cas de nausées, boire des solutions salées type bouillon ; consulter en urgence en cas de vomissements avec impossibilité de boire.
- Oxaliplatine : éviter d'exposer les extrémités et le visage au froid dans les jours qui suivent la perfusion, boire de l'eau tiède (thé, tisanes, etc.).

9. Alkylants : moutardes à l'azote

Objectif(s) du traitement

- Objectif curatif (cancer du sein localisé, lymphome) ou de prolongation de la survie (cancer du sein métastatique, sarcome métastatique, hémopathies lymphoïdes chroniques).
- Traitement, adjuvant ou néoadjuvant, du cancer du sein localisé ou métastatique.
- Association le plus souvent avec une anthracycline.

Propriété(s)

Induction de la mort des cellules malignes.

Mécanisme(s) d'action

Liaison covalente aux nucléotides de l'ADN entraînant un blocage de la réplication et la mort cellulaire.

Principaux médicaments

DCI (spécialité)	Forme galénique et dosage	Voie	Posologie usuelle
Cyclophosphamide (Endoxan®)	Poudre pour sol. inject.	IV	500 à 2 000 mg/m²
	Cp. 50 mg	*Per os*	100 mg/j
Ifosfamide (Holoxan®)	Poudre pour sol. inject.	IV	3 à 12 g/m²

La reconstitution et la préparation des solutions pour perfusion doivent être effectuées par la pharmacie à usage intérieur de l'établissement.

Indications (liste non exhaustive)

- Lymphomes.
- Cancer de l'ovaire.
- Cancer du sein.

- Sarcomes.
- Leucémie lymphoïde chronique, lymphome de bas grade.

Contre-indications

Insuffisance rénale.

Principaux effets indésirables

- Toxicité vésicale : cystite hémorragique (hématurie, douleurs vésicales).
- Encéphalopathie (fortes doses d'ifosfamide) : confusion, crises convulsives, somnolence, voire coma.
- Toxicité rénale : fuite urinaire de sels minéraux entraînant hypokaliémie, hypophosphorémie, glycosurie (sucre dans les urines détectées à la bandelette urinaire) en l'absence de diabète, réaction faussement positive pour la recherche de protéines dans les urines.
- Neutropénie, thrombopénie, anémie.
- Nausées, vomissements.
- Alopécie.
- À long terme : risque de leucémie aiguë secondaire.

En pratique clinique

Conduite du traitement

- Administration de mesna (Uromitexan®) à chaque cure (prévention de la cystite hémorragique).
- Administration de bicarbonates (prévention partielle de l'encéphalopathie ; sa survenue impose l'arrêt de l'ifosfamide et l'administration de bleu de méthylène).

Surveillance

- Surveillance clinique : coloration des urines (cystite hémorragique), nausées-vomissements.
- Fortes doses d'ifosfamide : signes d'encéphalopathie (somnolence, confusion).

Modalités d'administration

- Perfusion sur une voie veineuse centrale.
- Durée de perfusion de 1 heure (cyclophosphamide) à 24 heures (ifosfamide à haute dose).

À éviter

Utilisation concomitante de médicament néphrotoxique.

▶

Conseils au patient/à la famille

- En cas de nausées, boire des solutions salées type bouillon, consulter un médecin en urgence en cas de vomissements avec impossibilité de boire.
- En cas de fièvre, faire réaliser le jour même une numération (prévoir une ordonnance pour le patient) et communiquer les résultats au service hospitalier de référence ou consulter immédiatement aux urgences.

10. Poisons du fuseau : alcaloïdes de la pervenche

Objectif(s) du traitement

- Traitement curatif des hémopathies.
- Prolonger la survie (rémission prolongée) des carcinomes métastatiques.

Propriété(s)

- Famille des poisons du fuseau.
- Induction de la mort des cellules malignes.
- Vincristine et vinblastine : alcaloïdes naturels de la pervenche de Madagascar.
- Vinorelbine et vinflunine : dérivés d'hémisynthèse, moins neurotoxiques et globalement plus efficaces.
- Éribuline : dérivé d'une éponge marine, mécanisme d'action proche des alcaloïdes de la pervenche.

Mécanisme(s) d'action

- Fixation sur la tubuline, constituant essentiel du fuseau mitotique entraînant une inhibition de la migration des chromosomes.
- Blocage de la division des cellules cancéreuses.

Principaux médicaments

DCI (spécialité)	Forme galénique et dosage	Voie	Posologie usuelle
Vinorelbine (Navelbine®)	Sol. inject.	IV	25 mg/m² hebdo.
	Gél. 20 ou 30 mg	*Per os*	60 mg/m² hebdo.
Vincristine (Oncovin®)	Sol. inject.	IV	1,4 mg/m² (max. : 2 mg) hebdo.
Vinblastine (Velbé®)	Sol. inject.	IV	4 à 7 mg/m² hebdo.

▶

DCI (spécialité)	Forme galénique et dosage	Voie	Posologie usuelle
Vinflunine (Javlor®)	Sol. inject.	IV	320 mg/m^2 toutes les 3 semaines
Éribuline (Halaven®)	Sol. inject.	IV	1,23 mg/m^2 J1, J8 toutes les 3 semaines

La reconstitution et la préparation des solutions pour perfusion doivent être effectuées par la pharmacie à usage intérieur de l'établissement.

Indications (liste non exhaustive)

- Vincristine : lymphomes, leucémie aiguë, myélome multiple, tumeurs pédiatriques.
- Vinblastine : cancer de vessie.
- Vinorelbine : cancer du sein métastatique, du poumon.
- Vinflunine : cancer de vessie.
- Éribuline : cancer du sein métastatique, liposarcome.

Contre-indications

- Insuffisance hépatique, anomalies importantes du bilan hépatique.
- Occlusion intestinale.
- Neuropathie sévère.
- **Administration intrathécale (intrarachidienne) : risque mortel.**

Principaux effets indésirables

- Constipation pouvant aller jusqu'à l'occlusion par paralysie intestinale (vincristine).
- Toxicité veineuse et cutanée (nécrose) en cas d'extravasation.
- Neutropénie.
- Polynévrite sensitive avec paresthésies et insensibilité des extrémités (vincristine).

En pratique clinique

Conduite du traitement

Injection le plus souvent hebdomadaire.

Surveillance

- Surveillance clinique :
  - extravasation (toxicité majeure pour les tissus);
  - transit intestinal (risque de constipation sévère); veiller à la prescription d'un laxatif avec la vincristine.

- Surveillance biologique : numération formule sanguine avant chaque administration (la vincristine peut être utilisée même en cas d'aplasie dans les leucémies aiguës).

Modalités d'administration

- Administration IV centrale en injection rapide (vincristine) ou lente sur 30 minutes (vinorelbine).
- Administration *per os* possible de la vinorelbine (uniquement en monothérapie).

À éviter

- Injection par voie veineuse périphérique.
- **Injection intrathécale (intrarachidienne) strictement contre-indiquée (risque mortel).**

Conseils au patient/à la famille

- Règles hygiénodiététiques pour prévenir la constipation.
- Traitement antiémétique à renforcer en cas de prise de vinorelbine orale car donne plus de nausées que la forme IV.
- En cas de fièvre, faire réaliser le jour même une numération (prévoir une ordonnance à donner au patient) et communiquer le résultat au service hospitalier de référence ou consulter immédiatement aux urgences.

11. Poisons du fuseau : taxanes

Objectif(s) du traitement
- Objectif de rémission prolongée dans des cancers métastatiques.
- Objectif curatif des cancers localisés (sein, poumon) en traitement adjuvant ou néoadjuvant.

Propriété(s)
- Famille des poisons du fuseau.
- Induction de la mort des cellules malignes.
- Molécules obtenues à partir d'un arbre, l'if.

Mécanisme(s) d'action
Fixation sur la tubuline entraînant un blocage de la division cellulaire.

Principaux médicaments

DCI (spécialité)	Forme galénique et dosage	Voie	Posologie usuelle
Paclitaxel (Taxol®)	Sol. inject.	IV	175 mg/m² toutes les 3 semaines ou 80 mg/m² toutes les semaines
Paclitaxel liposomal (Abraxane®)	Poudre pour susp. inject.	IV	260 mg/m²
Docétaxel (Taxotere®)	Sol. inject.	IV	75 mg/m²
Cabazitaxel (Jevtana®)	Sol. inject.	IV	25 mg/m²

La reconstitution et la préparation des solutions pour perfusion doivent être effectuées par la pharmacie à usage intérieur de l'établissement.

Indications (liste non exhaustive)
- Cancer du sein (paclitaxel, docétaxel).
- Cancer du poumon (paclitaxel, docétaxel).
- Cancer de la prostate (docétaxel, cabazitaxel).

- Cancer de l'ovaire (paclitaxel).
- Cancers ORL (docétaxel).
- Cancer de l'estomac (docétaxel).
- Cancer du pancréas (paclitaxel liposomal).

Contre-indications

- Insuffisance hépatique, anomalies majeures du bilan hépatique.
- Neuropathie sévère.
- Infection non contrôlée.

Principaux effets indésirables

- Allergie immédiate : urticaire, plus rarement œdème de Quincke, choc anaphylactique.
- Toxicité hématologique : neutropénie surtout, thrombopénie, anémie.
- Alopécie.
- Toxicité veineuse et cutanée en cas d'extravasation.
- Polynévrite sensitive.
- Altérations des ongles : coloration noire, fragile, douloureux (docétaxel).
- Œdèmes des mollets.
- Rétention hydrosodée (docétaxel).

En pratique clinique

Conduite du traitement

Injection sur une voie veineuse centrale toutes les 3 semaines ou de façon hebdomadaire.

Surveillance

- Allergie immédiate : arrêt de la perfusion et appel du médecin.
- Surveillance clinique : extravasation (toxicité majeure pour les tissus).
- Surveillance biologique : hémogramme et bilan hépatique avant chaque administration.

Modalités d'administration

- Injection IV par voie centrale stricte.
- Durée de perfusion de 1 à 3 heures selon le produit utilisé.

À éviter

- Perfusion sur une voie veineuse périphérique.
- Utiliser du matériel en PVC avec le paclitaxel.

▶

Conseils au patient/à la famille

- Acquérir une prothèse capillaire avant que les cheveux ne commencent à tomber.
- Garder des ongles coupés courts, application d'un vernis protecteur.
- En cas de fièvre, faire réaliser le jour même une numération (prévoir une ordonnance à donner au patient) et communiquer le résultat au service hospitalier de référence ou consulter immédiatement aux urgences.

12. Agents intercalants : anthracyclines

Objectif(s) du traitement

- Objectif curatif ou de prolongation de la survie : carcinomes ou sarcomes métastatiques, lymphomes, leucémies aiguës, cancers pédiatriques.
- Traitement (néo)adjuvant des cancers du sein, de la vessie, de l'estomac, des sarcomes et des hémopathies.

Propriété(s)

- Famille des agents intercalants.
- Induction de la mort des cellules malignes.

Mécanisme(s) d'action

Fixation entre les deux brins l'ADN et inhibition de sa réplication.

Principaux médicaments

DCI (spécialité)	Forme galénique et dosage	Voie	Posologie usuelle
Doxorubicine (Adriblastine®)	Sol. inject. Poudre	IV	40 à 80 mg/m^2
Doxorubicine liposomale (Myocet®)	Sol. inject.	IV	60 à 75 mg/m^2
Doxorubicine liposomale pégylée (Caelyx®)	Sol. inject.	IV	30 à 50 mg/m^2
Épirubicine (Farmorubicine®)	Sol. inject. Poudre	IV	50 à 100 mg/m^2
Daunorubicine (Cérubidine®)	Sol. inject.	IV	30 à 60 mg/m^2

La reconstitution et la préparation des solutions pour perfusion doivent être effectuées par la pharmacie à usage intérieur de l'établissement.

Indications (liste non exhaustive)

- Lymphomes malins.
- Leucémies aiguës (daunorubicine).
- Cancer du sein localisé
- Cancer du sein métastatique (doxorubicine liposomale).
- Cancer de l'ovaire en rechute (doxorubicine liposomale pégylée), de l'endomètre.

Contre-indications

- Insuffisance hépatique, anomalies majeures du bilan hépatique.
- Insuffisance cardiaque.
- Infection non contrôlée.
- Radiothérapie concomitante.

Principaux effets indésirables

- Toxicité cardiaque : insuffisance cardiaque irréversible dont le risque est plus important chez les enfants, les sujets âgés et les personnes présentant une maladie cardiaque préexistante (sauf anthracyclines liposomales).
- Neutropénie, thrombopénie, anémie.
- Mucite.
- Alopécie (sauf anthracyclines liposomales).
- Toxicités veineuses et cutanées en cas d'extravasation.
- Nausées-vomissements.
- Syndrome main-pied : réaction de la paume des mains et de la plante des pieds qui sont rouges et douloureuses (doxorubicine liposomale pégylée).
- Coloration orangée des urines (sans gravité).
- Pigmentation cutanée au niveau des plis.
- Leucémie aiguë secondaire.
- Stérilité, ménopause précoce.

En pratique clinique

Conduite du traitement

- Perfusion IV toutes les 3 semaines.
- Dose cumulée maximale à ne pas dépasser au-delà de laquelle le risque de toxicité cardiaque (insuffisance cardiaque) est très important.

Surveillance

- Surveillance clinique : extravasation (toxicité majeure pour les tissus) + surveillance de la fonction cardiaque par échographie ou scintigraphie tous les 2–3 mois.
- Surveillance biologique : hémogramme et bilan hépatique avant chaque administration.

Modalités d'administration

- Injection IV par voie centrale.
- Durée de perfusion de 15–30 minutes le plus souvent (mais des durées de perfusion de 2 à 24 heures sont possibles).

À éviter

Perfusion sur une veine périphérique.

Conseils au patient/à la famille

- Casque réfrigérant pour éviter l'alopécie, efficace uniquement si une faible dose est utilisée.
- Acquérir une prothèse capillaire avant que les cheveux ne commencent à tomber.
- Sucer des glaçons pendant la perfusion pour éviter la mucite.
- Informer le patient de la coloration orangée des urines, sans gravité.
- En cas de fièvre, faire réaliser le jour même une numération (prévoir une ordonnance à donner au patient) et communiquer le résultat au service hospitalier de référence ou consulter immédiatement aux urgences.

13. Inhibiteurs de la topo-isomérase

Objectif(s) du traitement

Rémission prolongée dans les cancers du côlon métastatiques.

Propriété(s)

- Famille des inhibiteurs de la topo-isomérase 1 (irinotécan, topotécan) ou 2 (étoposide).
- Induction de la mort des cellules malignes.

Mécanisme(s) d'action

Inhibition de la topo-isomérase 1 ou 2, enzyme nécessaire à la détorsion de l'ADN et à sa réplication.

Principaux médicaments

DCI (spécialité)	Forme galénique et dosage	Voie	Posologie usuelle
Irinotécan (Campto®)	Sol. inject.	IV	180 mg/m²
Topotécan (Hycamtin®)	Sol. inject.	IV	1,25 mg/m²/j pendant 5 jours
Étoposide (Étopophos®)	Sol. inject.	IV	120 à 150 mg/m²/j pendant 3 jours
Étoposide (Celltop®)	Caps. molles 25 ou 50 mg	*Per os*	75 mg/j

La reconstitution et la préparation des solutions pour perfusion doivent être effectuées par la pharmacie à usage intérieur de l'établissement.

Indications (liste non exhaustive)

- Irinotécan : cancers digestifs métastatiques (côlon, pancréas, estomac).
- Topotécan : cancer de l'ovaire en rechute, cancer bronchique à petites cellules en rechute.
- Étoposide : cancer bronchique à petites cellules, lymphomes agressifs, leucémies aiguës, tumeurs germinales.

Méga Guide Pharmaco Infirmier

Contre-indications

- Insuffisance hépatique, altération majeure du bilan hépatique (irinotécan, étoposide).
- Maladie de Gilbert — augmentation de la bilirubine libre (irinotécan).
- Insuffisance rénale (topotécan).

Principaux effets indésirables

- Neutropénie, thrombopénie, anémie.
- Alopécie.
- Irinotécan :
  - diarrhée retardée, survenant environ 5 jours après l'injection ;
  - syndrome cholinergique (pendant ou juste après la perfusion) : douleurs abdominales, diarrhée, hypersalivation.

En pratique clinique

Conduite du traitement

Perfusion toutes les 2 à 3 semaines (variable selon protocoles).

Surveillance

- Surveillance clinique : douleurs abdominales, diarrhée (syndrome cholinergique de l'irinotécan, antagonisé par une injection d'atropine).
- Surveillance biologique : hémogramme et bilan hépatique avant chaque administration (irinotécan, étoposide), créatininémie (topotécan).

Modalités d'administration

- Irinotécan : selon recommandations médicales personnalisées, injection SC de 0,25 mg de sulfate d'atropine juste avant le début de la perfusion pour prévenir le syndrome cholinergique.
- Perfusion sur 60 à 90 minutes.

À éviter

Administration systématique d'antidiarrhéique à visée préventive.

Conseils au patient/à la famille

- Irinotécan : prévoir une ordonnance à donner au patient pour du lopéramide en cas de diarrhée retardée dans les 5 jours après l'injection : lopéramide (Imodium®) toutes les 2 heures, à poursuivre 12 heures après la dernière selle molle.
- Prévenir le patient et sa famille qu'il doit consulter en urgence car risque de déshydratation sévère si :
  - une fièvre est associée à la diarrhée ;
  - il vomit et ne parvient pas à boire ;
  - la diarrhée dure plus de 48 heures.

14. Antimétabolites : antipyrimidines

Objectif(s) du traitement

- Objectif curatif : traitement adjuvant du cancer du sein, de l'estomac ou du côlon.
- Objectif de rémission prolongée : carcinomes métastatiques.

Propriété(s)

- Famille des antimétabolites.
- Induction de la mort des cellules malignes.

Mécanisme(s) d'action

Blocage de la synthèse des bases pyrimidiques de l'ADN, entraînant une inhibition de la réplication de l'ADN.

Principaux médicaments

DCI (spécialité)	Forme galénique et dosage	Voie	Posologie usuelle
5-Fluorouracile	Sol. inject.	IV	500 à 1 500 mg/m^2
Capécitabine (Xeloda®)	Cp. 150 ou 500 mg	*Per os*	2 000 mg/m^2/j

La reconstitution et la préparation des solutions pour perfusion doivent être effectuées par la pharmacie à usage intérieur de l'établissement.

Indications (liste non exhaustive)

- Cancers digestifs (côlon, estomac).
- Cancer du sein.
- Carcinome épidermoïde de la sphère ORL et de l'œsophage.

Contre-indications

- Insuffisance rénale pour la capécitabine.
- Déficit génétique complet en dihydropyrimidine-déshydrogénase (DPD) : responsable d'une toxicité majeure, parfois mortelle.

Méga Guide Pharmaco Infirmier

Principaux effets indésirables

- Mucite.
- Diarrhée.
- Spasme coronarien : rétrécissement brutal d'une artère coronaire avec douleur thoracique entraînant un risque d'infarctus du myocarde, de troubles du rythme cardiaque et de mort subite.
- Syndrome main-pied (capécitabine).
- Toxicité hématologique (neutropénie, thrombopénie, voire aplasie médullaire).

En pratique clinique

Conduite du traitement

- Avant une 1re administration de fluropyrimidine, rechercher obligatoirement un déficit génétique en DPD par la réalisation d'un prélèvement sanguin (une semaine de délai est généralement nécessaire pour obtenir le résultat).
- Perfusion IV toutes les 2 à 3 semaines, selon protocoles.

Surveillance

- Surveillance clinique : stomatite, diarrhée (risque de déshydratation).
- Douleurs thoraciques en cours de perfusion. La survenue d'une douleur thoracique chez un patient traité par 5-FU, doit conduire à :
  - l'arrêt immédiat de la perfusion en cours ;
  - l'appel immédiat du médecin qui prescrira un médicament antiangineux ;
  - la réalisation d'un ECG en urgence ;
  - un bilan biologique avec dosage des enzymes cardiaques.
- Surdosage : administration d'uridine triacétate (antidote du 5-FU).

Modalités d'administration

- Perfusion continue sur 48 heures, voire plus : généralement débutée à l'hôpital, puis poursuivie à domicile avec un diffuseur portable si le patient dispose d'une chambre à cathéter implantable.
- Injection d'acide folinique juste avant la perfusion de 5-FU permettant d'accroître l'efficacité du 5-FU.
- Capécitabine : administration par voie orale en 2 prises/j, 2 semaines/3.

À éviter

Administration sans dépistage préalable du déficit en DPD.

Conseils au patient/à la famille

- Informer le patient sur la survenue possible d'une douleur thoracique ; dans ce cas, appel de l'infirmier(ère) en urgence.

- Consultation médicale en urgence si diarrhée associée à une impossibilité de s'alimenter, une fatigue intense, de la fièvre.
- Capécitabine : ne jamais rattraper une prise en cas d'oubli, arrêter immédiatement en cas d'effet indésirable, éviter toute automédication et signaler au médecin toute nouvelle prescription en raison du risque d'interaction médicamenteuse.

15. Antimétabolites : antifolates

Objectif(s) du traitement

Objectif curatif dans l'ostéosarcome et les tumeurs trophoblastiques.

Propriété(s)

- Famille des antimétabolites.
- Induction de la mort des cellules malignes : inhibe la synthèse de l'ADN.
- Antidote : acide folinique.

Mécanisme(s) d'action

- Analogue de l'acide folique.
- Blocage de la synthèse de l'ADN, entraînant un arrêt de sa réplication et la mort cellulaire.

Principaux médicaments

DCI	Forme galénique et dosage	Voie	Posologie usuelle
Méthotrexate	Sol. inject.	IV ou IM (si faible posologie)	50 mg/m^2 à 12 g/m^2

La reconstitution et la préparation des solutions pour perfusion doivent être effectuées par la pharmacie à usage intérieur de l'établissement.
Également utilisé à dose plus faible dans certaines maladies auto-immunes (comprimés, injection SC ; *cf.* Rhumatologie) et dans les grossesses extra-utérines (injection SC ; *cf.* Gynécologie – Obstétrique).

Indications (liste non exhaustive)

- Leucémies aiguës de l'enfant, lymphomes.
- Cancer du sein.
- Maladie trophoblastique gestationnelle.
- Ostéosarcome (très forte posologie dans cette indication).

Contre-indications

- Insuffisance rénale sévère.
- Insuffisance hépatique sévère.

- Épanchement pleural ou ascite.
- Prise récente d'un AINS.

Principaux effets indésirables

- Neutropénie, anémie, thrombopénie.
- Mucite.
- Diarrhée.
- Cytolyse hépatique.
- À hautes doses : insuffisance rénale aiguë par précipitation du médicament dans les tubules rénaux.

En pratique clinique

Conduite du traitement

Perfusion IV (ou SC si dose faible) hebdomadaire.

Surveillance

- Surveillance biologique avant administration : hémogramme et créatininémie.
- Surveillance biologique après administration : «méthotréxatémie» (dosage des concentrations plasmatiques de méthotrexate) quotidienne (suivi de l'élimination) en cas d'utilisation de fortes doses.
- Fortes doses (oncologie – hématologie) : surveillance régulière du pH urinaire à la bandelette qui doit rester supérieur à 8 (sinon risque de précipitation dans les urines).
- Surdosage : administration de glucarpidase (antidote du MTX).

Modalités d'administration

- Perfusion en IV (voie centrale ou périphérique) en 30 minutes à 4 heures (fonction de la dose), ou en IM (maladies trophoblastiques, 1 mg/kg).
- Fortes doses (oncologie – hématologie) : hyperhydratation et alcalinisation des urines par perfusion de bicarbonate de sodium (selon protocole du service), débutant la veille de l'administration du méthotrexate, puis durant l'administration et se poursuivant ensuite (pour favoriser une élimination correcte et éviter les toxicités).
- Fortes doses (oncologie – hématologie) : injection d'acide folinique 24 heures après la perfusion de méthotrexate pour diminuer la toxicité hématologique et sur les muqueuses.

À éviter

Administration d'anti-inflammatoires (AINS), d'inhibiteurs de la pompe à protons (IPP), de pénicillines et de médicaments néphrotoxiques.

Conseils au patient/à la famille

- Éviter l'automédication, notamment avec les anti-inflammatoires (AINS) et les IPP (interaction médicamenteuse).
- Importance du recueil des urines pour le contrôle du pH.
- Recommander la consommation d'eau de Vichy permettant de favoriser l'élimination urinaire du médicament.

16. Antiangiogéniques

Objectif(s) du traitement

Amélioration de l'efficacité d'une chimiothérapie afin d'induire des rémissions prolongées dans les cancers métastatiques.

Propriété(s)

- Réduction de la croissance tumorale en inhibant la néoangiogenèse (formation de nouveaux vaisseaux en rapport avec la tumeur).
- Cible commune : le facteur de croissance des cellules vasculaires, le VEGF.
- Bévacizumab (Avastin®) : anticorps monoclonal anti-VEGF injectable.
- Inhibiteurs de tyrosine kinase (entraînant une inhibition du récepteur du VEGF) : petites molécules administrées par voie orale.

Mécanisme(s) d'action

Inhibition de la formation de nouveaux vaisseaux au niveau de la tumeur (néoangiogenèse). La tumeur ne peut alors grossir car elle ne dispose plus assez de nutriments et d'oxygène.

Principaux médicaments

DCI (spécialité)	Forme galénique et dosage	Voie	Posologie usuelle
Bévacizumab (Avastin®)	Sol. inject.	IV stricte	2,5 à 5 mg/kg/semaine
Sunitinib (Sutent®)	Cp. 12,5, 25 ou 50 mg	*Per os*	50 mg/j
Sorafénib (Nexavar®)	Cp. 200 mg	*Per os*	800 mg/j
Axitinib (Inlyta®)	Cp. 1, 3, 5 ou 7 mg	*Per os*	5 mg × 2/j
Pazopanib (Votrient®)	Cp. 200 ou 400 mg	*Per os*	800 mg/j
Régorafénib (Stivarga®)	Cp. 40 mg	*Per os*	160 mg/j

La reconstitution et la préparation des solutions pour perfusion doivent être effectuées par la pharmacie à usage intérieur de l'établissement.

Méga Guide Pharmaco Infirmier

Indications

- Cancers du côlon, du sein, du poumon, de l'ovaire et du col de l'utérus (bévacizumab en association avec la chimiothérapie).
- Cancer du rein (sorafénib, sunitinib, pazopanib, axitinib).
- Carcinome hépatocellulaire (sorafénib).
- Tumeurs endocrines digestives, tumeur stromale digestive (sunitinib).
- Cancer du côlon métastatique (régorafénib).
- Sarcomes des tissus mous (pazopanib).

Contre-indications

- Hypertension artérielle non contrôlée.
- Accident ischémique artériel (infarctus du myocarde, AVC, etc.) récent.
- Hémorragie récente ou lésion susceptible de saigner (tumeur bronchique).
- Occlusion intestinale, envahissement tumoral digestif.
- Plaie non cicatrisée.

Principaux effets indésirables

- Hypertension artérielle.
- Protéinurie.
- Risque d'hémorragie tumorale ou sur une autre lésion, généralement minime mais pouvant être très grave (saignement de la tumeur d'une grosse bronche).
- Thrombose artérielle (AVC, infarctus du myocarde).
- Retard de cicatrisation, risque de fistule ou de perforation intestinale surtout en cas de tumeur en place.
- Spécifiques des inhibiteurs du récepteur du VEGF : éruptions cutanées, syndrome main-pied, diarrhée, fatigue, coloration jaunâtre de la peau et blanchissement des cheveux.

En pratique clinique

Conduite du traitement

- Bévacizumab : injection IV toutes les 2 à 3 semaines en même temps que la chimiothérapie puis poursuivi seul en traitement de maintenance.
- Thérapies orales : prise orale quotidienne discontinue (sunitinib : 4 semaines/6) ou continue.

Surveillance

- Anticorps monoclonaux : tolérance clinique immédiate durant la perfusion (risque allergique).
- Surveillance clinique hebdomadaire : PA (une hypertension doit être traitée avant de pouvoir reprendre le traitement), saignement extériorisé, recherche d'une protéinurie à la bandelette avant chaque injection (forme injectable).
- Surveillance biologique : protéinurie des 24 heures (en cas de bandelette positive).

Modalités d'administration

Bévacizumab : perfusion IV stricte de 30 à 90 minutes. Aucune prémédication nécessaire.

Conseils au patient/à la famille

- Autocontrôle de la PA à domicile : consulter en cas de PA systolique > 140 mmHg ou diastolique > 90 mmHg.
- Prévenir le patient de la survenue possible de céphalées intenses (signe d'HTA).
- Pas d'automédication, notamment pas d'anti-inflammatoire (interaction médicamenteuse).
- Prévenir les différents médecins ou dentistes susceptibles d'être consultés de la prise d'un antiangiogénique.

17. Anticorps monoclonaux anti-CD20, anti-HER2 et anti-EGFR

Objectif(s) du traitement

Objectif curatif ou de rémission prolongée de nombreux carcinomes et lymphomes.

Propriété(s)

- Anticorps : protéine complexe de type immunoglobuline interagissant spécifiquement avec une protéine cible située à l'extérieur des cellules cancéreuses :
  - CD20 (lymphomes et leucémies B) ;
  - HER2 (cancer du sein ou de l'estomac) ;
  - EGFR (cancer du côlon) ;
  - VEGF (protéine du microenvironnement des cellules tumorales, *cf.* « 16. Antiangiogéniques »).
- HER2 et le récepteur de l'EGF (EGFR) sont présents en quantité anormalement importante dans certains cancers. Ils sont impliqués dans la survie des cellules cancéreuses et leur résistance à la chimiothérapie.
- Efficaces uniquement dans les cancers à cellules surexprimant la protéine HER2 du fait d'une amplification du gène (surexpression déterminée par examen immunohistochimique).

Mécanisme(s) d'action

- Inhibition de HER2 ou EGFR par l'anticorps monoclonal permettant d'augmenter l'efficacité de la chimiothérapie.
- L'anticorps anti-HER2, trastuzumab, peut également être conjugué à une chimiothérapie, l'emtansine, pour en augmenter l'efficacité.

Principaux médicaments

DCI (spécialité)	Forme galénique et dosage	Voie	Posologie usuelle
Anti-CD20			
Rituximab (Mabthera®)	Sol. inject.	IV ou SC	375 mg/m^2
Anti-HER2			
Trastuzumab (Herceptin®)	Poudre pour sol. inject.	IV ou SC	8 mg/kg (C1) puis 6 mg/kg toutes les 3 semaines
Pertuzumab (Perjeta®)	Sol. inject.	IV	420 mg toutes les 3 semaines
Trastuzumab-emtansine (Kadcyla®)	Poudre pour sol. inject.	IV	3,6 mg/kg toutes les 3 semaines
Anti-EGFR			
Cétuximab (Erbitux®)	Sol. inject.	IV	400 mg/m^2 (C1) puis 250 mg/m^2 toutes les 2 semaines
Panitumumab (Vectibix®)	Sol. inject.	IV	6 mg/kg toutes les 2 semaines

Indications

Anti-CD20

- Lymphomes B, en association avec la chimiothérapie ;
- Lymphomes folliculaires ou B agressifs, leucémie lymphoïde chronique.

Anti-HER2

- Cancer du sein :
  - en phase métastatique : association du trastuzumab et du pertuzumab au docétaxel ;
  - traitement (néo)adjuvant d'un cancer du sein localisé : trastuzumab associé à un taxane pour 6 cycles puis poursuivi seul pendant 1 an ;
  - trastuzumab-emtansine : cancer du sein métastatique après échec du trastuzumab.
- Cancer de l'estomac métastatique.

Anti-EGFR

- Cancer du côlon métastatique, cancer de la sphère ORL.

Contre-indications

- Insuffisance cardiaque (anti-HER2).
- Association avec une chimiothérapie cardiotoxique.

Principaux effets indésirables

- Avec tous les anticorps monoclonaux : réactions allergiques.
- Insuffisance cardiaque (anti-HER2).
- Thrombopénie (trastuzumab-emtansine).
- Diarrhée (anti-EGFR et pertuzumab).
- Réaction cutanée acnéiforme (anti-EGFR).
- Syndrome de relargage de cytokines en cas de perfusion trop rapide : fièvre, hypotension, détresse respiratoire (anti-CD20).

En pratique clinique

Conduite du traitement

- Injection IV en même temps que la chimiothérapie (toutes les 2 à 3 semaines), puis seul en traitement d'entretien.
- Anti-CD20 : première perfusion réalisée à débit réduit puis augmenté progressivement selon le protocole du service.

Surveillance

- Anticorps monoclonaux : tolérance clinique immédiate durant la perfusion (risque allergique et de relargage de cytokine avec l'anti-CD20).
- Toxicité cardiaque : s'assurer de la réalisation d'une échographie ou scintigraphie cardiaque avant le traitement puis tous les 3 mois (anti-HER2).

Modalités d'administration

- Injection IV de 30 à 90 minutes.
- Prémédication antiallergique, notamment par méthylprednisolone, selon les protocoles de service.

Conseils au patient/à la famille

- Consultation médicale en urgence en cas de diarrhée associée à une impossibilité de s'alimenter, une fatigue intense, une fièvre.
- Conseils pour prévenir et traiter les réactions cutanées.

18. Inhibiteurs de tyrosine-kinase anti-EGFR, anti-Raf et anti-BCR-ABL

Objectif(s) du traitement

Rémission prolongée de cancers du poumon, de mélanome métastatique ou de leucémie présentant une mutation ou une translocation chromosomique spécifique.

Propriété(s)

- Inhibiteurs de tyrosine-kinase (spécialement actifs contre une protéine activée ou dérégulée dans les cellules cancéreuses du fait d'une mutation) : petites molécules administrées par voir orale.
- Thérapie ciblée : moins de toxicités pour les tissus sains que la chimiothérapie.
- Mutation activatrice recherchée par l'analyse moléculaire d'une biopsie tumorale ou sur du sang périphérique.

Mécanisme(s) d'action

Inhibition spécifique de l'action d'une ou plusieurs protéines impliquées dans l'oncogenèse, en fonction de chaque inhibiteur de tyrosine-kinase.

Principaux médicaments

DCI (spécialité)	Forme galénique et dosage	Voie	Posologie usuelle
Inhibiteurs de l'EGFR			
Erlotinib (Tarceva®)	Cp. 100 ou 150 mg	*Per os*	150 mg/j
Géfitinib (Iressa®)	Cp. 250 mg	*Per os*	250 mg/j
Afatinib (Giotrif®)	Cp. 20, 30, 40 ou 50 mg	*Per os*	40 mg/j
Osimertinib (Tagrisso®)	Cp. 40 ou 80 mg	*Per os*	80 mg/j

Méga Guide Pharmaco Infirmier

Inhibiteurs de Raf			
Vémurafénib (Zelboraf®)	Cp. 240 mg	*Per os*	960 mg (4 cp.) matin et soir
Dabrafénib (Tafinlar®)	Gél. 50 ou 75 mg	*Per os*	150 mg (2 gél.) matin et soir
Inhibiteur de BCR-ABL et CKIT			
Imatinib (Glivec®)	Gél. 100 ou 400 mg	*Per os*	400 à 800 mg/j
Dasatinib (Sprycel®)	Cp. pell. 20, 50, 70, 100 ou 140 mg	*Per os*	100 à 140 mg/j (adulte)

Indications

- Inhibiteurs de l'EGFR : adénocarcinome pulmonaire présentant une mutation du récepteur de l'EGF.
- Inhibiteurs de Raf : mélanome malin métastatique présentant une mutation de Raf.
- Inhibiteur de BCR-ABL et CKIT : leucémie myéloïde chronique et leucémies aiguës présentant une translocation chromosomique BCR-ABL, tumeur stromale digestive présentant une mutation de CKIT.

Contre-indications

- Allergie sévère à l'un des produits.
- Déconseillé : associations aux médicaments inhibiteurs enzymatiques.

Principaux effets indésirables

Inhibiteurs de l'EGFR

- Réaction cutanée acnéiforme prédominant sur le visage, le torse, le dos.
- Diarrhée.
- Alopécie partielle.
- Bourgeons charnus, fissures au niveau des doigts.
- Pousse anormalement longue des cils.

Inhibiteurs de Raf

- Réactions cutanées.
- Cancers cutanés.
- Fatigue, douleurs articulaires, nausées.

Inhibiteurs de BCR-ABL

- Anémie, neutropénie, thrombopénie.
- Œdème des paupières.
- Nausées, asthénie.

En pratique clinique

Conduite du traitement

Traitement continu *per os*.

Surveillance

- Anti-EGFR : surveillance clinique (cutanée, notamment des mains).
- Anti-Raf : surveillance clinique (cutanée régulière, détection et traitement des tumeurs cutanées).
- Anti-BCR-ABL : surveillance clinique et biologique (NFS).

À éviter

- Exposition au soleil : vêtements amples et couvrants, écran total.
- Consommation de jus de pamplemousse.

Conseils au patient/à la famille

- Anti-EGFR : prévenir le patient d'une réaction cutanée (type acné) :
  - appliquer un émollient local (type Lipikar®), un antibiotique local (Éryfluid®) et par voie générale (doxycycline);
  - formes sévères, appliquer un anti-inflammatoire local (dermocorticoïde).
- En cas de diarrhée : adapter l'alimentation (limiter la consommation de crudités, privilégier la consommation de riz et de féculents, etc.), bien s'hydrater.
- Éviter l'automédication, ne pas prendre un médicament sans avoir au préalable demandé l'avis du médecin ou du (de la) pharmacien(ne), signaler toute nouvelle prescription à chacun des médecins participant à la prise en charge du patient.
- Éviter la prise de jus de pamplemousse.

19. Immunothérapie : anticorps monoclonaux anti-PD1, anti-PDL1 et anti-CTLA4

Objectif(s) du traitement

Objectif de rémission prolongée de nombreux carcinomes, maladie de Hodgkin et mélanome.

Propriété(s)

- Anticorps : protéine complexe de type immunoglobuline interagissant spécifiquement avec une protéine cible située à l'extérieur des cellules cancéreuses.
- PD1, PDL1 et CTLA4 sont des protéines présentes à la surface des cellules tumorales et immunitaires. Elles sont responsables de l'absence de réaction immunitaire contre les cellules cancéreuses. En leur présence, les lymphocytes sont incapables de s'activer et de détruire les cellules cancéreuses.

Mécanisme(s) d'action

- Inhibition de PD1, PDL1 ou CTLA4 par un anticorps monoclonal, permettant d'activer la réponse immunitaire contre les cellules cancéreuses.
- Forte expression de PDL1 dans la tumeur associée à une plus grande efficacité.

Principaux médicaments

DCI (spécialité)	Forme galénique et dosage	Voie	Posologie usuelle
Anti-CTLA4			
Ipilimumab (Yervoy®)	Sol. inject.	IV	1 ou 3 mg/kg toutes les 3 semaines
Anti-PD1			
Nivolumab (Opdivo®)	Poudre pour sol. inject.	IV	240 mg toutes les 2 semaines

DCI (spécialité)	Forme galénique et dosage	Voie	Posologie usuelle
Pembrolizumab (Keytruda®)	Sol. inject.	IV	200 mg toutes les 3 semaines
Anti-PDL1			
Atézolizumab (Tecentriq®)	Sol. inject.	IV	1 200 mg toutes les 2 semaines
Durvalumab (Imfinzi®)	Sol. inject.	IV	10 mg/kg toutes les 2 semaines

Indications

Anti-CTLA4

• Mélanome métastatique en association avec un anti-PD1.

Anti-PD1

• Mélanome métastatique ou en situation adjuvante dans les mélanomes localisés à haut risque de rechute.
• Lymphome en rechute.
• Cancer de vessie métastatique.
• Cancer du rein métastatique.

Anti-PDL1

• Cancers de la vessie et du poumon métastatique ou localement avancé après radiothérapie (durvalumab).

Principaux effets indésirables

Induction d'une maladie auto-immune de localisation et de sévérité très variable :
• endocrinienne (le plus fréquent) : hypothyroïdie hyperthyroïdie, insuffisance hypophysaire ;
• digestive : colite, hépatite ;
• pulmonaire : pneumopathie interstitielle ;
• cutanée : vitiligo ;
• cardiaque : péricardite, myocardite ;
• etc.

En pratique clinique

Conduite du traitement

- Injection IV en même temps que la chimiothérapie (cancer du poumon), puis seul en traitement de maintenance.
- Injection IV seule à la place de la chimiothérapie classique.

Surveillance

- Tolérance clinique évaluée en fonction des effets indésirables et la capacité du patient à les supporter.
- Biologique avant injection incluant un dosage de la TSH pour la fonction thyroïdienne et cortisol pour la fonction surrénalienne.
- Bilan immunitaire en cas de manifestation suspecte afin de rechercher un effet indésirable.

Modalités d'administration

Injection IV de 30 à 90 minutes en milieu hospitalier.

Conseils au patient/à la famille

Consultation médicale en urgence en cas de symptôme inhabituel.

20. Rôle de l'infirmier(ère) en cardiologie

Soins relationnels

Le soin relationnel est un élément primordial de la prise en soins du patient dans un contexte pathologique engageant le pronostic vital et entraînant un changement important et durable des habitudes de vie. Il doit essentiellement reposer sur l'écoute et le non-jugement.

Accompagnement du patient

Pour participer à l'amélioration de l'état de santé d'un patient en cardiologie, il importe de :
- comprendre comment le patient vit son changement de situation compte tenu de la pathologie ;
- évaluer l'impact de la pathologie sur sa vie quotidienne (restriction d'activités personnelles et professionnelles, lutte contre la sédentarité, le surpoids, habitudes alimentaires inappropriées, peur de mourir ou conduite à risque, etc.) ;
- tenir compte des réactions du patient qui peuvent être conscientes ou inconscientes, reposant sur des connaissances scientifiques ou des croyances culturelles.
- évaluer sa tolérance au sevrage des addictions préexistantes constituant des facteurs de risque cardiovasculaire (tabac, alcool) ;
- proposer une éducation thérapeutique à l'autosurveillance (de la PA, des résultats biologiques dans le cadre de la surveillance d'un traitement anticoagulant, des signes d'alerte de récidive ou de complication de crise hypertensive, de crise d'angor, etc.).

Soins techniques

- Surveillance de la PA (en fonction des normes standards et des objectifs thérapeutiques précis pour chaque patient compte tenu de son âge, son état général, sa tolérance clinique).
- Surveillance du pouls (fréquence et rythme de la contraction cardiaque).
- Réalisation sur prescription d'un ECG selon les règles de bonnes pratiques et alerte en cas d'anomalie repérée.

21. Antiagrégants plaquettaires oraux

Objectif(s) du traitement

Diminuer l'activation et l'agrégation des plaquettes (antithrombotique) au niveau artériel.

Propriété(s) et mécanisme(s) d'action

- Aspirine :
  - durée d'action 7–10 jours après l'arrêt (fonction du renouvellement des plaquettes);
  - inhibition de la synthèse plaquettaire du thromboxane A2, substance activatrice de l'agrégation des plaquettes.
- Clopidogrel, prasugrel : inhibition irréversible de la liaison du médiateur de l'agrégation plaquettaire (adénosine diphosphate [ADP]) à son récepteur plaquettaire.
- Ticagrélor : inhibition réversible de la liaison de l'ADP à son récepteur plaquettaire.

Principaux médicaments

DCI (spécialité)	Forme galénique et dosage	Voie	Posologie usuelle
Acide acétylsalicylique ou **aspirine** (Kardégic®)	Poudre en sachet dose 75, 160 ou 300 mg	*Per os*	75 à 300 mg/j
Clopidogrel (Plavix®)	Cp. pell. 75 ou 300 mg	*Per os*	Dose de charge : 300 à 600 mg en une fois pour syndrome coronarien aigu ou angioplastie, puis 75 mg/j
Prasugrel (Efient®)	Cp. pell. 10 mg	*Per os*	Dose de charge 60 mg, puis 10 mg/j
Ticagrélor (Brilique®)	Cp. pell. 90 mg	*Per os*	Dose de charge 180 mg, puis 90 mg × 2/j

Indications

- Traitement de l'athérosclérose : prévention de la thrombose arté-rielle, quelle que soit sa localisation (coronaire [angor stable ou ins-table, infarctus], artères des membres inférieurs, carotides, etc.).
- Prévention secondaire après infarctus du myocarde, accident vascu-laire cérébral ischémique, ischémie de membre, etc.
- Traitement de l'infarctus du myocarde en phase aiguë (double anti-agrégation par aspirine + un des autres médicaments).
- Traitement du syndrome coronarien aigu sans sus-décalage de ST (double antiagrégation par aspirine + un des autres médica-ments).

Contre-indications

- Hypersensibilité ou allergie.
- Ulcère gastrique évolutif.
- Situation à haut risque hémorragique, saignements.
- Prasugrel :
  - antécédent d'AVC ou AIT ;
  - insuffisance hépatique sévère ;
  - âge > 75 ans.
- Ticagrélor :
  - insuffisance hépatique ;
  - administration concomitante avec un inhibiteur du CYP3A4 (kéto-conazole, clarithromycine, etc.).

Principaux effets indésirables

- Hypersensibilité ou allergie (notamment pour l'aspirine).
- Saignements (épistaxis, gingivorragie, purpura, etc.) et risque hémorragique (digestif, cérébral, etc.).
- Aspirine :
  - bourdonnements d'oreille ;
  - céphalées ;
  - allongement du temps de saignement.
- Clopidogrel :
  - perturbations du bilan hépatique ;
  - thrombopénie et neutropénie.
- Ticagrélor :
  - Dyspnée ;
  - Hyperuricémie ;
  - élévation de la créatininémie.

En pratique clinique

Conduite du traitement

- Traitement d'urgence en bolus puis traitement de fond *per os*.
- Association d'une double antiagrégation par aspirine + un des autres médicaments en traitement de l'infarctus du myocarde (SCA ST+) en phase aiguë et en traitement du syndrome coronarien aigu sans sus-décalage de ST (SCA ST-).
- Durée de l'association de l'aspirine avec le prasugrel ou le clopidogrel fonction du caractère d'urgence de la dilatation coronarienne :
  - 1 an si possible en cas de SCA quelle que soit la nature du stent ;
  - 1 mois en cas de stent nu en cas de dilatation non urgente ;
  - au moins 6 mois en cas de stent actif et dilatation non urgente.

Modalités d'administration

- Aspirine : 1 prise/j, au cours du repas (pour éviter toxicité digestive).
- Clopidogrel : 1 prise/j, au cours ou en dehors des repas.
- Prasugrel : 1 prise/j, au cours ou en dehors des repas.
- Ticagrélor : 1 prise/j, au cours ou en dehors des repas (possibilité de broyer le comprimé en cas de difficulté à avaler).

Surveillance

- Surveillance clinique : recherche d'un signe de saignement ou d'hémorragie.
- Surveillance biologique : bilan d'hémostase, NFS pour dépister une thrombopénie ou une neutropénie, bilan hépatique (clopidogrel).

À éviter

- Association avec AINS, anticoagulants oraux, héparines.
- Acte chirurgical : interrompre le traitement au moins 7 jours avant un acte chirurgical pour diminuer le risque hémorragique.

Conseils au patient/à la famille

- Ne pas prendre d'automédication par aspirine ou AINS (toujours demander à son médecin ou pharmacien[ne]).
- Prévenir tout professionnel de santé (médecin, pharmacien[ne], dentiste) du traitement par antiagrégant plaquettaire.

22. Antiagrégants plaquettaires injectables : anti-GPIIb/IIIa

Objectif(s) du traitement

Améliorer la revascularisation coronarienne lors des syndromes coronariens aigus.

Propriété(s) et mécanisme(s) d'action

- Blocage de l'agrégation des plaquettes en inhibant le récepteur GPIIb/IIIa présent à la surface des plaquettes permettant de limiter l'obstruction artérielle.
- Antiagrégants très puissants, exclusivement en IV, utilisés en salle de cathétérisme cardiaque ou en soins intensifs de cardiologie.

Principaux médicaments

DCI (spécialité)	Forme galénique et dosage	Voie	Posologie usuelle
Tirofiban (Agrastat®)	Sol. inject. flacon 50 mL, 250 µg/mL Sol. inject. poche 250 mL, 50 µg/mL	IV	Perfusion d'attaque, puis perfusion d'entretien selon poids
Eptifibatide (Integrilin®)	Sol. inject. flacon 20 ou 75 mg/100 mL	IV	Bolus, puis perfusion selon poids
Abciximab (Réopro®)	Sol. inject. flacon 10 mg/5 mL	IV	Bolus, puis perfusion selon poids

Indications

Angioplastie primaire urgente en cas de SCA chez les patients à haut risque, en salle de cathétérisme (coronarographie).

Contre-indications

- Allergie documentée.
- Ulcère gastrique évolutif.
- Situation à haut risque hémorragique.

Méga Guide Pharmaco Infirmier

- Thrombopénie.
- Insuffisance rénale sévère (sauf tirofiban).

Principaux effets indésirables

- Allergies.
- Saignements.
- Thrombopénie.

En pratique clinique

Conduite du traitement et modalités d'administration

- Injection IV en urgence en salle de coronarographie.
- Bolus adapté au poids et éventuelle perfusion continue par la suite.
- Tirofiban : traitement d'attaque en perfusion sur 3 minutes.

Surveillance

- Risque hémorragique.
- Surveillance des plaquettes car risque de thrombopénie précoce (dosage des plaquettes à H8, H24, H48).

À éviter

Association à une thrombolyse.

23. Anticoagulants : héparines et dérivés

Objectif(s) du traitement

Dissolution ou prévention des thrombus artériels, cavitaires et veineux = anticoagulation rapide.

Propriété(s) et mécanisme(s) d'action

- Polysaccharides extraits de poumon de bœuf ou d'intestin de porc (HNF, HBPM, danaparoïde) ou de synthèse (fondaparinux).
- HNF (héparine non fractionnée) : traitement de référence des thromboses.
- HNF et HBPM (héparine de bas poids moléculaire) : inhibition de la formation de thrombine (activité anti-Xa et anti-IIa).
- Fondaparinux : activité anti-Xa.

Principaux médicaments

DCI (spécialité)	Forme galénique et dosage	Voie	Posologie usuelle
Héparines non fractionnées (HNF)			
Héparine sodique (Héparine Choay®)	Sol. inject. amp. : – 5 000 UI/1 mL – 25 000 UI/5 mL	IV	Bolus possible de 50 UI/kg, puis environ 15 à 20 UI/kg/h à adapter selon héparinémie
Héparine calcique (Calciparine®)	Sol. inject. amp. : – 5 000 UI/0,2 mL – 7 500 UI/0,3 mL – 12 500 UI/0,5 mL – 20 000 UI/0,8 mL – 25 000 UI/1 mL	SC	Curatif : 500 UI/kg/24 h en 2 ou 3 fois Préventif : 150 UI/kg/24 h en 2 ou 3 fois
Héparines de bas poids moléculaire (HBPM)			
Énoxaparine (Lovenox®)	Ser. préremplie : – 2 000 UI/0,2 mL – 4 000 UI/0,4 mL – 6 000 UI/0,6 mL – 8 000 UI/0,8 mL – 10 000 UI/1 mL	SC	Préventif : 2 000 UI (faible risque) ou 4 000 UI (haut risque)/24 h en 1 inj. Curatif : 100 UI/kg/12 h

Méga Guide Pharmaco Infirmier

Tinzaparine (Innohep®)	Ser. préremplie : – 2 500 UI/0,25 mL – 3 500 UI/0,35 mL – 4 500 UI/0,45 mL – 10 000 UI/0,5 mL – 14 000 UI/0,7 mL – 18 000 UI/0,9 mL	SC	Curatif : 175 UI/kg/24 h
Danaparoïde (Orgaran®)	Sol. inject. amp. 750 UI anti-Xa/0,6 mL	IV (curatif) ou SC (préventif)	Préventif : – poids < 90 kg : 750 UI × 2 ou 3/j – poids > 90 kg : 1 250 UI × 2 ou 3/j Curatif : – bolus IV (poids < 55 kg : 1 250 UI; 55 kg < poids < 90 kg : 2 500 UI; poids > 90 kg : 3 750 UI) – puis 400 UI/h pendant 4 h, puis 300 UI/h pendant 4 h, puis 150 à 200 UI/h pendant 5 à 7 jours
Pentasaccharides de synthèse			
Fondaparinux (Arixtra®)	Ser. préremplie : 2,5 mg/0,5 mL	SC	Préventif : 2,5 mg/j Curatif artériel périphérique (syndromes coronariens) : 2,5 mg/j
	Ser. préremplie : – 5 mg/0,4 mL – 7,5 mg/0,6 mL – 10 mg/0,8 mL	SC	Curatif veineux : (phlébite, embolie pulmonaire) : 7,5 mg/j en général (fonction du poids)

Indications

HNF, HBPM et fondaparinux

- Prévention des thromboses en cas de situation à risque (alitement/immobilisation prolongé, chirurgie orthopédique ou abdominale).
- Traitement curatif des thromboses veineuses (phlébite) et artérielles (embolie pulmonaire) en cas de formes non compliquées.
- Traitement des syndromes coronariens aigus avec ou sans sus-décalage de ST.
- Traitement des thromboses intracavitaires (ventricule, auricule, oreillette gauche, etc.).

Danaparoïde

- Prévention et traitement curatif des thromboses veineuses et embolies pulmonaires en cas de thrombopénie immunoallergique (TIH) induite par l'héparine.

Contre-indications

- Allergie ou hypersensibilité documentée, notamment thrombopénie immunoallergique (TIH).
- Risque hémorragique, situation à haut risque hémorragique.
- Thrombopénie sévère.
- HBPM, fondaparinux :
  - insuffisance rénale sévère ;
  - sujets âgés.

Principaux effets indésirables

- Saignements.
- Thrombopénie, notamment immunoallergique à l'héparine (sauf fondaparinux).

En pratique clinique

Conduite du traitement et modalités d'administration

- Préparation et injection du produit par voie IV (seringue électrique) ou SC.
- Pour la voie SC :
  - injection au même moment de la journée ;
  - injection préférentiellement en périombilical, à droite et à gauche, en alternance ;
  - ne pas purger la bulle d'air présente dans les seringues prêtes à l'emploi ;
  - antidote de l'HNF : sulfate de protamine en cas de surdosage.

Surveillance

- Risque hémorragique en cas de surdosage, risque de thrombose en cas de sous-dosage.
- Dosage des plaquettes 2 fois/semaine (risque de thrombopénie immunoallergique).
- Surveillance clinique : signes de saignements ou de thrombose.
- Traitement curatif : dosage du TCA ou de l'activité anti-Xa (« héparinémie ») exprimée en UI/mL tous les jours et 4–6 heures après instauration du traitement et chaque changement de dose.

À éviter

- Poursuite du traitement en cas d'allergie ou de thrombopénie.
- Maintien du traitement alors que le relais AVK est terminé.
- Injection d'autres médicaments par voie IM (risque d'hématome important).

Conseils au patient/à la famille

Signaler tout type de saignement, même mineur (gingivorragie, épistaxis, hématomes, hématurie, etc.).

24. Anticoagulants : antivitamines K (AVK)

Objectif(s) du traitement

- Fluidifier le sang pour éviter la formation d'un thrombus dans certaines situations à risque (cardiopathies emboligènes, prothèses mécaniques, etc.).
- Dissoudre un thrombus déjà constitué (embolie pulmonaire, etc.) en relais d'un traitement par héparine.

Propriété(s) et mécanisme(s) d'action

- Inhibition de la synthèse hépatique des facteurs de la coagulation vitamine K-dépendants.
- Apparition de l'efficacité en 4–5 jours.
- Importante variabilité inter et intra-individuelle.

Principaux médicaments

DCI (spécialité)	Forme galénique et dosage	Voie	Posologie usuelle
Fluindione (Préviscan®)·	Cp. 20 mg	*Per os*	Fonction de l'indication et de l'INR cible
Warfarine (Coumadine®)	Cp. 2 ou 5 mg	*Per os*	
Acénocoumarol (Sintrom®)	Sintrom® : cp. 4 mg Mini Sintrom® : cp. 1 mg	*Per os*	

· Depuis le 1er janvier 2019, l'initiation d'un traitement par fluindione n'est pas recommandée, en raison d'un risque immuno-allergique supérieur aux autres AVK.

Indications

- Prévention des thromboses : cardiaques (arythmie cardiaque, anévrisme, etc.), valvulaires (prothèses mécaniques).
- Prévention et traitement des thromboses veineuses et embolies pulmonaires en relais de l'héparine, d'une HBPM ou du fondaparinux.

Contre-indications

- Insuffisance hépatique ou rénale sévère.
- Haut risque hémorragique.

Méga Guide Pharmaco Infirmier

- Grossesse.
- Épanchements péricardiques.
- Dissection aortique.

Principaux effets indésirables

- Hémorragies.
- Allergies.

En pratique clinique

Conduite du traitement et modalités d'administration

- Administration quotidienne au même moment de la journée, en une seule prise, de préférence le soir.
- S'assurer de la prise du traitement (observance thérapeutique).
- En traitement relais d'un traitement par héparine.

Surveillance

- Risque hémorragique en cas de surdosage, risque de thrombose en cas de sous-dosage.
- Disparition des signes cliniques en rapport avec la thrombose.
- Surveillance clinique : signes de saignements ou de thrombose.
- Dosages d'INR réguliers (de préférence le matin) : premier dosage à 48 heures, puis 2–3 fois/semaine le 1er mois, puis à rythme hebdomadaire et mensuel une fois l'INR stabilisé.
- Antidote : vitamine K en cas de surdosage; PPSB en cas de saignement sévère ou besoin d'une prise en charge chirurgicale.

À éviter

Injection de médicaments par voie IM (risque d'hématome important).

Conseils au patient/à la famille

- Signaler tout type de saignement, même mineur (gingivorragie, épistaxis, hématomes, etc.).
- Proposer une éducation thérapeutique.
- Informer tout médecin/pharmacien(ne) de la prise d'un traitement par AVK (risque d'interaction médicamenteuse).
- Pas d'automédication (notamment aspirine et AINS).
- Ne pas doubler la dose en cas d'oubli d'une prise.
- Remise et explication du carnet de suivi du traitement par AVK.
- Règle hygiénodiététique : ne pas consommer en excès de l'alcool ou des aliments riches en vitamine K, pouvant diminuer l'efficacité des AVK (laitue, épinards, choux [choucroute], choux-fleurs, choux de Bruxelles, brocolis, tomates, carottes, avocats, foie, abats, etc.).

25. Anticoagulants oraux directs (AOD)

Objectif(s) du traitement

- Fluidifier le sang pour éviter la formation d'un thrombus dans certaines situations à risque (cardiopathies emboligènes, etc.).
- Dissoudre un thrombus déjà constitué (embolie pulmonaire, etc.).
- Prévenir les thromboses cardiaques (arythmie, anévrisme, etc.) et valvulaires.

Propriété(s) et mécanisme(s) d'action

Inhibition directe d'un facteur de la coagulation : effet anti-IIa (dabigatran) ou anti-Xa (rivaroxaban, apixaban).

Principaux médicaments

DCI (spécialité)	Forme galénique et dosage	Voie	Posologie usuelle
Dabigatran (Pradaxa®)	Gél. 110, 150 ou 75 mg	*Per os*	Curatif : 300 mg × 2/j (110 mg × 2/j si > 80 ans, patient sous vérapamil, insuffisance rénale modérée, etc.) Préventif : 220 mg/j en 1 prise
Rivaroxaban (Xarelto®)	Cp. 10, 15 ou 20 mg	*Per os*	Curatif : 15 mg × 2/j pendant 21 jours, puis 20 mg/j en curatif des thromboses veineuses ou embolies pulmonaires non graves Préventif : 10 mg/j en prévention des thromboses veineuses
Apixaban (Eliquis®)	Cp. 2,5 ou 5 mg	*Per os*	10 mg × 2/j (dose réduite à 5 mg en 2 prises/j dans certains cas) 2,5 mg × 2/j en prévention des thromboses veineuses

Indications

- Prévention des AVC et embolies systémiques chez l'adulte en cas de fibrillation atriale non valvulaire avec score de risque embolique (CHA2DS2-VASc) ≥ 1.

25

- Prévention de la maladie veineuse thromboembolique post-chirurgie programmée orthopédique (hanche, genou).
- Traitement des thromboses veineuses profondes et embolies pulmonaires non graves.

Contre-indications

- Hypersensibilité au produit.
- Insuffisance rénale sévère (clairance de la créatinine < 30 mL/min).
- Insuffisance rénale modérée (clairance de la créatinine entre 30 et 50 mL/min) : adapter la dose.
- Insuffisance hépatique.
- Lésion ou maladie jugée à risque de saignement.
- Syndrome des antiphospholipides
- Port de prothèses cardiaques mécaniques.
- Grossesse et allaitement.
- Traitement concomitant à un autre anticoagulant.
- Dabigatran : traitements concomitants par inhibiteurs de la P-gp (amiodarone, vérapamil, clarithromycine, quinidine, dronédarone, ticagrélor et kétoconazole) ou inducteurs de la P-gp (rifampicine).

Principaux effets indésirables

Saignements (graves et non graves, comme avec tout anticoagulant).

En pratique clinique

Conduite du traitement

- Traitement per os simple à administrer.
- Pas de relais par l'héparine car efficace d'emblée.

Surveillance

- Pas de surveillance biologique.
- Antidote : Praxbind® (idarucizumab), anticorps monoclonal humanisé spécifique, indiqué chez les patients traités par Pradaxa® quand l'inversion des effets anticoagulants est nécessaire pour la chirurgie d'urgence ou dans les hémorragies potentiellement graves.

Conseils au patient/à la famille

- Signaler tout type de saignement, même mineur (gingivorragie, épistaxis, hématomes, etc.).
- Pas d'automédication, notamment par AINS.

26. Thrombolytiques

Objectif(s) du traitement

Lyser un thrombus artériel obstructif avec complications hémodynamiques.

Propriété(s) et mécanisme(s) d'action

Potentialisation de la transformation du plasminogène en plasmine permettant la destruction de la fibrine constituant le thrombus.

Principaux médicaments

DCI (spécialité)	Forme galénique et dosage	Voie	Posologie usuelle
Altéplase (Actilyse®)	Poudre et solvant pour sol. inject. 2, 10, 20 ou 50 mg de poudre + 2, 10, 20 ou 50 mL de solvant	IV	SCA ST+ : 15 mg en bolus, puis 0,75 mg/kg en 30 min (sans dépasser 50 mg), puis 0,5 mg/kg en 1 h sans dépasser 100 mg

Indications

- Syndrome coronarien aigu avec sus-décalage de ST (infarctus du myocarde en phase aiguë) avec angioplastie non réalisable dans les 2 heures.
- Embolie pulmonaire massive.
- AVC ischémique.
- Ischémie aiguë des membres (hors AMM).
- Thrombose de prothèse cardiaque (hors AMM).

Contre-indications

- Hémorragies en cours.
- Malformations vasculaires cérébrales ou antécédents d'AVC.
- Anomalies de l'hémostase.
- Insuffisance hépatique.
- Traumatisme sévère ou chirurgie récente (notamment rachidienne ou intracrânienne).
- Ulcère digestif.
- Hypertension artérielle.

Méga Guide Pharmaco Infirmier

26

Principaux effets indésirables

Saignements mineurs ou majeurs, internes ou externes, hématomes aux points de ponction ou de perfusion.

En pratique clinique

Conduite du traitement

Administration en bolus, puis perfusion courte dans du sérum physiologique (NaCl 0,9 %) exclusivement.

Surveillance

- Clinique : signes d'hémorragie.
- Biologique : pas de surveillance particulière.

À éviter

Préparation de la perfusion dans un soluté glucosé.

27. Bêtabloquants

Objectif(s) du traitement

- Ralentir la fréquence cardiaque.
- Faire baisser la PA, pour permettre de réduire la morbimortalité cardiovasculaire.
- Réduire certaines arythmies.

Propriété(s)

- Effet bradycardisant.
- Effet antihypertenseur.
- Effet antiarythmique.

Mécanisme(s) d'action

Blocage des récepteurs bêta-adrénergiques des cellules musculaires myocardiques du nœud sinusal : effet chronotrope négatif (diminution de la fréquence cardiaque), inotrope négatif (diminution de la contractilité cardiaque), bathmotrope négatif (diminution de l'excitabilité cardiaque), dromotrope (diminution de la conduction intracardiaque).

Principaux médicaments

DCI (spécialité)	Forme galénique et dosage	Voie	Posologie usuelle
Aténolol (Ténormine®)	Cp. 25, 50 ou 100 mg	*Per os*	25 à 100 mg/j selon la fréquence cardiaque
Nébivolol (Temerit®, Nebilox®)	Cp. 2,5 ou 5 mg	*Per os*	2,5 à 5 mg/j
Acébutolol (Sectral®)	Cp. 200 ou 400 mg	*Per os*	200 mg/j
Bisoprolol (Détensiel®, Cardensiel®)	Cp. 1,25 à 10 mg	*Per os*	1,25 à 15 mg/j
Sotalol (Sotalex®)	Cp. 80 mg	*Per os*	80 mg/j

Indications

- Hypertension artérielle.
- Syndromes coronariens aigus quels qu'ils soient : angor d'effort, infarctus, etc. (les bêtabloquants baissent la fréquence cardiaque et diminuent la consommation en oxygène du cœur).
- Insuffisance cardiaque chronique (les bêtabloquants cardiosélectifs à faibles doses diminuent la tachycardie et régulent le nombre de récepteurs bêta-adrénergiques sur les cellules cardiaques).
- Prophylaxie de la crise d'angor.

Contre-indications

- Asthme.
- Bronchite chronique obstructive.
- Bradycardie.
- Spasme coronarien.
- Syndrome de Raynaud (vasoconstriction des artères périphériques).

Principaux effets indésirables

- Asthénie.
- Bradycardie excessive.
- Impuissance.
- Spasme bronchique/asthme.
- Insuffisance cardiaque.
- Hypoglycémie.

En pratique clinique

Conduite du traitement

Traitement *per os.*

Surveillance

- Fréquence cardiaque (bradycardie excessive), PA (hypotension), signes respiratoires (asthme, décompensation cardiaque avec dyspnée).
- ECG systématique.
- Co-traitement ralentisseur de la fréquence cardiaque : risque majoré de bradycardie.

Conseils au patient/à la famille

- Pas d'arrêt brutal et sevrage progressif (risque d'effet rebond).
- Patient diabétique : surveillance des signes d'hypoglycémie.
- Patient asthmatique : risque de signes d'obstruction respiratoire.
- Éviter une consommation importante de boissons alcoolisées.

28. Alphabloquants

Objectif(s) du traitement

Faire baisser la PA, permettant une réduction de la morbimortalité cardiovasculaire.

Propriété(s) et mécanisme(s) d'action

Blocage des récepteurs alpha-adrénergiques entraînant une vasodilatation artérielle et une levée des résistances périphériques vasculaires.

Principaux médicaments

DCI (spécialité)	Forme galénique et dosage	Voie	Posologie usuelle
Urapidil (Eupressyl®)	Gél. 30 ou 60 mg	*Per os*	60 à 180 mg/j
	Amp. 25 mg/5 mL, 50 mg/10 mL ou 100 mg/20 mL	IV	Bolus, puis 9 à 30 mg/h selon PA
Prazosine (Alpress LP®, Minipress®)	Cp. 1, 2,5 ou 5 mg	*Per os*	5 à 10 mg/j

Indications

• Traitement de l'HTA.
• Traitement IV des urgences hypertensives (Eupressyl®).

Contre-indications

Allergie au produit.

Principaux effets indésirables

• Hypotension orthostatique.
• Vertiges.
• Rétention hydrosodée.
• Œdèmes des membres inférieurs.

Méga Guide Pharmaco Infirmier

En pratique clinique

Conduite du traitement

Traitement *per os* ou IV.

Surveillance

Contrôle tensionnel pour les urgences hypertensives : dans les 30 minutes suivant l'administration, puis toutes les 4 heures.

Conseils au patient/à la famille

Hypotension orthostatique : ne pas passer de la position allongée/debout ou assise/debout trop rapidement (risque de chute, surtout chez les personnes âgées).

29. Inhibiteurs de l'enzyme de conversion (IEC)

Objectif(s) du traitement

- Faire baisser la PA, permettant une réduction de la morbimortalité cardiovasculaire.
- Bloquer le système rénine – angiotensine – aldostérone impliqué dans l'HTA, la maladie artérielle, etc.

Propriété(s) et mécanisme(s) d'action

- Inhibition de l'enzyme permettant la conversion d'angiotensine 1 (AT1) en AT2 (responsable d'une vasoconstriction) : effet vasodilatateur.
- Diminution de la synthèse d'aldostérone (vasoconstriction, inducteur de fibrose cardiaque et vasculaire) : rôle antihypertenseur et limitant de fibrose.
- Réduction de la dilatation cardiaque en post-infarctus.
- Réduction de la survenue d'accidents cardiovasculaires chez les patients coronariens connus.
- Amélioration de la fraction d'éjection du ventricule gauche.
- Néphroprotecteur : diminution de la perte urinaire de protéines et augmentation du débit sanguin rénal.

Principaux médicaments

DCI (spécialité)	Forme galénique et dosage	Voie	Posologie usuelle
Périndopril arginine (Coversyl®)	Cp. 2,5, 5 ou 10 mg	*Per os*	2,5 à 10 mg/j*
Périndopril terbutylamine (génériques)	Cp. 2, 4 ou 8 mg		
Ramipril (Triatec®)	Cp. 1,25, 2,5, 5 ou 10 mg	*Per os*	1,25 à 10 mg/j
Énalapril (Rénitec®)	Cp. 5 ou 20 mg	*Per os*	5 à 20 mg/j

* Équivalence de dose entre périndopril arginine et périndopril terbutylamine : 2,5=2 mg ; 5=4 mg ; 10=8 mg.

Méga Guide Pharmaco Infirmier

Indications

- HTA.
- Insuffisance cardiaque et post-infarctus.
- Maladie coronarienne et artérielle en général.
- Néphropathie avec protéinurie chez le diabétique de type 2.

Contre-indications

- Allergie.
- Grossesse et allaitement.
- Sténose bilatérale des artères rénales.

Principaux effets indésirables

- Allergie (jusqu'à l'œdème de Quincke et au choc anaphylactique).
- Hypotension orthostatique.
- Toux sèche.
- Dysgueusie.
- Insuffisance rénale (si sténose bilatérale des artères rénales).
- Hyperkaliémie.
- Hypotension artérielle brutale (en cas de déplétion hydrosodée).

En pratique clinique

Conduite du traitement

- Traitement *per os*.
- Association à un autre bloqueur du système rénine – angiotensine – aldostérone avec prudence.
- Attention avec les AINS (vasoconstriction artères rénales) : diminution d'effet sur les artérioles efférentes et afférentes.

Surveillance

- Allergie (éruption cutanée).
- Contrôle tensionnel (risque d'hypotension brutale en cas de traitement par diurétique préalable).
- Surveillance biologique : kaliémie et créatininémie.
- Persistance d'une toux sèche.

Conseils au patient/à la famille

- Alerter en cas de toux sèche persistante et mal tolérée.
- Arrêt immédiatement le traitement en cas de gonflement des lèvres, de langue ou de difficulté à respirer ou à avaler (signes d'angio-œdème) et consulter un médecin.

30. Antagonistes des récepteurs de l'angiotensine 2 (sartans)

Objectif(s) du traitement
- Faire baisser la PA, permettant une réduction de la morbimortalité cardiovasculaire.
- Bloquer le système rénine – angiotensine – aldostérone impliqué dans l'HTA et la maladie artérielle.
- Association fixe avec sacubitril : diminution de la morbidité et la mortalité en cas d'insuffisance cardiaque systolique sévère.

Propriété(s) et mécanisme(s) d'action
- Sartans : blocage des récepteurs de l'angiotensine 2, empêchant son action (vasoconstriction, activateur de fibrose, etc.) et ayant un effet vasodilatateur.
- Sacubitril : inhibiteur de la néprilysine qui dégrade le BNP; permet de maintenir un taux de BNP élevé, donc vasodilatation et effet pro-diurétique.

Principaux médicaments

DCI (spécialité)	Forme galénique et dosage	Voie	Posologie usuelle
Valsartan (Tareg®)	Cp. 40, 80 ou 160 mg	*Per os*	40 à 160 mg/j
Candésartan (Atacand®)	Cp. 4, 8, 16 ou 32 mg	*Per os*	4 à 32 mg/j
Irbésartan (Aprovel®)	Cp. 75, 150 ou 300 mg	*Per os*	75 à 150 mg/j
Losartan (Cozaar®)	Cp. 50 ou 100 mg	*Per os*	50 à 100 mg/j
Association au sacubitril			
Valsartan + sacubitril (Entresto®)	Cp. 24/26, 49/51 ou 97/103 mg	*Per os*	2 cp./j

Méga Guide Pharmaco Infirmier

Indications

- HTA.
- Insuffisance cardiaque et post-infarctus (alternative en cas d'intolérance aux IEC).
- Néphropathie avec protéinurie chez le diabétique de type 2.
- Valsartan + sacubitril :
  - insuffisance cardiaque systolique réfractaire au traitement médicamenteux maximal classique associant bêtabloquant, IEC ou sartan, antialdostérone et diurétique de l'anse ;
  - si FEVG < 35 % : à la place de l'IEC ou du sartan.

Contre-indications

- Allergie ou antécédent d'angio-œdème.
- Grossesse et allaitement.
- Insuffisance rénale sévère.
- Insuffisance hépatique sévère.
- Sténose des artères rénales.
- Hyperkaliémie.
- Traitement par un IEC ou un autre sartan.
- Hypotension artérielle (PAS < 100 mmHg).

Principaux effets indésirables

- Hypotension orthostatique.
- Angio-œdème.
- Insuffisance rénale.
- Hyperkaliémie.

En pratique clinique

Conduite du traitement

- Traitement chronique.
- Valsartan + sacubitril : début de traitement à l'hôpital (prescription hospitalière).

Surveillance

- Allergie (éruption cutanée, angio-œdème).
- Contrôle tensionnel (risque d'hypotension brutale en cas de traitement par diurétique préalable).

▶

- Valsartan + sacubitril : signes d'insuffisance cardiaque, dyspnée, diurèse.
- Surveillance biologique : kaliémie et créatininémie.

Modalités d'administration

- Traitement *per os*.
- Valsartan + sacubitril : arrêt des IEC depuis au moins 36 heures.

Conseils au patient/à la famille

Arrêt immédiatement le traitement en cas de gonflement des lèvres, de langue ou de difficulté à respirer ou à avaler (signes d'angio-œdème) et consulter un médecin.

31. Inhibiteurs calciques

Objectif(s) du traitement

- Faire baisser la PA, permettant une réduction de la morbimortalité cardiovasculaire.
- Vasodilatation artérielle, et parfois ralentissement de la fréquence cardiaque.

Propriété(s) et mécanisme(s) d'action

- Blocage des canaux calciques entraînant une diminution de l'entrée de calcium dans les cellules musculaires lisses et une réduction du tonus musculaire lisse : effet vasodilatateur.
- Deux familles pharmacologiques :
  - bradycardisants (vérapamil, diltiazem) ;
  - non bradycardisants (dihydropyridines : amlodipine, nicardipine, lercanidipine, etc.).

Principaux médicaments

DCI (spécialité)	Forme galénique et dosage	Voie	Posologie usuelle
Non dihydropyridines			
Vérapamil (Isoptine®)	Cp. 40 ou 120 mg	*Per os*	40 à 240 mg/j
	Cp. LP 240 mg		
Diltiazem (Bi-Tildiem LP®, Mono-Tildiem LP®)	Cp. 90 ou 120 mg	*Per os*	90 à 120 mg × 2/j
	Cp. LP 200 ou 300 mg		200 à 300 mg × 1/j
Dihydropyridines			
Amlodipine (Amlor®)	Gél. 5 mg ou 10 mg	*Per os*	5 à 10 mg/j
Nicardipine (Loxen®)	Cp. 20 mg	*Per os*	1 à 3 cp./j
	Cp. LP 50 mg		1 à 2 cp./j
	Amp. 10 mg/10 mL	IV	1 mg/h à adapter selon PA
Lercanidipine (Lercan®)	Cp. pell. 10 ou 20 mg	*Per os*	10 à 20 mg/j

Indications

- HTA.
- Syndromes coronariens.
- Cardiopathies ischémiques.
- Prévention des crises d'angor.
- Crise de tachycardie paroxystique (vérapamil, diltiazem).

Contre-indications

- Bradycardies importantes.
- Insuffisance cardiaque mal contrôlée (pour les bradycardisants).
- Hypotension artérielle.

Principaux effets indésirables

- Hypotension artérielle orthostatique.
- Constipation.
- Bradycardie excessive.
- Flush et rougeur de la face.
- Céphalées.
- Œdèmes des membres inférieurs.
- Hyperplasie gingivale.

En pratique clinique

Conduite du traitement

- Traitement *per os*.
- Nicardipine injectable : traitement par voie intraveineuse à la seringue électrique (IVSE).

Surveillance

- Allergie (éruption cutanée).
- Contrôle tensionnel.
- Vasodilatation périphérique excessive transitoire : rougeur de la face, céphalées, vertiges, hypotension et tachycardie modérée.
- Mesure des œdèmes des membres inférieurs.
- Douleurs angineuses paradoxales, nécessitant l'arrêt du traitement.

Conseils au patient/à la famille

- Prévenir sur la possibilité d'apparition d'œdème des membres inférieurs.
- S'allonger en cas de « flush » (rougeur de la face, vertiges) car risque de chute.
- Alerter en cas de douleurs angineuses paradoxales.
- Hygiène buccodentaire adaptée en cas d'hyperplasie gingivale.

32. Activateurs des canaux potassiques

Objectif(s) du traitement

Vasodilatation artérielle et coronarienne.

Propriété(s) et mécanisme(s) d'action

- Activation de l'ouverture des canaux potassiques des cellules musculaires lisses artérielles, provoquant une vasodilatation artérielle (coronaire en particulier).
- Médicaments anti-ischémiques.

Principaux médicaments

DCI (spécialité)	Forme galénique et dosage	Voie	Posologie usuelle
Nicorandil (Ikorel®)	Cp. 10 ou 20 mg	*Per os*	10 à 40 mg/j

Indications

Traitement prophylactique de la crise d'angor (monothérapie dans l'angor stable, ou en bithérapie sinon), en 2e intention.

Contre-indications

- Hypotension artérielle sévère.
- Allergie au produit.
- Hypovolémie.
- Œdème aigu du poumon.
- Ulcérations cutanées ou muqueuses.

Principaux effets indésirables

- Allergie.
- Ulcérations de la peau et des muqueuses (augmentées en cas de prise d'AINS).
- Hypotension artérielle.
- Céphalées.

En pratique clinique

Conduite du traitement

- Traitement *per os*.
- Augmentation progressive des doses pour prévenir les céphalées.

Surveillance

- S'assurer de l'absence d'allergie au médicament.
- Contrôle tensionnel (risque d'hypotension sévère).
- Prise de pouls (risque de bradycardie).

Conseils au patient/à la famille

- S'allonger en cas de vertiges.
- Signaler la survenue d'aphtes ou d'ulcérations buccales, de la peau et des muqueuses.

33. Diurétiques

Différentes classes selon leur site d'action et l'excrétion ionique au niveau rénal : inhibiteurs de l'anhydrase carbonique, diurétiques de l'anse, diurétiques thiazidiques et diurétiques hyperkaliémiants.

Objectif(s) du traitement

Favoriser la diurèse (émission d'urines) afin de réduire la volémie.

Propriété(s) et mécanisme(s) d'action

- Inhibiteurs de l'anhydrase carbonique :
  - provoquent une diurèse alcaline (perte urinaire de bicarbonates) et une faible élimination d'eau et de sel (natriurèse faible) ;
  - diminuent la pression intraoculaire et intracrânienne (effet antisécrétoire sur les plexus choroïdes, réduisant la formation du liquide céphalorachidien).
- Diurétiques de l'anse : permettent l'excrétion de sodium, de potassium, de chlore, de calcium par le rein au niveau de la branche ascendante de l'anse de Henlé. Effets rapides (<1 heure) et de courte durée (<3 heures).
- Diurétiques thiazidiques : inhibent la réabsorption de sodium dont ils augmentent l'excrétion ainsi que celle de potassium. Délai d'action plus long et effets plus prolongés.
- Diurétiques hyperkaliémiants : au niveau du tube collecteur, bloquent l'aldostérone, augmentent l'excrétion du sodium et la réabsorption de potassium. Peu natriurétiques.

Principaux médicaments

DCI (spécialité)	Forme galénique et dosage	Voie	Posologie usuelle
Inhibiteurs de l'anhydrase carbonique			
Acétazolamide (Diamox®)	Cp. 250 mg	*Per os*	250 à 500 mg/j
	Poudre pour sol. inject. 500 mg/5 mL	IV	1 à 2 g/j

DCI (spécialité)	Forme galénique et dosage	Voie	Posologie usuelle
Diurétiques de l'anse			
Furosémide (Lasilix®)	Cp. 40 ou 500 mg	*Per os*	20 mg à 1 g/j selon besoins
	Amp. 20 mg/2 mL	IV	Bolus de 1 mg/kg, puis selon diurèse
Diurétiques thiazidiques			
Hydrochlorothiazide (Esidrex®)	Cp. 25 mg	*Per os*	12,5 à 100 mg/j
Indapamide (Fludex®)	Cp. LP 1,5 mg	*Per os*	1,5 mg/j
Diurétiques hyperkaliémiants			
Spironolactone (Aldactone®)	Cp. 12,5, 25, 50 ou 75 mg	*Per os*	12,5 à 75 mg/j
Spironolactone (Soludactone®)	Amp. 100 ou 200 mg	IV	400 à 600 mg/j
Éplérénone (Inspra®)	Cp. 25 ou 50 mg	*Per os*	25 à 50 mg/j

Indications

Inhibiteurs de l'anhydrase carbonique

- Traitement du glaucome aigu et autres hypertonies oculaires, traitement symptomatique du mal des montagnes.

Diurétiques de l'anse

- HTA, œdèmes d'origine cardiaque, rénale, insuffisance cardiaque aiguë ou chronique.

Diurétiques thiazidiques

- Insuffisance cardiaque chronique modérée, HTA.

Diurétiques hyperkaliémiants

- HTA, insuffisance cardiaque (spironolactone, éplérénone) et insuffisance hépatique.

Contre-indications

- Grossesse et allaitement.
- Hypovolémie et déshydratation.
- Désordres hydroélectrolytiques non contrôlés (hyponatrémie, hypokaliémie, etc.).

- Insuffisance rénale sévère (clairance < 30 mL/min).
- Pour les diurétiques de l'anse : allergies aux sulfamides, encéphalo-pathies hépatiques.

Principaux effets indésirables

- Hypovolémie (insuffisance rénale fonctionnelle par déshydratation).
- Hyponatrémie de déplétion.
- Hypo ou hyperkaliémie (selon les classes).
- Crampes (liées à l'hypokaliémie).
- Diurétiques hyperkaliémiants : troubles digestifs, asthénie, gynéco-mastie ou aménorrhée, impuissance sous spironolactone.

En pratique clinique

Conduite du traitement

- Traitement *per os.*
- Dans certains cas, autogestion des doses de diurétiques de l'anse par le patient en fonction des apports sodés et du poids, avec les conseils de l'infirmier(ère) sous réserve d'un protocole de soins.

Surveillance

- Surveillance biologique systématique : kaliémie, natrémie, créatininémie.
- Surveillance biologique en fonction du contexte : bilan hépatique complet, bilan lipidique, glycémie.
- En cas d'insuffisance cardiaque sévère : diurèse horaire.
- Contrôle tensionnel (risque de chute chez le sujet âgé).
- Surveillance de l'hydratation chez le sujet âgé.

À éviter

Si voie IV : ne pas administrer sur la même voie d'abord la dobutamine et le furosémide (précipitation).

Conseils au patient/à la famille

- Ne pas suivre un régime sans sel trop strict.
- Signaler une modification importante de la diurèse.
- Sujet âgé :
  - s'allonger en cas de vertiges dus à une hypotension ;
  - boire régulièrement (au moins 1 L d'eau/j) surtout en cas de chaleur.

34. Antihypertenseurs centraux

Objectif(s) du traitement

Faire baisser la PA, permettant une réduction de la morbimortalité cardiovasculaire.

Propriété(s) et mécanisme(s) d'action

Agonistes des récepteurs alpha-2-adrénergiques centraux entraînant une inhibition du tonus sympathique et une vasodilatation.

Principaux médicaments

DCI (spécialité)	Forme galénique et dosage	Voie	Posologie usuelle
Alphaméthyldopa (Aldomet®)	Cp. 250 ou 500 mg	*Per os*	1 500 mg/j en 3 prises

Indications

HTA (durant la grossesse surtout).

Contre-indications

- Allergie.
- Dépression sévère.
- Antécédent d'hépatite médicamenteuse.

Principaux effets indésirables

- Effet sédatif, somnolence.
- Troubles psychiques.
- Hypotension orthostatique.
- Anémie hémolytique.
- Hépatite aiguë médicamenteuse.
- Déconseillés chez les sujets âgés.

Méga Guide Pharmaco Infirmier

En pratique clinique

Conduite du traitement

Traitement *per os*.

Surveillance

Surveillance biologique : NFS et bilan hépatique.

Conseils au patient/à la famille

- Attention à la survenue possible d'une somnolence.
- Possibilité d'une coloration, sans gravité, des urines en brun rouge dans la cuvette des toilettes (après exposition à l'air).

35. Dérivés nitrés

Objectif(s) du traitement

Vasodilatation artérielle : effet antiangoreux et antihypertenseur.

Propriété(s) et mécanisme(s) d'action

Vasodilatateurs coronariens et artériels par relaxation du muscle lisse.

Principaux médicaments

DCI (spécialité)	Forme galénique et dosage	Voie	Posologie usuelle
Trinitrine (Natispray®)	Flacons 0,15 ou 0,3 mg/dose	Sublinguale	1 bouffée si douleur
Trinitrine (Nitriderm®)	Patchs transdermiques 5, 10 ou 15 mg/24 h	Percutanée	1 patch/j
Isosorbide dinitrate (Risordan®)	Cp. 20 mg	*Per os*	1 cp. si douleur
	Amp. 10 mg/10 mL	IV	1 mL/h à adapter à la douleur et la PA

Indications

- Crise d'angine de poitrine (spray, voie IV).
- Syndrome coronarien aigu.
- Cardiopathies ischémiques chroniques (patchs, *per os*).
- Poussée d'HTA sévère (spray, voie IV).

Contre-indications

- Hypertrophie cardiaque.
- Hypotension artérielle.
- État de choc.
- Sténose aortique sévère.

Principaux effets indésirables

- Céphalées.
- Bouffées de chaleur.
- Hypotension orthostatique.
- Migraines.

En pratique clinique

Conduite du traitement

Traitement *per os* (comprimés ou spray buccal) ou percutané (patch).

Surveillance

- Contrôle tensionnel (risque d'hypotension).
- Surveillance clinique : évaluation de la sensation douloureuse à type de constriction.
- Tolérance cutanée des patchs.

Conseils au patient/à la famille

- Patch : 1/j (de 8 à 20 heures), modifier le site de pose chaque jour.
- Prévenir du risque d'hypotension artérielle brutale dans les minutes suivant l'administration et recommander une utilisation du spray buccal uniquement assis ou allongé.
- En cas de douleur résistante à l'administration de trinitrine : appeler le SAMU.
- Ne pas prendre de médicament pour les troubles de l'érection tel que sildénafil (Viagra®), vardénafil (Levitra®) ou tadalafil (Cialis®).

36. Antiarythmiques

Objectif(s) du traitement

- Éviter les troubles du rythme cardiaque ou les ralentir, voire les réduire.
- Diminuer le risque de formation, au cours d'une arythmie, d'un thrombus intracardiaque pouvant entraîner un accident vasculaire cérébral ischémique.

Propriété(s) et mécanisme(s) d'action

Il en existe plusieurs classes, ayant des mécanismes d'action différents, définissant la classification de Vaughan Williams – classes 1-2-3-4 :
- classe 1a : quinidiniques (actuellement très peu prescrits) ;
- classe 1b : stabilisation de la membrane des cellules ventriculaires cardiaques. Lidocaïne (Xylocard®) ;
- classe 1c : stabilisation de la membrane des cellules ventriculaires cardiaques, diminution de la contractilité cardiaque. Flécaïnide (Flécaïne®), propafénone (Rythmol®) ;
- classe 2 : bêtabloquants (*cf.* « 27. Bêtabloquants ») ;
- classe 3 : diminution de la contractilité et de la fréquence cardiaque (actifs sur les oreillettes et les ventricules cardiaques), allongement du QT. Amiodarone (Cordarone®) et sotalol (Sotalex®) ;
- classe 4 : inhibiteurs calciques bradycardisants (*cf.* « 31. Inhibiteurs calciques »).

Principaux médicaments

DCI (spécialité)	Forme galénique et dosage	Voie	Posologie usuelle
Classe 1b			
Lidocaïne (Xylocard®)*	Flacons 1 000 mg/20 mL	IV	1 à 2 mg/kg en IV lente puis 2 g/j en IV
Classe 1c			
Flécaïnide (Flécaïne®)	Cp. 100 mg Gél. LP 50, 100, 150 ou 200 mg	*Per os*	50 à 200 mg/j
	Amp. 150 mg/15 mL	IV	1,5 à 5 mg/kg

Propafénone (Rythmol®)	Cp. 300 mg	Per os	450 à 600 mg/j en 2 à 3 prises/j
Classe 3			
Amiodarone (Cordarone®)	Cp. 200 mg	Per os	30 mg/kg en dose de charge 200 mg/j en entretien
	Amp. 150 mg/3 mL	IV	1 à 2 amp./30 min
Sotalol (Sotalex®)	Cp. 80 ou 160 mg	Per os	80 à 160 mg/j

* Ne pas confondre avec lidocaïne IV (Xylocaïne®).

Indications

- Classe 1b : traitement et prévention des récidives de troubles rythmiques ventriculaires au cours des infarctus.
- Classe 1c : prévention des récidives de troubles rythmiques atriaux sur cœur sain. Réduction des fibrillations atriales (flécaïnide IV).
- Classes 2 et 3 : prévention des récidives et traitements de troubles rythmiques atriaux et ventriculaires. Réduction des fibrillations atriales et tachycardies ventriculaires (amiodarone en dose de charge).

Contre-indications

- Xylocaïne IV : insuffisance cardiaque, bradycardies, etc.
- Classe 1c : cardiopathies ischémiques, bradycardies.
- Classe 3 (amiodarone) : hyperthyroïdie, pneumopathie interstitielle, bradycardies.
- Sotalol : celles des bêtabloquants.

Principaux effets indésirables

- Xylocaïne IV : tremblements, bradycardie, etc.
- Classe 1c : insuffisance cardiaque, bradycardie, troubles du rythme ventriculaire cardiaque, etc.
- Classe 2 : ceux des bêtabloquants.
- Classe 3 : ceux des bêtabloquants pour le sotalol.
- Amiodarone : hyperthyroïdie, hypothyroïdie, neuropathies périphériques, pneumopathies interstitielles diffuses, hépatites, dépôts cornéens, dépôts cutanés, bradycardie, etc.
- Classe 4 : ceux des inhibiteurs calciques.

En pratique clinique

Conduite du traitement

- Traitement de fond : *per os.*
- Traitement de la phase aiguë (pronostic vital engagé) : en IV.
- Amiodarone IV : injecter par voie veineuse centrale, sauf en cas d'arrêt cardiaque.

Surveillance

- ECG : surveiller le retour en rythme sinusal si réduction d'arythmie.
- Fréquence cardiaque (risque de bradycardie).

À éviter

- Amiodarone IV par voie périphérique : limiter à 2 ampoules de 150 mg sur 30–40 minutes (risque de veinite).
- Amiodarone IV et flécaïnide IV : ne pas diluer dans du sérum physiologique.

37. Antiarythmiques parasympathomimétiques

Objectif(s) du traitement

- Arrêt des tachycardies jonctionnelles.
- Diagnostic des tachycardies régulières (flutter, maladie de Bouveret) en ralentissant la conduction atrioventriculaire.

Propriété(s) et mécanisme(s) d'action

- Ralentissement de la conduction atrioventriculaire par stimulation des cellules de l'oreillette.
- Réduction des tachycardies naissant de la jonction atrioventriculaire.

Principaux médicaments

DCI (spécialité)	Forme galénique et dosage	Voie	Posologie usuelle
Adénosine (Krenosin®)	Amp. 6 mg/2 mL	IV	Bolus de 3 mg Si échec, 2e bolus 6 mg, 3e bolus 12 mg Maximum 3 bolus

Indications

- Conversion rapide en rythme sinusal des tachycardies jonctionnelles, y compris celles associées à une voie accessoire (syndrome de Wolff-Parkinson-White).
- Aide au diagnostic des tachycardies à complexes larges ou fins.

Contre-indications

- Hypersensibilité au produit.
- Dysfonctionnement atrioventriculaire.
- Bradycardie.
- Bronchospasme, asthme.

Principaux effets indésirables

- Céphalées.
- Vertiges.
- Bradycardie excessive.
- Flush facial.

En pratique clinique

Conduite du traitement

Traitement d'urgence sous scope.

Surveillance

- ECG : baisse de fréquence cardiaque, réduction de la tachycardie, bradycardie excessive, voire asystolie (préparer ampoule d'atropine à l'avance).
- Bronchospasme, fréquence respiratoire.

Modalités d'administration

Administration en IV directe sous scope :
- 1re dose de 3 mg dans 1 mL en 2 secondes ;
- en cas d'inefficacité sur la tachycardie supraventriculaire en 1 à 2 minutes, administration d'une deuxième dose de 6 mg dans 2 mL ;
- en cas d'inefficacité sur la tachycardie supraventriculaire en 1 à 2 minutes, administration d'une troisième dose de 12 mg dans 4 mL ;
- **maximum 3 doses.**

Conseils au patient/à la famille

- Prévenir de la possibilité de ressentir une chaleur subite et transitoire au niveau du cou et du visage (flush facial) lors de l'injection, sans incidence sur la santé du patient.
- Demander d'appeler en cas de sensation de vertige avant de se lever ou de perception du ralentissement du rythme cardiaque avec ou sans malaise.
- Expliquer qu'une céphalée peut survenir sans gravité après l'injection.

38. Ivabradine

Objectif(s) du traitement

Ralentir la fréquence cardiaque.

Propriété(s) et mécanisme(s) d'action

Ralentisseur cardiaque avec effet anti-ischémique par inhibition sélective et spécifique du courant If sinusal.

Principaux médicaments

DCI (spécialité)	Forme galénique et dosage	Voie	Posologie usuelle
Ivabradine (Procoralan®)	Cp. 5 ou 7,5 mg	*Per os*	2,5 à 15 mg/j

Indications

- Syndrome coronarien aigu ST+ (infarctus du myocarde) : en association aux bêtabloquants s'ils ne suffisent pas à ralentir la fréquence cardiaque ou à contrôler l'angor, ou à leur place s'ils sont contre-indiqués.
- Insuffisance cardiaque stade 2 au moins de la NYHA persistante sous bêtabloquants, IEC, antialdostérone, si rythme sinusal et FC > 70/min.
- Insuffisance cardiaque avec FC > 70/min en cas de contre-indication aux bêtabloquants.

Contre-indications

- Arythmie cardiaque atriale (fibrillation atriale).
- Bradycardie sinusale.
- Association aux médicaments inhibiteurs enzymatiques.

Principaux effets indésirables

- Troubles de la conduction cardiaque, bradycardie sinusale.
- Phosphènes (sensations lumineuses).

En pratique clinique

Conduite du traitement

Traitement de fond *per os*.

Surveillance

Surveillance clinique : fréquence et rythme cardiaque.

Conseils au patient/à la famille

- Signaler l'apparition de tâches ou de «mouches volantes» dans le champ visuel.
- Ne pas prendre avec du jus de pamplemousse, ni avec des médicaments inhibiteurs enzymatiques.

39. Digitaliques

Objectif(s) du traitement

Ralentir la fréquence cardiaque (chronotrope négatif), renforcer la contraction cardiaque (inotrope positif) ou régulariser le débit cardiaque.

Propriété(s) et mécanisme(s) d'action

Augmentation de façon indirecte du taux de calcium dans les cellules musculaires cardiaques et ralentissement de la fréquence cardiaque (effet inotrope positif et chronotrope négatif) en jouant sur les canaux sodiques et calciques.

Principaux médicaments

DCI (spécialité)	Forme galénique et dosage	Voie	Posologie usuelle
Digoxine (Hemigoxine®, Digoxine Nativelle®)	Amp. 0,5 mg/2 mL	IV	1 à 2 amp./j
	Cp. 0,125 mg (Hemigoxine®), 0,25 mg (Digoxine Nativelle®) Sol. buv. 0,5 µg/0,1 mL	*Per os*	0,125 à 0,25 mg/j selon la créatinine

Indications

- Insuffisance cardiaque systolique (peu utilisé).
- Ralentissement des fibrillations atriales rapides permanentes.

Contre-indications

- Troubles de la conduction cardiaque non appareillés.
- Hyperexcitabilité ventriculaire.
- Fibrillation atriale et syndrome de Wolff-Parkinson-White.
- Obstacle à l'éjection du ventricule gauche.
- Traitement par calcium.
- Insuffisance rénale.

Principaux effets indésirables

- Troubles du rythme ventriculaire.
- Allergies cutanées, troubles digestifs (vomissements, etc.).
- En cas de surdosage : troubles digestifs (anorexie, vomissements), dyschromatopsie jaune vert (coloration de la vision), troubles du rythme ou de la conduction cardiaques.

En pratique clinique

Conduite du traitement

- Traitement de fond *per os.*
- Traitement d'urgence (fibrillation rapide) : en IV.
- En cas de surdosage, antidote = anticorps antidigoxine.

Surveillance

- Surveillance clinique : ECG.
- Surveillance biologique : digoxinémie (cible thérapeutique : 0,7 à 1,5 ng/mL) surtout en cas d'insuffisance rénale, créatininémie.
- Surveiller la kaliémie : l'hypokaliémie majore l'effet du digitalique, contrairement à l'hyperkaliémie qui le diminue.

Conseils au patient/à la famille

- Signaler les signes de surdosage : arythmies rapides, vomissements, dyschromatopsie jaune vert (coloration de la vision).
- Éviter le jus de pamplemousse.

40. Hypolipémiants

Statines

Objectif(s) du traitement
- Prévention primaire et secondaire des dyslipidémies.
- Prévention de la morbimortalité cardiovasculaire.

Propriété(s) et mécanisme(s) d'action
Inhibition de l'HMG CoA-réductase impliquée dans la synthèse de cholestérol par le foie.

Principaux médicaments

DCI (spécialité)	Forme galénique et dosage	Voie	Posologie usuelle
Rosuvastatine (Crestor®)	Cp. 5, 10 ou 20 mg	*Per os*	5 à 40 mg
Atorvastatine (Tahor®)	Cp. 10, 20, 40 ou 80 mg	*Per os*	10 à 80 mg

Indications
- Hypercholestérolémies (hyper-LDL-cholestérolémies).
- Prévention primaire ou secondaire en cas de situation à risque cardiovasculaire (accidents vasculaires artériels, insuffisance rénale, diabète, etc.).

Contre-indications
- Allergie.
- Élévation des transaminases hépatiques ou des CPK musculaires.

Principaux effets indésirables
- Crampes musculaires.
- Rhabdomyolyse.
- Perturbations du bilan hépatique.

Fibrates

Objectif(s) du traitement

Traitement des hypertriglycéridémies.

Propriété(s) et mécanisme(s) d'action

Diminution de la synthèse de triglycérides et un peu du cholestérol.

Principaux médicaments

DCI (spécialité)	Forme galénique et dosage	Voie	Posologie usuelle
Fénofibrate (Lipanthyl®)	Cp. 145 ou 160 mg Gél. 67 ou 200 mg	*Per os*	145 à 200 mg/j

Indications

- Hypercholestérolémie.
- Hypertriglycéridémie.

Contre-indications

- Insuffisance hépatique.
- Insuffisance rénale.
- Association aux statines.

Principaux effets indésirables

- Crampes musculaires.
- Rhabdomyolyse.
- Élévation des transaminases.

Ézétimibe

Objectif(s) du traitement

Traitement des hypercholestérolémies.

Propriété(s) et mécanisme(s) d'action

- Inhibition de l'absorption digestive du cholestérol.
- Seul ou en association avec une statine.

Principaux médicaments

DCI (spécialité)	Forme galénique et dosage	Voie	Posologie usuelle
Ézétimibe (Ezetrol®)	Cp. 10 mg	*Per os*	10 mg/j
Ézétimibe + simvastatine (Inegy®)	Cp. 10/20 ou 10/40 mg	*Per os*	1 cp./j
Ézétimibe + atorvastatine (Liptruzet®)	Cp. 10/10, 10/20, 10/40 ou 10/80 mg	*Per os*	1 cp./j

Indications

Hypercholestérolémie, seul ou en association avec une statine.

Contre-indications

Insuffisance hépatique, insuffisance rénale.

Principaux effets indésirables

Crampes musculaires, rhabdomyolyse, élévation des transaminases, etc.

Oméga 3

Objectif(s) du traitement

Traitement des hypercholestérolémies, des cardiopathies dilatées, du post-infarctus.

Propriété(s) et mécanisme(s) d'action

- Diminution de la mortalité en post-infarctus.
- Effet hypocholestérolémiant (action sur les triglycérides).

Principaux médicaments

DCI (spécialité)	Forme galénique et dosage	Voie	Posologie usuelle
Acides oméga 3 (Omacor®)	Caps. 1 000 mg	*Per os*	1 000 à 2 000 mg/j

Principaux effets indésirables

Rares troubles digestifs.

En pratique clinique

Conduite du traitement

Traitement de fond *per os.*

Surveillance

Surveillance biologique : bilan hépatique, enzymes musculaires cardiaques, CPK, bilan lipidique.

À éviter

Association statine + fibrates : potentialisation du risque de rhabdomyolyse.

Conseils au patient/à la famille

- Surveiller l'apparition de douleurs musculaires, de faiblesse musculaire et/ou de crampes, potentiellement graves et pouvant nécessiter l'arrêt du traitement (statines principalement).
- Statines : ne pas prendre avec du jus de pamplemousse.

41. Rôle de l'infirmier(ère) en dermatologie

Soins relationnels

Les pathologies dermatologiques touchent la peau et ont donc un impact sur l'image corporelle du patient. Elles peuvent avoir pour conséquence un préjudice esthétique pour lui, avec des répercussions sur le plan personnel et professionnel.

Il convient de tenir compte de l'expression psychosomatique de pathologies sous-jacentes (somatiques et/ou psychiques) *via* un symptôme dermatologique et d'accompagner le patient dans une réflexion sur l'étiologie possible de la pathologie dermatologique pouvant nécessiter une prise en charge pluridisciplinaire.

L'infirmier(ère) doit également évaluer la douleur si elle est exprimée par le patient à l'aide d'outils tels que les échelles (type EVA, EVS, EN, etc.) et administrer le traitement antalgique prescrit ; en évaluer les effets thérapeutiques souhaités et ceux indésirables pour un éventuel réajustement du traitement.

Accompagnement du patient

- Ne pas nier ou minimiser les ressentis du patient sur son apparence physique.
- Respecter l'expression subjective de la douleur physique ou de la souffrance psychique, participer à leur prise en charge en collaboration avec le médecin prescripteur.
- Valoriser les effets bénéfiques obtenus au cours du traitement.
- Proposer des moyens adaptés pour atténuer les effets visibles de la pathologie (maquillage spécifique, vêtements fluides à manches longues, foulards, gants ou mitaines, etc.).
- Proposer un accompagnement psychologique ponctuel.

Soins techniques

La peau est également un organe à part entière, constituant l'enveloppe corporelle du patient. Toute lésion ou modification de son état peut entraîner une altération de son rôle de protection et de maintien de l'hydratation de l'organisme, ainsi que du maintien de la température.

- Évaluer l'état, l'évolution et l'étendue des lésions cutanées.
- Utiliser des gants à usage unique lors de l'application locale de traitements en crème, pommade ou gel (p. ex. : dermocorticoïdes).
- Retirer le produit restant de la précédente application pour éviter l'accumulation de substances actives lors de l'application suivante.
- Selon l'indication, faire suivre l'application du traitement local par un léger massage jusqu'à absorption complète.
- Vérifier la température corporelle.

42. Antifongiques locaux à spectre étroit

Objectif(s) du traitement

Utilisés dans les affections fongiques de la peau, des phanères et des muqueuses.

Propriété(s) et mécanisme(s) d'action

- Non absorbés *per os*.
- Action locale.
- Activité antifongique.

Principaux médicaments

DCI (spécialité)	Forme galénique et dosage	Voie	Posologie usuelle
Amphotéricine B (Fungizone®)	Susp. buv. 10 %	*Per os*, buccale	1,5 à 2 g/j, soit 3 à 4 c. à café (15 à 20 mL) en 2 à 3 prises/j chez l'adulte
Nystatine (Mycostatine®)	Susp. buv. 100 000 UI/mL	*Per os*, buccale	4 à 6 MUI/j, soit 8 à 12 c. à café (40 à 60 mL) en 3 à 4 prises/j chez l'adulte

Indications

- Traitement des candidoses digestives (sauf chez l'immunodéprimé).
- Prévention des candidoses chez les sujets à très haut risque (prématurés, immunodéprimés, malades sous chimiothérapie).

Contre-indications

Hypersensibilité au médicament.

Principaux effets indésirables

Nausées.

En pratique clinique

Conduite du traitement

Traitement *per os* (non absorbé) de 15–21 jours.

Modalités d'administration

Administration en dehors des repas, sous forme de bains de bouche, puis avaler ensuite pour avoir un effet antifongique œsophagien.

Conseils au patient/à la famille

- Espacer de 2 heures la prise de topiques gastro-intestinaux tels que les antiacides.
- Nystatine : prévenir les patients de la quantité non négligeable d'alcool dans la solution.
- Nystatine : après ouverture, conserver à température < 25 °C durant 7 jours maximum.

43. Antifongiques locaux à large spectre

Propriété(s)

Dérivés imidazolés

- Spectre large : actif sur les *Dermatophytes*, les *Candida* et certaines bactéries. Certains sont aussi disponibles *per os*.
- La durée du traitement varie entre 2 et 8 semaines en fonction de la localisation de la mycose.
- Principaux médicaments : kétoconazole (Kétoderm®), éconazole (Pevaryl® 1 % ou Dermazol® 1 %).
- Différentes formes galéniques (crème, lait, poudre, gel) : les galéniques grasses sont à utiliser pour des lésions cutanées sèches (crème, émulsion) et les galéniques plus asséchantes (gel, solution, lotion, émulsion, poudre) pour des lésions cutanées macérées, humides et suintantes.

Ciclopirox (Mycoster® 1 % crème)

- Spectre large : actif sur les dermatophytes, candidoses cutanées, *Pityriasis versicolor* et quelques bactéries.
- Existe sous forme de crème, poudre, shampooing (Sebiprox® 1,5 %) solution filmogène (vernis, Onytec®).

Terbinafine (Lamisil® 1 % crème)

- Spectre large : dermatophyties de la peau et des plis (intertrigos génitaux et cruraux et des orteils), candidoses cutanées (intertrigos génitocruraux, anaux et périanaux, perlèche), et vulvites et balanite candidosiques. Actif sur le *Pityriasis versicolor*.
- Une forme orale de terbinafine est disponible en comprimés de 250 mg (Lamisil®). Elle est indiquée pour les mycoses des ongles et les mycoses cutanées étendues ou résistantes aux traitements antifongiques habituels. Elle doit être employée avec précaution en cas d'insuffisance hépatique ou d'altération de la fonction rénale.

Antifongiques locaux destinés au traitement des ongles

- Amorolfine (Locéryl® solution filmogène) : 1 application/semaine sur les ongles.

- Imidazolé associé à un kératolytique (Amycor onychoset® pommade) :
  1 application/j sous pansement occlusif sur l'ongle pendant 3 semaines.
- Ciclopirox olamine (Mycoster® 1 % solution filmogène).

Principaux médicaments

DCI (spécialité)	Forme galénique et dosage	Voie	Posologie usuelle
Terbinafine (Lamisil® crème 1 %)	Crème 1 %	Cutanée	1 à 2 applications/j pendant 2 à 4 semaines
Éconazole (Pevaryl® 1 % ou Dermazol® 1 %)	Lait, poudre, crème	Cutanée	Selon la galénique et le type de lésions à traiter
Kétoconazole (Ketoderm®)	Gel 2 % (sachet monodose), crème 2 %	Cutanée	Selon la galénique et le type de lésions à traiter
Ciclopirox (Mycoster® 1 %)	Crème, poudre, solution filmogène	Cutanée et unguéale pour la solution filmogène	Selon la galénique et le type de lésions à traiter

Indications

- Infections fongiques (levures, champignons) de la peau, des ongles, des cheveux et des muqueuses.
- Actif sur différentes espèces en fonction de leur spectre antifongique : *Pytiriasis versicolor*, *Malazessia*, *Candida*, *Dermatophytes*.

Contre-indications

Aucune contre-indication absolue.

Principaux effets indésirables

- Bonne tolérance pour la grande majorité et aucune surveillance biologique nécessaire.
- Peu ou pas de passage systémique.

En pratique clinique

Modalités d'administration

Par voie cutanée en fonction de la galénique en applications locales.

Conseils au patient/à la famille

Se laver les mains après chaque application.

44. Antifongiques oraux

Propriété(s)

Griséofulvine

Spectre d'activité strictement limité aux dermatophytes.

Terbinafine

Spectre d'activité dermatophytes et *Candida*.

> **Note**
> Pour la terbinafine (Lamisil®) par voie locale, *cf.* «43. Antifongiques locaux à large spectre».

Principaux médicaments

DCI (spécialité)	Forme galénique et dosage	Voie	Posologie usuelle
Griséofulvine (Griséfuline®)	Cp. 250 ou 500 mg	*Per os*	500 à 1 000 mg/j en 2 prises
Terbinafine (Lamisil®, Fungster®)	Cp. 250 mg	*Per os*	250 mg/j en 1 prise

Indications

Griséofulvine

• Dermatophyties cutanées multiples et étendues, unguéales et capillaires.

Terbinafine

• Onychomycoses, mycoses cutanées étendues ou résistantes aux traitements antifongiques locaux.

Contre-indications

Griséofulvine

- Porphyrie ou de lupus érythémateux systémique.
- Grossesse ou allaitement.

Terbinafine

- Maladie hépatique chronique ou active.
- Insuffisance rénale sévère.
- Grossesse ou allaitement.

Principaux effets indésirables

Griséofulvine

- Toxicité hématologique de type leuconeutropénie (régressive à l'arrêt).
- Céphalées, vertiges.
- Troubles gastro-intestinaux.
- Inducteur enzymatique.

Terbinafine

- Hépatites cholestatiques ou mixtes pouvant être graves (potentiellement mortelles).
- Troubles gastro-intestinaux.
- Troubles dermatologiques : prurit, éruption, urticaire.
- Troubles du goût : dysgueusie, agueusie, goût métallique.
- Inducteur enzymatique (CYP2D6).

Interactions médicamenteuses

Griséofulvine

Inducteur enzymatique diminuant l'efficacité de certains médicaments (contraceptifs œstroprogestatifs, anticoagulants oraux, etc.).

Terbinafine

Inducteur enzymatique avec risque de diminution de l'efficacité de certains médicaments (ciclosporine, rifampicine) ou d'augmentation des effets indésirables (Flécaïne®, métoprolol, etc.).

En pratique clinique

Conduite du traitement

- Utilisés lorsque les lésions sont multiples, très étendues ou non améliorées par un traitement antifongique local.
- Durée du traitement variable en fonction du type d'atteinte, de son étendue et du terrain.

Surveillance

- Griséofulvine : NFS pour les traitements de longue durée (≥ 1 mois) et à doses élevées ($> 1,5$ g/j).
- Terbinafine : bilan hépatique, rénal et hématologique avant le traitement puis tous les mois au cours du traitement.

Modalités d'administration

- Griséofulvine : traitement *per os* en 2 prises/j au cours d'un repas riche en graisse.
- Terbinafine : traitement *per os* en 1 prise/j au cours d'un repas.

À éviter

Griséofulvine :
- exposition au soleil et aux UV (photosensibilisation) au cours et au décours immédiat du traitement ;
- prise d'alcool (effet antabuse).

Conseils au patient/à la famille

- Griséofulvine :
  - prendre au cours d'un repas riche en graisse ou avec un verre de lait entier ;
  - informer les autres prescripteur(rice)s de la prise du traitement à cause du risque d'interaction médicamenteuse important.
- Terbinafine : consulter rapidement un médecin en cas de douleurs intestinales, urines foncées et décoloration des selles (risque d'hépatite).

45. Democorticoïdes

Objectif(s) du traitement

Diminuer l'inflammation cutanée dans les dermatoses inflammatoires non infectieuses.

Propriété(s)

- Activité anti-inflammatoire.
- Activité immunosuppressive.
- Quatre classes de dermocorticoïdes définies selon l'intensité de leur activité anti-inflammatoire.

Principaux médicaments

DCI (spécialité)	Forme galénique et dosage	Voie	Posologie usuelle
Activité très forte			
Clobétasol (Dermoval®, Clarelux Ge®)	Crème, gel	Cutanée	1 à 2 applications/j
Activité forte			
Bétaméthasone (Diprosone®)	Pommade, crème, lotion 0,05 %	Cutanée	1 à 2 applications/j
Activité modérée			
Désonide (Tridésonit®, Locapred®)	Crème	Cutanée	1 à 2 applications/j
Activité faible			
Hydrocortisone (Dermofenac®, Cortisedermyl®)	Crème	Cutanée	1 à 2 applications/j

Indications

- Eczéma de contact allergique et dermatite atopique.
- Lichen plan.
- Pemphigoïde bulleuse.
- Psoriasis, lupus érythémateux chronique, pelade, etc.

Méga Guide Pharmaco Infirmier

Contre-indications

Dermatoses infectieuses (impétigo, érysipèle, zona, herpès, gale, candidose, etc.).
- Acné.
- Rosacée.
- Érythème fessier du nourrisson.

Principaux effets indésirables

- Atrophie cutanée.
- Retard de la cicatrisation.
- Troubles de la pigmentation.
- Parfois hypertrichose (hyperpilosité) au niveau des zones d'application.
- Acné induite par la cortisone.
- Dermite périorale et granulome glutéal infantile (éruption nodulaire dans la région des langes après application de dermocorticoïdes chez les nouveau-nés sur la zone des langes).
- Aggravation d'une dermatose infectée.
- Effet rebond si arrêt trop brutal.
- Complications générales en cas d'application massive et/ou prolongée (passage systémique) : *cf.* « 213. Anti-inflammatoires stéroïdiens (glucocorticoïdes) ».

En pratique clinique

Conduite du traitement
- Appliquer en couches fines sur les zones à traiter en insistant pour faire pénétrer le produit sur les lésions dermatologiques.
- Dans certains cas, arrêt du traitement par espacement progressif des applications en réalisant 1 application 1 jour/2 (pour éviter « l'effet rebond », c'est-à-dire la reprise brutale de la dermatose à l'arrêt des dermocorticoïdes).
- Forme galénique à adapter aux zones à traiter :
  - crème pour les lésions aiguës, suintantes ;
  - pommade pour les lésions sèches ou squameuses ;
  - lotion, émulsion pour les lésions des plis et des zones pilaires.

Surveillance
- Surveillance clinique : état cutané local (érythème, douleur, chaleur et aspect clinique).
- Risque de surinfection locale bactérienne ou virale : aggravation des lésions, extension brutale de lésions et/ou suintement des lésions.

Modalités d'administration

- Par voie cutanée en couches fines en massant pour faire pénétrer le traitement.
- Le plus souvent 1 application/j (jusqu'à 2 applications/j dans certains cas).

À éviter

- Application d'un dermocorticoïde de niveau très fort au niveau du visage ou sur une lésion surinfectée.
- Usage d'un pansement occlusif (sauf indication médicale).
- Arrêt brutal du traitement (« effet rebond »).
- Application avant une exposition solaire.

Conseils au patient/à la famille

- Se laver les mains après chaque application.
- Ne pas appliquer sur des zones trop étendues (sauf indication médicale).
- En cas d'exposition solaire, le dermocorticoïde doit être appliqué uniquement le soir.

46. Rétinoïdes

Objectif(s) du traitement

Améliorer et traiter les maladies inflammatoires cutanées.

Propriété(s)

- Médicaments de synthèse dérivés de la vitamine A.
- Activité antiproliférative sur l'épiderme.
- Activité immunomodulatrice sur l'épiderme.
- Action inhibitrice de la croissance et de l'activité glandes sébacées (isotrétinoïne).

Principaux médicaments

DCI (spécialité)	Forme galénique et dosage	Voie	Posologie usuelle
Formes orales			
Isotrétinoïne (Procuta®, Curacné®)	Caps. 5, 10, 20 ou 40 mg	*Per os*	0,5 à 1 mg/kg/j en 1 prise
Acitrétine (Soriatane®)	Gél. 10 ou 25 mg	*Per os*	25 à 30 mg/j pendant 2 à 4 semaines, puis jusqu'à 50 mg/j, en 1 prise
Alitrétinoïne (Toctino®)	Caps. 10 ou 30 mg	*Per os*	10 à 30 mg/j en 1 prise
Formes locales			
Isotrétinoïne (Roaccutane® 0,05 %)	Gel	Cutanée	1 à 2 applications/j
Alitrétinoïne (Panrétin® 0,1 %)	Gel	Cutanée	2 applications/j
Trétinoïne (Ketrel® 0,05 %, Locacid® 0,05 %, Retacnyl® 0,025 %)	Crème	Cutanée	1 application/j le soir
Adapalène (Différine® 0,1 %) Adapalène + peroxyde de benzoyle (Epiduo®)	Crème, gel	Cutanée	1 application/j le soir

Indications

Formes orales

- Isotrétinoïne : acné sévère.
- Acitrétine :
  - psoriasis sévères ;
  - troubles de la kératinisation sévères (kératodermie palmoplantaire, ichtyoses sévères, maladie de Darier, etc.) ;
  - lichen plan sévère résistant aux autres thérapeutiques.
- Alitrétinoïne : eczéma chronique sévère des mains ne répondant pas aux autres thérapeutiques.

Formes locales

- Isotrétinoïne : acné.
- Alitrétinoïne : maladie de Kaposi chez les patients VIH+ ne répondant pas aux autres traitements.
- Trétinoïne : acné de sévérité moyenne, plus spécifiquement acné rétentionnelle.
- Adapalène : traitement de l'acné modérée (utilisé seul ou en association avec peroxyde de benzoyle).

Contre-indications

- Perturbations du bilan hépatique ou lipidique.
- Alcoolisme chronique non sevré.
- Grossesse et absence de contraception efficace.

Interactions médicamenteuses

- Isotrétinoïne *per os* : pas d'association aux cyclines *per os* (risque d'hypertension intracrânienne).
- Pas d'association de différents rétinoïdes (risque d'hypervitaminose A).

Principaux effets indésirables

- Tératogénicité (en cas de grossesse).
- Cutanéomuqueux : xérose, chéilite, sécheresse oculaire, buccale, etc.
- Rhumatologiques : arthralgies, myalgies, etc.
- Troubles du comportement décrits : idées suicidaires, syndrome dépressif, etc.
- Autres : céphalées, opacité cornéenne, etc.

En pratique clinique

Conduite du traitement

- Traitement *per os* ou local (4 à 6 mois pour l'isotrétinoïne).
- Isotrétinoïne : accord de soins et de contraception signée par la patiente.

Modalités d'administration

Formes orales : en une prise quotidienne, de préférence le matin au cours d'un repas ou avec du lait.

Surveillance

- Tératogénicité : risque majeur, impliquant une contraception obligatoire chez les femmes sous rétinoïdes oraux tout au long du traitement, et poursuivie jusqu'à 1 mois après l'arrêt du traitement pour l'isotrétinoïne et l'alitrétinoïne, et 2 ans après l'arrêt du traitement pour l'acitrétine.
- Surveillance biologique (rétinoïdes *per os*) :
  - bilan lipidique : triglycérides, cholestérol ;
  - bilan hépatique (en particulier les transaminases) ;
  - β-HCG plasmatiques chez les femmes en âge de procréer.

À éviter

Contre-indication absolue : association des rétinoïdes avec les tétracyclines (risque d'hypertension intracrânienne).

Conseils au patient/à la famille

- Informer les patients des deux sexes des risques tératogènes majeurs.
- Obligation d'une contraception efficace chez la femme en âge de procréer pendant et après l'arrêt du traitement.
- Dosage des β-HCG mensuel avant la dispensation du médicament et jusqu'à 1 mois après l'arrêt du traitement pour l'isotrétinoïne ou l'alitrétinoïne *per os*, et jusqu'à 2 ans après l'arrêt du traitement pour l'acitrétine *per os*.
- Tenir à jour le carnet de suivi du traitement et des dosages de β-HCG.
- Pas d'exposition au soleil ou aux UV (médicaments photosensibilisants).

47. Immunosuppresseurs et immunomodulateurs

Objectif(s) du traitement

Modulation de l'immunité dans les dermatoses inflammatoires et/ou dysimmunitaires.

Propriété(s) et mécanisme(s) d'action

- Propriété(s) immunosuppressives ou immunomodulatrices.
- Activité anti-inflammatoire et immunosuppressive.

Principaux médicaments

Immunomodulateur topique : tacrolimus (Protopic®)

- Action locale (pommade).
- Activité immunosuppressive : inhibiteur de la calcineurine (plus de détails, cf. «249. Inhibiteurs de la calcineurine»).
- Prescription réservée aux pédiatres et aux dermatologues.
- Indications : dermatite atopique modérée à sévère de l'adulte en cas de résistance ou de contre-indication des corticoïdes locaux.
- Conseils au patient : bien se laver les mains après application sauf si traitement à appliquer sur les mains, et éviter les expositions au soleil (rayons UV).

Méthotrexate (Méthotrexate®, Ledertrexate®, Imeth®)

- Activité antiproliférative, anti-inflammatoire et immunomodulatrice (plus de détails, cf. «215. Traitements de fond conventionnels des rhumatismes inflammatoires ou Disease-Modifying Antirheumatic Drugs (DMARD)»).
- Posologie : 1 prise unique par semaine en dermatologie
- Indications : certaines formes de psoriasis étendus, et les lymphomes cutanés T.
- Administration orale ou SC (stylos pour auto-administration disponibles : Metoject®).

Cyclophosphamide (Endoxan®)

- Activité antinéoplasique et immunosuppresseur (plus de détails, cf. «9. Alkylants : moutardes à l'azote»).

- Administration en IV.
- Indications : pathologies auto-immunes dermatologiques (lupus érythémateux systémique, maladies bulleuses auto-immunes sévères telles que le pemphigus vulgaire ou la pemphigoïde bulleuse) et lymphomes T cutanés.

Ciclosporine (Néoral®)

- Activité immunosuppressive : inhibiteur de la calcineurine (plus de détails, *cf.* « 249. Inhibiteurs de la calcineurine »).
- Administration orale.
- Posologie adaptée au poids.
- Surveillance de la PA et de la fonction rénale (créatininémie).
- Indications : psoriasis, dermatite atopique sévère, parfois urticaires chroniques en cas d'échec des antihistaminiques et de l'omalizumab (hors AMM).

Biothérapies

▶ Anti-TNF-alpha

- Étanercept (Enbrel®), adalimumab (Humira®), infliximab (Rémicade®).
- Activité anti-inflammatoire pour l'infliximab (plus de détails, *cf.* « 216. Traitements de fond biologiques des rhumatismes inflammatoires : anti-TNF-alpha »).
- Indications : certaines formes de psoriasis
- Administration IV (infliximab) ou SC (adalimumab et étanercept). Pour les formes SC, des auto-injections par le patient sont possibles.

▶ Ustékinumab (Stelara®)

- Anticorps monoclonal humain ciblant une protéine commune à l'interleukine-12 et l'interleukine-23 (*cf.* « 119. Anti-IL-12 et IL-23 »).
- Administration SC.
- Utilisé dans le traitement de certaines formes de psoriasis.

▶ Omalizumab (Xolair®)

- Anticorps monoclonal humanisé anti-immunogobulines E (*cf.* « 119. Anti-IL-12 et IL-23 »).
- Administration SC.
- Utilisé dans l'urticaire chronique résistante aux antihistaminiques.

48.   Peroxyde de benzoyle

Objectif(s) du traitement

Améliorer certaines formes d'acné modérées.

Propriété(s) et mécanisme(s) d'action

- Activité antibactérienne : efficace sur *Propionibacterium acnes.*
- Activité anti-inflammatoire.
- Activité antifongique.

Principaux médicaments

DCI (spécialité)	Forme galénique et dosage	Voie	Posologie usuelle
Peroxyde de benzoyle (Cutacnyl® 2,5, 5 ou 10 %, Pannogel® 10 %)	Gel, lotion, pain, crème	Cutanée	1 application/j

Indications

Acné non compliquée.

Principaux effets indésirables

- Irritation cutanée, xérose.
- Photosensibilité.
- Décoloration des textiles et des cheveux.

En pratique clinique

Modalités d'administration

- Traitement local : 1–2 applications/j (traitement d'attaque), puis diminution progressive jusqu'à 1–3 applications/semaine.
- Débuter sur de petites surfaces pour s'assurer de la bonne tolérance.

Méga Guide Pharmaco Infirmier

48

Surveillance

Irritation cutanée : appliquer 1 jour/2, de préférence le soir en fonction de l'irritation.

À éviter

Application autour des yeux, du nez ou de la bouche (peau sensible).

Conseils au patient/à la famille

- Pas d'exposition au soleil ou aux UV.
- Utiliser conjointement une crème hydratante.
- Se laver les mains après l'application.
- Décoloration des textiles au contact du médicament (serviettes, draps, etc.).

49. Kératolytiques topiques

Objectif(s) du traitement

Traiter les lésions hyperkératosiques épaisses.

Propriété(s)

- Kératolytiques.
- Hydratation pour certains.

Principaux médicaments

- **Acide salicylique** (10 à 20 %) : préparation magistrale dans de la vaseline officinale ou pommade contenant de l'acide salicylique prête à l'emploi (Pommade MO Cochon®).
- **Urée** (10 à 40 %) : préparation magistrale.
- **Acide lactique** : préparation magistrale.
- **Acide rétinoïque** : préparation magistrale ou spécialités.
- Association : **acide lactique** + **acide salicylique** (Duofilm® solution).
- Association avec un corticoïde local : **acide salicylique** + **bétaméthasone** (Diprosalic® pommade ou lotion).

Indications

Verrues, cors, hyperkératose palmoplantaire, kératodermie palmoplantaire, psoriasis ou autre lésion dermatologique hyperkératosique.

Contre-indications

- Pas d'application sur les muqueuses.
- Pas d'application sur les plaies.

Principaux effets indésirables

Irritation locale.

Méga Guide Pharmaco Infirmier

En pratique clinique

Modalités d'administration

- Application quotidienne sur les lésions épaisses kératosiques.
- Certaines formes galéniques associent un kératolytique à un corticoïde local (Diprosalic® crème, p. ex.).

Surveillance

Tolérance cutanée.

À éviter

Application autour des yeux, du nez ou de la bouche (peau sensible).

Conseils au patient/à la famille

Bien se laver les mains après application (sauf en cas de traitement d'une dermatose hyperkératosique des mains).

50. Analogues de la vitamine D

Objectif(s) du traitement

Traiter le psoriasis.

Propriété(s) et mécanisme(s) d'action

Activité modulatrice de la prolifération et différenciation des kératino-cytes.

Principaux médicaments

DCI (spécialité)	Forme galénique et dosage	Voie	Posologie usuelle
Calcipotriol (Daivonex®)	Crème	Cutanée	2 applications/j Maximum : 100 g/semaine
Tacalcitol (Apsor®)	Pommade, émulsion	Cutanée	1 application le soir Maximum : 30 g/semaine
Calcitriol (Silkis®)	Pommade	Cutanée	2 applications/j Maximum : 30 g/j

Spécialités contenant en association des dérivés de la vitamine D et des dermocorticoïdes : Daivonex® pommade, gel, Xamiol® gel.

Indications

Psoriasis vulgaire.

Contre-indications

- Hypercalcémie.
- Anomalie du métabolisme du calcium.

Principaux effets indésirables

- Irritation locale.
- Hypercalcémie et hypercalciurie rarement observées.
- Photosensibilité.

En pratique clinique

Conduite du traitement

- Traitement local en 1 application/j.
- Dose maximale à appliquer :
  - Daivonex® : moins d'un tube de 120 g (maximum 100 g/semaine);
  - Apsor® : 2 tubes de 15 g/semaine;
  - Silkis® : 1 tube de 30 g/j.

Surveillance

- Irritation cutanée : transitoire au niveau des sites d'application.
- Brûlures ou réactions eczématifomes : arrêt du traitement.

À éviter

Application locale d'acide salicylique.

Conseils au patient/à la famille

- Pas d'exposition au soleil ou aux UV.
- Se laver les mains après l'application.
- Daivonex® : ne pas appliquer sur le visage.
- Ne pas recouvrir d'un pansement occlusif.

51. Antihistaminiques

Objectif(s) du traitement

Traitement symptomatique des manifestations dermatologiques (prurit, éruption) impliquant l'histamine.

Propriété(s)

Médicaments de 1re génération (ayant plus d'effets indésirables notamment sédatifs) ou de 2e génération (moins sédatifs).

Mécanisme(s) d'action

Blocage des récepteurs H1 de l'histamine, sécrétée entre autres par les mastocytes de la peau.

Principaux médicaments

> **Note**
> Les antihistaminiques anti-H2 sont traités en gastroentérologie.

DCI (spécialité)	Forme galénique et dosage	Voie	Posologie usuelle
1re génération			
Hydroxyzine (Atarax®)	Cp. 25 mg	*Per os*	25 à 100 mg/j
Dexchlorphéniramine (Polaramine®)	Cp. 2 ou 6 mg	*Per os*	6 à 12 mg/j
	Sol. buv. 2 mg/mL		12 à 16 c. mesure/j
	Sol. inject. 5 mg/mL	IV	1 à 2 amp./j
2e génération			
Lévocétirizine (Xyzall®)	Cp. 5 mg	*Per os*	5 à 10 mg/j*
Desloratadine (Aerius®)	Cp. 5 mg Sol. buv. 0,5 mg/mL	*Per os*	5 à 10 mg/j*
Ébastine (Kestin®)	Cp. 10 mg	*Per os*	10 à 20 mg/j

* Possibilité d'augmenter la posologie à 4 cp./j en cas d'urticaire chronique résistante aux traitements par antihistaminiques à la dose usuelle de 1 ou 2 cp./j (hors AMM, mais recommandé par 2 conférences de consensus d'experts internationales).

Indications

- Rhinite allergique.
- Conjonctivite allergique.
- Urticaire superficielle ou profonde.
- Angio-œdème histaminique.
- Prurit.
- Réactions anaphylactiques allergiques ou non (uniquement comme adjuvant).

Contre-indications

- Glaucome à angle fermé.
- Rétention aiguë d'urine.
- Arythmie cardiaque avec allongement de l'espace QT.
- Insuffisance rénale aiguë.

Principaux effets indésirables

- Somnolence.
- Effets anticholinergiques observés principalement avec les antihistaminiques anti-H1 de 1re génération : nausées, vertiges, sécheresse de la bouche, aggravation d'un glaucome, troubles mictionnels (chez les prostatiques).
- Troubles du rythme cardiaque (rare, en cas de surdosage).

En pratique clinique

Conduite du traitement

Traitement de la crise ou de fond selon les patients.

Modalités d'administration

Traitement *per os* généralement en 1 prise/j, de préférence le soir au coucher.

Surveillance

- Somnolence, sédation.
- Nausées, vertiges, sécheresse de la bouche.
- Patients avec un glaucome : surveillance ophtalmique.
- Patients prostatiques : risque de troubles mictionnels.

Conseils au patient/à la famille

Risque d'altération de la vigilance et de somnolence : attention lors de la conduite de véhicules ou à la manipulation de machines (surtout ceux de 1re génération et certains de 2e génération).

52. Antiseptiques

Objectif(s) du traitement

Utilisés dans les dermatoses infectieuses ou à risque de surinfection.

Propriété(s)

Agents anti-infectieux d'usage externe cutané et/ou muqueux.

Mécanisme(s) d'action

- Activité bactériostatique (voire bactéricide après un temps de contact suffisamment long).
- Activité virucide et fongistatique pour certaines molécules.
- Action principalement par destruction de la paroi microbienne externe.

Principaux médicaments

Alcools : alcool éthylique (éthanol) et alcool benzylique

- Utilisés pour l'antisepsie de la peau.
- Alcool éthylique : action immédiate.
- Alcool benzylique : souvent utilisé comme conservateur de nombreux produits topiques (des eczémas de contact allergiques sont rapportés avec son utilisation).

Ammoniums quaternaires : chlorure de benzalkonium

Très utilisé dans de nombreuses solutions antiseptiques (Mercryl®, Biseptine®, etc.). Solutions aqueuses ou alcooliques, ou crèmes.

Biguanides : chlorhexidine

Présente dans Biseptine® solution, Cyteal® solution, Hibiscrub® 4 % solution moussante, Chloraprep®, etc. :
- risque de réactions allergiques immédiates (urticaires et choc anaphylactique) et retardées (eczéma de contact sur la zone d'application);
- risque de nécroses muqueuses et hépatites en cas d'ingestion;
- utilisation possible chez la femme enceinte et le nouveau-né.

Colorants

- **Éosine** (dérivé de la fluorescéine) :
  - activité antibactérienne faible;
  - coloration rose de la peau, empêchant le suivi de la dermatose;

– asséchante, risque de photosensibilisation ;
– usage à éviter.
- Halogénés (dérivés iodés) : **alcool iodé** et **polyvinylpyrrolidone** (**povidone iodée**, Bétadine®).
- Pas d'«allergie croisée» entre les produits de contraste iodés (utilisés en radiologie) et les antiseptiques contenant un dérivé iodé.
- Oxydants chlorés : **hypochlorite de sodium** (solution de Dakin®).

Acides : acide borique

- Solution aqueuse à 3 %.
- Diminution de la colonisation bactérienne des ulcères et escarres.
- Actif sur les bacilles Gram négatifs et *Pseudomonas aeruginosa* (appelé aussi pyocyanique).
- Risque de toxicité grave lié au passage systémique de bore.
- Contre-indiqué durant la grossesse, l'allaitement et chez les enfants de moins de 30 mois.

Autres

Triclocarban, hexamidine, métaux, etc.

Associations de différents antiseptiques

DCI (spécialité)	Forme galénique et dosage	Voie	Posologie usuelle
Chlorhexidine (Biseptine® solution, Cytéal® solution, Hibiscrub® 4 % solution moussante)	Sol., bains de bouche, sol. moussante	Cutanée	1 à 2 applications/j
Dérivés iodés (Bétadine®)	Sol. alcoolique (5 %), sol. moussante, sol. pour application dermique (10 %)	Cutanée	1 à 2 applications/j

- Biseptine®, associant chlorhexidine et ammonium quaternaire.
- Cytéal®, associant hexamidine et chlorhexidine.

Modes d'utilisation

- Ne pas faire d'association entre les différents antiseptiques (risque d'inefficacité).
- Forme galénique adaptée à l'indication.
- Durée d'utilisation limitée.
- Temps de contact minimum (1–2 minutes) nécessaire, sauf pour l'alcool éthylique.

- Éviter l'utilisation sur les plaies chroniques (ulcères) en raison du risque d'allergie de contact et de retard de cicatrisation.

Indications

- Prophylactique avant une intervention chirurgicale.
- Antisepsie d'une plaie.
- Prévention de la surinfection d'une dermatose étendue (p. ex. : eczéma étendu sous corticothérapie locale).

Principaux effets indésirables

- Intolérance locale.
- Sensibilisations.
- Allergies (principalement eczéma de contact notamment pour alcool benzylique).

En pratique clinique

Conduite du traitement

Application locale adaptée à la galénique et aux recommandations propres à chaque produit.

Modalités d'administration

- Utilisation limitée dans le temps sur une période restreinte (risque de sensibilisation et d'allergie avec une mauvaise tolérance sur la zone d'application).
- Risque de retard de cicatrisation dans les plaies chroniques.
- Respecter le temps de contact minimum préconisé.
- Utiliser la même famille d'antiseptique pour le lavage et l'application cutanée.
- Inscrire la date d'ouverture sur les flacons et respecter la durée d'utilisation après ouverture (en général 8 à 10 jours), mais fonction du conditionnement.

À éviter

- Contact avec les muqueuses pour les solutions réservées à l'application cutanée.
- Association entre les différents antiseptiques (risque d'inefficacité).

53. Photothérapie

Mécanisme(s) d'action

- Administration de médicaments photosensibilisants (psoralènes) puis irradiation de la peau par des UVA dans des cabines spéciales.
- Sous l'action des UVA : activation des psoralènes au niveau de la peau et action antiproliférative cutanée.
- Autres techniques :
  - rayons UVB ou PUVAthérapie associée aux rétinoïdes ;
  - photothérapie dynamique (PDT) utilisant la lumière rouge avec une substance photosensibilisante dans le traitement de local non invasif de certains cancers cutanés.

Indications

- Psoriasis.
- Lymphomes T épidermotropes.
- Vitiligo.
- Pelade.
- Lichen plan.
- Prurit ou prurigo.

Contre-indications

- Antécédents de carcinome cutané (sauf PDT) ou mélanome.
- Lupus.
- Allergie aux psoralènes.
- Cataracte.
- Insuffisance hépatique, cardiaque ou rénale sévère.

Examens complémentaires

Bilan préthérapeutique obligatoire (pour la PUVAthérapie) :
- examen ophtalmologique (pour éliminer une cataracte) ;
- bilan rénal : urée, créatinine sanguines ;
- bilan hépatique : transaminases, gamma-glutamyl-transpeptidase (γGT), phosphatases alcalines.

Principaux effets indésirables (PUVAthérapie)

- Érythème phototoxique en cas de surdosage.
- Hyperpigmentation.
- Cataracte.
- Vieillissement cutané précoce dû aux UVA.
- Carcinomes épidermoïdes.

54. Pansements actifs

Mécanisme(s) d'action

Différentes propriétés selon le type de pansement.

Indications

- Plaies aiguës ou chroniques.
- Ulcères artériels ou veineux.
- Escarres.
- Brûlures.

Types de pansements actifs et interfaces selon leurs propriétés physicochimiques

Types	Principales propriétés	Indications	Utilisation en pratique	Exemples
Pansements actifs				
Hydrocolloïdes (dérivés d'un polymère absorbant : la carboxyméthylcellulose)	– Absorbants – Favorisent parfois la macération, mais aussi un hyperbourgeonnement	Tous les stades de la plaie	– Peuvent rester en place jusqu'à 1 semaine – Changement tous les 2 à 3 jours – Film de polyuréthane semi-perméable permettant de prendre des douches	Comfeel Plus®, Duoderm E®, Algoplaque HP®, Comfeel Plus Transparent®
Hydrocellulaires (à base de polyuréthane)	– Absorbants – Maintien d'un milieu humide – Non adhérents	Plaies en partie détergées et modérément exsudatives	Peau macérée	Tielle®, Allevyn Lite®, Biatain®, Mépilex®, Border®, Cellosorb®
Hydrogels (composés de plus de 50 % d'eau)	Humidifiant plus qu'absorbants	Plaies sèches, nécrotiques	– Disponibles sous forme de gel ou en plaques – Nécessitent un pansement secondaire peu absorbant (film ou un hydrocellulaire) – Changement tous les 2 à 3 jours	Duoderm Hydrogel®, Purilon Gel®, Urgo Hydrogel®, Intrasite gel®

Types	Principales propriétés	Indications	Utilisation en pratique	Exemples
Alginates (polymères d'acide alginique, issus d'algues marines) et **hydrofibres** (hydrocolloïdes particuliers)	– Grande capacité d'absorption – Alginates : capacité hémostatique – Hydrofibres : détersion de la plaie et contrôle la prolifération bactérienne	Plaies hémorragiques (seulement pour les alginates) dans les plaies très exsudatives, principalement au stade de détersion et donc dans les plaies infectées	– Sous forme de compresses ou de mèches, qui se transforment en gel au contact des plaies suintantes – Peuvent rester en place 24 à 72 heures	Alginates purs (Algostéril®), ou associés aux hydrocolloïdes (Comfeel Seasorb®, Urgosorb®, etc.) Hydrofibres : Aquacel® compresses, Aquatulle®
Pansements au charbon actif (tricots de charbon imprégnés d'ions argentiques ou pas)	– Limitent la prolifération bactérienne et les odeurs – Peu absorbants	Plaies fibrineuses, infectées, malodorantes, (plaies cancéreuses)	– Peu adhérents et modérément absorbants – Nécessitent un pansement secondaire pour assurer l'absorption	Actisorb Ag+®, Carbonet®
Pansements à l'argent	L'argent est un agent antibactérien	Plaies infectées ou à haut risque d'infection	Différentes formes et supports auxquels a été ajouté de l'argent	Urgotul S Ag®, Acticoat®
Pansements à l'acide hyaluronique	L'acide hyaluronique est un constituant naturel du derme	Plaies faiblement exsudatives, au stade de bourgeonnement et d'épidermisation	Crème, compresses imprégnées et alginate ou hydrocolloïde contenant en plus de l'acide hyaluronique Changement quotidien	Ialuset® compresses, Ialuset® crème, Ialuset Hydro®

Pansements antiprotéases	Propriété(s) antiprotéasiques, protectrices des facteurs de croissance produits dans la plaie et de leur dégradation par les protéases	Plaies rebelles, en 2e intention	Deux pansements sur le marché : Promogran™ (pansement collagène, non remboursé) et Cellostart™	Promogran™, Cellostart™
Interfaces				
Interfaces	Maintien du milieu humide de la plaie Favorise la ré-épidermisation	Plaies peu exsudatives ou plaies détergées en cours de bourgeonnement	– Tulles modernes (Jelonet®) plus neutres que les anciens «tulles gras», mais leur retrait est parfois douloureux et hémorragique – Nouveaux pansements d'interface (trame enduite de gel de silicone ou d'un autre polymère) : faible adhérence – Nécessitent un pansement (compresses et un bandage) – Changement tous les 2 à 4 jours	Mépitel®, Urgotul®, Physiotulle®
Films (composés de polyuréthane semiperméable)	Ni absorbants ni adhérents à la plaie	Semi-perméables		Opsite®, Tégaderm®

Associations

Même si cela augmente le coût du traitement, certaines associations peuvent être intéressantes. Ainsi, les hydrogels doivent être recouverts d'un film pour favoriser leur pénétration dans la nécrose ; on peut également associer alginates ou hydrofibres et hydrocellulaires dans les plaies très exsudatives.

Traitement des plaies par pression négative

Objectifs de la technique

- Placer la surface d'une plaie sous une pression inférieure à la pression atmosphérique ambiante.
- Permet l'aspiration des sécrétions et favorise à la fois la détersion et la formation d'un tissu de granulation.
- Méthode de cicatrisation non invasive.
- Indiquée et dans certaines plaies chroniques (ulcères, escarres et plaies du pied diabétique).

Mise en place en pratique

- Pansement spécialement réalisé et raccordé à une source de dépression et à un système de recueil des exsudats.
- Différents systèmes sont commercialisés, proposant tous un pansement (mousse pour le VAC™, gaze pour Vista™, p. ex.) appliqué sur et dans la plaie.
- Recouvert d'un film de polyuréthane qui assure l'étanchéité, et relié à un compresseur et à un système de recueil des exsudats.
- L'aspiration induit la formation d'un tissu de granulation.

Principales indications

Recommandations sur les modalités d'utilisation pour le traitement des plaies par la Haute autorité de santé (HAS) :
- en 1re intention dans certaines plaies aiguës traumatiques ou chirurgicales ;
- en 2e intention après échec des traitements conventionnels après 3 à 6 mois de traitement étiologique bien conduit, dans le but d'accélérer la formation du tissu de granulation en vue d'une greffe cutanée.

55. Rôle de l'infirmier(ère) en endocrinologie-diabétologie

Soins relationnels

Dans le registre spécifique de la diabétologie, l'accompagnement infirmier sera différent selon le diagnostic.

- **Diabète de type 1** : maladie auto-immune touchant majoritairement l'enfant, l'adolescent et le jeune adulte (10 % des cas de diabète).
- **Diabète de type 2** : maladie touchant l'adulte au-delà de 45 ans avec un contexte de surpoids et/ou de sédentarité, et ayant pour cause une insulinorésistance associée à une insulinopénie (90 % des cas de diabète).

Diabète de type 1

▶ Caractéristiques

- Traitement à vie par insulinothérapie dès que le diagnostic est posé.
- Autosurveillance quotidienne de la glycémie et surveillance de l'hémoglobine glyquée HbA1c tous les trimestres sur prescription.

▶ Accompagnement du patient

- Prendre en compte l'âge auquel le diagnostic est posé. Plus l'enfant est jeune, plus la participation de ses parents sera sollicitée pour le suivi de son traitement. Par ailleurs, lorsque le diabète est diagnostiqué à l'adolescence, les modifications physiques et psychologiques propres à cette période de développement vont complexifier la mise en place d'un traitement multiquotidien, invasif, chronique, aboutissant parfois à un « échappement thérapeutique ».
- Pouvoir adapter les modalités d'éducation thérapeutique – en particulier autosurveillance pluriquotidienne de la glycémie soit par glycémie capillaire, soit par la mesure du glucose en continu et adaptation des doses d'insuline en auto-injection sous-cutanée ou *via* une pompe à insuline – aux capacités cognitives du patient, à ses apprentissages scolaires, à ses habitudes de vie (activités scolaires et extrascolaires, sportives, professionnelles, etc.).

- Le former à repérer les signes d'hypoglycémie (sueurs, tremblements, faim impérieuse, modifications comportementales à type d'agressivité) et les modalités de resucrage rapide.
- Comprendre le bouleversement imposé par l'irruption de la maladie chronique (incurable à ce jour) dans la vie du patient.

Diabète de type 2

▶ **Caractéristiques**

- Traitement de 1re intention par des mesures hygiénodiététiques :
  - diminution de la consommation des aliments riches en lipides et en glucides à index glycémique élevé (alimentation équilibrée comportant 50–55 % de glucides à index glycémique moyen ou bas, 30 % de lipides et le reste en protéines) ;
  - activité physique régulière non intensive (marcher, monter les escaliers, nager, faire du vélo y compris en appartement, etc.).
- Surveillance biologique mensuelle de la glycémie à jeun et de l'hémoglobine glyquée HbA1c tous les trimestres.
- En cas de glycémie non normalisée, introduction d'un traitement antidiabétique oral (ADO) qui sera prescrit en complément des mesures hygiénodiététiques.

▶ **Accompagnement du patient**

- Le former à repérer les signes d'hypoglycémie (sueurs, tremblements, faim impérieuse) et les modalités de resucrage rapide.
- Lui apporter les notions d'équilibre alimentaire en fonction de ses habitudes alimentaires initiales afin d'adapter ses apports caloriques et le traitement hypoglycémiant.
- Proposer une consultation avec un diététicien ou un nutritionniste.

▶ **Évolution de la maladie**

Dans les formes sévères ou évoluées, la normalisation de la glycémie nécessite l'introduction d'un traitement par insuline ; le patient devient alors insulinorequérant. Il nécessitera dans ce cas une éducation thérapeutique à l'autosurveillance glycémique quotidienne et un apprentissage de l'injection SC d'insuline.

Soins techniques

Les soins sont identiques quel que soit le type de diabète :
- Mesure de la glycémie capillaire : hémoglucotest (HGT) ou dextro.
- Mesure du glucose en continu *via* un capteur sur la peau et d'un scanneur sans fil.

- Surveillance du risque infectieux à partir d'une plaie bénigne.
- Surveillance de l'état cutané des pieds.
- Surveillance des pouls distaux.
- Surveillance de l'acuité visuelle.
- Surveillance biologique de la fonction rénale.

56. Insulines et analogues

Objectif(s) du traitement

Substituer une carence absolue (diabète de type 1, diabète secondaire à une pancréatectomie, p. ex.) ou relative en insuline (diabète de type 2, diabète secondaire à un traitement corticoïde).

Propriété(s)

• Analogues de l'insuline humaine.
• Hormone anabolisante.

Mécanisme(s) d'action

Action hypoglycémiante par passage du glucose plasmatique vers le milieu intracellulaire (foie, muscles et tissu adipeux).

Principaux médicaments

DCI (spécialité)	Forme galénique et dosage	Durée d'action (pic d'action)	Indication habituelle
Insulines ordinaires			
Insuline ordinaire rapide (Actrapid®, Umuline Rapide®)	Stylo (rechargeable et jetable), flacon 100 UI/mL	4–6 h (1 h 30)	Insuline prandiale
Insuline ordinaire avec adjonction de protamine (Insulatard®, Umuline NPH®)	Stylo (rechargeable et jetable), flacon 100 UI/mL	16–24 h (6 h)	Insuline utilisée généralement pour couvrir une demi-journée ou la nuit Initiation d'un traitement par insuline avec 1 inj./j, le soir
Mélange d'insuline ordinaire et d'insuline protaminée dans un rapport 30/70 (Mixtard 30®, Umuline Profril 30®)	Stylo (rechargeable et jetable), flacon 100 UI/mL	12 h (1 h 30)	Insuline prandiale utilisée généralement le matin et/ou le soir
Analogues d'insuline obtenus par recombinaison			
Analogues d'insuline rapide : **insuline aspart** (Novorapid®) et **insuline lispro** (Humalog®)	Stylo (rechargeable et jetable), flacon 100 UI/mL	3–4 h (30 min)	Insuline prandiale uniquement

Méga Guide Pharmaco Infirmier

DCI (spécialité)	Forme galénique et dosage	Durée d'action (pic d'action)	Indication habituelle
Analogues d'insuline lente : **insuline glargine** (Lantus®) et **insuline détémir** (Levemir®)	Stylo (rechargeable et jetable), flacon 100 UI/mL	20–24 h (pas de pic)	Insuline basale (couvrant les besoins de base quotidiens en insuline en dehors des besoins liés aux glucides ingérés)
Mélange d'analogues d'**insuline rapide** et d'**insuline rapide protaminée** dans un rapport de 30/70 (Novomix 30®), 50/50 (Novomix 50®) et 70/30 (Novomix 70®)	Stylo (rechargeable et jetable), flacon 100 UI/mL		Insuline préprandiale – Matin et/ou soir seulement pour Novomix 30® – Jusqu'à 3 fois/j pour Novomix 50® et Novomix 70®

Indications

- Traitement des diabètes de type 1.
- Traitement des autres types de diabète lorsque les autres médications ne sont plus assez efficaces.

Contre-indications

Allergie à l'insuline ou à un des excipients.

Principaux effets indésirables

- Hypoglycémies.
- Allergie (événement rare).
- Lipodystrophies.

En pratique clinique

Conduite du traitement

- Traitement des carences en insuline (diabète, quel que soit le type).
- Traitement chronique (diabète de type 1 ou autres types de diabètes) ou aigu (décompensation acidocétosique).

Surveillance

- Surveillance biologique du diabète :
  - autosurveillance glycémique : mesure de la glycémie capillaire («dextro») sur une petite goutte de sang (prélevée au bout des doigts) à l'aide d'un lecteur de glycémie, plusieurs fois par jour;
  - taux d'hémoglobine glyquée (HbA1c en %) tous les 3 mois.

- Surveillance essentiellement clinique :
  - apparition des signes d'hypoglycémie;
  - surveillance spécifique au niveau des pieds afin de détecter toute blessure non douloureuse mais susceptible de s'aggraver;
  - apparition de lipodystrophies.
- Toute élévation de la glycémie inexpliquée doit faire poser la question de la perte d'efficacité de l'insuline et conduire à une réévaluation du traitement.

Modalités d'administration

- Administration par voie SC : traitement chronique.
- Administration par voie IV avec une pompe à insuline ou pousse-seringue électrique : traitement aigu en cas de décompensation acidocétosique ou de chirurgie.
- Traitement nominatif (patient unique) : identification du stylo ou du flacon avec le nom du patient.
- Remettre à température ambiante l'insuline avant injection pour éviter une irritation au point d'injection.

À éviter

- Interrompre le traitement brutalement.
- Injecter l'insuline toujours au même endroit (risque de lipodystrophies).

Conseils au patient/à la famille

- Rappeler les modalités de conservation :
  - avant utilisation, conservation à l'abri lumière et réfrigérateur jusqu'à la date de péremption;
  - en cours d'utilisation : conservation à température ambiante et à l'abri de la lumière durant 4 semaines;
  - noter la date de première utilisation sur le flacon ou le stylo.
- Éducation thérapeutique : apprentissage de l'autosurveillance glycémique, des techniques d'injection, d'adaptation des doses et de la gestion de la crise hypoglycémique.
- Apprendre à corriger («resucrer») correctement un épisode d'hypoglycémie en ayant sur soi du sucre en morceaux, des portions de confiture ou de jus de fruit; effectuer une mesure de la glycémie capillaire après le resucrage.
- Changer régulièrement les points d'injection :
  - ventre pour les injections d'insuline rapide ou mélangée;
  - cuisses pour les injections d'insuline lente.
- Informer le patient sur l'existence d'associations de patients diabétiques.

57. Antidiabétiques oraux : biguanides

Objectif(s) du traitement

Réduire une hyperglycémie liée à une insulinorésistance lors du diabète de type 2, seul ou en association avec d'autres antidiabétiques oraux ou de l'insuline.

Propriété(s)

Action hypoglycémiante en diminuant l'insulinorésistance des organes périphériques (permettant à l'insuline d'être plus active sans risque d'hypoglycémie).

Mécanisme(s) d'action

Réduction de la glycémie grâce à trois mécanismes :
- diminution de l'absorption intestinale des glucides ;
- diminution de la production hépatique de glucose par le foie ;
- augmentation de l'utilisation du glucose par les muscles.

Principaux médicaments

DCI (spécialité)	Forme galénique et dosage	Voie	Posologie usuelle
Metformine seule			
Metformine (Glucophage®)	Cp. 500, 850 ou 1 000 mg	*Per os*	500 à 3 000 mg/j en 2 ou 3 prises
Metformine (Stagid®)	Cp. 700 mg	*Per os*	2 100 mg/j en 3 prises
Metformine en association			
Metformine + saxagliptine (Komboglyze®)	Cp. 1000/2,5 mg	*Per os*	2 cp./j
Metformine + sitagliptine (Janumet®)	Cp. 1 000/50 mg	*Per os*	2 cp./j

Indications

Traitement du diabète de type 2 en association avec d'autres antidia-bétiques oraux ou avec de l'insuline basale.

Contre-indications

- Diabète de type 1.
- Allergie.
- Grossesse, allaitement.
- Insuffisance rénale même modérée (clairance de la créatinine < 60 mL/min).
- Insuffisance cardiaque.
- État d'hypoxie.
- Alcoolisme.
- Anesthésie générale ou injection de produits de contraste iodés : arrêt du traitement la veille de l'examen et reprise 48 heures après, après contrôle de la fonction rénale.

Principaux effets indésirables

- Troubles digestifs (diarrhée, nausées, vomissements).
- Rarement : éruption cutanée.
- Acidose lactique (potentiellement fatale).

En pratique clinique

Conduite du traitement

Traitement oral du diabète de type 2, après échec des mesures hygiénodiététiques.

Surveillance

- Surveillance biologique du diabète :
  - autosurveillance glycémique : mesure de la glycémie capillaire (« dextro ») sur une petite goutte de sang (prélevée au bout des doigts) à l'aide d'un lecteur de glycémie, plusieurs fois par jour ;
  - taux d'hémoglobine glyquée (HbA1c en %) tous les 3 mois.
- Surveillance essentiellement clinique (la metformine seule n'entraîne pas d'hypoglycémie).

Modalités d'administration

Administration *per os* en 2 à 3 prises/j, **au début des repas** afin de diminuer la survenue des troubles digestifs.

Conseils au patient/à la famille

- Éducation thérapeutique :
  - apprentissage de l'autosurveillance glycémique ;
  - apprentissage pour détecter un épisode d'acidose lactique (crampes, douleurs abdominales, asthénies), nécessitant l'arrêt immédiat du traitement.
- En cas d'imagerie avec injection de produit de contraste ou de chirurgie, arrêter la metformine la veille de l'examen et jusqu'à 48 heures après.
- Réduire au maximum la consommation d'alcool.
- Informer le patient sur l'existence d'associations de patients diabétiques.

58. Antidiabétiques oraux : sulfamides hypoglycémiants

Objectif(s) du traitement

Réduire une hyperglycémie liée à une insulinorésistance lors du diabète de type 2, seul ou en association avec d'autres antidiabétiques oraux.

Propriété(s)

Action hypoglycémiante.

Mécanisme(s) d'action

Stimulation de la sécrétion d'insuline par le pancréas.

Principaux médicaments

DCI (spécialité)	Forme galénique et dosage	Voie	Posologie usuelle
Glibenclamide (Daonil®, Hémi-Daonil®, Daonil Faible®)	Cp. 1,25, 2,5 ou 5 mg	*Per os*	1,25 à 15 mg/j en 3 prises
Glicazide (Diamicron®)	Cp. LM 30 ou 60 mg	*Per os*	30 à 120 mg/j en 1 prise le matin
Glimépiride (Amarel®)	Cp. 1, 2, 3 ou 4 mg	*Per os*	1 à 6 mg/j en 1 prise le matin
Glipizide (Glibénèse®, Ozidia®, Minidiab®)	Cp. 5 ou 10 mg	*Per os*	2,5 à 20 mg/j en 2 à 3 prises

Indications

Traitement du diabète de type 2 seul ou en association avec la metformine.

Méga Guide Pharmaco Infirmier

Contre-indications

- Diabète de type 1.
- Allergie.
- Grossesse, allaitement.
- Insuffisance rénale ou hépatique sévère.

Principaux effets indésirables

- Hypoglycémie.
- Éruption cutanée.
- Troubles gastro-intestinaux.

En pratique clinique

Conduite du traitement

Traitement oral du diabète de type 2 après échec des mesures hygiénodiététiques.

Surveillance

- Surveillance biologique du diabète :
  - autosurveillance glycémique : mesure de la glycémie capillaire («dextro») sur une petite goutte de sang (prélevée au bout des doigts) à l'aide d'un lecteur de glycémie, plusieurs fois par jour
  - taux d'hémoglobine glyquée (HbA1c en %) tous les 3 mois.
- Surveillance essentiellement clinique : apparition des signes d'hypoglycémie.

Modalités d'administration

Administration par voie orale en 1 à 3 prises journalières (selon la durée d'action des différentes molécules) avant les repas.

Conseils au patient/à la famille

- Éducation thérapeutique : apprentissage de l'autosurveillance glycémique.
- Apprendre à corriger («resucrer») correctement un épisode d'hypoglycémie en ayant sur soi du sucre en morceaux, ou des portions de confiture ou de jus de fruit; effectuer une mesure de la glycémie capillaire après le resucrage.
- En cas de jeûne, demander un avis médical afin d'adapter le traitement.
- Ne pas prendre le comprimé puis sauter le repas (risque important d'hypoglycémie).
- Informer le patient sur l'existence d'associations de patients diabétiques.

59. Antidiabétiques oraux : glinides

Objectif(s) du traitement

Réduire une hyperglycémie liée à une insulinorésistance lors du diabète de type 2, seul ou en association avec d'autres antidiabétiques oraux.

Propriété(s)

Action hypoglycémiante.

Mécanisme(s) d'action

Stimulation de la sécrétion d'insuline par le pancréas.

Principaux médicaments

DCI (spécialité)	Forme galénique et dosage	Voie	Posologie usuelle
Répaglinide (Novonorm®)	Cp. 0,5,1 ou 2 mg	*Per os*	0,5 à 4 mg/j (maximum 16 mg/j)

Indications

Traitement du diabète de type 2 seul ou en association avec la metformine.

Contre-indications

- Diabète de type 1.
- Allergie.
- Grossesse, allaitement.
- Insuffisance rénale ou hépatique sévère.

Principaux effets indésirables

- Hypoglycémie.
- Troubles gastro-intestinaux.

Méga Guide Pharmaco Infirmier

En pratique clinique

Conduite du traitement

Traitement oral du diabète de type 2 après échec des mesures hygiénodiététiques.

Surveillance

- Surveillance biologique du diabète :
  - autosurveillance glycémique : mesure de la glycémie capillaire (« dextro ») sur une petite goutte de sang (prélevée au bout des doigts) à l'aide d'un lecteur de glycémie, plusieurs fois par jour ;
  - taux d'hémoglobine glyquée (HbA1c en %) tous les 3 mois.
- Surveillance essentiellement clinique : apparition des signes d'hypoglycémie.

Modalités d'administration

Administration *per os* en 3 prises/j, avant les repas.

À éviter

Prendre le comprimé, puis sauter le repas (risque important d'hypoglycémie).

Conseils au patient/à la famille

- Éducation thérapeutique : apprentissage de l'autosurveillance glycémique.
- Apprendre à corriger (« resucrer ») correctement un épisode d'hypoglycémie en ayant sur soi du sucre en morceaux, des portions de confiture ou de jus de fruit ; effectuer une mesure de la glycémie capillaire après le resucrage.
- En cas de jeûne, demander un avis médical afin d'adapter le traitement.
- Informer le patient sur l'existence d'associations de patients diabétiques.

60. Antidiabétiques oraux : analogues de GLP-1

Objectif(s) du traitement

Réduire une hyperglycémie liée à une insulinorésistance lors du diabète de type 2, seul ou en association avec d'autres antidiabétiques oraux ou de l'insuline.

Propriété(s)

- Action hypoglycémiante.
- Incrétinomimétiques.

Mécanisme(s) d'action

Analogue du GLP-1 (*Glucagon Like Peptide-1*) : hormone incrétine secrétée par le tube digestif après les repas afin de réduire la glycémie par stimulation de la sécrétion d'insuline (mécanisme glucose-dépendant).

Principaux médicaments

DCI (spécialité)	Forme galénique et dosage	Voie	Posologie usuelle
Liraglutide (Victoza®)	Stylo prérempli 6 mg/mL	SC	0,6 mg/j initialement, puis 1,2–1,8 mg/j
Exénatide (Byetta®)	Stylo prérempli 5 ou 10 μg/dose	SC	5 à 10 μg × 2/j
Exénatide (Bydureon®)	Poudre pour susp. inject. 2 mg	SC	2 mg/semaine

Indications

Traitement du diabète de type 2 en association avec d'autres antidiabétiques oraux ou avec de l'insuline basale.

Contre-indications

- Diabète de type 1.
- Allergie.

Méga Guide Pharmaco Infirmier

- Grossesse, allaitement.
- Bydureon® : association à l'insuline.

Principaux effets indésirables

- Nausées, vomissements.
- Réaction au point d'injection.
- Hypoglycémie (en cas d'association avec d'autres hypoglycémiants sulfamides ou insuline).

En pratique clinique

Conduite du traitement

- Traitement par voie SC du diabète de type 2 après échec des mesures hygiénodiététiques.
- Autoadministration du traitement par le patient après éducation thérapeutique adaptée.

Surveillance

- Surveillance biologique du diabète :
  - autosurveillance glycémique : mesure de la glycémie capillaire («dextro») sur une petite goutte de sang (prélevée au bout des doigts) à l'aide d'un lecteur de glycémie, plusieurs fois par jour ;
  - taux d'hémoglobine glyquée (HbA1c en %) tous les 3 mois.
- Surveillance essentiellement clinique : apparition des signes d'hypoglycémie (en cas d'association à un sulfamide ou à de l'insuline) ou de réaction cutanée.

Modalités d'administration

Administration par voie SC quotidienne, biquotidienne ou hebdomadaire.

À éviter

Faire une injection après un repas.

Conseils au patient/à la famille

- Éducation thérapeutique : apprentissage de l'autosurveillance glycémique et à l'auto-injection par voie SC.
- Apprendre à corriger («resucrer») correctement un épisode d'hypoglycémie en ayant sur soi du sucre en morceaux, des portions de confiture ou de jus de fruit ; effectuer une mesure de la glycémie capillaire après le resucrage.
- Informer le patient sur l'existence d'associations de patients diabétiques.

61. Antidiabétiques oraux : antagonistes de la DPP-4

Objectif(s) du traitement

Réduire une hyperglycémie liée à une insulinorésistance lors du diabète de type 2, seul ou en association avec d'autres antidiabétiques oraux ou de l'insuline.

Propriété(s)

- Action hypoglycémiante.
- Incrétinomimétiques.

Mécanisme(s) d'action

Antagoniste de la DPP-4 (dipeptidylpetidase-4), enzyme dégradant le GLP-1 (*Glucagon Like Peptide-1*) : hormone incrétine secrétée par le tube digestif après les repas afin de réduire la glycémie par stimulation de la sécrétion d'insuline (mécanisme glucose-dépendant).

Principaux médicaments

DCI (spécialité)	Forme galénique et dosage	Voie	Posologie usuelle
Sitagliptine (Januvia®)	Cp. 50 ou 100 mg	*Per os*	100 mg/j
Saxagliptine (Onglyza®)	Cp. 5 mg	*Per os*	5 mg/j
Vildagliptine (Galvus®)	Cp. 50 mg	*Per os*	50 mg × 2/j

Indications

Traitement du diabète de type 2 seul ou en association avec d'autres antidiabétiques oraux ou avec de l'insuline basale (bithérapie ou trithérapie).

Contre-indications

- Diabète de type 1.
- Allergie.
- Grossesse, allaitement.

61

Principaux effets indésirables

- Hypoglycémie (en cas d'association avec d'autres hypoglycémiants sulfamides ou insuline).
- Nausées, vomissements.
- Céphalées.
- Angio-œdème.
- Hépatite.
- Pancréatite.

En pratique clinique

Conduite du traitement

Traitement oral du diabète de type 2 seul ou en association avec d'autres antidiabétiques oraux ou de l'insuline, après échec des mesures hygiénodiététiques.

Surveillance

- Surveillance biologique du diabète :
  - autosurveillance glycémique : mesure de la glycémie capillaire («dextro») sur une petite goutte de sang (prélevée au bout des doigts) à l'aide d'un lecteur de glycémie, plusieurs fois par jour ;
  - taux d'hémoglobine glyquée (HbA1c en %) tous les 3 mois.
- Surveillance essentiellement clinique : apparition des signes d'hypoglycémie.

Conseils au patient/à la famille

- Ne pas faire d'injection après un repas.
- Éducation thérapeutique : apprentissage de l'autosurveillance glycémique.
- Apprendre à corriger («resucrer») correctement un épisode d'hypoglycémie en ayant sur soi du sucre en morceaux, des portions de confiture ou de jus de fruit ; effectuer une mesure de la glycémie capillaire après le resucrage.
- Informer le patient sur l'existence d'associations de patients diabétiques.

62. Antidiabétiques oraux : inhibiteurs de SGLT2

Objectif(s) du traitement

Réduire une hyperglycémie liée à une insulinorésistance lors du diabète de type 2, seul ou en association avec d'autres antidiabétiques oraux ou l'insuline.

Propriété(s)

Action hypoglycémiante.

Mécanisme(s) d'action

Inhibition de SGLT2 (cotransporteur rénal du sodium et du glucose de type 2) favorisant l'élimination urinaire du glucose et réduisant ainsi la glycémie.

Principaux médicaments

DCI (spécialité)	Forme galénique et dosage	Voie	Posologie usuelle
Canaglifozine (Invokana®)	Cp. 100 ou 300 mg	*Per os*	100 à 300 mg/j en 1 prise

Indications

Traitement du diabète de type 2 seul ou en association avec d'autres antidiabétiques oraux (bi ou trithérapie).

Contre-indications

- Diabète de type 1.
- Allergie.
- Grossesse, allaitement.
- Insuffisance rénale ou hépatique sévère.

Principaux effets indésirables

- Miction plus fréquente.
- HTA.

Méga Guide Pharmaco Infirmier

62

- Soif, prise de poids (rétention hydrosodée).
- Infections vaginales chez la femme.
- Hypotension (augmentation de la diurèse).

En pratique clinique

Conduite du traitement

Traitement oral du diabète de type 2 après échec des mesures hygiénodiététiques.

Surveillance

- Surveillance biologique du diabète :
  - autosurveillance glycémique : mesure de la glycémie capillaire (« dextro ») sur une petite goutte de sang (prélevée au bout des doigts) à l'aide d'un lecteur de glycémie, plusieurs fois par jour ;
  - taux d'hémoglobine glyquée (HbA1c en %) tous les 3 mois.
- Surveillance essentiellement clinique.

Modalités d'administration

Traitement *per os* en 1 prise journalière le matin avant le petit-déjeuner.

Conseils au patient/à la famille

- Ne pas prendre le comprimé puis sauter le repas.
- Éducation thérapeutique : apprentissage de l'autosurveillance glycémique.
- Prévenir le patient de l'augmentation de la fréquence des mictions sans gravité ne nécessitant pas l'arrêt du traitement.
- Informer le patient sur l'existence d'associations de patients diabétiques.

63. Hormones thyroïdiennes

Objectif(s) du traitement

Substituer un déficit en hormones thyroïdiennes.

Propriété(s)

- Hormones thyroïdiennes de synthèse.
- Régulation du métabolisme général de l'organisme.

Mécanisme(s) d'action

Analogue de l'hormone thyroïdienne T4 (lévothyroxine) ou T3 (liothyronine), activant les récepteurs aux hormones thyroïdiennes.

Principaux médicaments

DCI (spécialité)	Forme galénique et dosage	Voie	Posologie usuelle
Lévothyroxine (Lévothyrox® ou L-Thyroxine®)	Cp. 25, 50, 75, 100, 125, 150, 175 ou 200 µg Sol. buv. 150 µg/mL (5 µg/ goutte)	Per os	50 à 200 µg/j (posologie variable en fonction des patients)
Liothyronine (Cynomel®)	Cp. 25 µg	Per os	75 µg/j en 3 prises (posologie variable en fonction des patients)
Association lévothyroxine et liothyronine (Euthyral®)	Cp. 100/20 µg	Per os	1 cp./j (dose progressive)

Indications

Hypothyroïdie.

Contre-indications

- Hyperthyroïdie.
- Allergie.
- Cardiopathie décompensée, insuffisance coronarienne, trouble du rythme cardiaque.

63

Principaux effets indésirables

- Signes d'hyperthyroïdie (nervosité, tachycardie).
- Possibilité de décompensation d'une cardiopathie ischémique (il est recommandé de prendre en charge toute cardiopathie ischémique afin de pouvoir traiter les hypothyroïdies correctement).

En pratique clinique

Conduite du traitement

- Traitement chronique des hypothyroïdies (préférer la liothyronine lorsque la substitution doit être rapidement atteinte).
- Augmentation très progressive de la dose sur plusieurs semaines.
- En cas de cardiopathie préexistante, obtenir l'aval du cardiologue avant de commencer le traitement.

Surveillance

- Clinique : signes de dysthyroïdie.
- Biologique : dosage de TSH 4–6 semaines après l'initiation du traitement ou après tout changement de dose.

Modalités d'administration

Administration *per os* le matin avant le petit-déjeuner (à jeun).

À éviter

Interrompre le traitement brutalement.

Conseils au patient/à la famille

- Traitement à prendre le matin à jeun, avant de manger quoi que ce soit.
- Respecter un intervalle de 2 heures avec la prise de fer, calcium, résines échangeuses d'ions (colestyramine, Kayexalate®, etc.), sévélamer, sucralfate, agents topiques gastro-intestinaux, antiacides (sels d'aluminium, etc.) car diminution d'absorption.
- L-Thyroxine® : à conserver au réfrigérateur.

64. Antithyroïdiens de synthèse

Objectif(s) du traitement

Diminuer la synthèse d'hormones thyroïdiennes.

Mécanisme(s) d'action

- Carbimazole : diminution de la synthèse des hormones thyroïdiennes en bloquant l'organification de l'iode.
- Propylthiouracile (PTU) : inhibition de la conversion périphérique de la T3 en T4.

Principaux médicaments

DCI (spécialité)	Forme galénique et dosage	Voie	Posologie usuelle
Carbimazole (Néo-Mercazole®)	Cp. 5 ou 20 mg	*Per os*	10 à 60 mg/j
Propylthiouracile (Propylex®)	Cp. 50 mg	*Per os*	300 à 450 mg/j en 3 prises
Benzylthiouracile (Basdene®)	Cp. 25 mg	*Per os*	150 à 200 mg/j

Indications

Hyperthyroïdies (à l'exception des hyperthyroïdies par surcharge iodée).

Contre-indications

- Neutropénie < 1 800/mm^3.
- Néoplasie thyroïdienne.
- Allergie.
- Cancer de la thyroïde.
- Grossesse.

Méga Guide Pharmaco Infirmier

Principaux effets indésirables

- Hypothyroïdie.
- Agranulocytose d'origine immunoallergique.
- Réactions allergiques (potentiellement grave).
- Hépatite.

En pratique clinique

Conduite du traitement

Traitement à administrer *per os*, avec une augmentation progressive de la posologie : phase d'attaque durant 1–2 mois, puis phase d'entretien pendant 12 à 24 mois.

Surveillance

- Efficacité : bilan thyroïdien après 5 semaines de traitement puis tous les 3 mois.
- Tolérance :
  - biologique : NFS avant traitement puis hebdomadaire durant les 3 premiers mois de traitement (risque d'agranulocytose immunoallergique);
  - clinique : apparition d'une fièvre inexpliquée, angine, infection pouvant évoquer la survenue d'une d'agranulocytose : arrêt immédiat du traitement.

Modalités d'administration

Administration *per os*, en plusieurs prises en fonction de la posologie.

Conseils au patient/à la famille

- Effectuer les suivis biologiques thyroïdiens (afin d'éviter un surdosage et le passage vers une hypothyroïdie).
- Effectuer le suivi biologique régulier de la numération sanguine et prévenir un médecin en cas de fièvre inexpliquée, angine ou infection.

65. Hormones surrénaliennes : minéralocorticoïdes

Objectif(s) du traitement

Substituer un déficit en aldostérone (minéralocorticoïde), quelle que soit son étiologie, en association avec un glucocorticoïde.

Propriété(s)

- Hormones minéralocorticoïdes de synthèse.
- Analogues de l'aldostérone endogène.

Mécanisme(s) d'action

Excrétion du potassium au niveau tubulaire rénal avec un effet de rétrocontrôle au niveau de la rénine plasmatique.

Principaux médicaments

DCI (spécialité)	Forme galénique et dosage	Voie	Posologie usuelle
Fludrocortisone (Flucortac®)	Cp. séc. 50 µg	*Per os*	50 à 200 µg/j (ou plus si besoin*)

* En cas de forte chaleur, le patient doit doubler sa dose habituelle.

Indications

Insuffisance en minéralocorticoïde (aldostérone) au cours d'une insuffisance surrénalienne chronique, quelle que soit son étiologie.

Contre-indications

- Hyperminéralocortisolisme (adénome de Conn).
- Allergie.

Principaux effets indésirables

- Hypokaliémie.
- Rétention hydrosodée.
- HTA en cas de surdosage.

Méga Guide Pharmaco Infirmier

En pratique clinique

Conduite du traitement

Traitement chronique des états d'insuffisance en aldostérone.

Surveillance

- Clinique : surveillance de la PA.
- Biologique : kaliémie en début de traitement, dosage de l'activité de la rénine plasmatique.

Modalités d'administration

Traitement *per os* : une prise unique le matin est souvent suffisante.

À éviter

Interrompre le traitement brutalement.

Conseils au patient/à la famille

- En cas de forte chaleur, augmenter la posologie habituelle (après éducation thérapeutique).
- Ne jamais arrêter le traitement sans avis médical.

66. Hormones surrénaliennes : glucocorticoïdes

Objectif(s) du traitement

Substituer un déficit en cortisol (glucocorticoïde), quelle que soit son étiologie.

Propriété(s)

- Hormone cortisolique de synthèse.
- Substitution du cortisol endogène.

Mécanisme(s) d'action

Analogues du cortisol activant les récepteurs aux glucocorticoïdes.

Principaux médicaments

DCI (spécialité)	Forme galénique et dosage	Voie	Posologie usuelle
Hydrocortisone (Hydrocortisone Roussel®)	Cp. 10 mg	*Per os*	5 à 15 mg/j (ou plus si besoin*)
Hydrocortisone (Hydrocortisone Upjohn®)	Poudre pour sol. inject. 100 ou 500 mg	IV	100 à 300 mg/j

* En cas d'infection, de stress ou de chirurgie, le patient doit doubler sa dose habituelle.

Indications

- Pour la forme *per os* : insuffisance surrénalienne chronique pour supplémenter le déficit en cortisol.
- Pour la forme IV : insuffisance surrénalienne aiguë, choc anaphylactique, détresse respiratoire aiguë, détresse cardiorespiratoire.

Contre-indications

Hypercortisolisme.

Méga Guide Pharmaco Infirmier

Principaux effets indésirables

- En cas de surdosage, apparition de signes d'hypercortisolisme (cutané : ecchymoses, vergetures, musculaire : amyotrophie proximale, osseux : ostéoporose, tissu adipeux : obésité faciotronculaire, vasculaire : hypertension par rétention hydrosodée).
- En cas de sous-dosage, apparition de signes d'insuffisance en cortisol (asthénie avec hypotension).

En pratique clinique

Conduite du traitement

- Traitement chronique des états d'insuffisance en cortisol (traitement *per os*).
- Traitement aigu des états d'insuffisance surrénalienne aiguë (traitement IV).

Surveillance

Aucune surveillance particulière n'est nécessaire, à part une surveillance purement clinique des signes de sur ou sous-dosage (*cf.* « Principaux effets indésirables »).

Modalités d'administration

- Traitement *per os* : une prise orale unique le matin est souvent suffisante.
- Traitement IV : une dose initiale de 100 mg est souvent administrée, puis diminution progressive des doses en fonction de l'amélioration clinique.

À éviter

Interrompre le traitement brutalement.

Conseils au patient/à la famille

- En cas de stress, d'infection ou de chirurgie : augmenter la posologie habituelle, diminuer de nouveau ensuite par paliers de 2–3 jours.
- Ne jamais arrêter le traitement sans avis médical.

67. Anticortisoliques de synthèse

Objectif(s) du traitement

Diminuer la production de glucocorticoïdes endogènes.

Propriété(s)

- Inhibition de la synthèse de cortisol permettant de réduire un état d'hypercortisolisme.
- Potentiel effet direct sur les cellules hypophysaires adénomateuses dans la maladie de Cushing.

Mécanisme(s) d'action

- Kétoconazole : inhibition de la production du cortisol par inhibition enzymatique de certains cytochromes P450 (activité 17α-hydroxylase), associée à une inhibition de la synthèse d'aldostérone et des androgènes surrénaliens.
- Mitotane : agent cytotoxique surrénalien de mécanisme inconnu.

Principaux médicaments

DCI (spécialité)	Forme galénique et dosage	Voie	Posologie usuelle
Kétoconazole (Kétoconazole HRA®)	Cp. 200 mg	Per os	400 à 600 mg/j initialement, à augmenter progressivement (maximum 800-1 200 mg/j)
Mitotane (Lysodren®)	Cp. 500 mg	Per os	2 à 3 g/j initialement, à augmenter progressivement (maximum 6 g/j)

Indications

- Kétoconazole : hypercortisolisme par maladie de Cushing.
- Mitotane : hypercortisolisme secondaire au carcinome corticosurrénalien, après éventuelle résection chirurgicale.

Méga Guide Pharmaco Infirmier

Contre-indications

- Allergie.
- Grossesse, allaitement.
- Spécifiques au kétoconazole :
  - maladie aiguë ou chronique du foie;
  - allongement du QT (ECG);
  - inhibiteur enzymatique puissant : association aux statines, à l'éplé-rénone, aux médicaments allongeant le QT (méthadone, quini-dine, etc.), aux alcaloïdes de l'ergot de seigle (dihydroergotamine), à la clarithromycine, la colchicine, aux immunosuppresseurs, à l'iri-notécan, au vardénafil (liste non exhaustive).
- Spécifiques au mitotane : association à la spironolactone.

Principaux effets indésirables

- Insuffisance surrénalienne (liée au mécanisme d'action).
- Spécifiques au kétoconazole :
  - hépatotoxicité (cytolyse ou cholestase);
  - troubles digestifs (nausées, vomissements);
  - prurit, éruption cutanée.
- Spécifiques au mitotane :
  - hépatotoxicité (cytolyse);
  - anomalies du bilan lipidique;
  - troubles hématologiques (neutropénie, thrombopathie);
  - symptômes neurologiques (paresthésies, ataxie, vertiges, somno-lence);
  - troubles digestifs;
  - éruption cutanée;
  - myasthénie;
  - gynécomastie.

En pratique clinique

Conduite du traitement

- Traitement des états d'hypercortisolisme.
- Mitotane : réservé aux spécialistes en endocrinologie, cancérologie, médecine interne et pédiatrie (médicament avec une très longue demi-vie d'élimination et donc très difficile à équilibrer).

Surveillance

- Surveillance surrénalienne (clinique).
- Kétoconazole : bilan hépatique avant traitement puis toutes les 2 semaines (arrêt du traitement en cas d'augmentation des transaminases ou de signes cliniques d'hépatite).
- Mitotane : bilan hépatique avant traitement, puis régulièrement, dosage des concentrations plasmatiques de mitotane.

Modalités d'administration

Administration *per os* en 2 ou 3 prises journalières avec augmentation progressive des doses.

À éviter

Prendre les comprimés de mitotane à mains nues (port de gants).

Conseils au patient/à la famille

- Informer son médecin traitant et son (sa) pharmacien(ne) de la prise d'un traitement par mitotane ou kétoconazole (risque important d'interactions médicamenteuses).
- Manipuler les comprimés de mitotane avec des gants, notamment lors de l'administration (pour éviter le contact avec la peau).
- Connaître les signes d'insuffisance surrénalienne (asthénie, hypotension artérielle).
- Mitotane : risque d'altération de la vigilance et de somnolence (attention lors de la conduite de véhicules ou à la manipulation de machines).

68. Androgènes

Objectif(s) du traitement

Substituer un déficit en androgènes chez les hommes.

Propriété(s)

Androgènes de synthèse.

Mécanisme(s) d'action

Analogues de la testostérone naturelle.

Principaux médicaments

DCI (spécialité)	Forme galénique et dosage	Voie	Posologie usuelle
Androstanolone (Andractim®)	Gel cutané	Percutanée	5 à 10 g de gel/j
Testostérone (Androgel®)	Gel cutané en sachet dose 25 ou 50 mg de testostérone	Percutanée	1 sachet/j
Testostérone (Androtardyl®)	Sol. inject. 250 mg/1 mL	IM stricte	250 mg toutes les 2–4 semaines
Testostérone (Pantestone®)	Caps. 40 mg	*Per os*	40 à 160 mg/j

Indications

Traitement des hypogonadismes masculins, quelle que soit leur étiologie.

Contre-indications

- Cancer de la prostate.
- Femme non ménopausée.
- Grossesse, allaitement.
- Allergie.
- Spécifique à l'Androtardyl® :
  – insuffisance hépatique ;

– insuffisance rénale ;
– cancer du sein chez l'homme ;
– insuffisance cardiaque.

Principaux effets indésirables

- Acné.
- Gynécomastie, diminution de la libido.
- Rétention hydrosodée.
- Hépatite.
- HTA.
- Arrêt de la croissance chez les enfants par soudure des cartilages de conjugaison.

En pratique clinique

Conduite du traitement

- Traitement local quotidien (autoadministration par le patient).
- Androtardyl® : traitement injectable toutes les 2–4 semaines.

Surveillance

- Surveillance essentiellement clinique (notamment l'apparition d'une gynécomastie, tension artérielle).
- Surveillance biologique : bilan lipidique, NFS, PSA, dosage de testostérone plasmatique (notamment pour vérifier la cible thérapeutique avant une nouvelle injection d'Androtardyl®).

Modalités d'administration

- Application quotidienne locale sous forme de gel cutané.
- Androtardyl® : injection par voie IM (stricte) lente dans une seringue en verre, immédiatement après l'ouverture de l'ampoule et uniquement par un(e) infirmier(ère).

Conseils au patient/à la famille

- Se conformer strictement à la dose correspondant à la prescription.
- Gels cutanés : bien se laver les mains après l'application et ne pas se laver la zone où le gel a été appliqué pendant 6 heures.

69. Hormone de croissance

Objectif(s) du traitement

Substituer un déficit somatotrope chez l'enfant ou l'adulte dans certaines conditions.

Propriété(s)

Hormones de croissance de synthèse (recombinantes).

Mécanisme(s) d'action

Analogues de l'hormone de croissance endogène.

Principaux médicaments

DCI (spécialité)	Forme galénique et dosage	Voie	Posologie usuelle
Somatropine (Genotonorm®)	Poudre pour sol. inject. (stylo injecteur) 5,3 ou 12 mg	SC	0,025 à 0,035 mg/kg/j
Somatropine (Genotonorm Miniquick®)	Poudre pour sol. inject. (stylo injecteur) 0,6, 0,8, 1, 1,2, 1,4, 1,6, 1,8 ou 2 mg	SC	0,025 à 0,035 mg/kg/j
Somatropine (Norditropine®)	Sol. inject. (stylo injecteur) 5, 10 ou 15 mg/1,5 mL	SC	0,025 à 0,035 mg/kg/j

Indications

Indications pédiatriques

- Traitement des déficits en hormone de croissance (déficit somatotrope) (étiologie variable).
- Retard de croissance secondaire chez l'enfant (syndrome de Turner, insuffisance rénale chronique).
- Retard de croissance si taille actuelle < −2,5 DS (et taille parentale ajustée < − 1 DS) chez les enfants nés avec un poids et/ou une taille de naissance < − 2 DS, n'ayant pas rattrapé leur retard de croissance (vitesse de croissance < 0 DS au cours de la dernière année) à l'âge de 4 ans ou après.

Indications non pédiatriques

- Traitement des déficits en hormone de croissance (déficit somatotrope) (étiologie variable).
- Déficit somatotrope acquis dans l'enfance dans les situations suivantes :
  - association à au moins deux autres déficits hypophysaires ;
  - déficit somatotrope secondaire à une cause génétique bien déterminée ;
  - dosage d'IGF-1 bas au moins 4 semaines après l'arrêt du traitement ;
  (dans ces situations, et pour de nombreux patients, un dosage d'IGF-1 et un test dynamique de stimulation seront exigés).
- Déficit somatotrope acquis à l'âge adulte (dans le cadre d'une pathologie hypothalamohypophysaire connue, d'une irradiation intracrânienne ou d'une lésion cérébrale traumatique) si le déficit somatotrope est associé à au moins un autre déficit hypophysaire (hors prolactine). Le déficit somatotrope devra être mis en évidence lors d'une épreuve dynamique après traitement de tous les autres déficits hormonaux.

Contre-indications

- Allergie.
- Suspicion de lésion tumorale maligne.
- Infection aiguë sévère (polytraumatisé, post-chirurgie abdominale ou cardiothoracique).
- Transplantation rénale pour les enfants recevant le traitement pour un déficit de croissance secondaire à une insuffisance rénale chronique.

Principaux effets indésirables

Essentiellement chez l'adulte : rétention hydrosodée, arthralgies, douleurs musculaires, céphalées.

En pratique clinique

Conduite du traitement

- Traitement continu.
- Autoadministration du traitement par le patient après éducation thérapeutique adaptée.

Surveillance

- Clinique : croissance staturopondérale.
- Biologique : dosage d'IGF-1 plasmatique pour vérifier la cible thérapeutique.

Modalités d'administration

Administration par voie SC quotidienne.

Conseils au patient/à la famille

Éducation thérapeutique : apprentissage à l'auto-injection par voie SC.

70. Rôle de l'infirmier(ère) en gynécologie

Soins relationnels

Tenir compte de l'indication de l'hospitalisation pour mettre en place une relation appropriée au contexte pathologique de la patiente :
- cancérologie ;
- pathologie fonctionnelle (fibrome, polype, prolapsus, etc.) ;
- assistance médicale à la procréation ;
- urgences (grossesse extra-utérine [GEU], fausse couche) ;
- interruption volontaire de grossesse (IVG).

Accompagnement de la patiente

- Prendre en compte le contexte de vie de la patiente pour mettre en place une prise en soins globale.
- Adopter une attitude bienveillante et rassurante sans atténuer la réalité.
- Pratiquer une écoute active sans jugement lorsque la patiente exprime le besoin de se confier.
- Proposer (sans imposer), après avoir effectué une analyse réaliste de la situation, une consultation avec un psychologue si la structure de soins le permet.

Soins techniques

- Faire toujours figurer dans le recueil de données la date des dernières règles pour les patientes non ménopausées, à compléter par un dosage des HCG urinaires si besoin.
- Recueillir les antécédents gynéco-obstétricaux de la patiente.
- En cas de présence de saignements gynécologiques :
  – évaluer la quantité de sang ;
  – noter s'ils sont accompagnés de douleur ou non ;
  – surveiller la PA et le pouls pour apprécier l'impact de ces saignements sur l'hémodynamique de la patiente ;
  – apprécier le degré d'urgence de la situation clinique afin d'alerter un médecin dans les meilleurs délais (la GEU est une urgence chirurgicale).
- Réaliser un test urinaire de β-HCG, sur prescription médicale, en cas de retard de règles avec suspicion de grossesse.

Méga Guide Pharmaco Infirmier

70

- Réaliser un dosage sanguin quantitatif de β-HCG, sur prescription médicale, pour confirmer le résultat du test urinaire de grossesse.
- Dans le cadre d'une IVG, s'assurer de la présence d'une autorisation écrite dans le dossier de la patiente, d'une carte de groupe sanguin à deux déterminations et si la patiente est Rhésus négatif, d'une prescription de gammaglobulines anti-D.

71. Rôle de l'infirmier(ère) en obstétrique

Soins relationnels

Ils seront de nature différente selon les situations rencontrées :
- grossesses à haut risque ;
- diagnostic anténatal et interruption médicale de grossesse ;
- suivi du travail et accouchement ;
- suite de couches d'un accouchement par voie naturelle ou césarienne.

Accompagnement de la patiente et de son entourage au sens large

- Tenir compte de l'entourage affectif (mari, compagnon, compagne, parents, amis proches, etc.) de la patiente pour personnaliser la prise en soins.
- Être en capacité de rassurer la patiente par une écoute active et une attitude de non-jugement quel que soit son motif d'inquiétude, que l'accouchement ait eu lieu ou non.
- Ne pas avoir d'idées préconçues sur « l'instinct maternel » et aider toute mère à vivre sa parentalité en accord avec ses envies, sa culture et ses valeurs.
- Aider la mère à choisir la méthode d'allaitement la plus appropriée sans l'influencer.

Soins techniques

En suite de couches sans complications

- Mesurer la hauteur utérine pour apprécier l'involution physiologique du muscle utérin.
- Surveiller l'état cutané du périnée en cas d'épisiotomie réalisée lors de l'accouchement par voie basse.
- Surveiller l'état de la cicatrice sus-pubienne lors d'un accouchement par césarienne, ainsi que le risque de survenue d'une thrombose veineuse des membres inférieurs.
- Surveiller l'élimination urinaire et fécale pour dépister tout signe d'infection urinaire ou de constipation.
- Signaler au médecin ou à la sage-femme toute perte de sang ou de liquide en quantité ou en qualité anormale.

Méga Guide Pharmaco Infirmier

En cas de grossesse à haut risque

- Surveillance des constants, en particulier pression artérielle et température.
- Surveillance des contractions, des saignements et de pertes de liquide.
- Surveillance des mouvements actifs du fœtus.
- Repos : il fait partie intégrante du traitement (cela n'est pas pour autant l'alitement strict, à adapter selon la prescription médicale) ; conseiller le décubitus latéral gauche afin de libérer la compression aortocave et favoriser le bien-être fœtal sans l'imposer (laisser la patiente choisir la position qui lui semble la plus confortable).

72. Agonistes de la Gn-RH

Objectif(s) du traitement

- Endométriose : blocage de l'axe hypothalamo-hypophysaire pour induire une carence œstrogénique afin de bloquer la prolifération cellulaire et de soulager les douleurs. Réduire la taille et la vascularisation des lésions afin de faciliter le geste chirurgical (1 à 6 mois).
- Fibrome : blocage de l'axe hypothalamo-hypophysaire pour induire une carence œstrogénique afin de limiter les saignements et de pouvoir corriger une anémie ferriprive. Permet également de réduire la taille des fibromes et de faciliter la prise en charge chirurgicale (1 à 6 mois).
- Cancérologie : induction d'une ménopause artificielle réversible chez la femme non ménopausée.
- Assistance médicale à la procréation (AMP) : blocage de l'axe hypothalamo-hypophysaire pour contrôler la stimulation ovarienne et éviter un pic ovulatoire prématuré (**protocole agoniste**). Peut également servir dans les protocoles de stimulation avec antagonistes pour le déclenchement de l'ovulation (pic de LH par effet *flair up*).

Propriété(s)

- Effet *flair up* à l'introduction du traitement (vidange des réserves de la posthypophyse) : utile pour booster une stimulation ovarienne ou déclencher le pic ovulatoire lors de stimulation avec protocole antagoniste.
- Blocage de l'axe hypothalamo-hypophysaire dans un second temps.
- Blocage de la croissance folliculaire et arrêt de la production hormonale ovarienne.

Mécanisme(s) d'action

Peptides agonistes compétitifs du récepteur de la Gn-RH entraînant une inhibition de la sécrétion hypophysaire des hormones gonadotropes (FSH et LH), provoquant ainsi l'arrêt de la stimulation ovarienne et de la production d'œstrogènes.

Méga Guide Pharmaco Infirmier

Principaux médicaments

DCI (spécialité)	Forme galénique et dosage	Voie	Posologie usuelle
Triptoréline (Décapeptyl®)	Poudre pour sol. inject. 0,1, 3 ou 11,25 mg	SC	Jour : 0,1 mg Mois : 3 mg 3 mois : 11,25 mg
Triptoréline (Gonapeptyl®)	Poudre pour sol. inject. 3,75 mg	SC	Mois : 3,75 mg
Leuproréline (Énantone®)	Poudre pour sol. inject. 3 ou 11,25 mg	SC	Mois : 3 mg 3 mois : 11,25 mg
Nafaréline (Synarel®)	Spray nasal 0,2 mg/dose	Nasale	1 à 2 pulvérisations/j

Indications

- Cancer du sein métastatique hormonodépendant en préménopause.
- Endométriose.
- Fibromes utérins.
- Protocole de stimulation pour l'AMP (protocole agoniste).

Contre-indications

- Hypersensibilité au produit.
- Grossesse et allaitement.

Principaux effets indésirables

- Allergie.
- Douleur au point d'injection.
- Nausées, vomissements.
- Aménorrhée.
- Bouffées de chaleur, céphalées, baisse de la libido, prise de poids, sécheresse vaginale, œdèmes, syndrome dépressif, chute de cheveux, troubles visuels, faiblesse des membres inférieurs.
- Syndrome d'hyperstimulation ovarienne (lié à la stimulation par gonadotrophine associée).
- Ostéoporose par carence œstrogénique en cas de traitement prolongé (> 6 mois).

En pratique clinique

Conduite du traitement

- Injection SC quotidienne ou mensuelle selon les indications.
- Envisager une éducation thérapeutique pour que l'injection SC soit réalisée de manière autonome par la patiente ou par un «aidant» naturel.
- Assistance médicale à la procréation :
  - protocole court : dès le début de la stimulation (au début du cycle);
  - protocole long : désensibilisation de l'axe hypothalamo-hypophysaire et blocage ovarien, quelques jours avant de débuter la stimulation.
- Synarel® : traitement de l'endométriose quotidien pour une durée de 6 mois maximum.

Surveillance

- Tolérance du traitement (clinique et psychologique).
- Assistance médicale à la procréation : surveillance globale de la réponse ovarienne à la stimulation (nombre de follicules en croissance).
- Pulvérisation nasale : un éternuement pendant ou immédiatement après l'administration de la dose peut affecter l'absorption du produit. Une répétition de la dose est alors recommandée.

Modalités d'administration

- Endométriose et fibrome : forme retard pour 4 ou 12 semaines.
- Cancérologie : forme retard pour 12 semaines.
- Assistance médicale à la procréation :
  - SC : forme quotidienne ou forme retard 4 semaines;
  - nasale : 1 à 2 pulvérisations matin et soir (en alternant de narine).

À éviter

Arrêter le traitement en cas trouble digestif, mais le signaler au personnel soignant.

Conseils à la patiente/à la famille

Signaler au médecin prescripteur la survenue d'effet indésirable mal toléré tel que bouffées de chaleur, syndrome dépressif, sécheresse vaginale, afin d'envisager des solutions thérapeutiques permettant la poursuite du traitement avec une meilleure tolérance.

73. Antagonistes de la Gn-RH

Objectif(s) du traitement
- Induction d'une ménopause artificielle réversible.
- Assistance médicale à la procréation (AMP) : blocage de l'axe hypo-thalamo-hypophysaire pour contrôler la stimulation ovarienne et éviter un pic ovulatoire prématuré (protocole antagoniste).

Propriété(s)
- Pas d'effet *flair up* à l'induction du traitement, contrairement aux agonistes.
- Blocage de l'axe hypothalamo-hypophysaire.
- Blocage de la croissance folliculaire et arrêt de la production hormo-nale ovarienne.

Mécanisme(s) d'action
Peptides antagonistes compétitifs du récepteur de la Gn-RH entraînant une inhibition de la sécrétion hypophysaire des hormones gonado-tropes (FSH et LH), provoquant ainsi l'arrêt de la stimulation ovarienne et de la production d'œstrogènes.

Principaux médicaments

DCI (spécialité)	Forme galénique et dosage	Voie	Posologie usuelle
Cétrorélix (Cétrotide®)	Poudre pour sol. inject. 0,25 mg	SC	0,25 mg/j
Ganirélix (Orgalutran®)	Sol. inject. 0,25 mg/0,5 mL	SC	0,25 mg/j

Indications
Protocole de stimulation pour l'AMP (protocole antagoniste).

Contre-indications
- Réaction au point d'injection.
- Hypersensibilité au produit (rash, œdème).

- Céphalées, nausées.
- Syndrome d'hyperstimulation ovarienne (lié à la stimulation par gonadotrophine associée).

Principaux effets indésirables

- Hypersensibilité au produit.
- Grossesse et allaitement.
- Insuffisance rénale.
- Hépatite.

En pratique clinique

Conduite du traitement

- Injection SC quotidienne ou mensuelle selon les indications.
- Envisager une éducation thérapeutique pour que l'injection SC soit réalisée de manière autonome par la patiente ou par un « aidant » naturel.
- Protocole de plus en plus utilisé dans les stimulations pour FIV, avec généralement moins de désagréments que les protocoles agonistes longs (*IVF Friendly*).

Surveillance

- Tolérance du traitement (clinique et psychologique).
- Assistance médicale à la procréation : surveillance globale de la réponse ovarienne à la stimulation par échographie (nombre de follicules en croissance).

Modalités d'administration

- Protocole variable : introduction de l'antagoniste en début de cycle ou à partir du 6ᵉ jour de stimulation.
- Dose quotidienne par voie SC.

Conseils à la patiente/à la famille

Lorsque l'injection est réalisée par la patiente ou un « aidant » naturel, signaler au personnel soignant toute réaction inhabituelle au point d'injection ainsi que toute réaction inhabituelle à type de rash ou œdème consécutivement à l'injection.

74. Œstrogène naturel

Objectif(s) du traitement

Correction d'une carence œstrogénique ou complément œstrogénique.

Propriété(s)

- Effet prolifératif sur l'endomètre (croissance) et sur la glande mammaire.
- Prévention de l'ostéoporose.
- Soulagement du syndrome climatérique.
- Multiplication des cellules endométriales.

Mécanisme(s) d'action

Agoniste naturel des récepteurs aux œstrogènes.

Principaux médicaments

DCI (spécialité)	Forme galénique et dosage	Voie	Posologie usuelle
Estradiol (Provames®)	Cp. 1 ou 2 mg	*Per os*	1 à 3 cp./j
Estradiol (Vivelledot®)	Patch 25, 37,5, 50, 75 ou 100 µg/24 h	Percutanée	1 patch/j
Estradiol (Oestrodose®, Estreva®)	Gel cutané 0,06 % pour Oestrodose® (0,75 mg/dose) ou 0,1 % pour Estreva® (0,5 mg/dose)	Percutanée	1 à 2 pressions/j

Indications

- Traitement hormonal substitutif de la ménopause.
- Traitement de l'ostéoporose post-ménopausique.
- Préparation endométriale pour transfert d'embryons congelés ou don d'ovocyte.

Contre-indications

- Antécédent thromboembolique veineux et/ou artériel.
- Maladies thrombophiliques.
- Métrorragies non explorées.
- Allergie connue au produit.
- Porphyrie.
- Cancer hormonodépendant (utérus, seins).
- Grossesse et allaitement.
- Insuffisance rénale.
- Insuffisance hépatique.
- Tabagisme.

Principaux effets indésirables

- Céphalées, nausées, vomissements.
- Irrégularité des cycles menstruels, métrorragies, aménorrhée.
- Prise de poids, rétention hydrosodée.
- Acné, augmentation de la pilosité.
- Dépression, trouble de l'humeur.
- Perturbation de la glycémie.
- Hypertension artérielle.
- Mastodynie.
- Accident thromboembolique veineux (grave).

En pratique clinique

Conduite du traitement

- Ménopause : la substitution œstrogénique est le traitement de base du syndrome climatérique de la ménopause. Il doit être débuté dès le diagnostic de ménopause (1 an sans règles à un âge compatible), à la dose minimale efficace, pour une durée minimale nécessaire (fenêtre thérapeutique tous les ans pour évaluer la nécessité du traitement). Il doit toujours être associé à un progestatif (sauf en cas d'hystérectomie). La voie percutanée (gel ou patch) est à préférer à la voie *per os* qui est plus thrombogène.
- Assistance médicale à la procréation : la préparation de l'endomètre mime le cycle naturel avec des œstrogènes seuls pendant 10 jours, puis une association œstrogènes+progestérone pour créer la fenêtre implantatoire au niveau de l'endomètre. Le traitement est arrêté si le test de grossesse réalisé 12 jours après le transfert est négatif. Si le test est positif, il faut poursuivre le traitement jusqu'à 7, voire 12 semaines d'aménorrhée (SA).
- Si l'endomètre n'est pas assez épais, il est possible d'augmenter les doses ou d'utiliser la voie vaginale.

Surveillance

- Ménopause : évaluation de l'amélioration du syndrome climatérique, arrêt du traitement si apparition de métrorragies (et exploration complémentaire).
- Assistance médicale à la procréation : surveillance échographique de la croissance endométriale (objectif : 7 à 12 mm).

Modalités d'administration

Gel percutané :
- appliquer sur le ventre, les cuisses, les bras ou les épaules, sur une surface équivalente à deux fois la taille d'une main, sur une peau propre, sèche et intacte, de préférence après la toilette, le matin ou le soir ;
- ne pas appliquer sur les seins ni sur les muqueuses ;
- le massage est inutile, mais il est recommandé d'attendre 2 minutes avant d'enfiler un vêtement ;
- se laver les mains après pour éviter un passage systémique du médicament.

Conseils à la patiente/à la famille

- Signaler au médecin tout saignement d'origine gynécologique.
- Gel : rappeler les modalités d'administration.
- Après l'utilisation de gel, bien se laver les mains.

75. Progestatif naturel

Objectif(s) du traitement

Supplémentation d'une carence en progestérone ou complément en progestérone.

Propriété(s)

- Effet différenciant sur les cellules de l'endomètre et sur la glande mammaire.
- Contrebalance l'effet prolifératif des œstrogènes.
- Pas d'action androgénique.
- Assistance médicale à la procréation : soutien de la phase lutéale après l'ovulation ou participation à la séquence de préparation de l'endomètre pour le transfert d'embryons congelés ou le don d'ovocyte.

Mécanisme(s) d'action

Agoniste naturel des récepteurs à la progestérone.

Principaux médicaments

DCI (spécialité)	Forme galénique et dosage	Voie	Posologie usuelle
Progestérone (Estima Gé®, Utrogestan®, Progestan®)	Cp. 100 ou 200 mg	*Per os* Intravaginale	1 à 3 cp./j
Progestérone (Progestogel®)	Gel cutané 1 %	Percutanée	1 pression (2,5 g)/sein/j

Indications

- Syndrome prémenstruel.
- Mastodynie.
- Fibromes avec ménométrorragies.
- Irrégularité des cycles en préménopause.
- Traitement substitutif de ménopause (association avec œstrogènes) en cas de syndrome climatérique gênant.
- Soutien de la phase lutéale en AMP.
- Préparation endométriale en AMP (transfert d'embryons congelés ou don d'ovocytes).

Méga Guide Pharmaco Infirmier

Contre-indications

- Allergie connue au produit.
- Accident thromboembolique évolutif.
- Métrorragies non explorées.
- Insuffisance hépatique sévère.
- Tumeurs dont le développement est dépendant des progestatifs, connues ou suspectées.
- Cancer hormonodépendant (sein/utérus).
- Grossesse avancée et allaitement.
- Tabagisme.

Principaux effets indésirables

- Somnolence et troubles de la concentration.
- Irrégularité des cycles menstruels.
- Métrorragies ou aménorrhée.

En pratique clinique

Conduite du traitement

- Ménopause : la progestérone doit toujours être associée aux œstrogènes (sauf en cas d'hystérectomie où les œstrogènes peuvent être utilisés seuls).
- Assistance médicale à la procréation : le traitement doit être arrêté si le test de grossesse réalisé 12 jours après le transfert est négatif. Si le test est positif, il faut poursuivre le traitement jusqu'à 7, voire 12 SA.

Surveillance

Tolérance du traitement et évaluation de l'efficacité dans le traitement substitutif de la ménopause avec la disparition ou la diminution des signes cliniques tels que bouffées de chaleur accompagnées de sueurs abondantes.

Modalités d'administration

- Assistance médicale à la procréation : préférer la voie intravaginale, qui permet une meilleure réponse endométriale avec moins d'effets indésirables (sauf pertes vaginales).
- Mastodynie : utilisation possible de gel sur les seins ; se laver les mains après pour éviter un passage systémique du médicament.

Conseils à la patiente/à la famille

- Après l'utilisation de gel, bien se laver les mains.
- Risque d'altération de la vigilance et de somnolence : attention lors de la conduite de véhicules ou à la manipulation de machines.

76. Macroprogestatifs de synthèse

Objectif(s) du traitement

- Supplémentation d'une carence en progestérone.
- Création d'un climat hyperprogestéronémique pour contrebalancer un terrain d'hyperœstrogénie relative.

Propriété(s)

- Effet différenciant sur les cellules de l'endomètre. Limitation de l'effet prolifératif des œstrogènes, entraînant une atrophie de l'endomètre.
- Action antigonadotrope (blocage du pic ovulatoire : croissance du follicule mais pas d'ovulation).
- Action androgénique variable.
- Action antiglucocorticoïde variable.

Mécanisme(s) d'action

Agonistes de synthèse des récepteurs à la progestérone.

Principaux médicaments

DCI (spécialité)	Forme galénique et dosage	Voie	Posologie usuelle
Dydrogestérone (Duphaston®)	Cp. 10 mg	*Per os*	10 à 30 mg/j
Chlormadinone (Lutéran®)	Cp. 5 ou 10 mg	*Per os*	10 mg/j
Nomégestrol (Lutényl®)	Cp. 3,75 mg	*Per os*	3,75 mg/j
Promégestone (Surgestone®)	Cp. 0,125 mg	*Per os*	0,125 à 0,5 mg/j

Indications

- Endométriose.
- Syndrome prémenstruel.
- Mastodynies.
- Fibromes avec ménométrorragies.

Méga Guide Pharmaco Infirmier

- Irrégularité des cycles en préménopause.
- Ménopause.
- Test au progestatif (aménorrhée secondaire).

Contre-indications

- Allergie connue au produit.
- Céphalées/migraines.
- Accident thromboembolique évolutif.
- Métrorragies non explorées.
- Insuffisance hépatique sévère.
- Tumeurs connues ou suspectées dont le développement est dépendant des progestatifs (méningiomes).
- Cancer hormonodépendant (sein/utérus).
- Grossesse et allaitement.
- Insuffisance hépatique.
- Porphyrie.
- Intolérance au lactose (galactosémie congénitale, syndrome de malabsorption du glucose et du galactose ou déficit en lactase).

Principaux effets indésirables

- Irrégularité des cycles menstruels, métrorragies, aménorrhée.
- Prise de poids.
- Insomnie.
- Nausées, vomissements.
- Troubles oculaires.
- Méningiome (chlormadinone, nomégestrol).

En pratique clinique

Conduite du traitement

- La prise du traitement pendant 10 jours (du 15e au 25e jour du cycle) permet de diminuer les saignements des règles dus à l'hyperœstrogénie relative ou au fibrome, mais n'est pas contraceptive.
- La prise pendant 20 jours (du 5e au 25e jour du cycle) est plus efficace et contraceptive.
- La prise peut être continue pour une efficacité optimale.
- Les macroprogestatifs n'ont cependant pas l'AMM pour de la contraception exclusive.
- Test aux progestatifs : en cas d'aménorrhée, la survenue d'un saignement utérin (hémorragie de privation) après la prise de 5 jours de progestatifs démontre qu'il y a bien eu une imprégnation œstrogénique

préalable (type II : syndrome des ovaires polykystiques). L'absence de saignement montre qu'il n'y a pas eu d'imprégnation œstrogénique (insuffisance ovarienne, hypogonadisme hypogonadotrope).

Surveillance

- Tolérance clinique du traitement : selon l'indication, diminution des saignements, ou saignements lors du test aux progestatifs. Céphalées ou troubles de la vision.
- La survenue de ménométrorragies impose la réalisation d'une échographie pour s'assurer de l'état endométrial (atrophie?).

Modalités d'administration

Administration *per os* en 1 prise/j.

Conseils à la patiente/à la famille

- Être très attentive au déroulement du cycle ovarien pour prendre le traitement en fonction des indications du médecin.
- Consulter son médecin en cas de céphalées ou de troubles de la vision (pouvant être les signes d'une tumeur méningée).

77. Prostaglandines

Objectif(s) du traitement

Stimuler la contractilité utérine chez la femme enceinte et favoriser l'expulsion du contenu utérin.

Propriété(s)

Utérotoniques.

Mécanisme(s) d'action

Analogues synthétiques de la prostaglandine E1 ayant une action directe sur le muscle utérin et entraînant une mise en contraction de la fibre et l'expulsion du contenu utérin.

Principaux médicaments

DCI (spécialité)	Forme galénique et dosage	Voie	Posologie usuelle
Misoprostol (Gymiso®, Misoone®)	Cp. 200 ou 400 µg	*Per os* Sublinguale Intravaginale	1 à 2 cp. × 3/j

Le misoprostol Cytotec® a été utilisé très longtemps en gynécologie mais sans avoir l'AMM. Le laboratoire a décidé d'arrêter sa commercialisation en mars 2018.
En remplacement, le misoprostol Gymiso® dispose d'une AMM pour les IVG ambulatoires à domicile pour les grossesses < 7 SA. Il a également une ATU pour les autres indications obstétricales.

Indications

- Traitement médical des fausses couches précoces.
- Prise en charge médicale pour une interruption volontaire de grossesse (IVG).
- Interruption médicale de grossesse (IMG).
- Préparation préopératoire du col avant aspiration utérine.

Contre-indications

- Allergie au produit et/ou aux substances de la classe des prostaglandines.
- En fonction du terrain cardiovasculaire (rare chez la femme jeune en gynécologie).

Principaux effets indésirables

- Nausées, vomissements.
- Diarrhée.
- Bronchoconstriction.
- Bradycardie.
- Tératogène au 1er trimestre de la grossesse.
- Des cas d'infarctus du myocarde ont été rapportés chez des femmes tabagiques.

En pratique clinique

Conduite du traitement

- Grossesse arrêtée (fausse couche spontanée) : 4 cp. de Gymiso® par voie intravaginale ou sublinguale (à renouveler si besoin).
- IVG médicamenteuse à domicile (<7 SA) : 2 cp. de Gymiso® *per os.*
- IVG médicamenteuse à l'hôpital (7 à 9 SA) : 2 cp. ×2/j de Gymiso® par voie intravaginale ou sublinguale.
- Préparation du col avant geste endo-utérin au 1er trimestre de la grossesse : 2 cp. par voie intravaginale ou sublinguale 3 heures avant le geste.
- Préparation du col avant hystéroscopie : uniquement pour les cas difficiles.

Surveillance

- Surveiller l'apparition d'un bronchospasme et/ou d'une bradycardie.
- Visite de contrôle à 3 semaines pour vérification de la vacuité utérine à l'échographie pour les IVG et les fausses couches.
- Dans le cas des IVG, des IMG et des grossesses arrêtées, importance de l'accompagnement et du soutien psychologique.

Modalités d'administration

La voie intravaginale ou sublinguale limite les effets indésirables digestifs.

Conseils à la patiente/à la famille

Diminuer ou arrêter, dans la mesure du possible, la consommation de tabac pendant la durée du traitement.

78. Méthotrexate

Objectif(s) du traitement

Inhiber la multiplication cellulaire.

Propriété(s)

Antifolate.

Mécanisme(s) d'action

Inhibition d'un enzyme de la voie des folates, entraînant une inhibition de la réplication de l'ADN.

Principaux médicaments

DCI (spécialité)	Forme galénique et dosage	Voie	Posologie usuelle
Méthotrexate (Metoject®)	Ser. préremplie 7,5, 10, 15, 20 ou 25 mg	IM	Dose unique : 1 mg/kg ou 50 mg/m²

La reconstitution et la préparation des solutions de cytotoxiques telles que le méthotrexate doit être effectuée par la pharmacie à usage intérieur de l'établissement.

Indications

- Chimiothérapie de première intention dans le cadre des tumeurs trophoblastiques.
- Traitement médical des grossesses extra-utérines (GEU) paucisymptomatiques.

> *Remarque*
> Le méthotrexate n'a pas l'AMM en gynécologie mais une conférence de consensus a justifié son utilisation (décembre 2014).

Contre-indications

- Antécédent d'hypersensibilité au produit.
- Insuffisance hépatique.
- Insuffisance rénale.
- Infection active.
- Ulcères gastro-intestinaux.

- Grossesse et allaitement.
- Association avec l'aspirine et le cotrimoxazole (Bactrim®).

Principaux effets indésirables

- Nausées/vomissements.
- Mucite et aphtes.
- Troubles hématopoïétiques (thrombopénie, leucopénie, anémie).
- Cytolyse hépatique.
- Alopécie.
- Pneumopathie interstitielle.
- Photosensibilisation.

En pratique clinique

Conduite du traitement

- Le traitement médical des GEU est une alternative au traitement chirurgical (traitement de référence) et s'adresse aux patientes qui ont compris leur pathologie et qui peuvent consulter rapidement dans le cadre d'une GEU peu symptomatique présentant une masse latéro-utérine < 3 cm et un taux d'HCG < 5 000 UI, sans hémopéritoine et avec une hémodynamique stable.
- GEU : une seule injection et à des doses inférieures à celles utilisées en rhumatologie ou en cancérologie. Les effets indésirables sont rares (effet *flair up* possible : augmentation initiale du taux d'HCG).

Surveillance

- Bilan préthérapeutique : NFS, bilan hépatique et fonction rénale.
- Surveillance biologique de la décroissance de l'HCG jusqu'à négativation.
- Tolérance clinique et biologique du traitement.

Modalités d'administration

Injection IM.

Conseils à la patiente/à la famille

- En cours de traitement d'une GEU par méthotrexate, rappeler à la patiente de venir consulter en urgence en cas de douleurs, malaises, métrorragies.
- Surveillance du taux plasmatique de l'HCG jusqu'à négativation.

79. Antiœstrogènes

Objectif(s) du traitement

Stimulation ovarienne indirecte et induction de l'ovulation dans le cadre d'une assistance médicale à la procréation.

Propriété(s)

- Analogues structurels des œstrogènes.
- Action antiœstrogénique sur :
  - l'axe hypothalamo-hypophysaire entraînant sa stimulation par levée d'inhibition ;
  - le col et l'endomètre.

Mécanisme(s) d'action

Antagonistes des récepteurs aux œstrogènes au niveau l'axe hypothalamo-hypophysaire entraînant :

- une levée du rétrocontrôle négatif sur la FSH lors de l'ascension de « l'œstradiolémie » durant le cycle ovarien ;
- une augmentation de la sécrétion naturelle de FSH.

Principaux médicaments

DCI (spécialité)	Forme galénique et dosage	Voie	Posologie usuelle
Clomifène (Clomid®)	Cp. 50 mg	*Per os*	1 à 2 cp./j

Indications

Induction de l'ovulation chez les patientes avec une aménorrhée secondaire due à une dysovulation liée à un syndrome des ovaires polykystiques, pour rapports sexuels programmés ou insémination intra-utérine.

Contre-indications

- Insuffisance hépatique.
- Insuffisance rénale.
- Grossesse et allaitement.

- Hémorragies génitales d'étiologie inconnue.
- Tumeurs hormonodépendantes (sein, endomètre).
- Kystes organiques de l'ovaire.
- Troubles visuels pendant le traitement ou lors de traitements antérieurs.
- Toute situation qui contre-indique une grossesse.

Principaux effets indésirables

- Hyperstimulation et hypertrophie ovarienne.
- Absence de réponse.
- Grossesse multiple de haut rang.
- Action antiœstrogène sur l'utérus et le col (effet négatif secondaire sur les chances de grossesse).
- Trouble de la vision.
- Bouffées de chaleur.
- Céphalées.
- Troubles digestifs.
- Insomnie.
- Allergie.

En pratique clinique

Conduite du traitement

- La prise en charge d'une infertilité est une prise en charge du couple et le bilan complet des deux partenaires doit être fait pour proposer une prise en charge adaptée.
- Ne pas dépasser 6 cycles de traitement.
- Associer éventuellement un traitement œstrogénique pour lutter contre les effets délétères du clomifène sur l'endomètre et sur la glaire cervicale.
- En cas de non-réponse, un *drilling* ovarien peut être envisagé (perforation des ovaires avec pointe monopolaire en cœlioscopie).

Surveillance

- Monitorage de l'ovulation impératif par échographie (nombre et taille des follicules en croissance) et dosages hormonaux (LH, E2 et progestérone) afin de vérifier la réponse folliculaire.
- Arrêt de la tentative si plus de 3 follicules en croissance.

Modalités d'administration

Administration *per os* du 5e au 9e jour du cycle.

Conseils à la patiente/à la famille

- La perte de poids chez les femmes en surpoids permet de restaurer la réponse ovulatoire.
- Rapports sexuels à prévoir préférentiellement en période d'ovulation pendant le traitement.
- Pour les rapports sexuels programmés : multiplier les tentatives dans les jours qui suivent l'ovulation (spontanée ou induite).
- Informer le couple du risque de grossesse multiple.

80. Gonadotrophines

Objectif(s) du traitement

Stimulation ovarienne directe dans le cadre de l'AMP.

Propriété(s)

- Analogues de la FSH recombinante (Gonal F®, Puregon®).
- Gonadotrophines urinaires purifiées (Ménopur®, Fostimon®) avec légère action LH.

Mécanisme(s) d'action

Stimulation de l'axe hypothalamo-hypophysaire entraînant une stimulation ovarienne (action sur la croissance et la maturation folliculaire).

Principaux médicaments

DCI (spécialité)	Forme galénique et dosage	Voie	Posologie usuelle
Follitropine alpha (Gonal-F®)	Stylo (dosage variable)	SC	25 à 450 UI/j
Follitropine bêta (Puregon®)	Stylo (dosage variable)	SC	25 à 450 UI/j
Urofollitropine (Fostimon®)	Sol. inject. (dosage variable)	SC	25 à 450 UI/j
Ménotropine (Ménopur®, Fertistart® Kit)	Sol. inject. (dosage variable)	SC	25 à 450 UI/j
Coricofollitropine alpha (Elonva®)	Solution injectable (unique)	SC	Action prolongée à 7 jours

Indications

- Stimulation ovarienne douce pauci folliculaire (1 ou 2 follicules en croissance) pour rapports sexuels programmés ou inséminations intra-utérines.
- Hyperstimulation ovarienne contrôlée multifolliculaire (8 à 12 follicules en croissance) en vue de la ponction folliculaire pour fécondation *in vitro*.

Méga Guide Pharmaco Infirmier

Contre-indications

- Insuffisance hépatique.
- Allergie.
- Grossesse et allaitement.
- Tumeurs hypothalamo-hypophysaires.
- Tumeurs ovariennes.
- Tumeurs hormonodépendantes (sein, endomètre).
- Hémorragies génitales d'étiologie inconnue.
- Toute situation qui contre-indique une grossesse.

Principaux effets indésirables

- Syndrome d'hyperstimulation ovarienne (fréquent).
- Absence de réponse.
- Grossesse multiple de haut rang.
- Prise de poids.
- Nausées-vomissements.
- Allergie.
- Douleur au point d'injection.

En pratique clinique

Conduite du traitement

- La prise en charge d'une infertilité est une prise en charge du couple et le bilan complet des deux partenaires doit être fait pour proposer une prise en charge adaptée.
- Dose initiale de gonadotrophine en fonction du terrain de la patiente (risque d'hyper-réponse), de son âge, et de l'objectif (mono ou multifolliculaire).
- Déclenchement de l'ovulation lorsque le nombre espéré de follicules matures est obtenu (en fonction de la réserve ovarienne de la patiente).
- En cas de FIV, deux protocoles possibles permettant un blocage de l'axe hypothalamo-hypophysaire : protocole agoniste (agoniste de la Gn-RH) ou antagoniste (antagoniste de la Gn-RH).

Surveillance

Monitorage de l'ovulation par échographie (nombre et taille des follicules en croissance) et dosages hormonaux (LH, E2 et progestérone) afin de vérifier la réponse folliculaire.

Modalités d'administration

Traitement par voie SC à heure fixe.

▶ *À éviter*

Changer l'heure de l'injection.

Conseils à la patiente/à la famille

- Envisager une éducation thérapeutique pour que l'injection SC soit réalisée de manière autonome par la patiente ou par un « aidant » naturel.
- Informer le couple du risque de grossesse gémellaire.
- Rassurer le couple en cas d'échec d'une technique d'assistance médicale à la procréation et soutenir la motivation pour entreprendre une nouvelle tentative.

81. Gonadotrophines chorioniques

Objectif(s) du traitement

Déclenchement de l'ovulation dans le cadre d'une assistance médicale à la procréation.

Propriété(s)

- Hormone chorionique gonadotrope (HCG) : action prolongée de la LH.
- Maturation finale et expulsion de l'ovocyte hors du follicule (ovulation).
- Maintien et soutien du corps jaune jusqu'au relais placentaire (3 mois).

Mécanisme(s) d'action

Stimulation du pic de la LH pour la maturation terminale de l'ovocyte (reprise de la méiose I) puis l'ovulation.

Principaux médicaments

DCI (spécialité)	Forme galénique et dosage	Voie	Posologie usuelle
Choriogonadotropine alfa (Ovitrelle®)	Sol. inject. en stylo prérempli 250 µg/0,5 mL (6 500 UI)	SC	1 inj./j
Gonadotrophine chorionique (Gonadotrophine chorionique Endo®)	Poudre pour sol. inject. 1 500 ou 5 000 UI/1 mL	IM	1 inj./j

Indications

- Déclenchement de l'ovulation pour rapports sexuels programmés ou inséminations intra-utérines.
- Déclenchement de l'ovulation pour fécondation *in vitro*.

Contre-indications

- Allergie.
- Tumeurs hypothalamo-hypophysaires.
- Tumeurs du sein, de l'utérus ou de l'ovaire.
- Accident thromboembolique évolutif.
- Toute situation qui contre-indique une grossesse.
- Hémorragies génitales d'étiologie inconnue.

Principaux effets indésirables

- Allergie.
- Douleur au point d'injection.
- Asthénie.
- Céphalées.
- Dépression ou irritabilité.
- Nausées, vomissements, diarrhée.

En pratique clinique

Conduite du traitement

Injection à réaliser sur indication médicale après monitorage de l'ovulation lorsque le nombre de follicules matures désirés selon l'objectif est atteint.

Surveillance

Test de grossesse (dosage HCG plasmatique) 14 jours après l'ovulation.

Modalités d'administration

- Injection SC ou IM généralement le soir; l'ovulation survient 36 heures après cette dernière (respect de l'horaire essentiel).
- Fécondation *in vitro* : déterminer l'horaire d'injection en fonction de l'heure de la ponction folliculaire prévue (35 heures avant, pour éviter les ponctions blanches).
- Rapports sexuels programmés ou inséminations intra-utérines : horaires fixes mais moins stricts car l'ovule survit 12 à 24 heures.

Conseils à la patiente/à la famille

- Pour les rapports sexuels programmés : multiplier les tentatives dans les jours qui suivent l'injection.
- Pour les inséminations intra-utérines : possibilité pour le couple d'avoir des rapports sexuels après l'insémination.
- Pour la fécondation *in vitro* : respecter l'horaire de l'injection déterminé.

82. Modulateurs spécifiques du récepteur aux œstrogènes (SERM)

Objectif(s) du traitement

- Réduire la stimulation œstrogénique au niveau des glandes mammaires.
- Augmenter la production de tissu osseux (post-ménopause).

Propriété(s)

- Action pro-œstrogène (selon le tissu).
- Action anti-œstrogène (selon le tissu).

Mécanisme(s) d'action

Stéroïdes de synthèse avec action spécifique (agoniste ou antagoniste) sur le récepteur aux œstrogènes en fonction du tissu cible.

Principaux médicaments

DCI (spécialité)	Forme galénique et dosage	Voie	Posologie usuelle
Tamoxifène (Nolvadex®)	Cp. 10 ou 20 mg	*Per os*	20 à 40 mg/j
Raloxifène (Evista®)	Cp. 60 mg	*Per os*	60 mg/j

Indications

- Tamoxifène : traitement adjuvant des cancers du sein hormonodépendants chez la femme non ménopausée (action anti-ostéogénique sur le sein/pro-ostéogénique sur l'endomètre).
- Raloxifène : prévention et traitement de l'ostéoporose de la femme ménopausée (action pro-ostéogénique sur l'os).

Contre-indications

- Antécédent d'allergie au produit.
- Grossesse et allaitement.

- Insuffisance hépatique.
- Insuffisance rénale.
- Antécédent d'accident thromboembolique.
- Métrorragies inexpliquées.
- Galactosémie congénitale, syndrome de malabsorption du glucose et du galactose ou déficit en lactase.

Principaux effets indésirables

- Métrorragies (imposant une exploration rapide).
- Accident thromboembolique.
- Aménorrhée, troubles du cycle.
- Bouffées de chaleur.
- Alopécie.
- Augmentation du risque thromboembolique.
- Nausées, vomissements, diarrhée, constipation.
- Prurit vulvaire.
- Troubles visuels (cataracte, rétinopathie, névrite optique).
- Pneumopathie interstitielle.
- Anémie, leucopénie, thrombopénie.
- Rétention hydrosodée.

En pratique clinique

Conduite du traitement

- Tamoxifène : hormonothérapie adjuvante dans le cancer du sein permettant une diminution des récidives et l'amélioration de la survie à 10 ans chez la femme non ménopausée.
- Raloxifène : antiœstrogène prescrit en fonction des résultats de l'ostéodensitométrie et du contexte pour réduire le risque fracturaire. À associer à une supplémentation en vitamine D et en calcium, et à des mesures hygiénodiététiques.

Surveillance

Surveillance endométriale (effet prolifératif entraînant un risque de cancer induit).

Modalités d'administration

Traitement *per os* en 1 prise/j.

À éviter

Arrêt du traitement sans avis médical.

Conseils à la patiente/à la famille

Tamoxifène : poursuite de la surveillance post-cancer du sein (examen clinique, mammographie ± échographie).

83. Antiaromatases

Objectif(s) du traitement

Réduire la stimulation œstrogénique au niveau des glandes mammaires.

Propriété(s)

Action antiœstrogène.

Mécanisme(s) d'action

Inhibiteurs non stéroïdiens puissants et hautement sélectifs de l'aromatase, empêchant la conversion des androgènes en dérivé œstrogénique au niveau du tissu adipeux.

Principaux médicaments

DCI (spécialité)	Forme galénique et dosage	Voie	Posologie usuelle
Létrozole (Fémara®)	Cp. 2,5 mg	*Per os*	2,5 mg/j
Anastrozole (Arimidex®)	Cp. 1 mg	*Per os*	1 mg/j

Indications

- Traitement d'un cancer du sein précoce ou avancé à récepteurs hormonaux positifs chez la femme ménopausée.
- Suite de la prise en charge d'un cancer du sein invasif à récepteurs hormonaux positifs à un stade précoce chez la femme ménopausée ayant reçu un traitement adjuvant par le tamoxifène pendant 2 à 3 ans.

Contre-indications

- Antécédent d'allergie au produit.
- Grossesse et allaitement.
- Insuffisance hépatique.
- Insuffisance rénale.
- Galactosémie congénitale, syndrome de malabsorption du glucose et du galactose ou déficit en lactase.

Méga Guide Pharmaco Infirmier

Principaux effets indésirables

- Fatigue, étourdissements.
- Bouffées de chaleur.
- Prise ou perte de poids.
- Hypersudation.
- Anorexie, augmentation de l'appétit, hypercholestérolémie.
- Nausées, vomissements, dyspepsies, constipation, diarrhée.
- Dépression.
- Céphalées, vertiges.
- Alopécie, rash, prurit, peau sèche.
- Cataracte, irritation oculaire, vision trouble.
- Thrombophlébites.
- Arthralgies, myalgies, douleurs osseuses, ostéoporose, fractures osseuses.

En pratique clinique

Conduite du traitement

Le traitement par antiaromatase s'adresse exclusivement aux femmes ménopausées ayant été traitées pour un cancer hormonodépendant.

Surveillance

- Surveillance clinique de la tolérance (notamment arthralgies, myalgies, prise de poids).
- Surveillance clinique et radiologique d'une récidive du cancer ou de métastase.

Modalités d'administration

Traitement *per os* en 1 prise/j.

À éviter

Arrêter le traitement sans avis médical.

Conseils à la patiente/à la famille

Poursuite de la surveillance post-cancer du sein (examen clinique, mammographie ± échographie).

84. Contraception œstroprogestative

Objectif(s) du traitement

Prévention des grossesses non désirées, permettant aux femmes de vivre pleinement et librement leur sexualité, délivrées de l'angoisse d'une grossesse non désirée.

Propriété(s)

- Action antigonadotrope.
- Action antiandrogénique.
- Terme employé dans le langage courant : « la pilule ».

Mécanisme(s) d'action

Association d'un œstrogène (éthinylestradiol : EE) et d'un progestatif (variable suivant les générations de « pilule »), qui permet :

- le blocage de la croissance folliculaire par inhibition de la sécrétion de FSH (œstrogènes) ;
- le blocage de l'ovulation (progestatif) ;
- la désynchronisation de l'endomètre (progestatif) ;
- la cristallisation de la glaire cervicale qui devient impropre à la nidation (progestatif) ;
- la diminution de la mobilité ciliaire dans les trompes (progestatif).

Principaux médicaments

DCI (spécialité)	Forme galénique et dosage	Voie	Posologie usuelle
Pilules de 2e génération			
EE + lévonorgestrel (Minidril®, Leeloo®, Adepal®, Daily®, Optidril®, Optilova®)	Cp.	*Per os*	1 cp./j
Pilules de 3e génération			
EE + désogestrel (Desobel®, Cycléane®)	Cp.	*Per os*	1 cp./j
EE + gestodène (Méliane®, Mélidia®)	Cp.	*Per os*	1 cp./j

Méga Guide Pharmaco Infirmier

DCI (spécialité)	Forme galénique et dosage	Voie	Posologie usuelle
Pilules de 4ᵉ génération			
EE + drospirénone (Jasmine®, Jasminelle®, Drospibel®, Belanette®)	Cp.	*Per os*	1 cp./j

Toutes les associations de molécules ci-dessus ne sont pas équivalentes car il y a des différences de dosage. Le dosage de l'EE dans les pilules d'aujourd'hui varie entre 15 à 40 γ (pilules dites minidosées).

Indications

Contraception.

Contre-indications

- Migraine avec aura.
- Accident thromboembolique ou situation à risque (thrombophilie héréditaire).
- Cancer hormonodépendant (sein, endomètre).
- Diabète, hypercholestérolémie, hypertriglycéridémie, HTA.
- Tabagisme si âge > 35 ans.
- Lupus.
- Insuffisance rénale/hépatique.
- Grossesse et allaitement. Post-partum immédiat.
- Association à des médicaments inducteurs enzymatiques.

Principaux effets indésirables

- Allergie au produit.
- Céphalées.
- Nausées, vomissements.
- Acné.
- Mastodynie.
- Douleurs pelviennes.
- Kyste ovarien fonctionnel.
- Métrorragies.
- Accidents thromboemboliques.
- Prise de poids.
- Impact négatif sur la libido.
- Perturbation du cholestérol, triglycérides ou glycémie.
- Augmentation de la PA.

En pratique clinique

Conduite du traitement

- La patiente doit avoir une information complète sur les différentes alternatives contraceptives et participer activement au choix de la méthode.
- Suite aux recommandations de l'HAS (2013), il est préférable de prescrire les pilules dites de 2e génération associant du lévonorgestrel à l'EE pour un risque minimum (risque thromboembolique multiplié par 2–3 par rapport à la population générale), comparativement aux pilules de 3e ou 4e génération associant du désogestrel ou gestodène ou drospirénone à l'EE (risque thromboembolique multiplié par 4-5 par rapport à la population générale).
- La contraception orale est à débuter le 1er jour des règles (permet l'exclusion d'une grossesse).
- Une hémorragie de privation survient, généralement 2 ou 3 jours après la prise du dernier comprimé contenant un principe actif.
- La contraception œstroprogestative confère une relative protection vis-à-vis du cancer de l'endomètre et de l'ovaire.
- Il existe un surrisque minime de cancer du sein (hormonal), du col de l'utérus (lié à la sexualité) et du foie.

Surveillance

- Contrôle du poids, d la pression artérielle, des seins, de l'observance et de la tolérance tous les ans.
- Contrôle du bilan lipidique et glycémique tous les 5 ans.

Modalités d'administration

- Il existe plusieurs schémas de prise :
  - 1 cp./j pendant 21 jours, puis arrêt 7 jours;
  - 1 cp./j en continu (avec des comprimés placebo).
- Choisir un horaire quotidien et le respecter afin de minimiser le risque d'oubli.

À éviter

- Changer l'heure de prise du comprimé (oubli limité à 12 heures).

Conseils à la patiente/à la famille

- Une des meilleures méthodes contraceptives (indice de Pearls : 99,5 %) sous réserve d'une bonne observance.
- En cas d'oubli :
  - < 12 heures : prendre le comprimé oublié, puis le comprimé suivant à l'horaire habituel et se considérer protégée;
  - > 12 heures : la protection contraceptive n'est plus assurée, utiliser un autre moyen de contraception comme le préservatif jusqu'au cycle suivant.

- Rappeler que la contraception œstroprogestative ne protège pas contre les infections sexuellement transmissibles, contrairement au préservatif.
- Rappeler l'importance d'une très bonne observance thérapeutique (ne surtout pas rater une prise de comprimé) durant les 7 premiers jours de chaque cycle (imprégnation œstroprogestative indispensable pour une bonne efficacité durant tout le cycle).

85. Contraception microprogestative

Objectif(s) du traitement

Prévention des grossesses non désirées, permettant aux femmes de vivre pleinement et librement leur sexualité, délivrées de l'angoisse d'une grossesse non désirée.

Propriété(s)

Action antigonadotrope.

Mécanisme(s) d'action

- Désynchronisation de l'endomètre.
- Cristallisation de la glaire cervicale qui devient impropre à la nidation.
- Diminution de la mobilité ciliaire dans les trompes.
- Blocage de l'ovulation inconstant et variable.
- Blocage puissant de l'ovulation (Norlevo®).

Principaux médicaments

DCI (spécialité)	Forme galénique et dosage	Voie	Posologie usuelle
Lévonorgestrel (Microval®)	Cp. 30 µg	*Per os*	1 cp./j
Désogestrel (Cerazette®, Desopop®, Optimizette®, Antigone®)	Cp. 75 µg	*Per os*	1 cp./j
Étonogestrel (Nexplanon®)	Implant	SC	1 implant/3 ans
Progestatif macrodosé (contraception d'urgence)			
Lévonorgestrel (Norlevo®)	Cp. 1,5 mg	*Per os*	1 cp. (dose unique)

Indications

- Contraception (également appelée « pilule microdosée ») en cas de contre-indication aux œstrogènes.
- Contraception d'urgence (Norlevo®).

Méga Guide Pharmaco Infirmier

Contre-indications

- Allergie au produit.
- Accidents thromboemboliques évolutifs.
- Insuffisance hépatique.
- Cancer hormonodépendant (sein, endomètre).
- Hémorragies génitales d'étiologie inconnue.
- Association à des médicaments inducteurs enzymatiques (certains antiépileptiques, antituberculeux, millepertuis).

Principaux effets indésirables

- Aménorrhée, irrégularité des saignements menstruels, *spotting*.
- Céphalées.
- Nausées, vomissements.
- Acné.
- Mastodynie.
- Douleurs pelviennes, dysménorrhée.
- Kyste ovarien (fonctionnel).
- Sécheresse vaginale.
- Prise de poids.
- Migration de l'implant dans l'artère pulmonaire (Nexplanon®).

En pratique clinique

Conduite du traitement

- La patiente doit avoir une information complète sur les différentes alternatives contraceptives et participe activement au choix de la méthode.
- La contraception orale est à débuter le 1er jour des règles (permet l'exclusion d'une grossesse) et à prendre en continu (pas de pause).
- Moins confortable dans la gestion du cycle (aménorrhée, *spotting*, etc.) que la pilule œstroprogestative, cette pilule a l'avantage de pouvoir être prescrite lors des contre-indications aux œstrogènes : antécédents de phlébite, lupus, post-partum et allaitement, HTA, dyslipidémie, diabète, etc.
- L'implant sous-cutané d'étonorgestrel permet une contraception pendant 3 ans.
- L'ablation de l'implant est généralement simple et indolore s'il est bien repérable. Dans le cas contraire, il peut être localisé grâce à une radiographie.
- La contraception d'urgence (Norlevo®) est à prendre le plus tôt possible après un rapport sexuel à risque de grossesse et au plus tard dans les 72 heures (efficacité maximale durant les premières 24 heures). Dispensation sans ordonnance pour toutes les femmes et gratuite pour les mineures.

Modalités d'administration

- Traitement *per os* à prendre en continu, sans arrêt entre les plaquettes.
- Choisir un horaire quotidien et le respecter afin de minimiser le risque d'oubli.
- La pose de l'implant sous-cutané se fait par un médecin (dermatologue ou gynécologue) formé à la technique (validation par le laboratoire), généralement dans le bras non dominant entre le biceps et le triceps avec une petite incision après une anesthésie locale.
- Contraception d'urgence : 1 cp. *per os* le plus tôt possible après un rapport sexuel à risque de grossesse. En cas de vomissements dans les 3 heures suivant la prise, reprendre un autre comprimé (sinon risque d'inefficacité).

À éviter

Changer l'heure de prise du comprimé.

Conseils à la patiente/à la famille

- Oubli de pilule :
  - désogestrel : une marge d'oubli de 12 heures est possible ;
  - lévonorgestrel : une marge d'oubli de 3 heures est possible.
- Implant : vérifier la présence de l'implant en sous-cutané au niveau du bras 1 à 2 fois/mois. En cas déplacement de l'implant, consulter rapidement un médecin (migration possible).
- Contraception d'urgence :
  - rassurer les patientes dans ce contexte anxiogène (notamment sur l'absence de risque de stérilité après la prise d'un de ces traitements) et rappeler les différentes méthodes de contraception disponibles et leur importance (grossesse et infections sexuellement transmissibles) ;
  - plus la « pilule du lendemain » est prise tôt, plus elle est efficace. Pour les patientes traitées par un agent inducteur enzymatique (antiépileptiques, antituberculeux, millepertuis), l'utilisation d'une contraception d'urgence non hormonale (DIU au cuivre) devrait s'envisager. Si ce n'est pas possible, le doublement de la dose de lévonorgestrel est une autre option.

86. Antiprogestatifs

Objectif(s) du traitement

- Mifépristone : préparation du col et de l'endomètre pour la prise en charge des interruptions de grossesse (volontaire ou médicale) ou des morts fœtales *in utero*.
- Ulipristal : contraception d'urgence.

Propriété(s)

Action spécifique sur l'endomètre et le col.

Mécanisme(s) d'action

Stéroïdes de synthèse avec action antagoniste spécifique sur le récepteur à la progestérone.

Principaux médicaments

DCI (spécialité)	Forme galénique et dosage	Voie	Posologie usuelle
Mifépristone ou **RU486** (Mifégyne®, Miffee®)	Cp. 200 mg	*Per os*	200 à 600 mg, soit 1 à 3 cp. (dose unique)
Ulipristal (EllaOne®)	Cp. 30 mg	*Per os*	30 mg, soit 1 cp. (dose unique)

L'ulipristal, également commercialisé sous le nom de Esmya®, a été utilisé pour le traitement des ménométrorragies secondaires à des fibromes utérins avec une très bonne efficacité. Cependant, des cas d'hépatites fulminantes graves ont conduit les autorités de santé à recommander de ne plus initier ce traitement.

Indications

- Préparation du col et de l'utérus en vue d'une IVG ou IMG (Mifégyne®).
- Contraception d'urgence (pilule du lendemain) en cas de rapports non protégés datant de moins de 5 jours (EllaOne®).

Contre-indications

- Hémorragies génitales d'étiologie inconnue.
- Antécédent d'allergie au produit.
- Grossesse et allaitement.
- Insuffisance hépatique.
- Insuffisance rénale.
- Porphyrie héréditaire.
- Insuffisance surrénalienne chronique.
- Association aux inducteurs enzymatiques (rifampicine, carbamazépine, phénytoïne, millepertuis).

Principaux effets indésirables

- Allergie.
- Vertiges.
- Asthénie.
- Dépression ou irritabilité.
- Céphalées.
- Prurit.
- Nausées, douleurs abdominales, flatulences.
- Acné.
- Douleurs musculosquelettiques.
- Douleurs pelviennes, kyste ovarien.

En pratique clinique

Conduite du traitement

- Mifégyne® : prise unique de 1 ou 3 cp. en présence du médecin ou de l'infirmier(ère), suivie d'un traitement utérotonique (prostaglandines) pour évacuer le contenu utérin pour une IVG ou une IMG.
- EllaOne® : contraception d'urgence. Prise unique le plus tôt possible après le rapport à risque, avec une efficacité maximale dans les 24 heures et possible jusqu'à 5 jours après rapports sexuels non protégés. Ce médicament n'est pas recommandé si la patiente prend une contraception orale œstroprogestative ; dans ce cas, préférer Norlevo®.
- *Cf.* également Norlevo®, « 85. Contraception microprogestative ».

Surveillance

- Mifégyne® : consultation de contrôle 2 à 3 semaines après la prise de prostaglandines pour vérifier la vacuité utérine.
- EllaOne® : contrôle de l'absence de grossesse.

Modalités d'administration

- Traitement *per os*.
- EllaOne® : en cas de vomissements dans les 3 heures suivant la prise, reprendre un autre comprimé (sinon risque d'inefficacité).

Conseils à la patiente/à la famille

- Mifégyne® : avant de pratiquer une IVG, il convient que la patiente soit sûre de son choix d'interrompre la grossesse (risque d'anomalie sur le cervelet fœtal si la grossesse est poursuivie).
- EllaOne® : prévenir la patiente de la possibilité de nausées-vomissements et de la nécessité de reprendre le traitement en cas de vomissements dans les 3 heures suivant la prise.
- Contraception d'urgence :
  - rassurer les patientes dans ce contexte anxiogène (notamment sur l'absence de risque de stérilité après la prise d'un de ces traitements) et rappeler les différentes méthodes de contraception disponibles et leur importance (grossesse et infections sexuellement transmissibles) ;
  - plus la « pilule du lendemain » est prise tôt, plus elle est efficace. Pour les patientes traitées par un inducteur enzymatique (antiépileptiques, antituberculeux, millepertuis), l'utilisation d'une contraception d'urgence non hormonale (DIU au cuivre) devrait s'envisager.

87. Dispositifs intra-utérins

Objectif(s) du traitement

- Prévention des grossesses non désirées, permettant aux femmes de vivre pleinement et librement leur sexualité, délivrées de l'angoisse d'une grossesse non désirée.
- Atrophie de l'endomètre (DIU – dispositif intra-utérin – progestérone).

Propriété(s)

Blocage de la montée des spermatozoïdes diminuant la fécondation et désynchronisation de l'endomètre, empêchant la nidation et permettant l'action contraceptive des DIU.

Mécanisme(s) d'action

DIU cuivre

- Diminution de la mobilité ciliaire des spermatozoïdes et de leur progression.
- Inflammation au niveau de l'endomètre le rendant impropre à la nidation.

DIU progestatifs

- Cristallisation de la glaire cervicale au niveau du col empêchant la montée des spermatozoïdes.
- Atrophie de l'endomètre.

Principaux médicaments

DCI (spécialité)	Forme galénique et dosage	Voie	Posologie usuelle
DIU cuivre			
DIU cuivre (Gynelle® 375, NT 380®, UT 380®, TT 380®, CU 380®, Monalisa®)	Cuivre : 380 mm^2	Intra-utérine	1 pour 5 ans
DIU cuivre short (NT 380®, UT 380®)	Cuivre : 380 mm^2	Intra-utérine	1 pour 5 ans

Méga Guide Pharmaco Infirmier

DCI (spécialité)	Forme galénique et dosage	Voie	Posologie usuelle
DIU progestatifs			
DIU lévonorgestrel (Mirena®)	Lévonorgestrel : 52 mg	Intra-utérine	1 pour 5 ans
DIU lévonorgestrel short (Jaydess®)	Lévonorgestrel : 13,5 mg	Intra-utérine	1 pour 3 ans

Indications

- Contraception (également appelé «stérilet»).
- Contraception d'urgence (pose dans les 5 jours après le rapport sexuel à risque).
- Ménorragies fonctionnelles (DIU progestatifs).

Contre-indications

Tout type de DIU

- Hypersensibilité à l'un des composants du dispositif.
- Anomalies congénitales ou acquises de l'utérus, y compris les fibromes s'ils déforment la cavité utérine.
- Grossesse suspectée ou avérée.
- Infection pelvienne, en cours, récente ou récidivante (pelvipéritonite, endométrite, salpingite).
- Infection génitale basse (cervicite, vaginite, etc.).
- Endométrite du post-partum.
- Dysplasie cervicale.
- Antécédent d'avortement septique au cours des 3 derniers mois.
- État médical associé à une sensibilité accrue aux infections.
- Hémorragie génitale anormale sans diagnostic.
- Affection maligne du col ou du corps utérin.
- Imagerie médicale : vérifier la compatibilité avec l'IRM en fonction du type de DIU.

Spécifiques aux DIU cuivre

- Maladie de Wilson.
- Valvulopathies.
- Troubles de la coagulation sanguine.
- Traitement anti-inflammatoire au long cours.

Spécifiques aux DIU progestatifs

- Tumeur hormonodépendante.
- Affections hépatiques aiguës ou tumeur hépatique.
- Thrombophlébite évolutive ou embolie pulmonaire évolutive.

Principaux effets indésirables

Tout type de DIU

- *Spotting* (fréquent les premiers mois).
- Douleur/pesanteur pelvienne.
- Dysménorrhées.
- Expulsion du DIU.
- Perforation utérine (pose ou ultérieurement).
- Difficulté de retrait (ascension du DIU).

Spécifiques aux DIU progestatifs

- Kyste ovarien fonctionnel.
- Baisse de la libido, sécheresse vaginale.
- Céphalées, migraines.
- Acné.
- Tension mammaire.
- Prise de poids.

En pratique clinique

Conduite du traitement

- La patiente doit avoir une information complète sur les différentes alternatives contraceptives et participe activement au choix de la méthode.
- Ce n'est pas la contraception idéale si la patiente a les trompes abîmées par un antécédent d'infection génitale haute.
- Contraception facilitante pour la patiente car évite la contrainte de la prise quotidienne.
- Nécessité de réaliser une hystérométrie (mesure la profondeur utérine) pour ajuster la première pose.
- Pose à faire en début de cycle ou juste après les règles (relâchement du col), dans un contexte d'asepsie (port de gants, nettoyage vaginal). En cas de doute sur une infection vaginale, faire un prélèvement vaginal et différer la pose du DIU.
- En cas de changement de DIU, il est possible de réaliser l'ablation et la pose dans la foulée.

Surveillance

- Contrôle annuel du positionnement du DIU (contrôle fil ± échographie).
- En cas de signe d'infection génitale haute, ablation du DIU et mise en culture.

Modalités d'administration

- Pose au cabinet du médecin ou de la sage-femme.
- Généralement sans anesthésie et sans préparation, qui restent utiles en cas d'échec de pose.
- Préférer les formes « short » pour la nullipare car pose parfois délicate.

À éviter

Sexualité à risque d'infection.

Conseils à la patiente/à la famille

- Informer les patientes que le DIU n'augmente pas le risque de grossesse extra-utérine mais si la patiente est enceinte avec un DIU (cas très rare), la probabilité de grossesse extra-utérine est élevée.
- Informer les patientes sur les possibles effets indésirables et lui remettre la notice du médicament après la pose.
- Informer les patientes que le DIU n'augmente pas le risque d'infection génitale haute mais si une infection survient, notamment en cas de pratiques sexuelles à risque, elle est potentiellement plus grave (endométrite avec DIU/salpingite sans DIU).

88. Immunoglobulines anti-rhésus D

Objectif(s) du traitement

Prévention de l'allo-immunisation chez les femmes Rhésus D négatif et porteuses d'un fœtus Rhésus D positif.

Propriété(s)

• Médicaments dérivés du sang (traçabilité).
• Immunoglobulines humaines.

Mécanisme(s) d'action

Immunoglobulines humaines neutralisant et détruisant les hématies fœtales porteuses de l'antigène Rhésus D passées dans le sang maternel, pouvant stimuler le système immunitaire.

Principaux médicaments

DCI (spécialité)	Forme galénique et dosage	Voie	Posologie usuelle
Immunoglobulines humaines anti-D (Rhophylac®)	Sol. inject. 200 ou 300 µg/2 mL	IM ou IV	1 inj. unique

Indications

• Chez la femme Rhésus négatif, grossesse ou accouchement de nouveau-né Rhésus positif.
• Chez la femme Rhésus négatif :
  – métrorragies durant la grossesse ;
  – fausse couche, IVG ;
  – interruption médicale de grossesse, mort fœtale *in utero* ;
  – grossesse molaire ;
  – grossesse extra-utérine ;
  – traumatisme abdominal ;
  – geste endo-utérin (biopsie de trophoblaste, amniocentèse), cerclage.

Méga Guide Pharmaco Infirmier

Contre-indications

- Allergie au produit.
- Thrombopénies.
- Patientes Rhésus positif.

Principaux effets indésirables

- Réaction au point d'injection.
- Céphalées.
- Fièvre, malaise, frissons.

En pratique clinique

Conduite du traitement

- Le Rhésus de toute femme enceinte doit être connu dès le début de la grossesse.
- Dans la mesure du possible, chez les femmes de Rhésus négatif, il est recommandé de déterminer précocement le Rhésus fœtal en début de grossesse (sur ADN circulant grâce à une prise de sang maternel), car si le fœtus est Rhésus négatif, aucune surveillance particulière n'est recommandée. La prévention de l'allo-immunisation Rhésus ne concerne que les femmes Rhésus négatif porteuses d'un fœtus Rhésus positif.
- Chez les femmes Rhésus négatif, un contrôle avec la recherche d'agglutinines irrégulières doit être fait systématiquement à 6 mois de grossesse.
- Le test de Kleihauer (comptage des hématies fœtales dans le sang maternel) doit être fait à partir du 2e trimestre de la grossesse et permet de déterminer la quantité d'immunoglobuline anti-D nécessaire à injecter.
- En cas d'événement où existe un risque de passage des hématies fœtales vers le sang maternel, la prophylaxie doit être réalisée dans les 72 heures.
- En cas de nouveau-né connu Rhésus positif, prophylaxie systématique à 28 SA.

Surveillance

Après l'injection d'immunoglobuline anti-D, la recherche d'agglutinines irrégulières est positive (anticorps injectés détectés).

Modalités d'administration

- Injection IM ou IV (sans dépasser 4 mL/min).
- Nécessité parfois de faire une 2e injection.

À éviter

Oublier de faire l'injection quand nécessaire car si la patiente est immunisée contre le Rhésus D, il y a un risque d'anémie fœtale par

▶ hémolyse intravasculaire (passage transplacentaire des immunoglobulines) pour les prochaines grossesses.

Conseils à la patiente/à la famille

- La patiente doit être informée de la nécessité de consulter rapidement en cas de saignement au cours de la grossesse.
- L'injection doit avoir lieu dans les 72 heures qui suivent tout épisode de saignement chez une femme enceinte Rhésus D positif.

89. Acide folique

Objectif(s) du traitement

Correction d'une carence en acide folique (fréquente dans la population générale).

Propriété(s)

Vitamine B9 de synthèse.

Mécanisme(s) d'action

Coenzyme nécessaire dans la division cellulaire et la synthèse des bases purines et pyrimidiques indispensable à la réplication de l'ADN.

Principaux médicaments

DCI (spécialité)	Forme galénique et dosage	Voie	Posologie usuelle
Acide folique (Acide folique CCD®, Speciafoldine®)	Cp. 0,4 mg	*Per os*	0,4 mg/j
	Cp. 5 mg	*Per os*	5 mg/j

Indications

- Prévention primaire (0,4 mg) et secondaire (5 mg) des anomalies de fermeture du tube neural du fœtus chez la femme enceinte.
- Correction des anémies macrocytaires par carence en acide folique (5 mg).

Contre-indications

Allergie.

Principaux effets indésirables

- Allergie cutanée.
- Troubles digestifs.

En pratique clinique

Conduite du traitement

- Acide folique 0,4 mg : recommandé pour toutes les femmes ayant un désir de grossesse. Doit être pris depuis 4 semaines avant la conception et jusqu'à 8 semaines de grossesse. Prescription par le médecin généraliste, le gynécologue-obstétricien ou la sage-femme.
- Acide folique 5 mg : indiqué pour les femmes ayant un antécédent d'enfant avec une anomalie de fermeture du tube neural (*spina-bifida*, anencéphalie, etc.) ou sur un terrain à risque (femme épileptique avec traitement, carence ou restriction alimentaire, obésité, etc.).

Surveillance

Survenue de manifestation allergique cutanée.

Modalités d'administration

Traitement *per os* en 1 prise/j.

Conseils à la patiente/à la famille

- À débuter au moins 1 mois avant la conception et poursuivre 2 mois après.
- Présence d'acide folique dans les épinards, les pois chiches, les asperges, les brocolis et le foie.
- Si la grossesse tarde à arriver (> 6 mois), on considère que la carence est corrigée et il est envisageable de stopper le traitement quelques mois.

90. Antispasmodiques musculotropes

Objectif(s) du traitement

Calmer les douleurs de contractions utérines légères.

Propriété(s)

- Antispasmodiques.
- Antalgiques.
- Tocolytiques.

Mécanisme(s) d'action

Levée du spasme musculaire et atténuation de la douleur.

Principaux médicaments

DCI (spécialité)	Forme galénique et dosage	Voie	Posologie usuelle
Phloroglucinol (Spasfon®)	Cp. 80 mg Lyoc 80 mg	*Per os*	160 mg × 3/j
	Suppositoire 150 mg	Rectale	150 mg × 3/j
	Sol. inject. 40 mg/4 mL	IV	40 mg × 3/j

Indications

- Contractions utérines modérément douloureuses (faux travail ou contractions inefficaces).
- Menaces de fausse couche précoce et décollements de trophoblastes (efficacité discutable).
- Douleurs fonctionnelles de l'intestin.

Contre-indications

Hypersensibilité au produit.

Principaux effets indésirables

Allergie.

En pratique clinique

Conduite du traitement

- Traitement ambulatoire ou chez la femme enceinte hospitalisée, qui présente des douleurs à type de contractions légères ou en tout début de travail pour faire patienter avant le véritable début du travail.
- Prescription possible par une sage-femme durant le travail pour essayer de relâcher le col (discutable).

Modalités d'administration

- Traitement *per os* (comprimé à avaler) ou par voie sublinguale (faire fondre sous la langue les comprimés lyoc).
- Traitement intrarectal en cas de nausées, vomissements ou nécessité d'être à jeun.
- Traitement IV lors de l'hospitalisation.

Conseils à la patiente/à la famille

Informer la patiente que lors d'un traitement ambulatoire, en cas de persistance ou d'aggravation des douleurs dues aux contractions utérines, elle doit consulter aux urgences.

91. Utérorelaxants : bêta-2-mimétiques

Objectif(s) du traitement

Arrêt d'une crise contractile en cas de menace d'accouchement prématuré entre 24 et 34 SA afin de prolonger la grossesse d'au moins 48 heures, nécessaire à une corticothérapie prénatale maturative des membranes hyalines du fœtus.

Propriété(s)

- Tocolytiques (utérorelaxants).
- Bronchodilatateurs, effets cardiovasculaires.

Mécanisme(s) d'action

Agonistes des récepteurs bêta-2-adrénergiques entraînant un relâchement des fibres musculaires utérines.

Principaux médicaments

DCI (spécialité)	Forme galénique et dosage	Voie	Posologie usuelle
Salbutamol (Salbumol®)	Sol. inject. 0,5 mg/1 mL	IV	2 µg/min

Indications

Menace d'accouchement prématuré à partir de 22-24 SA jusqu'à 34 SA (bénéfice de la tocolyse non démontré après ce terme).

Contre-indications

- Allergie.
- Toute situation où la poursuite de la grossesse est contre-indiquée (suspicion de chorioamniotite aiguë, risque maternel, anomalie du rythme cardiaque fœtal).

- Infarctus du myocarde au stade aigu, angor instable, insuffisance coronarienne sévère.
- Hypokaliémie.
- Hypercalcémie.
- Relatives : hyperthyroïdie, pathologies cardiaques, cardiomyopathies obstructives, troubles du rythme cardiaque, diabète.

Principaux effets indésirables

- Tachycardie, palpitations.
- Œdème aigu du poumon.
- Tremblements des extrémités.
- Nervosité.
- Céphalées.
- Hypotension artérielle.
- Vertiges.
- Nausées, vomissements.
- Flush facial.

En pratique clinique

Conduite du traitement

- Selon des recommandations récentes(2016), les bêta-2-mimétiques ne sont plus préconisés à visée tocolytique chez la femme enceinte, compte tenu de la balance bénéfice/risque et de la disponibilité d'autres molécules efficaces (*cf.* « 92. Utérorelaxants : inhibiteurs calciques »).
- Il n'est pas recommandé de prolonger la tocolyse au-delà des premières 48 heures (pas de traitement d'entretien).

Surveillance

- Bilan préthérapeutique : ECG, ionogramme, glycémie.
- Efficacité du traitement : arrêt de la crise aiguë contractile.
- Tolérance : fréquence cardiaque, douleur thoracique, gêne respiratoire, manifestation allergique.

Modalités d'administration

- Diluer 5 ampoules de 0,5 mg dans 500 mL de Ringer lactate au débit initial de 25 mL/h (soit 2 µg/min) à la pompe péristaltique.
- Augmentation progressive des doses et adaptation selon l'efficacité.

À éviter

- Association avec la corticothérapie prénatale qui augmente la glycémie (surtout en cas de diabète gestationnel).
- Utilisation en cas de grossesse gémellaire.

Conseils à la patiente/à la famille

La patiente doit informer l'équipe soignante de l'apparition d'effets indésirables ou de la réapparition de contractions utérines.

92. Utérorelaxants : inhibiteurs calciques

Objectif(s) du traitement

Arrêt d'une crise contractile en cas de menace d'accouchement prématuré entre 24 et 34 SA afin de prolonger la grossesse d'au moins 48 heures, nécessaire à une corticothérapie prénatale maturative des membranes hyalines du fœtus.

Propriété(s)

- Tocolytiques (utérorelaxants).
- Effets cardiovasculaires : traitement hypotenseur (HTA gravidique, prééclampsie).

Mécanisme(s) d'action

Inhibition des canaux calciques au niveau des fibres musculaires lisses de l'utérus et entraînant une réduction des contractions utérines.

Principaux médicaments

DCI (spécialité)	Forme galénique et dosage	Voie	Posologie usuelle
Dihydropyridines			
Nicardipine (Loxen®)	Cp. 20 mg Cp. LP 50 mg	*Per os*	Protocole spécifique
	Sol. inject. 10 mg/10 mL	IV	2 mg/h
Nifédipine (Adalate®)	Gél. 10 mg Cp. LP 20 mg	*Per os*	Protocole spécifique

Indications

Menace d'accouchement prématuré à partir de 22-24 SA jusqu'à 34-SA (bénéfice de la tocolyse non démontré après ce terme).

Méga Guide Pharmaco Infirmier

Contre-indications

- Allergie.
- Toute situation où la poursuite de la grossesse est contre-indiquée (suspicion de chorioamniotite aiguë, risque maternel, anomalie du rythme cardiaque fœtal).

Principaux effets indésirables

- Œdèmes des membres inférieurs.
- Céphalées.
- Flush facial.
- Hypotension artérielle.
- Risque de photosensibilité cutanée avec apparition de télangiectasies.
- Veinite.
- Douleur abdominale.
- Nausées, vomissements.
- Diarrhée.
- Exceptionnel, phénomène du «vol coronaire» : douleur angineuse apparaissant dans les 30 minutes après le début du traitement, imposant l'arrêt du traitement.

En pratique clinique

Conduite du traitement

- Tocolyse :
  - la nifédipine (Adalate®) est utilisée en 1re intention comme agent tocolytique dans la prévention de l'accouchement prématuré (hors AMM) car efficace et bien toléré ;
  - le traitement doit être débuté dès que le diagnostic de menace d'accouchement prématuré est posé avec l'association de contractions utérines qui modifient le col (modification au toucher vaginal ou raccourcissement à l'échographie <25 mm), et après avoir éliminé une situation contre-indiquant la poursuite de la grossesse.
- Hypertension : la nifédipine (Loxen®) est un des traitements antihypertenseurs utilisables en cours de grossesse. Le traitement *per os* est initié en cas d'HTA >160/110 mmHg. Le traitement en IVSE est utilisable pour la gestion de la crise aiguë hypertensive.

Surveillance

- Tocolyse (efficacité du traitement) : arrêt de la crise aiguë contractile.
- Hypertension (efficacité du traitement) : normalisation de la PA avec pour objectif 130/90 mmHg (ne pas trop diminuer la PA afin de préserver la perfusion placentaire).
- Tolérance : flush facial, vertiges et hypotension.

▸

Modalités d'administration

- Adalate® (*per os*) : 1 gél. 10 mg tous les ¼ d'heure (maximum 4 gél.) ou 1 cp. LP 20 mg renouvelé 30 minutes plus tard (maximum 6 cp.).
- Loxen® (IV) : 2,5 amp. 10 mg dans 250 mL de sérum glucosé à 5 %, début à 20 mL/h, soit 2 mg/h (vitesse 2, maximum 4).
- Loxen® (*per os*) : 1 cp. 20 mg × 3/j ou 1 cp. 50 mg × 2/j.

À éviter

Garder la voie veineuse trop longtemps (risque de veinite).

Conseils à la patiente/à la famille

La patiente doit informer l'équipe soignante de l'apparition d'effets indésirables ou de la réapparition de contractions utérines.

93. Utérorelaxants : antagonistes de l'ocytocine

Objectif(s) du traitement

Arrêt d'une crise contractile en cas de menace d'accouchement prématuré entre 24 et 34 SA afin de prolonger la grossesse d'au moins 48 heures, nécessaire à une corticothérapie prénatale maturative des membranes hyalines du fœtus.

Propriété(s)

Tocolytiques (utérorelaxants).

Mécanisme(s) d'action

Peptides de synthèse antagonistes des récepteurs de l'ocytocine (hormone secrétée par la posthypophyse) entraînant une réduction des contractions utérines.

Principaux médicaments

DCI (spécialité)	Forme galénique et dosage	Voie	Posologie usuelle
Atosiban (Tractocile®)	Sol. inject. 6,75 mg/0,9 mL ou 37,5 mg/5 mL	IV	Selon protocole

Indications

Menace d'accouchement prématuré à partir de 22-24 SA jusqu'à 34 SA (bénéfice de la tocolyse non démontré après ce terme).

Contre-indications

- Allergie.
- Toute situation où la poursuite de la grossesse est contre-indiquée (suspicion de chorioamniotite aiguë, risque maternel).

Principaux effets indésirables

- Nausées, vomissements.
- Céphalées.
- Vertiges.
- Hypotension.
- Réaction au point d'injection.
- Tachycardie.
- Bouffées de chaleur.

En pratique clinique

Conduite du traitement

- Utilisé en 2e intention ou dans les situations graves (prématurité sévère) comme agent tocolytique car cher mais très efficace.
- Traitement débuté dès que le diagnostic est posé avec l'association de contractions utérines qui modifient le col (modification au toucher vaginal ou raccourcissement à l'échographie < 25 mm), et après avoir éliminé une situation contre-indiquant la poursuite de la grossesse.
- Relais possible avec un autre agent tocolytique (bien que l'objectif soit la couverture des premières 48 heures pour l'efficacité de la corticothérapie prénatale maturative).

Surveillance

- Efficacité du traitement : arrêt de la crise aiguë contractile.
- Tolérance : nausées, vertiges et hypotension.

Modalités d'administration

Bolus IV de 6,75 mg sur 1 minute minimum, puis injection IV à la seringue électrique de 300 μg/min pendant 3 heures, suivie de 100 μg/min pendant 45 heures.

À éviter

- Dépasser la dose totale de 330 mg d'atosiban.
- Dépasser 48 heures de traitement.

Conseils à la patiente/à la famille

La patiente doit informer l'équipe soignante de l'apparition d'effets indésirables ou de la réapparition de contractions utérines.

94. Sulfate de magnésium

Objectif(s) du traitement

- Prévenir la survenue d'une crise d'éclampsie en cas de prééclampsie sévère avec signes neurologiques.
- Traiter la crise convulsive et prévenir la récidive dans le cadre d'une prééclampsie.
- Amélioration du pronostic neurologique de l'enfant né avant 33 SA.

Propriété(s)

Diminution de l'activité neuronale (stabilisateur de membranes).

Mécanisme(s) d'action

Stabilisation de la membrane cellulaire *via* une diminution du flux du magnésium.

Principaux médicaments

DCI (spécialité)	Forme galénique et dosage	Voie	Posologie usuelle
Sulfate de magnésium 15 %	Sol. inject. 1,5 g/10 mL ou 3 g/20 mL	IV lente	4 g sur 20 min, puis 1 à 2 g/h

Indications

- Traitement et prévention de la récidive de la crise aiguë d'éclampsie (convulsion).
- Prévention primaire de la crise d'éclampsie en cas de risque imminent.
- Neuroprotection de l'enfant en cas de naissance avant 32 SA.

Contre-indications

- Insuffisance rénale sévère.
- Insuffisance cardiaque.
- Troubles du rythme cardiaque maternel.
- Troubles de conduction (bloc atrioventriculaire).
- Traitement digitalique.

- Désordres hydroélectrolytiques graves.
- Myasthénie.
- Hypersensibilité connue.
- Association aux inhibiteurs calciques, au calcium et aux quinidiniques.

Principaux effets indésirables

- Douleur au point de perfusion.
- Hypotension.
- Hypermagnésémie : trouble de la vigilance, sensation de chaleur, diminution des réflexes ostéotendineux, dépression respiratoire, voire arrêt cardiorespiratoire.

En pratique clinique

Conduite du traitement

- Le traitement doit être débuté dès que le tableau clinique suggère le risque immédiat d'éclampsie (céphalées rebelles, signes neurologiques, HTA non contrôlée, etc.) ou en cas de naissance imminente avant 32 SA (échec de la tocolyse dans la MAP ou naissance prématurée induite).
- En unité de soins intensifs ou en salle d'accouchement uniquement (surveillance spécifique).
- Le traitement visant la prévention de la crise d'éclampsie peut être maintenu 24 à 48 heures après l'accouchement (risque persistant).

Surveillance

- Surveillance de la vigilance, de la fréquence respiratoire et des réflexes ostéotendineux (signes de surdosage).
- Surdosage : gluconate de calcium (antidote).

Modalités d'administration

Bolus de 4 g en perfusion IV lente sur 20 minutes, puis dose d'entretien de 1 à 2 g/h.

À éviter

Dépasser la vitesse de perfusion au-delà de 2 g/h (risque cardiaque).

Conseils à la patiente/à la famille

Information concernant la prééclampsie et ses risques pour la mère et pour l'enfant.

95. Utérocontractants : prostaglandines

Objectif(s) du traitement

- Induction du travail obstétrical en cas :
  - de nécessité de provoquer l'accouchement dans un contexte d'urgence relative ;
  - d'interruption de grossesse.
- Contraction puissante du muscle utérin en cas d'atonie utérine (effet antihémorragique en post-partum).

Propriété(s)

- Utérotoniques (augmentation de la fréquence et de l'intensité des contractions utérines).
- Modification cervicale.

Mécanisme(s) d'action

Dérivés synthétiques de la prostaglandine PGE2 entraînant des modifications cervicales et induisant secondairement des contractions utérines.

Principaux médicaments

DCI (spécialité)	Forme galénique et dosage	Voie	Posologie usuelle
Dinoprostone (Prostine®)	Gel vaginal en ser. préremplie 1 ou 2 mg	Intravaginale	1 application/j
	Sol. inject. 1 mg/1 mL	IV	Selon protocole
Dinoprostone (Propess®)	Dispositif vaginal (tampon) 10 mg	Intravaginale	1/j
Misoprostol (Gymiso®)	Cp. 200 µg	Intravaginale	50 µg (¼ de cp.)
Sulprostone (Nalador®)	Poudre pour sol. inject. 500 µg	IV	500 µg (à répéter)

Indications

- Sulprostone : hémorragie de la délivrance.
- Dinoprostone : maturation cervicale et induction du travail.

- Misoprostol : préparation du col utérin avant interruption chirurgicale de grossesse au cours du 1er trimestre.

Contre-indications

- Allergie.
- Femme de plus de 35 ans + tabac.
- Pathologies cardiaques connues.
- Antécédent thromboembolique.
- Atteinte hépatique ou rénale sévère.
- Diabète décompensé.
- Thyrotoxicose.
- Asthme.
- Glaucome.
- Colite ulcéreuse.
- Ulcère.
- Thalassémie.
- Drépanocytose.
- Contre-indication à l'accouchement par voie basse.
- Utérus cicatriciel (risque de rupture utérine).

Principaux effets indésirables

- Nausées, vomissements.
- Diarrhée.
- Bronchoconstriction.
- Hyperthermie.
- Bradycardie.
- Hypotension.
- Rupture utérine.
- Des cas d'infarctus du myocarde ont été rapportés chez des femmes tabagiques.

En pratique clinique

Conduite du traitement

- Sulprostone : traitement à mettre en place en cas d'hémorragie du post-partum immédiat, après vérification de la vacuité utérine et suture de toutes les plaies vaginales et cervicales (épisiotomie).
- Dinoprostone : induction du travail sur indication médicale (diabète gestationnel, grossesse gémellaire, terme dépassé, etc.) sur col défavorable (score de Bishop < 7).

- Misoprostol : maturation cervicale dans le cadre d'une interruption chirurgicale de grossesse.

Surveillance

- Sulprostone : surveillance rapprochée pour vérifier l'efficacité sur les saignements de l'hémorragie du post-partum immédiat. En absence d'amélioration rapide (20 minutes), discuter les traitements de 3e intention (tamponnement intra-utérin, radioembolisation, ligature vasculaire, etc.).
- Dinoprostone : modification cervicale (ramollissement, raccourcissement, dilatation du col) et induction du travail. Surveillance de la tolérance fœtale aux contractions avec enregistrement du rythme cardiaque fœtal.

Modalités d'administration

- Sulprostone : 1 amp. de 500 μg sur 1 heure, puis 1 amp. de 500 μg sur 5 heures.
- Dinoprostone : 1 tampon de Propess®/j ou 1 application cervicale de gel.
- Misoprostol : généralement ¼ de cp. (doses et protocoles variables selon le terme). Attention : comprimés difficilement sécables.

À éviter

- Utilisation pour la maturation cervicale sur utérus cicatriciel (risque de rupture utérine).
- Perte de temps précieux dans les hémorragies du post-partum (urgence).

Conseils à la patiente/à la famille

Information de la patiente et de son partenaire sur la situation (urgence, hémorragie) et les différentes étapes de la prise en charge.

96. Utérocontractants : ocytociques

Objectif(s) du traitement

- Déclenchement du travail obstétrical en cas de nécessité à provoquer l'accouchement dans un contexte d'urgence relative.
- Contraction puissante du muscle utérin en cas d'atonie utérine (effet antihémorragique en post-partum).

Propriété(s)

Utérotoniques (augmentation de la fréquence et de l'intensité des contractions utérines).

Mécanisme(s) d'action

Analogues de synthèse de l'ocytocine (hormone peptidique sécrétée par la posthypophyse) induisant les contractions du muscle utérin.

Principaux médicaments

DCI (spécialité)	Forme galénique et dosage	Voie	Posologie usuelle
Oxytocine (Syntocinon®)	Sol. inject. 5 UI/1 mL	IV	Variable
Carbétocine (Pabal®)	Sol. inject. 100 µg/1 mL	IV	100 µg (dose unique)

Indications

- Déclenchement du travail sur col favorable.
- Soutien de la dynamique utérine durant le travail.
- Délivrance dirigée (prévention de l'hémorragie du post-partum immédiat).
- Traitement de 1re ligne des hémorragies du post-partum immédiat.

Méga Guide Pharmaco Infirmier

Contre-indications

- Précaution en cas de QT long.
- Épilepsie.
- Accouchement par voie basse.

Principaux effets indésirables

- Hypertonie utérine.
- Anomalies sévères du rythme cardiaque fœtal.
- Hypotension et tachycardie.
- Nausées-vomissements.
- Hyponatrémie potentiellement sévère chez la mère en cas de surdosage.

En pratique clinique

Conduite du traitement

- Déclenchement du travail sur col favorable avec score de Bishop > 7 (rupture provoquée de la poche des eaux si nécessaire). Pose de l'anesthésie péridurale si souhaitée par la patiente.
- Délivrance dirigée : systématique lors du dégagement de l'épaule antérieure du fœtus en fin d'accouchement.
- Carbétocine (action prolongée) : indiquée dans la prévention de l'atonie utérine lors d'une césarienne et ne doit pas être utilisée avant la naissance.

Surveillance

- Avant l'accouchement : contractilité utérine et tolérance fœtale avec enregistrement du rythme cardiaque fœtal (monitoring).
- Après accouchement : surveillance des saignements (volume et débit).

Modalités d'administration

- Oxytocine :
  - déclenchement ou conduite du travail : 5 UI dans 500 mL de sérum glucosé isotonique en perfusion IV continue ; débit à augmenter progressivement en fonction de la réponse utérine et de la tolérance fœtale ;
  - délivrance dirigée : 5 ou 10 UI d'ocytocine en IV direct (IVD) associée à une traction douce du cordon.
- Carbétocine : utilisée pendant la césarienne (1 amp. en IV lente).

À éviter

Utilisation excessive d'oxytocine durant le travail car il y a un risque d'hypercinésie des contractions utérines ou d'hypertonie pouvant être

▶

▶ responsable d'anomalie du rythme cardiaque fœtal. Une utilisation excessive peut également être responsable d'une saturation des récepteurs et d'une hypotonie utérine dans le post-partum ou d'une intoxication chez la mère (hyponatrémie sévère).

Conseils à la patiente/à la famille

- Informer la patiente du déroulement du travail (dilatation du col) et du bien-être de son enfant (en fonction du rythme cardiaque fœtal).
- Discuter l'analgésie péridurale en fonction de la gestion des douleurs et du désir de la parturiente.

97. Corticothérapie prénatale maturative

Objectif(s) du traitement

- Induire la maturation fœtale.
- Diminution de la mortalité et de la morbidité néonatale, notamment :
  - détresse respiratoire due à la maladie des membranes hyalines ;
  - infirmité motrice cérébrale (hémorragie intraventriculaire et leucomalacie périventriculaire) ;
  - entérocolite ulcéronécrosante.

Propriété(s)

- Maturation pulmonaire (sécrétion de surfactant), neurologique et digestive.
- Passage de la barrière hématoplacentaire.

Mécanisme(s) d'action

Accélération de la maturation fœtale *in utero* dans un contexte de risque de naissance prématurée imminent entre 24 SA (limite inférieure de prise en charge) et 34 SA (pas d'effet démontré après).

Principaux médicaments

DCI (spécialité)	Forme galénique et dosage	Voie	Posologie usuelle
Bétaméthasone (Célestène Chronodose®)	Sol. inject. 5,7 mg/1 mL	IM	12 mg/j pendant 2 jours
Dexaméthasone (Dexamethasone Mylan®)	Sol. inject. 4 mg/1 mL ou 20 mg/5 mL	IM, IV	6 mg × 2/j pendant 2 jours

Indications

- Naissance entre 24 et 34 SA, dans un contexte de menace d'accouchement prématuré, rupture prématurée des membranes, prééclampsie, retard de croissance intra-utérin, *placenta praevia*, etc.
- Césarienne programmée entre 34 et 37 SA.

Contre-indications

Toute situation où la poursuite de la grossesse est contre-indiquée (suspicion de chorioamniotite aiguë, risque maternel). Le diabète n'est pas une contre-indication (surveillance de la glycémie et adaptation des doses d'insuline).

Principaux effets indésirables

• Augmentation de la glycémie.
• Diminution de la variabilité du rythme cardiaque fœtal (surveillance échographique de la vitalité).
• Éviter la répétition des cures (nécessitées de justifier la 1re cure) en raison du risque de diminution de la croissance fœtale (retard staturopondéral, diminution du périmètre céphalique, etc.).

En pratique clinique

Conduite du traitement

• La corticothérapie prénatale maturative a été une avancée majeure dans la diminution de la morbidité et de la mortalité néonatale.
• Il convient de la réaliser dès qu'il existe un risque pour l'enfant de naître ou d'être extrait avant 34 SA, voire 37 SA selon certaines équipes.
• Bétaméthasone à préférer à la dexaméthasone car nécessite moins d'injections.

Surveillance

Aucune, sinon l'évolution de la menace d'accouchement prématuré ou la pathologie sous-jacente qui a donné l'indication de traitement.

Modalités d'administration

• Voie IM.
• Voie IV possible en cas de contre-indication à la voie IM (anticoagulation).

À éviter

Répéter inutilement les cures.

Conseils à la patiente/à la famille

Informer les futurs parents de la nécessité de la mise en place de ce traitement et de l'intérêt pour l'enfant à naître.

98. Rôle de l'infirmier(ère) en hépato-gastroentérologie

Soins relationnels

- La clinique symptomatique en gastroentérologie est souvent caractérisée par des troubles digestifs à type de nausées, vomissements, diarrhée, douleurs abdominales, rectorragies, etc.
- Ces manifestations somatiques de la pathologie sont gênantes et peuvent être vécues comme humiliantes par le patient.
- Être à l'écoute du ressenti du patient, ne pas nier l'embarras qu'il exprime de façon verbale ou non verbale et en tenir compte.
- Informer le patient, en toute honnêteté, de la nécessité de porter un masque pour filtrer les odeurs permettant de réaliser le soin d'hygiène sans précipitation.
- Expliquer la nécessité de porter des gants lorsqu'il y a un risque de contact avec les liquides biologiques, non seulement pour éliminer les déchets, mais également pour procéder à un soin d'hygiène et de confort de la zone anogénitale ou buccale ; enlever les gants dès que la contamination potentielle lors du soin est écartée afin de pouvoir garder un contact « peau à peau » avec le patient pour la suite du soin.
- Permettre au patient ayant une hépatite virale chronique d'exprimer ses inquiétudes quant à son devenir et à l'efficacité inconstante des traitements proposés.
- Les maladies inflammatoires chroniques de l'intestin (MICI), telles que la maladie de Crohn et la rectocolite hémorragique, comme toute maladie chronique, impactent la qualité de vie du patient. Il importe d'évaluer les difficultés auxquelles il fait face au quotidien et de proposer un soutien adapté, réaliste en tenant compte de son état psychologique.

Accompagnement du patient

▌ Maladies inflammatoires chroniques de l'intestin

- Conseiller au patient de surveiller son état général (perte de poids, anémie) et de consulter un médecin aussi fréquemment que nécessaire pour évaluer l'évolution de la pathologie.
- Éviter, lors des poussées inflammatoires, de consommer des aliments riches en fibres (fruits frais, légumes crus ou cuits, etc.), afin de ne

pas augmenter le volume du bol intestinal et majorer les troubles digestifs. Ces aliments pourront être réintroduits en dehors des poussées.

▶ Hépatites virales

- Évoquer avec le patient les mesures d'hygiène à appliquer au quotidien visant à éviter la contamination de l'entourage (port de préservatif lors de l'activité sexuelle, non-partage de brosse à dents ou de rasoir, utilisation de matériel injectable à usage unique en cas de toxicomanie). La transmission de l'hépatite B se fait par voie sanguine, sexuelle et salivaire, celle de l'hépatite C par voie sanguine ou plus rarement par voie sexuelle.
- Apprendre au patient à accepter la fatigue intense qui est un signe clinique de la pathologie et à ne pas se dévaloriser face au manque d'énergie et d'entrain habituels. L'encourager à s'autoriser de longues périodes de repos.
- Inciter le patient à respecter les modalités du traitement prescrit même si les effets indésirables sont importants et lui conseiller de consulter son médecin lorsque ceux-ci deviennent envahissants.

Soins techniques

- Évaluer l'efficacité des traitements administrés tels que les antiémétiques, les antiulcéreux, les antidiarrhéiques, les laxatifs à partir d'une observation clinique objective et des dires du patient.
- Alerter le médecin si aucun soulagement notoire n'est obtenu dans l'heure ou les heures qui suivent l'administration médicamenteuse (en fonction du médicament).
- Utiliser les moyens de protection appropriés (gants, aiguilles sécurisées, etc.) lors de soins invasifs auprès de patients ayant une hépatite virale chronique.
- S'assurer de l'observance (respect de la prescription médicamenteuse) du patient au traitement, même lorsque les effets indésirables sont importants. Expliquer au patient le but thérapeutique poursuivi en lui donnant des informations claires et loyales, en relais du médecin, sur la balance bénéfices/risques du traitement prescrit.

99. Antiémétiques : antagonistes dopaminergiques périphériques

Objectif(s) du traitement

Prévenir et/ou traiter les nausées et vomissements.

Propriété(s)

Neuroleptiques «cachés».

Mécanisme(s) d'action

Antagonistes des récepteurs dopaminergiques périphériques entraînant une augmentation de la motricité gastro-intestinale et un effet inhibiteur périphérique sur la *chemo-trigger zone* (zone qui agit sur le centre du vomissement).

Principaux médicaments

DCI (spécialité)	Forme galénique et dosage	Voie	Posologie usuelle
Dompéridone (Motilium®, Péridys®)	Cp. 10 mg	*Per os*	10 mg × 3/j
	Sol. buv. 1 mg/mL		10 mg × 3/j
Métoclopramide (Primpéran®)	Cp. séc. 10 mg Sol. buv. 0,1 %	*Per os*	10 mg × 3/j
	Amp. 10 mg/2 mL	IV lente ou IM	10 mg × 3/j
Métopimazine (Vogalène®)	Lyoc 7,5 mg	*Per os*	15 à 30 mg/j
	Amp. 10 mg/1 mL	IV lente ou IM	10 à 20 mg/j

Indications

- Nausées et vomissements.
- Prévention des nausées et vomissements aigus et retardés de la chimiothérapie anticancéreuse (forme IV) avec ou sans association à une corticothérapie.

Le métoclopramide est indiqué uniquement en 2e intention dans le cadre de chimiothérapies émétisantes.

Contre-indications

- Métoclopramide : enfant de moins de 12 mois.
- Dompéridone : enfant de moins de 12 ans et 35 kg.
- Risque de glaucome par fermeture de l'angle.
- Risque de rétention aiguë urinaire.
- Association avec tous les agonistes dopaminergiques ou la lévodopa.
- Association avec des médicaments qui allongent le QT.
- Métoclopramide :
  - porteurs connus ou suspectés de phéochromocytomes (accidents hypertensifs graves) ;
  - antécédent de méthémoglobinémie.
- Dompéridone :
  - insuffisance hépatique sévère ou modérée ;
  - insuffisance cardiaque.

Principaux effets indésirables

- Endocriniens (traitements prolongés) : galactorrhées, gynécomasties, aménorrhées.
- Neurologiques (similaires aux antipsychotiques) : sédation, somnolence, dyskinésies précoces, syndrome extrapyramidal (surtout métoclopramide).
- Cardiaques (allongement du QT, torsades de pointes).
- Métopimazine : effets anticholinergiques (constipation, troubles de l'accommodation, rétention urinaire, sécheresse buccale).

En pratique clinique

Conduite du traitement

- Traitement de durée la plus courte possible (7 jours maximum pour la dompéridone sans dépasser 30 mg/j ; 5 jours maximum pour le métoclopramide).
- Dompéridone : seul antidopaminergique utilisable en cas de maladie de Parkinson car passage faible de la barrière hématoencéphalique.
- Dompéridone : suite à une réévaluation de la balance bénéfice/risque en 2019, ne doit plus être utilisé chez l'enfant de moins de 12 ans ou de poids <35 kg.

Surveillance

Surveillance clinique : ECG (risque d'allongement de l'intervalle QT, notamment chez le sujet âgé ou en cas de troubles ioniques), sédation, troubles extrapyramidaux (dyskinésies, syndrome parkinsonien).

Modalités d'administration

Prendre de préférence 30 à 60 minutes avant les repas.

À éviter

Consommation de boissons alcoolisées (aggravation de la somnolence).

Conseils au patient/à la famille

- Respecter les intervalles de prise et les posologies (maximum 30 mg/j en 3 prises chez l'adulte pour la dompéridone et le métoclopramide).
- Risque de troubles de la vigilance (métoclopramide).

100. Antiémétiques : sétrons

Objectif(s) du traitement

Prévention et/ou traitement des vomissements aigus ou retardés induits par les cytotoxiques.

Propriété(s)

Très efficaces en préventif, moins en curatif.

Mécanisme(s) d'action

Antagonistes des récepteurs 5-HT$_3$ de la sérotonine.

Principaux médicaments

DCI (spécialité)	Forme galénique et dosage	Voie	Posologie usuelle
Ondansétron (Zophren®)	Cp. 4 ou 8 mg	*Per os*	4 à 8 mg, 2 heures avant la chimiothérapie, puis toutes les 8 heures
	Suppositoire 16 mg	Rectale	16 mg, 2 heures avant la chimiothérapie
	Amp. 4 mg/2 mL ou 8 mg/4 mL	IV	4 à 8 mg en IV lente
Granisétron (Kytril®)	Cp. 1 ou 2 mg	*Per os*	1 à 2 mg, 1 heure avant la chimiothérapie
	Amp. 3 mg/3 mL	IV	3 mg en IV lente

Indications

Prévention et traitement des nausées et vomissements aigus et retardés induits par la chimiothérapie (moyennement ou hautement émétisante) ou la radiothérapie.

Contre-indications

Hypersensibilité aux sétrons.

Méga Guide Pharmaco Infirmier
© 2020 Elsevier Masson SAS. Tous droits réservés

Principaux effets indésirables

- Constipation (diminution de la motricité colique), ballonnements, hoquet.
- Céphalées, flushs, bouffées de chaleur, sensations vertigineuses.
- Allongement de l'intervalle QT.

En pratique clinique

Conduite du traitement

- Généralement administré avant la chimiothérapie, le plus souvent par voie IV.
- Relais *per os* en postcure en fonction des protocoles (*cf.* « 5. Prévention et traitement des nausées et vomissements »).
- Association avec des corticoïdes dans les protocoles de chimiothérapies hautement émétisantes (synergie d'efficacité).

Modalités d'administration

Compatibilité avec les solutions salées et glucosées isotoniques, les solutions de mannitol à 10 % et la solution de Ringer.

À éviter

Mélanger avec d'autres médicaments ou solutions, notamment les solutions bicarbonatées.

101. Antiémétiques : antagonistes de la substance P

Objectif(s) du traitement

Prévenir les nausées et vomissements chimio-induits en cas de chimiothérapie hautement émétisante.

Propriété(s)

Utilisation en association avec un sétron et un glucocorticoïde.

Mécanisme(s) d'action

Inhibition des récepteurs NK1 de la substance P (neuropeptide ayant des fonctions de neurotransmetteur et de neuromodulateur).

Principaux médicaments

DCI (spécialité)	Forme galénique et dosage	Voie	Posologie usuelle
Aprépitant (Emend®)	Gél. 80 ou 125 mg	*Per os*	J1 125 mg, J2 80 mg, J3 80 mg

Indications

Prévention des nausées et vomissements aigus et retardés de la chimiothérapie anticancéreuse hautement émétisante (type cisplatine) ou moyennement émétisante.

Contre-indications

- Hypersensibilité à l'aprépitant.
- Interactions médicamenteuses : le métabolisme se fait *via* le CYP3A4 entraînant de nombreuses interactions avec inducteurs et inhibiteurs enzymatiques :
  - baisse des concentrations de warfarine, tolbutamide, phénytoïne ;
  - pas d'administration concomitante avec les médicaments entraînant des torsades de pointes dont le pimozide, la métopimazine, le métoclopramide ou la dompéridone.

Méga Guide Pharmaco Infirmier

101

Principaux effets indésirables

- Hoquet.
- Céphalées.
- Constipation.
- Diarrhée.
- Élévation des transaminases.

En pratique clinique

Conduite du traitement

- Administration *per os* : une prise de 125 mg à J1 avant la chimiothérapie puis 80 mg à J2 et J3.
- En association avec :
  - un glucocorticoïde à J1, J2 et J3 (quasi systématique) ;
  - un sétron à J1 (possible).

Modalités d'administration

- Traitement *per os* 1 heure avant la chimiothérapie émétisante.
- Aucune adaptation posologique n'est nécessaire en cas d'insuffisance rénale (même sévère), chez le sujet âgé, et en cas d'insuffisance hépatique légère.

À éviter

Utilisation non recommandée en cas de grossesse et/ou allaitement.

Conseils au patient/à la famille

En l'absence d'avis médical, ne pas associer au domicile avec d'autres antiémétiques tels que la dompéridone, le métoclopramide ou la métopimazine.

102. Antiémétiques : association sétron et antagoniste de la substance P

Objectif(s) du traitement

Prévenir les nausées et vomissements aigus et retardés chimio-induits en cas de chimiothérapie hautement émétisante à base de cisplatine

Mécanisme(s) d'action

Association de palonosétron (antagoniste de la sérotonine 5-HT_3) et de néputipant (antagoniste des récepteurs NK1 de la substance P).

Principaux médicaments

DCI (spécialité)	Forme galénique et dosage	Voie	Posologie usuelle
Nétupitant + palonosétron (Akynzeo®)	Gél. 300/0,5 mg	*Per os*	Prise unique 1 heure avant la chimiothérapie

Indications

Prévention des nausées et vomissements aigus et retardés de la chimiothérapie anticancéreuse hautement émétisante (type cisplatine).

Contre-indications

- Hypersensibilité aux principes actifs.
- Interactions médicamenteuses : le nétupitant est un inhibiteur modéré du CYP3A4. Il peut augmenter l'exposition systémique aux médicaments anticancéreux qui sont des substrats du CYP3A4 (comme le docétaxel).
- Grossesse et allaitement.

Méga Guide Pharmaco Infirmier

102

Principaux effets indésirables

- Bloc atrioventriculaire du 1er degré.
- Céphalées.
- Constipation.
- Fatigue.
- Élévation des transaminases.

En pratique clinique

Conduite du traitement

- Administration unique 1 heure avant la chimiothérapie.
- La dose recommandée de dexaméthasone orale doit être diminuée de 50 % en cas d'administration concomitante avec Akynzeo®.

Surveillance

Surveillance cardiaque chez les patients à risque (ECG).

Modalités d'administration

- La gélule doit être avalée entière, sans l'ouvrir.
- La prise peut se faire au cours ou en dehors des repas.

À éviter

Utilisation non recommandée en cas de grossesse et/ou allaitement.

Conseils au patient/à la famille

- Le traitement peut avoir une influence sur l'aptitude à conduire des véhicules (possibilité de somnolence, fatigue, étourdissements). En avertir le patient.
- En l'absence d'avis médical, ne pas associer au domicile avec d'autres antiémétiques tels que dompéridone, métoclopramide ou métopimazine.

103. Antiacides topiques

Objectif(s) du traitement

Améliorer les symptômes liés à l'acidité gastrique.

Propriété(s)

- Ne permettent pas de cicatrisation des ulcères ni des lésions d'œsophagite.
- Possibilité de rebond d'acidité à l'arrêt.
- Risque d'inefficacité des médicaments administrés en même temps par diminution de l'absorption digestive : respecter un intervalle de 2 heures.
- Dans les conditions normales d'utilisation, l'absorption est négligeable.

Mécanisme(s) d'action

- Diminution de l'acidité par effet tampon et neutralisation de la sécrétion d'acide chlorhydrique par les cellules pariétales de l'estomac.
- Pas d'effet antisécrétoire.

Principaux médicaments

DCI (spécialité)	Forme galénique et dosage	Voie	Posologie usuelle
Phosphate d'aluminium (Phosphalugel®)	Susp. buv. en sachet dose (12,38 g) Susp. buv. en flacon	*Per os*	1 à 2 sachets après chaque repas
Hydroxyde d'aluminium et de magnésium (Maalox®)	Cp. à croquer Susp. buv. en sachet dose (15 mL)	*Per os*	1 à 2 cp. ou sachets après les repas, maximum 6/j
Hydroxyde d'aluminium et de magnésium (Gelox®)	Susp. buv. en sachet dose (2,5 g)	*Per os*	1 à 2 sachets après les repas, maximum 6/j
Alginate + bicarbonate de sodium (Gaviscon®)	Susp. buv. en sachet dose (5 mL) Susp. buv. en flacon	*Per os*	1 ou 2 sachets ou c. à café après les repas, maximum 6/j

Méga Guide Pharmaco Infirmier

103

Indications

Traitement symptomatique des régurgitations acides et des pyrosis.

Contre-indications

Insuffisance rénale sévère.

Principaux effets indésirables

- Constipation (phosphate d'aluminium).
- Déplétion phosphorée en cas d'utilisation à fortes doses ou prolongée des produits contenant de l'aluminium.

En pratique clinique

Modalités d'administration

Traitement *per os* après les repas.

Conseils au patient/à la famille

- Mesures hygiénodiététiques en cas de reflux gastro-œsophagien : normaliser le poids, surélever de 20 cm la tête du lit.
- Espacer de 2 heures avant et après la prise des autres médicaments (risque de perte d'efficacité des autres médicaments par défaut d'absorption).

104. Antiulcéreux : inhibiteurs de la pompe à protons (IPP)

Objectif(s) du traitement

- Contrôler de la sécrétion d'acide gastrique.
- Cicatrisation des œsophagites et des ulcères.

Propriété(s)

- Durée d'action prolongée (> 24 heures).
- Délai d'action retardé (environ 24 heures).
- Efficacité supérieure à celles des autres antiulcéreux (anti-H2).
- Gélules ou granulés gastrorésistants.

Mécanisme(s) d'action

Inhibition de la sécrétion acide par inhibition de la pompe à protons présente au niveau des cellules pariétales gastriques.

Principaux médicaments

DCI (spécialité)	Forme galénique et dosage	Voie	Posologie usuelle
Oméprazole (Mopral®)	Gél. 10 ou 20 mg	*Per os*	10 à 20 mg/j
Ésoméprazole (Inexium®)	Gél. 20 ou 40 mg Sachet 10 mg (enfant)	*Per os*	10 à 40 mg/j
	Amp. 40 mg/5 mL	IV	
Lansoprazole (Ogast®, Lanzor®)	Gél. 15 ou 30 mg	*Per os*	15 à 30 mg/j
Pantoprazole (Eupantol®, Inipomp®)	Cp. 20 ou 40 mg	*Per os*	20 à 40 mg/j
	Poudre pour sol. inject. 40 mg	IV	
Rabéprazole (Pariet®)	Cp. 10 ou 20 mg	*Per os*	10 à 20 mg/j

Méga Guide Pharmaco Infirmier

104

Indications

- Traitement symptomatique du reflux gastro-œsophagien.
- Œsophagite par reflux gastro-œsophagien en traitement d'attaque et d'entretien (stades III et IV).
- Éradication de *H. pylori* en association avec les antibiotiques.
- Ulcère gastrique ou duodénal compliqué ou non.
- Traitement préventif (chez les sujets à risque) et curatif des lésions gastroduodénales induites par les AINS.
- Syndrome de Zollinger-Ellison.

Contre-indications

- Grossesse (sauf oméprazole).
- Association médicamenteuse contre-indiquée : atazanavir (réduction de 75 % de sa résorption).
- Association médicamenteuse déconseillée : clopidogrel (réduction de son efficacité), méthotrexate (toxicité).

Principaux effets indésirables

- Rares et réversibles à l'arrêt du traitement :
  - constipation ;
  - vomissements ;
  - céphalées.
- Hépatites médicamenteuses.
- Réactions cutanées allergiques graves.
- Pneumopathie.
- Anémie.
- Thrombopénie.
- Hypomagnésémie.

En pratique clinique

Conduite du traitement

En cas de traitement au long cours, diminution progressive des doses à l'arrêt (risque d'effet rebond).

Modalités d'administration

En général, 1 prise/j, plutôt le soir.

▶ *À éviter*

Automédication ou mésusage très fréquent : dyspepsie fonctionnelle, prévention des lésions gastroduodénales dues aux AINS utilisées dans le cadre d'affections aiguës chez des patients non à risque (moins de 65 ans, sans antécédent ulcéreux et n'étant traités ni par antiagrégant plaquettaire, ni par anticoagulant, ni par glucocorticoïde).

Conseils au patient/à la famille

- Ne pas banaliser la prise de traitement par IPP, dont certaines spécialités sont disponibles sans prescription.
- Respecter un intervalle de 2 heures avec la prise de topiques gastro-intestinaux (pansements gastriques), sinon risque d'inefficacité.
- En cas d'automédication pour des symptômes de reflux, préférer un antiacide topique.

105. Antiulcéreux : antihistaminiques H2

Objectif(s) du traitement

Contrôler et réduire la sécrétion d'acide gastrique.

Propriété(s)

- Pas ou très peu d'effet sur les récepteurs à l'histamine de type 1.
- Pic de concentration plasmatique observé 1 à 3,5 heures après administration orale.
- L'administration concomitante d'antiacides ou de sucralfate peut diminuer l'absorption de ces antagonistes de 20 %.
- Efficacité nettement inférieure à celle des IPP.

Mécanisme(s) d'action

Inhibition de la sécrétion acide par inhibition des récepteurs H2 à l'histamine de la cellule pariétale gastrique.

Principaux médicaments

DCI (spécialité)	Forme galénique et dosage	Voie	Posologie usuelle
Ranitidine (Raniplex®, Azantac®)	Cp. ou cp. effervescent 75, 150 ou 300 mg	*Per os*	300 mg/j
	Amp. 50 mg/2 mL	IV	
Cimétidine (Tagamet®)	Cp. 200, 400 ou 800 mg	*Per os*	800 mg/j
Nizatidine (Nizaxid®)	Gél. 150 mg	*Per os*	300 mg/j

Indications

- Ulcère gastrique.
- Ulcère duodénal.
- Éradication de *H. pylori* (en association avec les antibiotiques).
- Œsophagite par reflux.
- Syndrome de Zollinger-Ellison.

105

Contre-indications

Allaitement déconseillé.

Principaux effets indésirables

- Céphalées.
- Constipation.
- Nausées.
- Myalgies.
- Diarrhée.
- Rares : hépatite, pancréatite, syndromes confusionnels (surtout chez le sujet âgé et/ou présentant une insuffisance rénale).
- Exceptionnels : agranulocytose, leucopénie, thrombopénie.
- Cimétidine : hyperprolactinémie, gynécomastie.

En pratique clinique

Conduite du traitement
Traitement pendant 4 à 8 semaines.

Surveillance
Surveillance clinique de l'efficacité.

Modalités d'administration
Prise 1 fois/j, le soir.

Conseils au patient/à la famille
Respecter un intervalle de 2 heures avec la prise de topiques gastro-intestinaux (pansements gastriques), sinon risque d'inefficacité.

106. Antiulcéreux : traitements associés

Objectif(s) du traitement

Éradication de la bactérie *Helicobacter pylori* afin de prévenir les récidives d'ulcère gastroduodénal.

Propriété(s)

- *H. pylori* : bactérie responsable de la rechute des ulcères.
- Toujours en association avec un IPP (oméprazole).

Mécanisme(s) d'action

- Bismuth : toxicité directe sur la membrane de la bactérie *H. pylori* et inhibition de l'activité de l'enzyme uréase.
- Tétracycline + métronidazole : antibiotiques actifs sur *H. pylori*.

Principaux médicaments

DCI (spécialité)	Forme galénique et dosage	Voie	Posologie usuelle
Bismuth + tétracycline + métronidazole (Pylera®)	Gél. 140/125/125 mg	*Per os*	3 gél. × 4/j pendant 10 jours

Indications

En association avec l'oméprazole, éradication de *H. pylori* et prévention des récidives d'ulcères gastroduodénaux chez les patients ayant un ulcère actif ou un antécédent d'ulcère associé à *H. pylori*.

Contre-indications

- Grossesse.
- Allaitement.
- Interactions médicamenteuses (celles des tétracyclines et du métronidazole).

106

Principaux effets indésirables

- Très fréquents : dysgueusie, diarrhée, nausées, selles anormales (pouvant être noires).
- Fréquents : anorexie, céphalées, éruption cutanée (rash prurigineux, éruption maculopapuleuse), vomissements.

En pratique clinique

Conduite du traitement

- Traitement *per os* de 10 jours, en association avec l'oméprazole.
- Il est également possible d'éradiquer *H. pylori* avec une antibiothérapie adaptée séquentielle : amoxicilline (1 g ×2/j) associée à un IPP double dose en 2 prises pendant 5 jours, puis les 5 jours suivants, association d'un IPP avec de la clarithromycine (500 mg ×2/j) et du métronidazole (500 mg ×2/j).

Surveillance

Surveillance clinique : selles noires attendues, troubles neurologiques (céphalées, vertiges, somnolence).

Modalités d'administration

- Les gélules sont à prendre après chaque prise alimentaire (petit-déjeuner, déjeuner, dîner, au coucher après un encas).
- Oméprazole à prendre le matin après le petit-déjeuner et le soir après le dîner.

Conseils au patient/à la famille

- Bien insister sur la nécessité de respecter le protocole et aussi expliquer les effets indésirables possibles (sans gravité) pour ne pas avoir d'interruption inopportune du traitement.
- Éviter la consommation d'alcool durant le traitement.
- Signaler au médecin la survenue de céphalées, vertiges ou somnolence.

107. Antidiarrhéiques : antisécrétoires intestinaux

Objectif(s) du traitement

Réduire la teneur en eau dans les selles et leur fréquence.

Propriété(s)

- Ne passent pas la barrière hématoencéphalique, absence d'action sur le SNC.
- Pic d'activité atteint 1 heure après l'absorption.
- Antisécrétoires intestinaux purs (diminution de l'hypersécrétion intestinale induite par l'inflammation, sans diminution de la sécrétion basale ni du transit intestinal).

Mécanisme(s) d'action

Inhibiteurs de l'enképhalinase (enzyme dégradant les enképhalines endogènes qui régulent les échanges hydroélectrolytiques transmembranaires et la motricité intestinale).

Principaux médicaments

DCI (spécialité)	Forme galénique et dosage	Voie	Posologie usuelle
Racécadotril (Tiorfan®)	Gél. 100 mg	*Per os*	100 mg × 3/j

Existe aussi Tiorfan® nourrissons en sachet dose de 30 mg et Tiorfan® enfants en sachet dose de 10 mg.

Indications

Traitement symptomatique des diarrhées aiguës.

Contre-indications

Grossesse, allaitement.

Principaux effets indésirables

- Angio-œdème (risque augmenté en cas de co-traitement par IEC ou sartan).
- Très rarement : somnolence.

107

En pratique clinique

Conduite du traitement

- En complément d'une réhydratation hydroélectrolytique efficace.
- Rechercher la cause de la diarrhée aiguë.

Modalités d'administration

À prendre avant les repas.

Conseils au patient/à la famille

- Ne pas poursuivre le traitement plus de 7 jours.
- En cas d'apparition d'un gonflement du visage, des lèvres, de la langue, ou de difficulté à respirer ou à déglutir : interrompre immédiatement le traitement et consulter rapidement un médecin.

108. Antidiarrhéiques : ralentisseurs du transit intestinal

Objectif(s) du traitement
• Réduire la teneur en eau dans les selles et leur fréquence.
• Ralentir le transit.

Propriété(s)
Antidiarrhéiques opiacés sans effet sur le système nerveux central aux doses thérapeutiques (pas de passage de la barrière hématoencéphalique).

Mécanisme(s) d'action
Agonistes des récepteurs opioïdes μ (mu) et δ (delta) du système gastro-intestinal modifiant la motilité du tube digestif et ses capacités sécrétoires, permettant d'augmenter l'absorption de NaCl et d'eau au niveau de la muqueuse intestinale.

Principaux médicaments

DCI (spécialité)	Forme galénique et dosage	Voie	Posologie usuelle
Lopéramide (Imodium®)	Gél. 2 mg	*Per os*	2 mg à renouveler si besoin après chaque selle liquide Maximum 16 mg/j

Indications
Traitement symptomatique des diarrhées aiguës et chroniques.

Contre-indications
• Poussées de maladies inflammatoires chroniques de l'intestin.
• Diarrhée hémorragique ou fièvre importante.
• Entérocolite bactérienne due à une bactérie invasive telle que *Salmonella*, *Shigella*, *Campylobacter*.

108

- Rectocolite hémorragique.
- Enfant < 8 ans.

Principaux effets indésirables

- Constipation.
- Nausées, vomissements.
- Sécheresse buccale.
- Rarement, surtout chez le sujet âge rétention aiguë d'urines.

En pratique clinique

Conduite du traitement

- Imodium® *per os* : 2 gél. en 1 prise puis 1 gél. après chaque selle liquide sans dépasser 8 gél./j (maximum 4 gél./j chez le sujet âgé).
- En complément d'une réhydratation hydroélectrolytique efficace.
- Rechercher la cause de la diarrhée aiguë.

Surveillance

- Risque de potentialisation des effets de dépresseurs du SNC (alcool, benzodiazépines, etc.).

À éviter

En cas de diarrhée survenant lors d'une antibiothérapie (cause probable : colite pseudo-membraneuse).

Conseils au patient/à la famille

- Ne pas prendre en cas de diarrhée mucosanglante ou en cas de fièvre associée.
- Ne pas prendre plus de 48 heures sans avis médical.
- Ne pas consommer de boissons alcoolisées pendant la durée du traitement.
- Ne pas associer avec un traitement par benzodiazépines. Demander conseil au médecin ou au (à la) pharmacien(ne).

109. Laxatifs stimulants

Objectif(s) du traitement

Augmenter la fréquence des selles.

Propriété(s)

Faiblement absorbés.

Mécanisme(s) d'action

Augmentation de la motricité colique et la sécrétion intestinale d'eau, d'électrolytes et de protéines entraînant un effet osmotique en conduisant à une hyperhydratation du contenu intestinal (ramollissement des selles).

Principaux médicaments

DCI (spécialité)	Forme galénique et dosage	Voie	Posologie usuelle
Bisacodyl (Dulcolax®, Contalax®)	Cp. 5 mg	*Per os*	5 à 10 mg/j
Docusate (Jamylène®)	Cp. 50 mg	*Per os*	50 à 100 mg/j

Indications

Traitement symptomatique de courte durée de la constipation.

Contre-indications

- Maladies inflammatoires chroniques de l'intestin (maladie de Crohn, rectocolite hémorragique).
- Médicaments responsables de torsades de pointes : amiodarone, sotalol, disopyramide, érythromycine IV, sultopride, etc.
- Digitaliques (potentialisation en cas d'hypokaliémie).
- Hypokaliémiants : amphotéricine B en IV, corticoïdes, diurétiques hypokaliémiants, autres laxatifs stimulants.

109

Principaux effets indésirables

- Douleurs abdominales.
- En cas d'usage prolongé : état de dépendance avec sevrage difficile, colopathie chronique, alcalose hypokaliémique, etc.

En pratique clinique

Conduite du traitement

Traitement ponctuel de courte durée (8–10 jours) de la constipation.

Surveillance

- L'utilisation au long cours expose au risque de dépendance colique avec irritation colique et hypokaliémie en cas de selles abondantes (maladie des laxatifs).
- Douleurs abdominales, diarrhée.

À éviter

Utilisation prolongée (> 10 jours).

Conseils au patient/à la famille

- Rappeler les règles hygiénodiététiques contre la constipation :
  - exonérations à heures régulières et fixes, parfois en prenant un verre d'eau froide (stimulation du réflexe gastrocolique);
  - prise de fibres alimentaires (p. ex. : son de blé) à doses progressives (sinon possibilité de ballonnements).
- Interrompre le traitement en cas de diarrhée ou fatigue (pouvant évoquer une hypokaliémie).

110. Laxatifs osmotiques

Objectif(s) du traitement

Augmenter la fréquence des selles.

Propriété(s)

Non absorbés.

Mécanisme(s) d'action

- Macrogols : polymères linéaires retenant l'eau et agissent donc par hydratation et ramollissement des selles. Délai d'action de 24 à 48 heures.
- Lactulose et lactitol : hypoammoniémiants abaissant le pH colique.

Principaux médicaments

DCI (spécialité)	Forme galénique et dosage	Voie	Posologie usuelle
Macrogol 4000 (Forlax®)	Poudre susp. buv. en sachet 4 g (enfant), 10 g (adulte)	*Per os*	1 à 2 sachets/j
Macrogol 3350 (Movicol®)	Poudre susp. buv. en sachet 6,9 g (enfant), 13 g (adulte)	*Per os*	1 à 2 sachets/j
Macrogol 3350 (Transipeg®)	Poudre susp. buv. en sachet 2,95 g (enfant), 5,9 g (adulte)		
Lactulose (Duphalac®)	Sol. buv. en sachet 10 g Sol. buv. en flacon	*Per os*	1 à 3 sachets/j
Lactitol (Importal®)	Poudre susp. buv. en sachet 2,5 ou 5 g (enfant), 10 g (adulte)	*Per os*	1 à 3 sachets/j

Indications

- Traitement de 1re intention de la constipation de progression.
- Macrogol 3350 : traitement de l'impaction fécale ou fécalome (définie comme une accumulation de matières fécales dans le rectum avec absence d'évacuation depuis au moins 5 jours).
- Lactulose et lactitol : utilisés également pour traiter et/ou prévenir une encéphalopathie hépatique (*per os*, en lavements ou par sonde nasogastrique).

110

Contre-indications

- Hypersensibilité au produit.
- Maladies inflammatoires chroniques de l'intestin (maladie de Crohn, rectocolite hémorragique).
- Syndrome occlusif ou subocclusif.
- Syndromes douloureux abdominaux non étiquetés.

Principaux effets indésirables

- À fortes doses : douleurs abdominales.
- Rarement : réactions allergiques (rash, urticaire, angio-œdème, choc anaphylactique).

En pratique clinique

Modalités d'administration

- Administration de préférence en 1 seule prise/j avec un volume de liquide important, permettant ainsi une meilleure efficacité (effet osmotique plus important).
- Augmentation progressive des doses pour éviter le météorisme intestinal.

À éviter

Utilisation sur une période prolongée.

Conseils au patient/à la famille

Rappeler les règles hygiénodiététiques contre la constipation :
- exonérations à heures régulières, fixes le matin, en prenant un verre d'eau froide (stimulation du réflexe gastrocolique) ;
- prise de fibres alimentaires (p. ex. : son de blé) à doses progressives (sinon possibilité de ballonnements).

111. Laxatifs lubrifiants

Objectif(s) du traitement

Augmenter la fréquence des selles.

Propriété(s)

- Huile minérale (de paraffine ou de vaseline) acalorique (non absorbée).
- Délai d'action de 8 à 72 heures.

Mécanisme(s) d'action

Action mécanique en lubrifiant le contenu du côlon et en ramollissant les selles.

Principaux médicaments

DCI (spécialité)	Forme galénique et dosage	Voie	Posologie usuelle
Huile de paraffine (Lubentyl®)	Pot de 250 g	*Per os*	1 à 3 c. à café/j
Huile de paraffine (Lansoyl®)	Pot de 225 g ou unidose de 15 g	*Per os*	1 à 3 c. à café/j

Indications

Traitement symptomatique de la constipation.

Principaux effets indésirables

- Réduction de l'absorption des vitamines liposolubles (A, D, E, K) en cas d'utilisation prolongée.
- Suintement anal (fréquent).
- Inhalation bronchique et pneumopathie lipoïde en cas de régurgitations inconscientes (rare).

En pratique clinique

Conduite du traitement

Ne constitue pas le traitement de 1re intention de la constipation.

Modalités d'administration

Administration au moins 2 heures avant le coucher (pour éviter les régurgitations inconscientes).

À éviter

- Chez les sujets âgés, les jeunes enfants ou chez les personnes ayant des troubles de la déglutition (non recommandé).
- Utilisation prolongée.

Conseils au patient/à la famille

- Le suintement anal peut être réduit par l'association avec des mucilages.
- Rappeler les règles hygiénodiététiques contre la constipation :
  - exonérations à heures régulières, fixes le matin, en prenant un verre d'eau froide (stimulation du réflexe gastrocolique);
  - prise de fibres alimentaires (p. ex. : son de blé) à doses progressives (sinon possibilité de ballonnements).

112. Laxatifs de lest

Objectif(s) du traitement

Augmenter la fréquence des selles.

Propriété(s)

- Polysaccharides non digestibles avec un pouvoir hygroscopique élevé.
- Délai d'action : 48 h.

Mécanisme(s) d'action

Effet mécanique en hydratant le bol fécal permettant d'augmenter son volume et de stimuler le péristaltisme intestinal.

Principaux médicaments

DCI (spécialité)	Forme galénique et dosage	Voie	Posologie usuelle
Ispaghul (Spagulax®)	Sachet 7 g	*Per os*	1 à 3 sachets/j
Psyllium (Psylia®)	Sachet 3,6 g	*Per os*	1 à 3 sachets/j
Psyllium (Transilane®)	Sachet 2,8 ou 3 g (sans sucre)	*Per os*	1 à 3 sachets/j

Indications

Traitement symptomatique de la constipation.

Contre-indications

- Affections sténosantes du tube digestif.
- Diverticules de l'œsophage, achalasie du sphincter inférieur de l'œsophage.
- Association aux ralentisseurs du transit (risque d'obstruction intestinale).
- Fécalome.
- Syndrome douloureux abdominal d'étiologie indéterminée.

Principaux effets indésirables

- Ballonnements en début de traitement.
- Possibilité de réactions allergiques (en particulier avec le psyllium).

En pratique clinique

Modalités d'administration

Boire abondamment à chaque administration (sinon stase colique avec risque d'accident obstructif).

À éviter

Administration en position allongée.

Conseils au patient/à la famille

- Rappeler les règles hygiénodiététiques contre la constipation :
  - exonérations à heures régulières, fixes le matin, en prenant un verre d'eau froide (stimulation du réflexe gastrocolique) ;
  - prise de fibres alimentaires (p. ex. : son de blé) à doses progressives (sinon possibilité de ballonnements).
- Ne jamais associer avec un ralentisseur du transit (p. ex. : lopéramide).

113. Extraits pancréatiques

Objectif(s) du traitement

- Supplémentation médicamenteuse d'un pancréas ayant une activité insuffisante.
- Traitement de l'insuffisance pancréatique exocrine, pouvant être à l'origine d'une maldigestion et/ou d'une diarrhée chronique.

Propriété(s)

- Extraits pancréatiques d'origine porcine apportant les enzymes pancréatiques nécessaires à la digestion (lipases, protéases, amylases).
- Gélules contenant des microgranules gastrorésistants (inactivation à pH acide).

Mécanisme(s) d'action

Enzymes pancréatiques (activités lipolytiques, protéolytiques) nécessaires à la digestion.

Principaux médicaments

DCI (spécialité)	Forme galénique et dosage	Voie	Posologie usuelle
Pancréatine (Créon®)	Gél. 12 000, 25 000 ou 40 000 UI de lipase	*Per os*	60 000 à 120 000 UI/j en 3 prises aux repas
Pancréatine (Eurobiol®)	Gél. 25 000 UI de lipase	*Per os*	150 000 UI/j en 3 prises aux repas

Indications

Insuffisance pancréatique exocrine de l'adulte et de l'enfant au cours de :

- pancréatites chroniques documentées ;
- mucoviscidose ;
- résections pancréatiques totales ou céphaliques.

Contre-indications

Aucune.

Principaux effets indésirables

Rare : constipation.

> ### En pratique clinique
>
> *Conduite du traitement*
> - Augmentation de la posologie à dose progressive jusqu'à la disparition de la diarrhée et de la stéatorrhée.
> - Modulation de la posologie au cours du temps en fonction du nombre de selles et de la stéatorrhée.
>
> *Surveillance*
> Surveillance clinique : diarrhée et stéatorrhée.
>
> *Modalités d'administration*
> Débuter à 2 gél./j à prendre au cours des trois principaux repas.
>
> *À éviter*
> Interrompre le traitement. Le traitement n'a qu'un effet suspensif et doit donc être poursuivi indéfiniment.
>
> *Conseils au patient/à la famille*
> En cas d'inefficacité à fortes doses, rechercher :
> - une mauvaise observance, un horaire de prise non adéquat ;
> - une absence de digestion de l'enrobage de la gélule, en particulier en cas de gastrectomie ;
> - une autre cause de stéatorrhée (p. ex. : pullulation microbienne dans une anse borgne, possible en cas de chirurgie digestive).

114. Anti-inflammatoires coliques : dérivés du 5-ASA

Objectif(s) du traitement

Rémission clinique des poussées légères à modérées des maladies inflammatoires chroniques de l'intestin.

Propriété(s)

- Anti-inflammatoires locaux directs.
- Dérivés de l'acide 5-aminosalicylique (5-ASA).
- Absorption intestinale pour les formes orales ; très faible absorption pour les formes rectales.

Mécanisme(s) d'action

Inhibition de la production des molécules pro-inflammatoires (prostaglandines et leucotriènes) entraînant une action anti-inflammatoire locale directe sur la muqueuse digestive.

Principaux médicaments

DCI (spécialité)	Forme galénique et dosage	Voie	Posologie usuelle
Mésalazine (Pentasa®)	Cp. 500 mg ou 1 g Granulés 1 ou 2 g	*Per os*	1 à 4 g/j
	Susp. rectale 1 g/100 mL Suppositoire 1 g	Lavement, suppositoire	1 le soir au coucher durant 2 à 4 semaines
Mésalazine (Rowasa®)	Cp. 500 mg ou 1 g	*Per os*	1 à 4 g/j
Mésalazine (Fivasa®)	Cp. 400 ou 800 mg	*Per os*	1 à 4 g/j

Indications

Maladies inflammatoires chroniques de l'intestin (maladie de Crohn et rectocolite hémorragique) :

- traitement d'attaque des poussées légères à modérées;
- traitement d'entretien;
- prévention des poussées aiguës pour les formes fréquemment récidivantes;
- pour les atteintes rectales ou rectosigmoïdiennes, utilisation des formes rectales possible.

Contre-indications

Hypersensibilité à l'aspirine et aux salicylés.

Principaux effets indésirables

- Néphropathies.
- Nausées, vomissements.
- Céphalées, vertiges.
- Asthénie.
- Pneumopathies interstitielles.

En pratique clinique

Surveillance

- Formes rectales : tolérance locale.
- Risque d'allergie croisée entre tous les médicaments contenant du 5-ASA.

Modalités d'administration

À prendre aux trois repas pour les formes *per os.*

Conseils au patient/à la famille

- Limiter l'utilisation du traitement à des doses inférieures à 3 g/j chez la femme enceinte.
- Traitement possible en cas d'allaitement.

115. Anti-inflammatoires coliques : budésonide

Objectif(s) du traitement

Rémission clinique des poussées légères ou modérées des maladies inflammatoires chroniques de l'intestin.

Propriété(s)

Faible biodisponibilité systémique suite à inactivation hépatique.

Mécanisme(s) d'action

- Glucocorticoïdes d'action locale, par libération iléocolique droite pH-dépendante.
- Cotriment® : du fait de sa galénique, libération retardée tout au long du côlon.

Principaux médicaments

DCI (spécialité)	Forme galénique et dosage	Voie	Posologie usuelle
Budésonide (Entocort®, Mikicort®)	Gél. gastrorésistante 3 mg	*Per os*	9 mg/j
Budésonide (Cortiment®)	Cp. gastrorésistant LP 9 mg	*Per os*	9 mg/j

Indications

- Traitement d'attaque de la maladie de Crohn d'intensité légère à modérée, affectant l'iléon et/ou le côlon ascendant.
- Traitement symptomatique de la diarrhée chronique liée à la colite collagène.
- Cotriment® : induction d'une rémission de la rectocolite hémorragique en poussée légère à modérée, lorsqu'un traitement par 5-ASA ne suffit pas.

115

Contre-indications

- Hypersensibilité au budésonide.
- États infectieux sévères.
- Viroses en évolution (herpès, varicelle, zona).
- Cirrhose hépatique avec des signes suggérant une hypertension portale.

Mises en garde spéciales

- Vaccins vivants atténués (ROR, BCG, rotavirus, varicelle, fièvre jaune) : risque de maladie vaccinale généralisée.
- Interactions médicamenteuses :
  - digoxine ;
  - médicaments métabolisés par le cytochrome P450 ;
  - médicaments hypokaliémiants.

Principaux effets indésirables

Très rares : œdème des membres inférieurs, syndrome de Cushing, dépression, HTA, nécrose aseptique de l'os.

En pratique clinique

Conduite du traitement
Diminution progressive des doses à l'arrêt.

Modalités d'administration
À prendre ½ heure avant un repas, généralement le matin.

À éviter
Interruption brutale du traitement.

116. Immunosuppresseurs : thiopurines

Objectif(s) du traitement

Rémission clinique des poussées sévères chroniques de la maladie de Crohn ou de la rectocolite hémorragique (RCH).

Propriété(s)

- Antimétabolites puriques (dérivé de la base guanine de l'ADN).
- Importante variabilité interindividuelle des toxicités en fonction de l'activité enzymatique de la TPMT (thiopurine S-méthyltransférase), enzyme qui conduit à l'inactivation de ces molécules.

Mécanisme(s) d'action

Incorporation des métabolites (nucléotides à thioguanine) à l'ADN entraînant un arrêt de la réplication cellulaire et une apoptose des cellules en prolifération (lymphocytes activés).

Principaux médicaments

DCI (spécialité)	Forme galénique et dosage	Voie	Posologie usuelle
Azathioprine (Imurel®)	Cp. 25 ou 50 mg	*Per os*	2 à 2,5 mg/kg/j

Indications

Maintien de la rémission dans la RCH ou la maladie de Crohn chronique active (formes modérées à sévères).

Contre-indications

- Hypersensibilité à l'azathioprine.
- Déficit génétique complet en TPMT.
- Administration de vaccins vivants atténués (ROR, BCG, rotavirus, varicelle, fièvre jaune).
- Allaitement.

Principaux effets indésirables

- Manifestations allergiques (1er mois du traitement) : éruption cutanée, syndrome grippal, pancréatites aiguës (3 % des cas), entraînant un arrêt définitif du traitement.
- Toxicité hématologique (très fréquente) : leucopénie, neutropénie, thrombopénie, voire aplasie médullaire.
- Toxicité hépatique : cytolyse et/ou cholestase ; rarement, hyperplasie nodulaire régénérative.
- Lymphome ou mélanome (au long cours).

En pratique clinique

Conduite du traitement

- Avant le début du traitement, dépistage recommandé des sujets avec un déficit en TPMT (sujets à haut risque de toxicités hématologiques graves et précoces).
- Traitement *per os* quotidien.

Surveillance

- Efficacité d'apparition progressive et retardée (3–6 mois après le début du traitement).
- Surveillance biologique : numération formule sanguine régulière tout au long du traitement (hebdomadaire le 1er mois, puis mensuelle les 3 premiers mois, puis trimestrielle), bilan hépatique régulier, lipase (début de traitement).
- Surveillance clinique cutanée annuelle.

Modalités d'administration

Prendre les comprimés au cours des repas (meilleure tolérance digestive), à avaler avec un verre d'eau, sans croquer, ni écraser, ni mâcher.

Conseils au patient/à la famille

- Insister sur la nécessité de réaliser les numérations formule sanguine régulièrement.
- Éviter l'exposition solaire (majoration du risque de cancer cutané).

117. Anti-TNF-alpha

Objectif(s) du traitement

Rémission clinique, au mieux endoscopique et histologique (rémission dite profonde) de la rectocolite hémorragique (RCH) ou de la maladie de Crohn.

Propriété(s)

* Biothérapie.
* Anticorps monoclonaux murin-humains ou humains produits dans des bioréacteurs par micro-organisme génétiquement modifiés.

Mécanisme(s) d'action

Inhibition de l'activité de la cytokine pro-inflammatoire TNF-alpha.

Principaux médicaments

DCI (spécialité)	Forme galénique et dosage	Voie	Posologie usuelle
Infliximab (Remicade®, Inflectra®, Remsima®, Flixabi®)	Poudre pour sol. inject. 100 mg	IV	5 mg/kg à S0, S2, S6, puis toutes les 8 semaines
Adalimumab (Humira®)	Ser. ou stylo prérempli 40 mg	SC	160 mg à S0, 80 mg à S2, puis 40 mg toutes les 2 semaines
Golimumab (Simponi®)	Seringue ou stylo prérempli 50 ou 100 mg	SC	200 mg à S0, 100 mg à S2, puis 50 ou 100 mg toutes les 8 semaines (fonction du poids)

Indications

* Maladie de Crohn ou RCH active modérée ou sévère, chez les patients qui n'ont pas répondu malgré un traitement approprié et bien conduit par un corticoïde et/ou un immunosuppresseur, ou chez lesquels ce traitement est contre-indiqué ou mal toléré (golimumab indiqué uniquement en cas de RCH).
* Maladie de Crohn active fistulisée, modérée ou sévère, chez les patients qui n'ont pas répondu malgré un traitement conventionnel

approprié et bien conduit comprenant antibiotiques, drainage, thérapie immunosuppressive (infliximab uniquement).

Contre-indications

- Antécédent d'hypersensibilité au produit ou aux autres protéines murines ou à l'un des excipients.
- Infections sévères : tuberculose, sepsis, abcès et infections opportunistes.
- Insuffisance cardiaque modérée ou sévère (classes III/IV dans la classification NYHA).

Principaux effets indésirables

- Très fréquents : céphalées, douleurs abdominales, réactions liées à la perfusion.
- Fréquents : infections bactériennes (sepsis, cellulite, abcès), infection urinaire, infections des voies respiratoires basses (bronchite), cytolyse hépatique.
- Peu fréquents : éruptions cutanées, eczématiformes ou psoriasiques, correspondant à une réaction dite paradoxale aux anti-TNF. Parfois nécessité d'interrompre le traitement par anti-TNF dans les formes sévères.
- Rares : lymphome T hépatosplénique, insuffisance hépatique, réactivation virale B.

En pratique clinique

Conduite du traitement

- Avant l'instauration du traitement, vérifier l'absence de contre-indication (*cf.* GETAID : «Les mesures indispensables avant de débuter un traitement par anti-TNF-alpha au cours d'une MICI» https://www.getaid.org/).
- Schéma initial «d'induction» puis traitement «d'entretien» (toutes les 2 à 4 semaines).
- Ne pas poursuivre un traitement par la même molécule en l'absence d'efficacité après 2 doses administrées.
- Association possible à un immunosuppresseur (azathioprine) : combothérapie (synergie d'efficacité pour les formes sévères de MICI).

Surveillance

- Durant les 6 mois après l'administration (demi-vie longue).
- Surveillance clinique durant la perfusion d'infliximab et 2 heures après : pression artérielle, bouffées de chaleurs, fonction respiratoire, vigilance (risque de réaction anaphylactique sévère).

- En cas de réaction allergique, même minime, réduire la vitesse de perfusion, voire l'interrompre et administrer un antiallergique sur prescription ou selon protocole en vigueur.

Modalités d'administration

- Traitement IV ou SC à intervalle régulier, en ambulatoire ou en HDJ.
- Infliximab : prémédication 1 heure avant par un antihistaminique, de l'hydrocortisone et/ou du paracétamol afin de prévenir la survenue de réactions liées à la perfusion.
- Présence d'un équipement d'urgence à proximité avec adrénaline, antihistaminiques, corticoïdes ainsi qu'une assistance respiratoire.
- Chez les patients adultes soigneusement sélectionnés (qui ont toléré au moins 3 perfusions initiales de Remicade®, chacune de 2 heures), une diminution de la durée de perfusion à 1 heure peut être envisagée.
- Utiliser uniquement un set d'administration muni d'un filtre en ligne stérile, apyrogène, à faible liaison aux protéines (diamètre des pores 1,2 µm ou inférieur).

À éviter

- Vaccination par vaccin vivant atténué durant le traitement.
- Infliximab : dilution dans une solution de glucose.
- Grossesse :non recommandée, à évalue au cas par cas.

Conseils au patient/à la famille

Recommander le port d'une carte de signalement d'un traitement par anti-TNF-alpha.

118. Anti-intégrine alpha 4-bêta 7

Objectif(s) du traitement

Rémission clinique, au mieux endoscopique et histologique (rémission dite profonde), de la rectocolite hémorragique (RCH) ou de la maladie de Crohn.

Propriété(s)

- Biothérapie.
- Anticorps monoclonal humanisé produit par micro-organismes génétiquement modifiés.

Mécanisme(s) d'action

Antagoniste spécifique de l'intégrine intestinale alpha 4-bêta 7 inhibant l'interaction avec la molécule d'adhésion MAdCAM-1 (exprimée surtout sur les cellules endothéliales intestinales et jouant un rôle central dans la migration des lymphocytes T auxiliaires à mémoire dans l'intestin et l'inflammation).

Principaux médicaments

DCI (spécialité)	Forme galénique et dosage	Voie	Posologie usuelle
Védolizumab (Entyvio®)	Poudre pour sol. inject. 300 mg	IV	300 mg à S0, S2, S6, puis toutes les 8 semaines

Indications

Rectocolite hémorragique ou maladie de Crohn actives modérée à sévère, chez les patients adultes présentant une réponse insuffisance ou une perte de réponse ou une intolérance à un traitement conventionnel ou par anti-TNF.

Méga Guide Pharmaco Infirmier

Contre-indications

- Hypersensibilité au principe actif ou à l'un des excipients.
- Infections actives sévères (tuberculose, sepsis, abcès).
- Infections opportunistes telles que la leucoencéphalopathie multifocale progressive (LEMP) ou le CMV.

Principaux effets indésirables

- Très fréquents : céphalées, rhinopharyngite, arthralgies.
- Fréquents : hypertension, infections des voies aérodigestives supérieures, abcès anal, fissure anale, spasmes musculaires, sueurs nocturnes, eczéma, prurit.
- Peu fréquents : réactions à la perfusion, voire réactions immunoallergiques.

En pratique clinique

Conduite du traitement

Traitement en IV comportant un schéma initial d'induction puis un traitement d'entretien (toutes les 8 semaines).

Surveillance

- Surveillance clinique (pendant et après les perfusions) : céphalées, arthralgies.
- En cas de réaction allergique, même minime, réduire la vitesse de perfusion, voire l'interrompre et administrer un antiallergique sur prescription ou selon le protocole en vigueur.
- Adapter la surveillance à la très longue durée d'élimination du médicament (jusqu'à 6 mois).

Modalités d'administration

Présence d'un équipement d'urgence à proximité avec adrénaline, antihistaminiques, corticoïdes ainsi qu'assistance respiratoire.

À éviter

Vaccination concomitante par vaccin vivant atténué.

Conseils au patient/à la famille

Contraception appropriée sous traitement et à poursuivre au moins 6 mois après la dernière injection.

119. Anti-IL-12 et IL-23

Objectif(s) du traitement

Rémission clinique, au mieux endoscopique et histologique (rémission dite profonde), de la maladie de Crohn.

Propriété(s)

- Biothérapie.
- Anticorps monoclonal entièrement humanisé produit dans des bio-réacteurs par micro-organismes génétiquement modifiés.

Mécanisme(s) d'action

Anticorps monoclonal IgG K1 qui se lie spécifiquement à la sous unité protéique p40 commune aux cytokines humaines interleukines (IL) 12 et 23, entraînant une inhibition des voies cytokiniques Th1 et Th17 qui occupent une voie centrale dans la physiopathologie de la maladie de Crohn.

Principaux médicaments

DCI (spécialité)	Forme galénique et dosage	Voie	Posologie usuelle
Ustékinumab (Stelara®)	Sol. inject. 45 ou 130 mg	IV	6 mg/kg IV à S0, puis 90 mg SC à S8 puis 90 mg SC toutes les 8–12 semaines
	Ser. préremplie 45 ou 90 mg	SC	

Indications

Maladie de Crohn active modérée à sévère chez les patients adultes présentant une réponse insuffisante, une perte de réponse, ou une intolérance à un traitement conventionnel ou par anti-TNF, ou qui présentent une contre-indication à ces traitements.

Contre-indications

- Hypersensibilité au principe actif ou à l'un des excipients.
- Infections actives sévères (tuberculose, sepsis, abcès).

Méga Guide Pharmaco Infirmier

119

Principaux effets indésirables

- Très fréquents : diarrhée, nausées, vomissements, prurit, rougeur et douleur au point d'injection.
- Fréquents : infections dentaires, paralysie faciale (souvent temporaire), desquamation cutanée, dépression, infection mycosique vaginale.

En pratique clinique

Conduite du traitement

Schéma initial « d'induction » par voie IV, puis schéma « d'entretien » par voie SC (toutes les 8 à 12 semaines).

Surveillance

- Surveillance clinique notamment du risque infectieux (augmentation du risque d'infections bactériennes, fongiques et virales sévères et de réactivation d'infection virale latente, notamment zona).
- Surveillance cutanée annuelle en raison du risque de mélanome.

Modalités d'administration

Administration IV : présence d'un équipement d'urgence à proximité avec adrénaline, antihistaminiques, corticoïdes ainsi qu'assistance respiratoire.

À éviter

- Vaccination concomitante par vaccin vivant atténué.
- Exposition solaire.

Conseils au patient/à la famille

- Contraception appropriée sous traitement et à poursuivre au moins 6 mois après la dernière injection.
- Consulter un médecin en cas de signes cliniques pouvant faire évoquer une infection (fièvre, frissons, asthénie, douleur dentaire, pertes vaginales, etc.).
- Éviter l'exposition solaire et signaler toute modification de « grain de beauté » préexistant (majoration du risque de cancer cutané).

120. Antiviraux de l'hépatite B : interférons

Objectif(s) du traitement

- Hépatite B ou co-infection hépatite B – hépatite delta : monothérapie avec pour but la séroconversion de l'antigène HBe (pour les formes sauvages) et un ADN VHB négatif (pour les formes mutées pré-Core).

Propriété(s)

Cytokines obtenues par génie génétique ayant une triple action : anti-virale, immunomodulatrice et antiproliférative.

Mécanisme(s) d'action

- Action antivirale directe (inhibition de la voie de la 2'–5' oligoadénylate-synthétase).
- Action immunomodulatrice par orientation de la réponse immunitaire vers un type Th1 et activation des lymphocytes T cytotoxiques.
- Action antiproliférative (allongement du cycle cellulaire).

Principaux médicaments

DCI (spécialité)	Forme galénique et dosage	Voie	Posologie usuelle
Peginterféron alpha-2a (Pegasys®)	Ser. ou stylo prérempli 135 ou 180 µg	SC	180 µg/semaine
Peginterféron alpha-2b (Viraferon Peg®)	Stylo prérempli 50, 80, 100, 120 ou 150 µg	SC	1,5 µg/kg/semaine

Indications

- Hépatite chronique virale B.

Contre-indications

- Hypersensibilité à l'interféron alpha.
- Hépatite auto-immune.
- Grossesse/allaitement.
- Épilepsie et/ou autres atteintes des fonctions du système nerveux central non contrôlées.
- Transplantation d'organe autre que le foie.
- Cirrhose décompensée.
- Pathologie cardiaque sévère préexistante (désordres rythmiques sévères, infarctus du myocarde récent, insuffisance cardiaque congestive).
- Insuffisance rénale avec clairance de la créatinine < 50 mL/min.
- Dépression non contrôlée ou psychose actuelle sévère.

Principaux effets indésirables

- Psychiatriques (sévères) : dépression, idées suicidaires, tentative de suicide (pendant le traitement et jusqu'à 6 mois après l'arrêt).
- Fréquents : dysthyroïdie, infections virales (pharyngite) et bactériennes, asthénie, fièvre, frissons (surtout en début de traitement), myalgies, douleurs lombaires, céphalées, irritabilité, neutropénie, thrombopénie, troubles visuels (conjonctivite, photophobie, diplopie, sécheresse oculaire), polyurie, réaction au point d'injection.
- Alopécie (réversible à l'arrêt du traitement).

En pratique clinique

Conduite du traitement

Traitement hebdomadaire par voie SC.

Surveillance

- Surveillance clinique : état de l'humeur (dépression, idées suicidaires, etc.); au moindre doute, retarder le traitement et demander un avis psychiatrique.
- Surveillance biologique : bilan thyroïdien.

Modalités d'administration

Administration de 1 g de paracétamol avant l'injection afin de prévenir le syndrome pseudo-grippal (fièvre, fatigue, myalgies, etc.).

120

À éviter

Interactions médicamenteuses :
- les salicylés et glucocorticoïdes inhibent l'action de l'interféron ;
- la toxicité digestive du 5-FU est augmentée.

Conseils au patient/à la famille

- Prévenir le patient de la survenue fréquente de troubles de l'humeur et l'accompagner ou l'orienter le cas échéant.
- Ne pas prendre de traitements salicylés et/ou glucocorticoïdes sans avis médical.

121. Antiviraux de l'hépatite B : analogues nucléosidiques

Objectif(s) du traitement

Négativation de la charge virale hépatite B, normalisation des transaminases, au mieux amélioration de la fibrose hépatique.

Propriété(s)

• Ténofovir : analogue nucléotidique (nucléoside monophosphate acyclique).
• Entécavir : analogue nucléosidique de la guanosine.

Mécanisme(s) d'action

Inhibition compétitive de la polymérase du VHB (transcription inverse, synthèse du brin positif, amorce des polymérases du VHB) et incorporation dans la chaîne d'ADN.

Principaux médicaments

DCI (spécialité)	Forme galénique et dosage	Voie	Posologie usuelle
Ténofovir disoproxil (Viread®)	Cp. 245 mg	*Per os*	245 mg/j
Entécavir (Baraclude®)	Cp. 0,5 ou 1 mg	*Per os*	0,5 à 1 mg/j

Indications

Hépatite B chronique (élévation persistante du taux des ALAT, réplication virale active, inflammation et/ou fibrose hépatique).

Contre-indications

Ténofovir : co-administration avec la didanosine non recommandée.

Principaux effets indésirables

- Entécavir : céphalées, insomnie, vertiges, somnolences, nausées et vomissements, diarrhée.
- Ténofovir : cas d'atteinte rénale, d'insuffisance rénale, d'augmentation du taux de créatinine, d'hypophosphatémie et de tubulopathie proximale (y compris syndrome de Fanconi), diarrhée, nausées et vomissements.

En pratique clinique

Conduite du traitement

- Traitement quotidien per os.
- La durée optimale du traitement n'est pas connue. En cas de traitement prolongé d'une durée > 2 ans, une réévaluation régulière du traitement est recommandée.

Surveillance

Surveillance biologique : bilan viral et hépatique jusqu'à 6 mois après l'arrêt du traitement (risque de poussées de la maladie après l'arrêt).

Modalités d'administration

- Ténofovir : à prendre au cours d'un repas.
- Entécavir : à prendre à jeun.

À éviter

- Utilisation du ténofovir en cas d'utilisation concomitante d'un médicament néphrotoxique du fait d'un risque accru d'atteintes rénales.
- Utilisation de l'entécavir chez les patients co-infectés avec le VIH/VHB qui ne reçoivent pas de traitement antirétroviral.

122. Antiviraux directs de l'hépatite C

Objectif(s) du traitement

Guérison de l'hépatite chronique virale C (négativation de la PCR VHC).

Propriété(s)

Nouveaux antiviraux pangénotypiques de 3e génération pour le traitement de l'hépatite C.

Mécanisme(s) d'action

- Glécaprévir/pibrentasvir : inhibiteur pangénotypique de NS5A et de protéase NS3/4A.
- Sofusbuvir/velpatasvir : inhibiteur de l'ARN-polymérase NS5B et de la protéine NS5A.
- Sofosbuvir/velpatasvir/voxilaprévir : inhibiteur de l'ARN-polymérase NS5B, de la protéine NS5A et de protéase NS3/4A.

Principaux médicaments

DCI (spécialité)	Forme galénique et dosage	Voie	Posologie usuelle
Sofosbuvir + velpatasvir (Epclusa®)	Cp. pell. 400/100 mg	*Per os*	1 cp./j
Glécaprévir + pibrentasvir (Maviret®)	Cp. pell. 100/400 mg	*Per os*	3 cp./j en 1 prise
Sofosbuvir + velpatasvir + voxilaprévir (Vosevi®)	Cp. pell. 400/100/100 mg	*Per os*	1 cp./j

Indications

- Les indications changent régulièrement, les dernières recommandations de l'AFEF datent de 2017 (http://www.afef.asso.fr/).

• Le traitement est dorénavant universel, c'est-à-dire destiné à toute personne avec une PCR de l'hépatite C positive, quelle que soit la fibrose, la charge virale, le génotype. Le but est l'éradication de l'hépatite C dans la population.

Contre-indications

• Très variables, fonction du médicament (molécules très récentes), se référer aux RCP dans le *Vidal*.
• Hypersensibilité aux substances actives.
• Maviret® : co-administration avec atazanavir, atorvastatine, simvastatine, dabigatran, éthinylestradiol (contraceptif) et avec les inducteurs puissants de la P-gp et du CYP3A (p. ex. : rifampicine, millepertuis, phénobarbital, primidone, phénytoïne, carbamazépine).
• Vosevi® et Ecplusa® : co-administration avec amiodarone, oméprazole, oxcarbazépine.

Principaux effets indésirables

• Très variables, fonction du médicament (molécules très récentes), se référer aux RCP dans le *Vidal*.
• Peu fréquents : fatigue, céphalées, troubles du transit, troubles cardiaques (sofosbuvir).
En pratique clinique

En pratique clinique

Conduite du traitement

Les schémas thérapeutiques sont très variables avec ou sans interféron ou ribavirine pour des durées de traitement allant de 8 à 12 semaines.

Surveillance

Très bonne tolérance globale.

Modalités d'administration

Maviret® : administration au cours des repas.

À éviter

Les interactions médicamenteuses sont très nombreuses (se référer aux RCP dans le *Vidal*).

Conseils au patient/à la famille

• Faire prendre conscience qu'il est essentiel, au vu de l'efficacité et du coût du traitement, d'avoir une bonne observance du traitement.

- Éducation thérapeutique du patient très fortement conseillée pour favoriser l'observance.
- Ne pas prendre d'inhibiteur de la pompe à protons (IPP) sans avis médical. Si co-adminitration nécessaire avec Epclusa® : prende Ecplusa® au moment des repas et prendre l'inhibiteur de la pompe à protons au moins 4 heures après et à une dose maximale comparable à 20 mg d'oméprazole.

123. Rôle de l'infirmier(ère) en maladies infectieuses

Soins relationnels

- Les pathologies infectieuses (bactériennes, virales, fongiques ou parasitaires) sont la plupart du temps de courte durée, traitées et guéries par un traitement antibiotique, antiviral, antifongique ou antiparasitaire. Il n'y a aucune spécificité de la prise en soins infirmière du point de vue relationnel.
- L'infection par le VIH et certaines hépatites virales (B et C) sont des infections chroniques pour lesquelles il importe de tenir compte de l'impact de la chronicité de la maladie sur les relations sociales personnelles et professionnelles des patients atteints.
- Ces patients sont souvent stigmatisés par la société lorsque leur séropositivité (VIH ou hépatite) est connue. Ils ont besoin d'une reconnaissance de leur statut de patients atteints d'une maladie contagieuse et potentiellement mortelle. Une écoute bienveillante et sans jugement est essentielle, accompagnée d'une prévention du risque de transmission (principalement par accident d'exposition au sang pour les professionnels de santé).
- L'éducation des patients présentant une pathologie infectieuse contagieuse sur les méthodes de prévention du risque de transmission au cours des actes de la vie quotidienne est également indispensable : préservatifs pour les infections sexuellement transmissibles, observance indispensable des traitements, pas de partages des brosses à dents pour l'hépatite C, etc.

Accompagnement du patient

- Un patient en chambre d'isolement septique peut se sentir exclu ou délaissé. Il est primordial de lui expliquer de façon claire et compréhensible en quoi consistent les mesures d'isolement et leur intérêt pour lui et son environnement. Il faut également indiquer au patient la durée supposée de cet isolement et le tenir au courant de l'évolution de sa contagiosité.
- Éduquer le patient et son entourage à respecter ces mesures et à utiliser le matériel mis à disposition devant et dans la chambre : masque visiteur, surblouses à usage unique, produit hydroalcoolique pour friction des mains, etc.

▶ **Infection par le VIH**

• Expliquer au patient qu'il ne faut pas arrêter un traitement antirétroviral de sa propre initiative, même en cas d'effets indésirables, mais prévenir rapidement le médecin prescripteur afin d'adapter le traitement.

• Informer le patient que le traitement n'élimine pas le risque de transmission virale par voie sanguine et sexuelle et qu'il faut par conséquent toujours appliquer les méthodes préventives telles que l'utilisation de préservatifs, le non-partage de sa brosse à dents et de son rasoir, etc.

▶ **Infections à _Herpes virus_**

Expliquer au patient les précautions élémentaires à prendre lors de la primo-infection et des récurrences telles que :

• ne pas toucher les lésions herpétiques sauf lorsqu'il convient de les traiter localement avec une crème ou des huiles essentielles ;

• se laver les mains après chaque soin sur les lésions ;

• ne pas mettre en contact les jeunes enfants, en particulier les nourrissons, avec des lésions herpétiques péribuccales, nasales ou ophtalmiques (attention aux câlins et baisers) ;

• ne pas mettre en contact les femmes enceintes ou les personnes immunodéprimées avec des lésions herpétiques.

▶ **Prophylaxie du paludisme**

• Informer le patient voyageant dans des zones impaludées : respect des modalités de prise du traitement antipaludéen avant et après le voyage en fonction du médicament prescrit.

• Rappeler au patient les mesures de protection contre les piqûres de moustique : port de vêtements couvrants (surtout en début et fin de journée), utilisation de produits répulsifs pour la peau et les vêtements, utilisation d'une moustiquaire pour la nuit, etc.

• Consulter un médecin en urgence si une fièvre même légère se déclare pendant ou dans les 2 mois après le voyage.

Soins techniques

• Prendre les précautions nécessaires pour ne pas contracter de maladies infectieuses dans le cadre de son activité professionnelle en respectant les précautions universelles suivantes lors de soins invasifs :
  – porter des gants en cas de risque de contact avec les liquides biologiques ;
  – porter un masque et des lunettes de protection en cas de risque de projections ;

- ne pas recapuchonner les aiguilles et ne pas les désadapter à la main ;
- éliminer immédiatement les objets piquants ou tranchants dans des collecteurs adaptés et placés à portée de main ;
- respecter les circuits d'élimination des déchets : sacs jaunes pour les déchets d'activité de soins à risque infectieux (DASRI), sacs noirs pour les déchets assimilables aux ordures ménagères (DAOM).

- Surveiller la température matin, midi et soir (ou plus souvent si l'état du patient le nécessite) afin d'évaluer l'efficacité du traitement anti-infectieux.
- Savoir interpréter les résultats d'examens biologiques tels que la NFS, la concentration sanguine de la *C Reactive Protein* (CRP), afin d'alerter le médecin dans les meilleurs délais si l'évolution du patient est défavorable.

124. Bêtalactamines : pénicillines

Objectif(s) du traitement

Éradication d'un foyer infectieux bactérien.

Propriété(s)

- Bactéricidie temps-dépendante.
- Action synergique avec les aminosides.
- Association possible avec un inhibiteur de bêtalactamases (enzymes produites par les bactéries hydrolysant les bêtalactamines) permettant une activité plus large des bêtalactamines.
- Aucune activité antibactérienne propre des inhibiteurs des bêtalactamases.

Mécanisme(s) d'action

Inhibition de la synthèse du peptidoglycane (constituant pariétal conférant à la bactérie sa forme et sa rigidité) et ainsi destruction de la paroi bactérienne.

Principaux médicaments

DCI (spécialité)	Forme galénique et dosage	Voie	Posologie usuelle
Groupe G			
Benzylpénicilline (Pénicilline G Panpharma®)	Poudre pour sol. inject. 1 ou 5 MUI	IV	2 à 20 MUI/j en injections fractionnées
Groupe V			
Phénoxyméthylpénicilline (Oracilline®)	Cp. séc. : 1 MUI Susp. buv. 250 000, 500 000 UI/5 mL ou 1 000 000 UI/10 mL	*Per os*	1 MUI × 3/j
Groupe M			
Oxacilline (Bristopen®)	Gél. 500 mg	*Per os*	1 g × 3/j
	Poudre pour sol. inject. 1 g/5 mL	IV	1 à 1,5 g × 3/j

DCI (spécialité)	Forme galénique et dosage	Voie	Posologie usuelle
Groupe A			
Amoxicilline (Clamoxyl®)	Gél. 500 mg Cp. dispersible 1 g Poudre susp. buv. (enfant) 125, 250 ou 500 mg/5 mL	*Per os*	1 à 2 g × 3/j (adulte)
	Poudre pour sol. inject. 1 ou 2 g	IM, IV	3 à 12 g/j en injections fractionnées
Amoxicilline + acide clavulanique (Augmentin®)	Cp. : 500/62,5 mg ou 1 000/125 mg Poudre pour susp. buv. (enfant) 100/12,5 mg ou 250/31,25 mg	*Per os*	1 g × 2/j (adulte)
	Poudre pour sol. inject. 500 mg/50 mg, 1 ou 2 g/200 mg	IV	1 g × 2 à 4/j (acide clavulanique : maximum 200 mg/inj. et 1 200 mg/j)
Carboxypénicillines			
Ticarcilline (Ticarpen®)	Poudre pour sol. inject. 5 g	IV	15 g/j en 3 à 6 inj.
Ticarcilline + acide clavulanique (Claventin®)	Poudre pour sol. inject. 1, 2 ou 5 g/200 mg	IV	3 à 5 g/200 mg × 3/j
Uréidopénicillines			
Pipéracilline (Piperacilline®)	Poudre pour sol. inject. 1 ou 4 g	IV	4 g × 3 ou 4/j
Pipéracilline + tazobactam (Tazocilline®)	Poudre pour sol. inject. 1/0,25 g ou 2/0,5 g	IM, IV	4/0,5 g × 3 ou 4/j

Indications

- Infections communautaires non graves à germes sensibles Gram positif (pénicillines G et V) et Gram négatif et positif (pénicillines A et M).
- Ticarcilline et pipéracilline : infections à bactéries Gram positif et négatif sur données de l'antibiogramme.
- Foyer infectieux : ORL, respiratoire, cutané, urogénital, digestif, biliaire, endocardite, bactériémie.

- Amoxicilline + acide clavulanique : traitement probabiliste des infections communautaires ORL, exacerbations de BPCO, infections gynécologiques hautes, plaies cutanées ou morsures animales.
- Pipéracilline + tazobactam : usage hospitalier uniquement, infections communautaires sévères ou infections nosocomiales (ORL, respiratoires, urinaires, tissus mous).
- Ticarcilline + acide clavulanique : usage hospitalier uniquement, infections nosocomiales le plus souvent (à l'exclusion des méningites).

Contre-indications

- Allergie connue à un antibiotique du groupe des bêtalactamines.
- Pénicilline A : mononucléose infectieuse (infection à EBV).

Interactions médicamenteuses

- Avec le méthotrexate : **association déconseillée**. L'élimination du méthotrexate est ralentie par la prise concomitante de bêtalactamines entraînant une augmentation de sa toxicité hématologique et rénale.
- Pénicillines A + acide mycophénolique : **à prendre en compte**. Diminution des concentrations de l'acide mycophénolique (transplantation d'organe) d'environ un tiers, avec risque potentiel de baisse d'efficacité.
- Avec l'allopurinol : **à prendre en compte**. L'allopurinol peut augmenter la probabilité de réactions cutanées allergiques.

Principaux effets indésirables

- Manifestations d'hypersensibilité ou allergiques : rash cutané, prurit, bronchospasme, jusqu'à l'œdème de Quincke et au choc anaphylactique, potentiellement fatal.
- Troubles digestifs (fréquents) : nausées, diarrhée, candidoses.
- Colite pseudomembraneuse à *Clostridium difficile*.

En pratique clinique

Conduite du traitement

- Le mode d'administration (*per os*, IV, IM) et la durée de traitement sont déterminés par les recommandations d'experts, la bactérie responsable de l'infection et son spectre de résistance à l'antibiogramme, le site infectieux, la gravité initiale et les comorbidités du patient.
- Une adaptation du schéma d'administration peut être nécessaire si le patient est atteint d'une insuffisance rénale sévère (espacement des prises) ou en cas d'épuration extrarénale.

▶

▶

Surveillance

- Manifestations d'hypersensibilité ou allergiques graves survenant dans les minutes après l'administration : rechercher un prurit, une urticaire, un œdème de Quincke, voire des signes de choc anaphylactique (baisse de la PA, dyspnée, troubles de la conscience pouvant aller jusqu'à l'arrêt cardiorespiratoire).
- Signes d'intolérance digestive : nausées, diarrhée, vomissements.
- Point de ponction (avec inhibiteur de bêtalactamase) : signes inflammatoires locaux, phlébite.
- Efficacité du traitement : apyrexie, guérison clinique du foyer infectieux, normalisation du bilan biologique.

Modalités d'administration

- **Interrogatoire systématique du patient ou de la famille sur une éventuelle «allergie aux pénicillines» au sens large avant toute administration.**
- Formes orales : administration de préférence au cours d'un repas.
- Pour chaque administration d'antibiotique, se référer au RCP dans le *Vidal* pour vérifier les incompatibilités des différents traitements du patient.
- Amoxicilline en IV à fortes doses > 6 g/24 h : fractionner les doses en perfusion de maximum 1,5 g, associée à une hyperhydratation du patient, afin d'éviter l'apparition d'une cristallurie (et d'insuffisance rénale).

À éviter

- Injection intramusculaire d'amoxicilline + acide clavulanique ou de ticarcilline + acide clavulanique.
- Incompatibilité pour Tazocilline® : bicarbonate de sodium, Ringer lactate, produits dérivés du sang, aminosides, fosfomycine.

Conseils au patient/à la famille

- Respecter la posologie et la durée de prescription. Pas d'automédication.
- Reconsulter un médecin en cas de persistance de la fièvre et/ou des signes infectieux.

125. Bêtalactamines : céphalosporines

Objectif(s) du traitement

Éradication d'un foyer infectieux bactérien.

Propriété(s)

- Bactéricidie temps-dépendante.
- Action synergique avec les aminosides.

Mécanisme(s) d'action

Inhibition de la synthèse du peptidoglycane (constituant pariétal conférant à la bactérie sa forme et sa rigidité) et ainsi destruction de la paroi bactérienne.

Principaux médicaments

DCI (spécialité)	Forme galénique et dosage	Voie	Posologie usuelle
Céphalosporines de 1re génération (C1G)			
Céfazoline (Céfacidal®)	Poudre pour sol. inject. 1 ou 2 g	IM, IV	2 g en antibioprophylaxie au bloc opératoire
Céfaclor (Alfatil®)	Gél. 250 mg Poudre pour susp. buv. (enfant) 125 ou 250 mg/5 mL	*Per os*	250 à 500 mg × 3/j (adulte)
Céphalosporines de 2e génération (C2G)			
Céfoxitine (Cefoxitine Panpharma®)	Poudre pour sol. inject. 1 ou 2 g	IV	2 g à l'induction anesthésique
Céfamandole (Cefamandole Panpharma®)	Poudre pour sol. inject. 750 mg	IM, IV	1,5 g à l'induction anesthésique

DCI (spécialité)	Forme galénique et dosage	Voie	Posologie usuelle
Céfuroxime (Zinnat®)	Cp. 125, 250 ou 500 mg Susp. buv. (enfant) 125 mg/5 mL	*Per os*	250 à 500 mg × 2/j (adulte)
	Poudre pour sol. inject. 750 mg ou 1,5 g	IV	1,5 g en antibioprophylaxie au bloc opératoire
		IM	750 mg × 2/j
Céphalosporines de 3e génération (C3G)			
Céfotaxime (Claforan®)	Poudre pour sol. inject. 500 mg, 1 ou 2 g	IM, IV	3 à 12 g/j en prises fractionnées
Ceftriaxone (Rocéphine®)	Poudre pour sol. inject. 500 mg/2 mL ou 1 g/3,5 mL	IM, SC	1 à 4 g/j en prises fractionnées
	Poudre pour sol. inject. 500 mg/5 mL ou 1 g/10 mL	IV	
Ceftazidime (Fortum®)	Poudre pour sol. inject. 500 mg, 1 ou 2 g	IV	1 g × 3/j 4 à 6 g/j en IVSE
Céphalosporines de 3e génération évoluée (C3G évoluée)			
Céfépime (Axepim®)	Poudre pour sol. inject. 500 mg, 1 ou 2 g	IM, IV	1 à 2 g × 2/j
Ceftaroline (Zinforo®)	Poudre pour sol. inject. 600 mg	IV	600 mg × 2/j en perfusion sur 1 h

Indications

C1G

Exacerbations peu fréquentes de BPCO (rarement utilisées).

C2G

- Par voie orale : infections ORL et respiratoires ;
- Par voie parentérale : antibioprophylaxie chirurgicale.

C3G

- Infections communautaires : méningites, infections urinaires sévères ou récidivantes, fièvre chez le neutropénique, fièvre typhoïde ;
- Infections nosocomiales : seules ou à associer avec un aminoside (synergie).

C3G évoluée

Infections nosocomiales graves, souvent en association avec un aminoside.

Contre-indications

- Allergie connue à un antibiotique du groupe des bêtalactamines (hypersensibilité IgE-médiée) : 1 à 10 % d'allergies croisées avec les pénicillines.
- Ceftriaxone : contre-indiquée chez le prématuré jusqu'à 41 SA d'âge corrigé, et chez le nouveau-né ayant des apports de calcium.
- Précautions d'emploi chez les patients sous AVK (risque de déséquilibre de l'INR).

Interactions médicamenteuses

Avec les antivitamines K : **précaution d'emploi**. Augmentation de l'effet de l'antivitamine K et du risque hémorragique au cours d'un traitement par céphalosporine, surtout lors d'un traitement par céfamandole.

Principaux effets indésirables

- Manifestations d'hypersensibilité ou allergiques : rash cutané, prurit, bronchospasme, jusqu'à l'œdème de Quincke et au choc anaphylactique, potentiellement fatal.
- Troubles digestifs fréquents : nausées, diarrhée.
- Colite pseudomembraneuse à *Clostridium difficile.*
- Néphrotoxicité (C1G).
- Phlébite au site d'injection.

En pratique clinique

Conduite du traitement

- Le mode d'administration (*per os*, IV, IM) et la durée de traitement sont déterminés par les recommandations d'experts, la bactérie responsable de l'infection et son spectre de résistance à l'antibiogramme, le site infectieux, la gravité initiale et les comorbidités du patient.

▸

- Une adaptation du schéma d'administration peut être nécessaire si le patient est atteint d'une insuffisance rénale sévère (espacement des prises) ou en cas d'épuration extrarénale.

Surveillance

- Manifestations d'hypersensibilité ou allergiques graves survenant dans les minutes après l'administration : rechercher un prurit, une urticaire, un œdème de Quincke, voire des signes de choc anaphylactique (baisse de la PA, dyspnée, troubles de la conscience pouvant aller jusqu'à l'arrêt cardiorespiratoire).
- Signes d'intolérance digestive : nausées, diarrhée, vomissements, candidoses.
- Point de ponction : signes inflammatoires, phlébite.
- Dépistage attentif de l'existence de saignements cliniques et suivi de l'INR chez les patients sous AVK en cas de traitement par céfamandole ou ceftriaxone.
- Efficacité du traitement : apyrexie, guérison clinique du foyer infectieux, normalisation du bilan biologique.

Modalités d'administration

- **Interrogatoire systématique du patient ou de la famille sur une éventuelle «allergie aux pénicillines» au sens large avant toute administration.**
- Formes orales : administration de préférence au cours d'un repas.
- Pour chaque administration d'antibiotique, se référer au RCP du *Vidal* pour vérifier les incompatibilités des différents traitements du patient.

À éviter

- Incompatibilité pour ceftriaxone : sels de calcium (précipitation).
- Incompatibilité pour ceftazidime : bicarbonate de sodium et vancomycine ; attention aux connexions des perfusions intraveineuses en fonction des différents médicaments administrés concomitamment.

Conseils au patient/à la famille

- Suivre la posologie et la durée de prescription. Pas d'automédication.
- Reconsulter un médecin en cas de persistance de la fièvre ou des signes infectieux.

126. Bêtalactamines : carbapénèmes

Objectif(s) du traitement

Éradication d'un foyer infectieux bactérien nosocomial (tableau infectieux sévère ou à bactéries résistantes).

Propriété(s)

- Bactéricidie temps-dépendante.
- Bêtalactamines ayant le plus large spectre antibactérien.
- Action synergique avec les aminosides.

Mécanisme(s) d'action

Inhibition de la synthèse du peptidoglycane (constituant pariétal conférant à la bactérie sa forme et sa rigidité) et ainsi destruction de la paroi bactérienne.

Principaux médicaments

DCI (spécialité)	Forme galénique et dosage	Voie	Posologie usuelle
Imipénème + cilastatine (Tienam®)	Poudre pour sol. inject. 250 ou 500 mg	IV	0,5 à 1 g × 3 à 4/j
Méropénème (Meronem®)	Poudre pour sol. inject. 1 g	IV	0,5 à 1 g × 3/j
Ertapénème (Invanz®)	Poudre pour sol. inject. 1 g	IV	1 g × 1/j

Indications

- Traitement des infections nosocomiales en cas de risque de germes multirésistants (plusieurs lignes d'antibiothérapie antérieures, facteurs de risque liés au patient, à la structure de soin, etc.).
- Foyer infectieux : pneumonie, infections abdominales compliquées, fièvre chez le neutropénique, méningite (préférer le méropénème en cas de germe sensible), infections gynécologiques aiguës.

Contre-indications

Allergie connue à un antibiotique du groupe des bêtalactamines (hypersensibilité IgE-médiée) : moins de 1 % d'allergies croisées avec les pénicillines.

Interactions médicamenteuses

Avec l'acide valproïque ou le valpromide : **association déconseillée**. Risque de survenue de crises convulsives par diminution rapide des concentrations plasmatiques de l'acide valproïque, pouvant devenir indétectables.

Principaux effets indésirables

- Manifestations d'hypersensibilité ou allergiques : rash cutané, prurit, bronchospasme, jusqu'à l'œdème de Quincke et au choc anaphylactique, potentiellement fatal.
- Troubles digestifs fréquents : nausées, diarrhée, vomissements, candidoses.
- Colite pseudomembraneuse à *Clostridium difficile*.
- Toxicité neurologique : encéphalopathie avec troubles de la conscience, convulsions.
- Phlébite au point de ponction.

En pratique clinique

Conduite du traitement

- La molécule et la durée de traitement sont déterminées par les recommandations d'experts, la bactérie responsable de l'infection et son spectre de résistance à l'antibiogramme, le site infectieux, la gravité initiale et les comorbidités du patient.
- Une adaptation du schéma d'administration peut être nécessaire si le patient est atteint d'une insuffisance rénale sévère en cas de traitement par imipénème ou méropénème (espacement des prises) et en cas d'épuration extrarénale.

Surveillance

- Manifestations d'hypersensibilité ou allergiques graves survenant dans les minutes après l'administration : rechercher un prurit, une urticaire, un œdème de Quincke, voire des signes de choc anaphylactique (baisse de la PA, dyspnée, troubles de la conscience pouvant aller jusqu'à l'arrêt cardiorespiratoire).

- Signes d'intolérance digestive : nausées, diarrhée, vomissements, candidoses.
- Point de ponction : signes inflammatoires, phlébite.
- Convulsions (imipénème).
- Efficacité du traitement : apyrexie, guérison clinique du foyer infectieux, normalisation du bilan biologique.

Modalités d'administration

- **Interrogatoire systématique du patient ou de la famille sur une éventuelle «allergie aux pénicillines» au sens large avant toute administration.**
- Ertapénème : IV sur 30 minutes.
- Pour chaque administration d'antibiotique, se référer au RCP du *Vidal* pour vérifier les incompatibilités des différents traitements du patient.

À éviter

Icompatibilité pour imipénème : Ringer lactate.

Conseils au patient/à la famille

- Suivre la posologie et la durée de prescription. Pas d'automédication.
- Reconsulter un médecin si persistance de la fièvre ou des signes infectieux.

127. Fluoroquinolones

Objectif(s) du traitement

Éradication d'un foyer infectieux bactérien.

Propriété(s)

- Effet bactéricide.
- Action additive avec les bêtalactamines.

Mécanisme(s) d'action

Inhibition de la topo-isomérase II et de l'ADN-gyrase bactériennes empêchant la synthèse de l'ADN bactérien.

Principaux médicaments

DCI (spécialité)	Forme galénique et dosage	Voie	Posologie usuelle
Norfloxacine (Noroxine®)	Cp. 400 mg	*Per os*	400 mg × 2/j
Ofloxacine (Oflocet®)	Cp. 200 mg	*Per os*	200 mg × 2/j
	Sol. inject. 200 mg/40 mL	IV	200 mg × 2 à 3/j
Ciprofloxacine (Ciflox®)	Cp. 250, 500 ou 750 mg Susp. buv. 500 mg/5 mL	*Per os*	250 à 750 mg × 2/j
	Sol. inject. 200 mg/100 mL ou 400 mg/200 mL	IV	200 à 400 mg × 2 à 3/j
Lévofloxacine (Tavanic®)	Cp. 500 mg	*Per os*	500 mg × 1 à 2/j
	Sol. inject. 500 mg/100 mL	IV	

Indications

- Norfloxacine :
  - cystite aiguë simple ou compliquée en 2e intention (3 à 5 jours);
  - infection gonococcique non compliquée;
  - prévention d'infection du liquide d'ascite.
- Ofloxacine :
  - pyélonéphrite aiguë compliquée ou non;
  - prostatite aiguë;

Méga Guide Pharmaco Infirmier

- infections digestives, biliaires ;
- fièvre typhoïde ;
- shigelloses, etc.
- Ciprofloxacine : infections nosocomiales (notamment à *Pseudomonas aeruginosa*).
- Lévofloxacine : infections ORL, respiratoires et infections biliaires.

Contre-indications

- Hypersensibilité connue aux quinolones.
- Déficit en glucose-6-phosphate-deshydrogénase (déficit héréditaire enzymatique ou favisme).
- Grossesse, allaitement.
- Périodes de fortes poussées de croissance dans la population pédiatrique.
- Précautions d'emploi :
  - insuffisants rénaux et hépatiques, sujet âgé, allongement congénital ou iatrogène du QT ;
  - facteurs prédisposant à la survenue d'un anévrisme et d'une dissection aortique (dont l'hypertension artérielle et l'athérosclérose).

Interactions médicamenteuses

- Lévofloxacine + antiarythmiques de classes 1a et 3 : **association déconseillée**. Risque de torsades de pointes.
- Avec les antivitamines K : **à prendre en compte**. Augmentation du risque hémorragique.
- Avec les sels de fer, le sucralfate, le zinc : **à prendre en compte**. Prendre à plus de 2 heures d'intervalle des fluoroquinolones car diminution de leur absorption.
- Avec la corticothérapie : **à prendre en compte**. Majoration du risque de tendinopathie, voire de rupture tendineuse (exceptionnelle), en particulier chez les patients âgés.
- Avec l'acide mycophénolique : **à prendre en compte**. Diminution des concentrations de l'acide mycophénolique d'environ un tiers, avec risque potentiel de baisse d'efficacité.
- Ciprofloxacine + phénytoïne (et par extrapolation, fosphénytoïne) : **à prendre en compte**. Variations importantes des concentrations plasmatiques de phénytoïne et fosphénytoïne.

Principaux effets indésirables

- Manifestations d'hypersensibilité ou allergiques.
- Effets indésirables digestifs très fréquents : anorexie, diarrhée, nausées, vomissements, modification du goût.

- Troubles neurologiques : céphalées, vertiges, somnolence et plus rarement, agitation, convulsions (surtout chez la personne âgée ou insuffisante rénale).
- Tendinopathies (le plus souvent bilatérales et allant jusqu'à la rupture du tendon).
- Anémie hémolytique aiguë (en cas de déficit en glucose-6-phosphate-deshydrogénase).
- Anévrisme vasculaire et dissection aortique.

En pratique clinique

Conduite du traitement

- Le mode d'administration (*per os*, IV, IM) et la durée de traitement sont déterminés par la bactérie responsable de l'infection, le site infectieux, la gravité initiale et les comorbidités du patient.
- Adapter secondairement l'antibiothérapie aux résultats des prélèvements bactériologiques et de l'antibiogramme.

Surveillance

- Signes d'intolérance digestive : nausées, diarrhée, vomissements, modification du goût.
- Autres effets indésirables : toxicité neurologique, tendinopathie (questionner le patient car effet indésirable pouvant être sévère, précoce et nécessitant l'arrêt du traitement).
- Efficacité du traitement : apyrexie, guérison clinique du foyer infectieux, normalisation du bilan biologique.

Modalités d'administration

- Traitement *per os* en même temps ou à distance des repas.
- Traitement IV en perfusion sur 30 à 60 minutes.
- Pour chaque administration d'antibiotique, se référer au RCP du *Vidal* pour vérifier les incompatibilités des différents traitements du patient (classe médicamenteuse présentant de nombreuses interactions médicamenteuses).

À éviter

- Administration *per os* en même temps qu'un produit lacté (diminution de l'absorption).
- Administration d'un antiacide topique car diminution de l'absorption de la fluoroquinolone *per os*.
- Incompatibilité pour ofloxacine : héparine.
- Incompatibilité pour iprofloxacine : bicarbonate de sodium.

Conseils au patient/à la famille

- Respecter la posologie et la durée de prescription. Pas d'automédication.
- Expliquer la survenue fréquente d'effets indésirables intestinaux.
- Signaler toute sensation douloureuse inhabituelle au niveau de la cheville et en particulier au tendon calcanéen (tendon d'Achille).
- Informer le patient sur le risque d'anévrisme et de dissection aortiques. Nécessité d'une consultation médicale en urgence en cas d'apparition brutale d'une douleur intense abdominale, thoracique ou dorsale.
- Reconsulter un médecin en cas de persistance de la fièvre et/ou des signes infectieux.

128. Aminosides

Objectif(s) du traitement

Éradication d'un foyer infectieux bactérien (tableau infectieux sévère ou à bactéries multirésistantes).

Propriété(s)

- Bactéricidie rapide concentration-dépendante.
- Effet post-antibiotique marqué : maintien de la suppression de la croissance bactérienne, même après élimination de l'antibiotique.
- Toujours utilisé en association à d'autres antibiotiques.

Mécanisme(s) d'action

Fixation à la sous-unité 30S des ribosomes entraînant une perturbation de la synthèse protéique et une altération de la membrane bactérienne.

Principaux médicaments

DCI (spécialité)	Forme galénique et dosage	Voie	Posologie usuelle
Streptomycine (Streptomycine Panpharma®)	Poudre pour sol. inject. 1 g	IV	15 mg/kg/j en une dose unique journalière
Gentamicine (Gentamicine Panpharma®)	Sol. inject. 10 mg/1 mL, 40, 80 ou 160 mg/2 mL	IV	3 à 8 mg/kg en une dose unique journalière
Amikacine (Amiklin®)	Poudre pour sol. inject. 250 ou 500 mg, 1 g	IV	15 à 30 mg/kg/j en une dose unique journalière

Indications

- Infections graves à bactéries Gram positif et négatif.
- Traitements probabilistes des infections à risque : infections nosocomiales tardives, infections sur corps étrangers, infections chez le neutropénique.

Méga Guide Pharmaco Infirmier

- Listériose et méningites à *Listeria monocytogenes*.
- Streptomycine : tuberculose très bacillifère, brucellose, tularémie, peste.

Contre-indications

- Hypersensibilité connue aux aminosides.
- Myasthénie.
- Précautions d'emploi : patient insuffisant rénal et personne âgée.

Interactions médicamenteuses

- Avec l'ataluren (traitement de la myopathie de Duchenne) : **contre-indication.** Risque de potentialisation de la toxicité rénale de l'aminoside.
- Avec la polymyxine B : **association déconseillée.** Addition des effets néphrotoxiques.
- Avec la céfalotine : **précaution d'emploi.** Augmentation de la néphrotoxicité des aminosides.
- Avec la ciclosporine, le tacrolimus : **à prendre en compte.** Majoration du risque néphrotoxique (effet synergique).
- Avec les diurétiques de l'anse : **à prendre en compte.** Augmentation des risques néphrotoxiques et ototoxiques de l'aminoside (insuffisance rénale fonctionnelle liée à la déshydratation entraînée par le diurétique).
- Avec les curares : **à prendre en compte.** Potentialisation des curares lorsque l'antibiotique est administré par voie parentérale et/ou péritonéale avant, pendant ou après l'agent curarisant.

Principaux effets indésirables

- Néphrotoxicité (habituellement réversible).
- Ototoxicité vestibulaire puis cochléaire (irréversible).
- Rash, urticaire.

En pratique clinique

Conduite du traitement

- Le choix de l'aminoside doit prendre en compte l'espèce bactérienne identifiée ou suspectée, son spectre de résistance à l'antibiogramme, les propriétés physicochimiques propres à chaque molécule, le site d'infection et les comorbidités du patient.

▸

- Les aminosides sont indiqués :
  - en début de traitement quand l'inoculum est élevé ;
  - pour une durée ≤ 5 jours, en raison des risques de survenue d'effets indésirables graves.
- Administration en 1 seule prise/j.

Surveillance

- Dosage de la concentration plasmatique en pic : prélèvement sanguin 30 minutes après la fin de la perfusion en début de traitement, et à chaque injection chez les patients sévères (chocs septiques, brûlés, neutropéniques).
- Dosage de la concentration résiduelle avant l'injection suivante si patients sévères, insuffisance rénale ou durée de traitement > 5 jours.
- Néphrotoxicité : surveillance de la créatinine.
- Ototoxicité.

Modalités d'administration

- Voie IV en perfusion sur 30 minutes.
- Pour chaque administration d'antibiotique, se référer au RCP du *Vidal* pour vérifier les incompatibilités des différents traitements du patient (classe thérapeutique présentant de nombreuses interactions médicamenteuses).

Conseils au patient/à la famille

Signaler tout trouble ou sensation de déficit auditif au cours du traitement (nécessitant un arrêt du traitement).

129. Tétracyclines

Objectif(s) du traitement

Éradication d'un foyer infectieux bactérien ou parasitaire.

Propriété(s)

- Effet bactériostatique.
- Large spectre antibactérien.
- Taux élevé de résistance bactérienne dû à leur usage très large par le passé (chez les hommes) et actuellement (premier antibiotique prescrit chez les animaux).

Mécanisme(s) d'action

Fixation à la sous-unité 30S des ribosomes bactériens entraînant une perturbation de la synthèse protéique et une altération de la membrane bactérienne.

Principaux médicaments

DCI (spécialité)	Forme galénique et dosage	Voie	Posologie usuelle
1re génération			
Lymécycline (Tétralysal®)	Gél. 150 ou 300 mg	*Per os*	300 mg × 2/j
2e génération			
Doxycycline (Vibramycine®, Grandudoxy®, Tolexine®)	Cp. 100 mg	*Per os*	200 mg × 1/j
Doxycycline (Vibraveineuse®)	Sol. inject. 100 mg/5 mL	IV	200 mg × 1/j

Indications

- Infections à *Chlamydia trachomatis* ou mycoplasmes.
- Infections à germes atypiques : leptospirose, rickettsiose, fièvre Q, maladie de Lyme, brucellose, mycobactéries atypiques.

- Traitement de l'acné : *Propionibacterium acnes*.
- Doxycycline : prophylaxie antipalustre dans les zones de résistance importante.

Contre-indications

- Hypersensibilité connue aux tétracyclines.
- Grossesse, allaitement.
- Enfant <8 ans (atteinte osseuse et dentaire).
- Déficit en glucose-6-phospate-deshydrogénase (G6PD).
- Association aux rétinoïdes (dérivés de la vitamine A).
- Précautions d'emploi : insuffisance rénale ou hépatique.

Interactions médicamenteuses

- Avec les rétinoïdes, la vitamine A (apport > 10 000 UI/j) : **contre-indication**. Risque d'hypertension intracrânienne.
- Avec le fer, le zinc, le calcium ou le lait : **précaution d'emploi**. Diminution de l'absorption digestive des cyclines donc à prendre à au moins 2 heures d'intervalle.
- Avec les antivitamines K : **précaution d'emploi**. Augmentation de l'effet hémorragique.

Principaux effets indésirables

- Photosensibilisation majeure.
- Manifestations allergiques.
- Manifestations digestives : nausées, vomissements, candidoses.
- Nécrose de l'œsophage.
- Colite pseudo-membraneuse à *Clostridium difficile.*

En pratique clinique

Conduite du traitement

Le mode d'administration (*per os*, IV, IM) et la durée de traitement sont déterminés par la bactérie responsable de l'infection, le site infectieux, la gravité initiale et les comorbidités du patient.

Surveillance

- Respect des consignes de prises et d'observance.
- Manifestations allergiques.
- Manifestations digestives.
- Efficacité du traitement : apyrexie, guérison clinique du foyer infectieux, normalisation du bilan biologique.

- Chez les patients sous AVK : surveillance de la survenue de saignement clinique et fréquence plus élevée des contrôles d'INR.

Modalités d'administration

- Traitement *per os* en dehors (lymécycline) ou durant (doxycycline) les repas.
- Avec de l'eau (jamais de lait, car diminue l'absorption).
- En position assise ou debout (attendre 30 minutes avant de s'allonger, sinon risque de nécrose de l'œsophage).
- Vibraveineuse® : administration par voie IV en perfusion sur 1 heure minimum après dilution dans 250 à 500 mL de NaCl 0,9 % ou de glucose 5 %.
- Pour chaque administration d'antibiotique, se référer au RCP du *Vidal* pour vérifier les incompatibilités des différents traitements du patient.

À éviter

- Prise concomitante d'un traitement antiacide (diminution de l'absorption).
- Exposition au soleil.

Conseils au patient/à la famille

- Vérifier la compréhension des modalités d'administration : en dehors (lymécycline) ou durant (doxycycline) les repas, sans laitage, en position assise ou debout.
- Pas d'exposition solaire.
- Respecter la posologie et la durée de prescription. Pas d'automédication.
- Respecter la date de péremption impérativement (risque de toxicité rénale en cas d'utilisation d'une molécule dégradée par le temps).
- Reconsulter un médecin en cas de persistance de la fièvre et/ou des signes infectieux.

130. Sulfamides antibactériens

Objectif(s) du traitement

Éradication d'un foyer infectieux bactérien ou parasitaire.

Propriété(s)

- Effet bactériostatique.
- Effet bactéricide à très fortes concentrations.
- Association synergique avec des inhibiteurs de la dihydrofolate-réductase (DHFR) tels que le triméthoprime ou la pyriméthamine.

Mécanisme(s) d'action

Inhibition d'une enzyme microbienne (dihydrofolate-synthétase) de la voie métabolique de l'acide folique (cofacteur de la synthèse des bases de l'ADN).

Principaux médicaments

DCI (spécialité)	Forme galénique et dosage	Voie	Posologie usuelle
Sulfaméthizol (Rufol®)	Cp. 100 mg	*Per os*	200 mg × 3/j
Cotrimoxazole = sulfaméthoxazole + triméthoprime (Bactrim®)	Cp. 400/80 mg Cp. 800/160 mg (Bactrim Forte®)	*Per os*	400 à 800 mg × 1 à 3/j
	Sol. inject. 400/80 mg/5 mL	IV	800 mg × 2 à 3/j

Indications

- Sulfaméthizol : infections urinaires basses à colibacille non compliquées.
- Cotrimoxazole :
  - infections urinaires, pulmonaires, choléra, shigellose ;
  - toxoplasmose grave de l'adulte sain ou immunodéprimé ;
  - pneumocystose en traitement curatif ou prophylactique (chez le patient VIH notamment).

Méga Guide Pharmaco Infirmier

Contre-indications

- Hypersensibilité aux sulfamides.
- Grossesse et allaitement.
- Hémopathies.
- Insuffisances rénale ou hépatique sévères.
- Déficit en G6PD.
- Bactrim Forte® non indiqué chez l'enfant <12 ans.

Interactions médicamenteuses

Tous les sulfamides

- Avec les antivitamines K : **association déconseillée**. Augmentation importante du risque hémorragique.
- Avec la phénytoïne : **association déconseillée**. Augmentation des concentrations plasmatiques de phénytoïne jusqu'à des valeurs toxiques.

Cotrimoxazole (sulfaméthoxazole + triméthoprime)

- Avec le méthotrexate : **contre-indication**. Augmentation de la toxicité hématologique du méthotrexate (diminution de son excrétion rénale ainsi qu'effet antifolate par inhibition de la dihydrofolate-réductase).
- Avec le répaglinide : **association déconseillée**. Risque d'augmentation des concentrations plasmatiques de répaglinide.
- Avec la pyriméthamine : **précaution d'emploi**. Risque d'anémie mégaloblastique, plus particulièrement à fortes doses des deux produits.
- Avec la ciclosporine : **à prendre en compte**. Risque d'augmentation de la créatininémie avec diminution possible des concentrations sanguines de ciclosporine.

Principaux effets indésirables

- Toxicité hématologique : neutropénie, thrombocytopénie, anémie pouvant aller jusqu'à l'aplasie médullaire.
- Manifestations allergiques : cutanées pouvant aller jusqu'au syndrome de Lyell (nécrolyse épidermique toxique), DRESS; photosensibilisation, œdème de Quincke, choc anaphylactique.
- Troubles gastro-intestinaux : nausées, vomissements, diarrhée.
- Calculs rénaux avec coliques néphrétiques.
- Triméthoprime : carence en folate avec troubles hématologiques.

En pratique clinique

Conduite du traitement

La molécule, le mode d'administration (*per os*, IV, IM) et la durée de traitement sont déterminés par le traitement prophylactique ou curatif, l'agent responsable de l'infection, le site infectieux, la gravité initiale et les comorbidités du patient.

Surveillance

- Manifestations allergiques systémiques.
- Manifestations cutanées : un simple érythème diffus peut rarement mais possiblement évoluer en syndrome de Lyell.
- Bactrim® : NFS régulièrement durant tout le traitement en cas de traitement prolongé ou itératif du sujet âgé ou du sujet carencé en folates.
- Efficacité du traitement curatif : apyrexie, guérison clinique du foyer infectieux, normalisation du bilan biologique.

Modalités d'administration

- Interrogatoire systématique du patient ou de la famille sur une éventuelle allergie aux sulfamides avant toute administration.
- Supplémentation en folates en cas de traitement prolongé par Bactrim®.
- Si traitement par un sulfamide seul : apports hydriques importants + alcalinisation des urines par consommation recommandée d'eau de Vichy pour limiter le risque de calculs rénaux.
- Bactrim® injectable : administration par voie IV par perfusion sur 1 heure (maximum 1 h 30) ; fin de perfusion au plus tard 6 heures après dilution de l'ampoule (problème de stabilité).
- Pour chaque administration d'antibiotique, se référer au RCP du *Vidal* pour vérifier les incompatibilités des différents traitements du patient.

À éviter

Exposition au soleil.

Conseils au patient/à la famille

- Compréhension des consignes de prises (boire beaucoup, ne pas s'exposer au soleil, supplémentation folique si indiquée).
- Surveillance de la survenue d'effets indésirables (cutanés, rénaux, bilan biologique si nécessaire).
- Respecter la posologie et la durée de prescription. Pas d'automédication.
- En cas de traitement par sulfamide à visée prophylactique : consulter devant tout symptôme évocateur de la pathologie : fièvre, toux, troubles neurologiques, etc.

131. Macrolides et apparentés

Objectif(s) du traitement

Éradication d'un foyer infectieux bactérien.

Propriété(s)

- Bactériostatique à faible concentration.
- Bactéricide à haute concentration sur certaines espèces bactériennes.
- Uniquement actif sur les bactéries à Gram positif (p. ex. : strepto-coques, staphylocoques méticilline-sensibles, bactéries intracellu-laires comme mycoplasme ou *Chlamydia*).

Mécanisme(s) d'action

Liaison réversible à la sous-unité 50S des ribosomes empêchant l'élon-gation de la chaîne peptidique, et donc la synthèse des protéines bacté-riennes ARN-dépendantes.

Principaux médicaments

DCI (spécialité)	Forme galénique et dosage	Voie	Posologie usuelle
Macrolides			
Érythromycine (Érythrocyte®, Ery®)	Cp. 500 mg Granulés pour sirop : 250 ou 500 mg/5 mL	*Per os*	1 g × 2 à 3/j
	Poudre pour sol. inject. 0,5 ou 1 g	IV	1 g × 2/j
Spiramycine (Rovamycine®)	Cp. 1,5 ou 3 MUI	*Per os*	6 MUI/j en 2 à 3 prises
	Poudre pour sol. inject. 1,5 MUI	IM, IV	1,5 MUI × 3/j
Azithromycine (Zithromax®)	Cp. 250 mg Susp. buv. 40 mg/mL	*Per os*	500 mg/j ou monodose : 1 g en une prise

DCI (spécialité)	Forme galénique et dosage	Voie	Posologie usuelle
Lincosamides			
Clindamycine (Dalacine®)	Gél. 75, 150 ou 300 mg	*Per os*	150 à 600 mg × 2 à 4/j
	Sol. inject. 600 mg/4 mL ou 900 mg/6 mL	IM IV	
Synergistines			
Pristinamycine (Pyostacine®)	Cp. 250 ou 500 mg	*Per os*	1 g × 2 à 3/j

Indications

Macrolides

- Infections communautaires en 1re ou en 2e intention après les bêtalactamines si le germe est résistant ou s'il existe une contre-indication :
  - infections ORL après antibiogramme ;
  - infections respiratoires : pneumopathies non graves ou à germes atypiques (*Legionella pneumophila*, *Chlamydia trachomatis*) ;
  - infections génitales (monodose) : gonocoque, *Chlamydia trachomatis.*

Lincosamides

- Infections graves à Gram positifs, infections bronchopulmonaires, ostéoarticulaires.

Synergistines

- Infections bronchopulmonaires, cutanées ou des tissus mous à staphylocoques.

Contre-indications

- Hypersensibilité aux macrolides ou apparentés.
- Grossesse, allaitement.
- Allongement congénital du QT.
- Macrolides : insuffisance hépatocellulaire.
- Précautions d'emploi : insuffisance rénale (réduction de posologie).

Interactions médicamenteuses

Certains macrolides (clarithromycine, érythromycine, télithromycine) possèdent la capacité d'inhiber fortement le CYP3A4, une enzyme qui intervient dans le métabolisme de nombreux médicaments. Lorsque l'activité de cette enzyme est inhibée, elle n'est plus en mesure de métaboliser le médicament qui va alors s'accumuler. Si la marge thérapeutique de ce médicament est étroite et s'il n'y a pas d'autre voie métabolique efficace, le risque d'observer une interaction cliniquement significative devient élevé (liste non exhaustive) :

- **associations contre-indiquées** : ergot de seigle, alfusozine, dapoxétine, dompéridone, dronédarone, ivabradine, lomitapide, quétiapine ;
- **associations déconseillées** : apixaban, halofantrine, irinotécan, oxycodone ;
- **précautions d'emploi** : alfentanil, inhibiteurs calciques, docétaxel, sufentanil.

Principaux effets indésirables

- Troubles gastro-intestinaux : nausées, vomissements, diarrhée, inconfort abdominal.
- Colite pseudo-membraneuse (fréquente avec les lincosamides et les synergystines).
- Troubles hépatiques : augmentation des phosphatases alcalines et transaminases, ictère, voire hépatite cholestatique immunoallergique.
- Manifestations allergiques : du rash cutané au choc anaphylactique.
- Pristinamycine : pustulose.

En pratique clinique

Conduite du traitement

Le mode d'administration (*per os*, IV, IM) et la durée de traitement sont déterminés par les recommandations d'experts, la bactérie responsable de l'infection et son spectre de résistance à l'antibiogramme, le site infectieux, la gravité initiale et les comorbidités du patient.

Surveillance

- Signes d'intolérance digestive : inconfort, nausées, diarrhée, vomissements.
- Manifestations allergiques.
- Efficacité du traitement : apyrexie, guérison clinique du foyer infectieux, normalisation du bilan biologique.

▶

Modalités d'administration

- Pristinamycine : à la fin des repas (limite la sensation de pesanteur gastrique).
- Voie IV en perfusion sur 1 heure minimum ou par seringue électrique sur 24 heures (risque de torsades de pointes).
- Macrolides *per os* : pendant le repas pour augmenter la biodisponibilité.
- Pour chaque administration d'antibiotique, se référer au RCP du *Vidal* pour vérifier les incompatibilités des différents traitements du patient (classe médicamenteuse présentant de nombreuses interactions médicamenteuses).

Conseils au patient/à la famille

- Respecter la posologie et la durée de prescription. Pas d'automédication.
- Reconsulter un médecin si persistance de la fièvre et/ou des signes infectieux.

132. Glycopeptides

Objectif(s) du traitement

Éradication d'un foyer infectieux bactérien.

Propriété(s)

- Effet bactéricide lent temps-dépendant.
- Actifs sur les bactéries à Gram positif (p. ex. : streptocoques, pneumocoques, staphylocoques méticilline résistants, *C. difficile*).

Mécanisme(s) d'action

Fixation sur un précurseur du peptidoglycane (élément principal de la structure bactérienne) et par encombrement stérique inhibition des dernières étapes de sa synthèse.

Principaux médicaments

DCI (spécialité)	Forme galénique et dosage	Voie	Posologie usuelle
Vancomycine (Vancocine®)	Poudre pour sol. inject. 125, 250, 500 ou 1 000 mg	IV	30 mg/kg/j en 2 à 4 inj., ou en IVSE sur 24 heures
Teicoplanine (Targocid®)	Poudre pour sol. inject. 100, 200 ou 400 mg	IV	Dose de charge : 400 à 800 mg toutes les 12 heures pendant 3 à 5 doses. Dose d'entretien : 6–12 mg/kg/j

Indications

- Infections graves à cocci Gram positif résistants aux bêtalactamines (p. ex. : SARM) ou en cas d'allergie sévère aux bêtalactamines.
- Colite pseudo-membraneuse sévère à *Clostridium difficile* ou échec du métronidazole (administration *per os*).

Contre-indications

- Hypersensibilité connue à la vancomycine.
- Grossesse (1er trimestre), allaitement.
- Précautions d'emploi : insuffisance rénale et patients de réanimation (dosage des concentrations plasmatiques recommandé).

Interactions médicamenteuses

- Avec les médicaments ayant une toxicité rénale (produits de contraste iodés, aciclovir, tacrolimus, amphotéricine B, colistine, etc.) : **précaution d'emploi**. Augmentation du risque de néphrotoxicité. Renforcer la surveillance biologique rénale.
- Avec les médicaments ayant une ototoxicité (amikacine, oxaliplatine, tobramycine) : **à prendre en compte**. Risque d'atteinte cochléovestibulaire. Renforcer la surveillance de la fonction auditive.

Principaux effets indésirables

- Néphrotoxicité.
- Allergie (immédiate ou retardée).
- Toxicité cutanée : érythème de la face, du cou et du tronc (*red man syndrome*) en cas de perfusion trop rapide.
- Ototoxicité (réversible ou non).
- Phlébites au point de ponction.

En pratique clinique

Conduite du traitement

La durée de traitement est déterminée par la bactérie responsable de l'infection, le site infectieux, la gravité initiale et les comorbidités du patient.

Surveillance

- Manifestations cutanées lors de la perfusion, hypotension artérielle, état de choc, voire arrêt cardiorespiratoire.
- Réactions d'hypersensibilité ou allergiques.
- Dosage de la concentration plasmatique résiduelle (avant l'administration d'une dose) ou de la concentration plasmatique à l'équilibre (perfusion continue), afin d'éviter une accumulation et une aggravation de la toxicité.
- Perte d'audition.
- Fonction rénale : urée, créatinine.
- Point de ponction : signes inflammatoires, phlébite.

Modalités d'administration

- Voie IV en perfusion sur 1 heure minimum (risque de réactions d'hypersensibilité) ou par seringue électrique sur 24 heures.
- Colite pseudo-membraneuse sévère à *Clostridium difficile* : administration de la forme injectable *per os* (effet local au niveau du tube digestif), 3–4 fois/j pendant 10 jours.

- Pour chaque administration d'antibiotique, se référer au RCP du *Vidal* pour vérifier les incompatibilités des différents traitements du patient.

À éviter

- Dépasser une concentration maximale de 10 mg/mL de vancomycine dans la seringue ou la poche en raison du risque de précipitation ou de toxicité veineuse.
- Incompatibilité pour la vancomycine : héparine (incompatible), rifampicine, ceftazidime et fosfomycine (précipitation).
- Associer la vancomycine à un autre traitement ototoxique ou néphrotoxique.

Conseils au patient/à la famille

Signaler toute modification de l'acuité auditive.

133. Nitro-5-imidazolés

Objectif(s) du traitement

Éradication d'une infection bactérienne ou de certaines parasitoses.

Propriété(s)

- Effet bactéricide concentration-dépendant.
- Actifs sur les germes anaérobies.

Mécanisme(s) d'action

Transformation par la machinerie enzymatique bactérienne ou parasitaire en dérivés réduits toxiques entraînant une dissociation des brins d'ADN.

Principaux médicaments

DCI (spécialité)	Forme galénique et dosage	Voie	Posologie usuelle
Métronidazole (Flagyl®)	Cp. 250 ou 500 mg	*Per os*	500 mg × 3/j
	Ovule gynécologique 500 mg	Intravaginale	1 ovule/j
	Sol. inject. 500 mg/100 mL	IV	500 mg × 3 à 4/j
Ornidazole (Tibéral®)	Cp. 500 mg	*Per os*	500 mg × 2/j
	Sol. inject. 500 mg/3 mL ou 1 g/6 mL	IV	1 à 1,5 g/j

Indications

- Infections à germes anaérobies, notamment métronidazole dans la colite pseudo-membraneuse à *Clostridium difficile* non grave.
- Certaines parasitoses : amibiase, trichomonase, giardiase.
- Vaginites non spécifiques.

Contre-indications

- Hypersensibilité aux imidazolés.
- Ataxie (troubles de la coordination) ou neuropathie périphérique.
- Grossesse (1er trimestre) et allaitement.

Méga Guide Pharmaco Infirmier

Interactions médicamenteuses

Tous les nitro-5-imidazolés

- Avec les antivitamines K : **précaution d'emploi**. Augmentation du risque hémorragique par diminution de son métabolisme hépatique.
- Avec le fluorouracile (anticancéreux) : **à prendre en compte**. Augmentation de la toxicité du fluorouracile par diminution de sa clairance.

Métronidazole

- Avec le busulfan (anticancéreux) : **association déconseillée**. Augmentation des concentrations plasmatiques de busulfan.
- Avec le disulfirame : **association déconseillée**. Risque d'épisodes de psychose aiguë ou d'état confusionnel, réversibles à l'arrêt.
- Avec le lithium : **précaution d'emploi**. Augmentation de la lithémie pouvant atteindre des valeurs toxiques, avec signes de surdosage en lithium.
- Avec la rifampicine (ou autres inducteurs enzymatiques) : **précaution d'emploi**. Diminution des concentrations plasmatiques du métronidazole par augmentation de son métabolisme hépatique.

Principaux effets indésirables

- Manifestations digestives : nausées, vomissements, goût métallique.
- Troubles neurologiques :
  - céphalées, vertiges, somnolence ;
  - polynévrites en cas de traitements prolongés ou répétés ;
  - effet antabuse en cas de consommation concomitante d'alcool (céphalées pulsatiles, vertige, bouffées vasomotrices, lipothymie, ataxie).

En pratique clinique

Conduite du traitement

La molécule, le mode d'administration (*per os*, IV, intravaginale) et la durée de traitement sont déterminés par la bactérie responsable de l'infection, le site infectieux, la gravité initiale et les comorbidités du patient.

Surveillance

- Manifestations d'hypersensibilité ou allergiques.
- Manifestations digestives : nausées, vomissements, goût métallique.
- Manifestations neurologiques : interrompre le traitement en cas d'ataxie, vertiges, confusion mentale.

- Surveillance d'un traitement par AVK : signes cliniques de saignement, fréquence des contrôles de l'INR augmentée.
- Efficacité du traitement : apyrexie, guérison clinique du foyer infectieux, normalisation du bilan biologique.

Modalités d'administration

- Flagyl® : voie IV en perfusion sur 30 à 60 minutes.
- Tibéral® : voie IV en perfusion après dilution d'une ampoule de 3 mL dans 50 à 125 mL de glucose 5 % ou de NaCl 0,9 %, ou d'une ampoule de 6 mL dans 100 à 250 mL.
- Pour chaque administration d'antibiotique, se référer au RCP du *Vidal* pour vérifier les incompatibilités des différents traitements du patient.

Conseils au patient/à la famille

- Flagyl® ovule gynécologique : conseiller une administration le soir au coucher.
- Informer des effets indésirables possibles fréquents ou nécessitant une consultation (troubles neurologiques).
- Respecter la posologie et la durée de prescription. Pas d'automédication.
- Reconsulter un médecin en cas de persistance de la fièvre et/ou des signes infectieux.

134. Polymyxines E

Objectif(s) du traitement

Éradication d'un foyer infectieux responsable d'un syndrome infectieux modéré à sévère, à germe multirésistant.

Propriété(s)

Effet bactéricide concentration-dépendant.

Mécanisme(s) d'action

Effet polycationique interagissant avec les groupes phosphates des lipopolysaccharides de la membrane bactérienne entraînant une augmentation de la perméabilité membranaire, la fuite du contenu intracellulaire, puis la mort de la bactérie.

Principaux médicaments

DCI (spécialité)	Forme galénique et dosage	Voie	Posologie usuelle
Colistine (Colimycine®)	Poudre pour sol. inject. 1 MUI	IV	75 000 à 150 000 UI/kg/j en 1 à 3 prises
	Poudre pour sol. inhalée 1 MUI	Inhalation	1 à 6 MUI/j en 1 à 3 prises

Indications

Infections microbiologiquement documentées dues à des bacilles Gram négatif définis comme sensibles à la colistine, lorsqu'aucun autre antibiotique n'est actif *in vitro* (patients de réanimation ou atteints de mucoviscidose).

Contre-indications

- Hypersensibilité connue à la colistine.
- Myasthénie.

Interactions médicamenteuses

- Avec les curares : **précaution d'emploi**. Potentialisation de l'effet des curares lorsque l'antibiotique est administré par voie parentérale et/ou péritonéale avant, pendant ou après l'agent curarisant.
- Avec les médicaments néphrotoxiques (aciclovir, vancomycine, foscarnet, oxaliplatine, streptomycine, etc.) : **précaution d'emploi**. Risque de majoration de la néphrotoxicité.

Principaux effets indésirables

- Néphrotoxicité (généralement réversible) dose-dépendante et augmentée en cas de durée de traitement prolongée.
- Neurotoxicité dose-dépendante : paresthésies péribuccales, asthénie, vertiges, ataxie, désorientation temporospatiale.
- Manifestations allergiques.
- Troubles gastro-intestinaux : nausées, vomissements.

En pratique clinique

Conduite du traitement

- Il s'agit d'un traitement antibiotique de dernier recours devant être prescrit par un spécialiste en infectiologie. Le mode d'administration et la durée de traitement seront également établis par ce dernier.
- La posologie doit être adaptée en cas d'insuffisance rénale et en cas d'épuration extrarénale.

Surveillance

- Néphrotoxicité : clairance de la créatinine à suivre tout au long du traitement.
- Autres effets indésirables : allergique, neurotoxicité.
- Tolérance des aérosols : confort, toux efficace (permettant une expectoration des sécrétions), absence de bouchons de la sonde d'intubation, etc.
- Efficacité du traitement : apyrexie, guérison clinique du foyer infectieux, normalisation du bilan biologique.

Modalités d'administration

- Voie IV : en perfusion sur 30 à 60 minutes.
- Voie inhalée :
  - solution pour nébulisation préparée extemporanément dans 3 mL d'une solution de NaCl 0,9 % ;
  - administration précédée d'une kinésithérapie respiratoire pour désencombrement bronchique ;
  - en cas de traitement habituel par aérosols de bronchodilatateur et/ou de dornase alfa (Pulmozyme®), ceux-ci doivent être administrés avant.
- Pour chaque administration d'antibiotique, se référer au RCP du *Vidal* pour vérifier les incompatibilités des différents traitements du patient.

À éviter

Association avec d'autres médicaments néphrotoxiques.

135. Fosfomycine

Objectif(s) du traitement

Éradication d'un foyer infectieux bactérien.

Propriété(s)

- Effet bactéricide.
- Voie IV : toujours utilisé en association.

Mécanisme(s) d'action

Inhibition de la pyruvyl-transférase, entraînant le blocage de la formation du peptidoglycane de la paroi bactérienne (permettant sa forme et sa rigidité).

Principaux médicaments

DCI (spécialité)	Forme galénique et dosage	Voie	Posologie usuelle
Fosfomycine (Monuril®)	Granulés pour sol. buv. 3 g	*Per os*	3 g en monodose
Fosfomycine (Fosfocine®)	Poudre pour sol. inject. 1 ou 4 g	IV	8 à 12 g/j en IVSE

Indications

- *Per os* : traitement minute des infections urinaires basses non compliquées de la femme.
- IV : infections ostéoarticulaires, pulmonaires, méningées en fonction des données de l'antibiogramme (principalement SARM, *P. aeruginosa*, BLSE, etc.).

Contre-indications

Hypersensibilité connue à la fosfomycine.

Interactions médicamenteuses

Avec les antivitamines K : **précaution d'emploi**. Augmentation de l'activité des antivitamines K et du risque hémorragique.

Principaux effets indésirables

- Manifestations allergiques cutanées et systémiques.
- Troubles hydroélectrolytiques (hypernatrémie, hypokaliémie).
- Veinite au site d'injection.

En pratique clinique

Conduite du traitement

- À l'exception du traitement minute de l'infection urinaire basse simple, l'usage de cette molécule et la durée de traitement sont définis par un spécialiste en infectiologie.
- La posologie sera adaptée à la fonction rénale du patient.

Surveillance

- Manifestations allergiques cutanées ou systémiques.
- Surveillance de la survenue de manifestations hémorragiques, surveillance rapprochée de l'INR pour les patients sous AVK.
- Ionogramme sanguin plurihebdomadaire (notamment chez le patient âgé ou insuffisant rénal).
- Efficacité du traitement : apyrexie, guérison clinique du foyer infectieux, normalisation du bilan biologique.

Modalités d'administration

- Voie IV en perfusion sur 2 heures ou à la seringue électrique en continu sur 24 heures.
- Traitement *per os* : dilution du sachet monodose dans un demi-verre d'eau, à distance des repas (2–3 heures).
- Pour chaque administration d'antibiotique, se référer au RCP du *Vidal* pour vérifier les incompatibilités des différents traitements du patient.

À éviter

- Incompatibilité : pipéracilline + tazobactam et vancomycine.
- Dilution du NaCl dans la perfusion car déjà 14,4 mmol de sodium pour 1 g de fosfomycine : préférer le G5 %.

Conseils au patient/à la famille

Règles hygiénodiététiques de la prévention des récidives de cystite. En cas de récidives, reconsulter un médecin pour changer d'antibiotique.

136. Quinine

Objectif(s) du traitement

Traitement de l'accès palustre, en particulier en cas de chloroquinorésistance.

Propriété(s)

- Effet schizonticide rapide dans les globules rouges.
- Activité sur toutes les espèces plasmodiales.
- Antipaludéen naturel : alcaloïde extrait des écorces de quinquina.

Mécanisme(s) d'action

Accumulation d'hématine (produit de dégradation de l'hémoglobine) au sein de l'érythrocyte entraînant la lyse du parasite.

Principaux médicaments

DCI (spécialité)	Forme galénique et dosage	Voie	Posologie usuelle
Quinine et alcaloïdes du quinquina (Quinimax®)	Cp. 125 ou 500 mg	*Per os*	375 à 500 mg x 3/j
	Sol. inject. 125 mg/1 mL, 250 mg/2 mL ou 500 mg/4 mL	IM IV	24 mg/kg/j en IVSE ou en discontinu IV ou IM en 2–3 fois/j

En raison d'un risque de nécrose induit par la quinine, la voie IM doit être limitée aux situations où il est impossible de mettre en place une perfusion IV.

Indications

- Voie *per os* : traitement de 2ᵉ intention de l'accès palustre simple à *Plasmodium falciparum*.
- Voie IV :
  - traitement des accès palustres graves en réanimation, en alternative à l'artésunate ;
  - traitement des accès palustres avec vomissements associés.

Contre-indications

- Hypersensibilité connue à la quinine.
- Antécédent de fièvre bilieuse hémoglobinurique.

- Troubles de la conduction cardiaque (n'utiliser la quinine que si indispensable).
- Précautions d'emploi : déficit en glucose-6-phosphate-deshydrogénase (G6PD).

Interactions médicamenteuses

- Quinimax® par voie IV + méfloquine : **association déconseillée**. Risque majoré de survenue de crises épileptiques par addition des effets proconvulsivants.
- Avec la rifampicine : **association déconseillée**. Diminution des concentrations plasmatiques et perte d'efficacité par augmentation de son métabolisme hépatique.
- Avec les inhibiteurs du cytochrome P3A4 (inhibiteurs de protéase du VIH, antifongiques azolés et certains macrolides) : **association déconseillée**. Risque de majoration des effets indésirables de la quinine, notamment troubles du rythme ventriculaire et troubles neurosensoriels.
- Avec la digoxine : **précaution d'emploi**. Augmentation modérée de la digoxinémie.

Principaux effets indésirables

- Cinconchisme (dose-dépendant) : acouphènes, vertiges, céphalées.
- Manifestations allergiques : rash, urticaire, fièvre jusqu'au choc anaphylactique.
- Hypoglycémie par augmentation de la sécrétion d'insuline.
- Nécrose cutanée, indurations fibreuses avec la voie IM.
- Endophlébite (injection IV de produit trop concentré).

Signes de surdosage (concentrations plasmatiques élevées)

- Toxicité cardiovasculaire : troubles de la conduction, troubles du rythme, allongement de l'espace QT.
- Toxicité oculaire : perte passagère de vision par atteinte des cellules rétiniennes.
- Toxicité auditive : altération de l'audition pour des fréquences élevées, acouphènes.
- Toxicité neurologique : vertiges.
- Toxicité hématologique.

En pratique clinique

Conduite du traitement

- Traitement *per os* en 2e intention ou en IV pour les formes graves.
- Surveillance rapprochée indispensable en cas de traitement IV.
- Adaptation des doses à la fonction rénale.

Surveillance

- *Per os* : observance et tolérance du traitement, parasitémie.
- Voie IV :
  - scope (PA, fréquence cardiaque, fréquence respiratoire, saturation), ECG à H0 et à H4, puis quotidien ;
  - glycémie (dextro) horaire pendant la dose de charge puis toutes les 4 heures ;
  - contrôle quotidien de la quininémie en fin de perfusion en cas d'injection discontinue ;
  - parasitémie.

Modalités d'administration

- Voie IV discontinue : IV lente sur 4 heures, dans du G5 % ou du G10 % (limite le risque d'hypoglycémie).
- Voie IM : injection lente et profonde (à limiter aux situations où la voie IV est impossible).

137. Amino-4-quinoléiques

Objectif(s) du traitement

Prophylaxie et traitement des accès palustres chloroquinosensibles.

Propriété(s)

- Effet schizontocide sur les toutes les formes du parasite dans le globule rouge.
- Concentration préférentielle au sein des globules rouges parasités.
- Antipaludéens de synthèse.

Mécanisme(s) d'action

Mode d'action mal connu sur les formes intraérythrocytaires de plasmodium : action probable par une liaison à la ferriprotoporphyrine IX pour produire un complexe toxique pour le parasite.

Principaux médicaments

DCI (spécialité)	Forme galénique et dosage	Voie	Posologie usuelle
Chloroquine (Nivaquine®)	Cp. 100 mg Sirop 25 mg/5 mL	*Per os*	Prophylaxie : 100 mg × 1/j Curatif : 900 mg à J1, puis 300 mg à J2 et à J3

Indications

- Traitement des accès palustres à *Plasmodium vivax*, *P. ovale* et *P. malariae*.
- Traitement des accès simples à *Plasmodium falciparum* en zone sans résistance à la chloroquine.
- Prophylaxie antipalustre en zone 1 chlroquinosensible.

Interactions médicamenteuses

- Avec le citalopram, la dompéridone, l'escitalopram, l'hydroxyzine, la pipéraquine : **contre-indication**. Risque majoré de troubles du rythme ventriculaire, notamment de torsades de pointes.

Méga Guide Pharmaco Infirmier

- Avec les autres médicaments donnant des torsades de pointes : **association déconseillée**. Risque majoré de troubles du rythme ventriculaire, notamment de torsades de pointes.
- Avec la ciclosporine : **précaution d'emploi**. Risque d'augmentation des concentrations sanguines de ciclosporine et de la créatininémie.
- Avec les hormones thyroïdiennes : **précaution d'emploi**. Risque d'hypothyroïdie clinique.
- Avec les médicaments abaissant le seuil épileptogène : **à prendre en compte**. Risque accru de convulsions.

Contre-indications

- Rétinopathies.
- Porphyrie (peut provoquer une crise aiguë).
- Précautions d'emploi : épileptiques, insuffisants rénaux, insuffisants hépatiques, déficit en glucose-6-phosphate-deshydrogénase (G6PD), association aux antiacides (diminution de l'absorption de la chloroquine).

Principaux effets indésirables

Rares : nausées, céphalées.

Signes de surdosage (concentrations plasmatiques élevées)

- Troubles ophtalmologiques (rétinopathies, opacités cornéennes).
- Troubles auditifs (acouphènes, surdité).
- Manifestations cardiovasculaires (allongement de l'espace QT, troubles de la conduction, choc cardiogénique).

En pratique clinique

Conduite du traitement

- Traitement prophylactique de l'accès palustre à débuter 24 heures avant le départ et poursuivre 1 mois après le retour.
- Traitement curatif de l'accès palustre.

Surveillance

- Observance du traitement et signes de surdosage.
- Traitement curatif : contrôle de l'efficacité clinique et de la parasitémie.

Modalités d'administration

À prendre au cours des repas.

▶

Conseils au patient/à la famille

- Éducation thérapeutique générale antipalustre : moustiquaires, spray antimoustiques pour le corps et les textiles, port de vêtements à jambes et manches longues (en particulier le soir).
- Observance thérapeutique essentielle en cas de prophylaxie : poursuivre jusqu'à 4 semaines après le retour de la zone impaludée.
- Pas d'association aux antiacides topiques.
- Information sur les signes de surdosage : troubles visuels, auditifs, malaise, troubles tensionnels.

138. Naphtoquinones

Objectif(s) du traitement

Prophylaxie antipalustre et traitement de l'accès palustre simple à *Plasmodium falciparum*.

Propriété(s)

Effet schizonticide sur toutes les formes du parasite dans le globule rouge.

Mécanisme(s) d'action

- Atovaquone : diminution du transport des électrons au niveau d'un cytochrome mitochondrial des parasites et diminution du potentiel de la membrane de la mitochondrie.
- Proguanil : inhibition de la dihydrofolate-réductase entraînant une diminution de la synthèse des bases de l'ADN parasitaire.

Principaux médicaments

DCI (spécialité)	Forme galénique et dosage	Voie	Posologie usuelle
Atovaquone + proguanil (Malarone®)	Cp. pell. 250/100 mg	*Per os*	Prophylaxie : 1 cp./j Curatif : 4 cp./j en une prise pendant 3 jours

Indications

- Prophylaxie du paludisme en zone de chloroquinorésistance modérée ou élevée.
- Traitement de 1re ligne de l'accès palustre simple à *Plasmodium falciparum* des zones de chloroquinorésistance modérée ou élevée.

Contre-indications

- Hypersensibilité à l'un des constituants.
- Enfant <11 kg.
- Insuffisance rénale sévère en cas de prophylaxie antipalustre.

Interactions médicamenteuses

- Avec l'éfavirenz, le ritonavir, la rifampicine : **association déconseillée**. Diminution des concentrations plasmatiques d'atovaquone.

- Avec le métoclopramide, les tétracyclines, les hormones thyroïdiennes : **précaution d'emploi**. Diminution des concentrations plasmatiques d'atovaquone.
- Avec les antivitamines K : **précaution d'emploi**. Risque hémorragique.
- Avec la rifabutine : **à prendre en compte**. Diminution modérée des concentrations plasmatiques d'atovaquone.

Principaux effets indésirables

- Troubles gastro-intestinaux : nausées, vomissements, douleurs abdominales, diarrhée.
- Troubles neurologiques : céphalées, vertiges.
- Troubles hématologiques : anémie, neutropénie.

En pratique clinique

Conduite du traitement

- Traitement prophylactique de l'accès palustre à débuter 24 à 48 heures avant le départ et à poursuivre 7 jours après le retour.
- Traitement curatif de l'accès palustre.

Surveillance

- Observance du traitement.
- Traitement curatif : contrôle de l'efficacité clinique et de la parasitémie.
- Surveillance de la potentialisation des AVK : saignements cliniques, contrôles plus fréquents de l'INR.

Modalités d'administration

- Traitement *per os* en 1 prise quotidienne, au cours d'un repas ou avec un produit lacté (pour garantir une absorption maximale de l'atovaquone), à heure fixe.
- En cas de vomissements dans l'heure suivant la prise, l'administration de la dose sera renouvelée.

À éviter

Prendre ce traitement prophylactique plus de 3 mois.

Conseils au patient/à la famille

- Prise quotidienne au moment du petit-déjeuner pour éviter les oublis.
- Éducation thérapeutique générale antipalustre : moustiquaires, spray antimoustiques pour le corps et les textiles, port de vêtements à jambes et manches longues (en particulier le soir).
- Observance thérapeutique essentielle en cas de prophylaxie : poursuivre jusqu'à 7 jours après le retour.

139. Dérivés de l'artémisine

Objectif(s) du traitement

Traitement de l'accès palustre simple ou grave à *Plasmodium falciparum*.

Propriété(s)

- Effet schizonticide très important sur toutes les formes du parasite dans les globules rouges.
- 100 fois plus actifs contre le parasite que les autres antipaludéens.
- Actifs sur les souches de *Plasmodium* résistantes aux autres antipaludéens.

Mécanisme(s) d'action

- Artéméther, arténimol : production, au contact de l'hémoglobine, de radicaux libres détruisant les parasites intraérythrocytaires.
- Luméfantrine : blocage de la synthèse des acides nucléiques et des protéines parasitaires (association indispensable pour éviter les résistances).

Principaux médicaments

DCI (spécialité)	Forme galénique et dosage	Voie	Posologie usuelle
Artéméther + luméfantrine (Riamet®)	Cp. 20/120 mg	*Per os*	4 cp. à H0, H8, H24 H36, H48, H60
Arténimol + pipéraquine (Eurartesim®)	Cp. 160/20 ou 320/20 mg	*Per os*	1 à 4 cp./j en fonction du poids pendant 3 jours
Artésunate (Malacef®)*	Poudre pour sol. inject. 60 mg	IV	2,4 mg/kg à H0, H12, H24, puis/24 h

* ATUn : Autorisation temporaire d'utilisation nominative (car pas d'AMM).

Indications

- Artéméther + luméfantrine et arténimol + pipéraquine : traitement de 1re intention des accès palustres simples à *Plasmodium falciparum* des zones à chloroquinorésistance modérée ou importante.
- Artésunate : traitement de 1re intention des accès graves de paludisme à *Plasmodium falciparum*.

Contre-indications

- Hypersensibilité connue à l'artémisine ou à ses dérivés.
- Grossesse (artésunate : sauf si le bénéfice pour la mère est supérieur au risque encouru pour le fœtus).
- Allaitement.
- Spécifiques aux associations artéméther + luméfantrine et arténimol + pipéraquine :
  - antécédents familiaux : allongement de l'espace QTc, antécédents de troubles du rythme cardiaque, de bradycardie, d'insuffisance cardiaque congestive ;
  - hypokaliémie, hypomagnésémie.

Interactions médicamenteuses

Avec les médicaments inhibiteurs enzymatiques (clarithromycine, érythromycine, inhibiteurs de protéases du VIH, itraconazole, kétoconazole, etc.) ou médicaments donnant des torsades de pointes : **association déconseillée**. Risque majoré de troubles du rythme ventriculaire, notamment de torsades de pointes.

Principaux effets indésirables

- Hypersensibilité : rash, urticaire, fièvre, myalgies, arthralgies.
- Troubles gastro-intestinaux : nausées, vomissements, diarrhée, goût amer.
- Troubles cardiaques : palpitations, bradycardie, allongement du QTc (surtout luméfantrine).
- Élévation des transaminases.
- Anémie.

En pratique clinique

Conduite du traitement

- Traitement curatif.
- Artésunate : uniquement dans le cadre d'une hospitalisation.

Surveillance

- Surveillance de l'évolution clinique de l'accès palustre sous traitement : amélioration clinique, survenue de critères de gravité.
- Observance et tolérance du traitement.
- Parasitémie régulière de contrôle.

- Spécifique à l'artésunate :
  - surveillance en réanimation ;
  - bilans biologiques très réguliers recherchant l'amélioration des critères de gravité, ou les effets indésirables éventuels du traitement.

Modalités d'administration

Artésunate :
- dissoudre la poudre dans 1 mL de bicarbonate de sodium (ampoule fournie), agiter jusqu'à obtenir une solution limpide, puis ajouter 5 mL de G5 % pour obtenir une solution de 10 mg/mL ;
- vitesse d'injection de 3 mL/min ;
- relais de traitement *per os* à débuter 72 heures après l'initiation du traitement.

Conseils au patient/à la famille

- Information sur la pathologie, le besoin d'être surveillé en milieu hospitalier.
- Observance du traitement *per os* indispensable.
- Information sur les interactions médicamenteuses et les effets indésirables.
- Artésunate : dans le cadre d'une ATUn, nécessité d'une information au patient sur le bénéfice/risque du traitement avec nécessité d'obtenir son consentement écrit, ou celui de sa personne de confiance si celui du patient est impossible à recueillir.

140. Dérivés benzimidazolés

Objectif(s) du traitement

Traitement d'un grand nombre de parasitoses humaines.

Propriété(s)

- Anthelminthiques.
- Spectre très large.

Mécanisme(s) d'action

Inhibition de la polymérisation des tubulines et de leur incorporation dans les microtubules, bloquant ainsi l'absorption du glucose par les parasites et provoquant leur mort.

Principaux médicaments

DCI (spécialité)	Forme galénique et dosage	Voie	Posologie usuelle
Albendazole (Zentel®)	Cp. 400 mg Susp. buv. 400 mg/10 mL	*Per os*	400 mg en monoprise ou traitement long
Flubendazole (Fluvermal®)	Cp. 100 mg Susp. buv. 2 % (100 mg/c. mesure)	*Per os*	100 mg/j pendant 1 à 3 jours (selon la parasitose)

Indications

- Albendazole : nombreuses parasitoses digestives (anguilluloses, ankylostomoses, échinococcoses alvéolaires, giardiases de l'enfant, hydatidoses, *taeniasis* en cas de parasitoses associées).
- Flubendazole : ascaridiose (autres : ankylostomiase, oxyurose).

Contre-indications

- Hypersensibilité aux dérivés benzimidazolés.
- Grossesse, allaitement.
- Précautions d'emploi (albendazole) : hépatopathies chroniques.

Méga Guide Pharmaco Infirmier

Interactions médicamenteuses

Avec les médicaments inducteurs enzymatiques (anticonvulsivants – carbamazépine, fosphénytoïne, phénobarbital, phénytoïne, primidone – rifampicine, ritonavir, etc.) : **précaution d'emploi**. Diminution importante des concentrations plasmatiques de l'albendazole et de son métabolite actif.

Principaux effets indésirables

- Troubles gastro-intestinaux : nausées, diarrhée, vomissements.
- Hypersensibilité : rash, urticaire pouvant aller jusqu'à l'œdème de Quincke ou au choc anaphylactique.
- Cytolyse hépatique (transitoire à surveiller dans les traitements longs).

En pratique clinique

Conduite du traitement

Traitement minute de certaines parasitoses digestives, à répéter 14 jours plus tard dans certains cas.

Surveillance

- Manifestations allergiques.
- Dosage des transaminases en cas de traitement long.

Modalités d'administration

Prendre au cours des repas.

Conseils au patient/à la famille

Mesures éventuelles associées en fonction des parasitoses : traitements locaux, lavage des mains systématiques après être allé aux toilettes, lavage à température élevée des vêtements et des draps, etc.

141. Ivermectine

Objectif(s) du traitement

Traitement curatif de certaines parasitoses.

Propriété(s)

- Antihelminthiques.
- Activité contre les arthropodes : poux, acariens (gale).

Mécanisme(s) d'action

Fixation sur les canaux chlorures sensibles au glutamate entraînant une hyperpolarisation des cellules nerveuses ou musculaires du parasite, permettant une paralysie des nématodes ou arthropodes, puis leur mort.

Principaux médicaments

DCI (spécialité)	Forme galénique et dosage	Voie	Posologie usuelle
Ivermectine (Stromectol®)	Cp. 3 mg	*Per os*	1 à 6 cp. en monoprise (en fonction du poids du patient)

Indications

- Traitement curatif de la gale sarcoptique humaine.
- Traitement curatif des pédiculoses humaines résistantes aux traitements locaux bien conduits (hors AMM).
- Traitement curatif de l'anguillulose gastro-intestinale, de l'onchocercose et de la filariose lymphatique, de la loase.
- Décontamination digestive systématique des patients venant de zone d'endémie d'anguillulose avant corticothérapie (prévention de l'anguillulose maligne potentiellement mortelle).

Contre-indications

Hypersensibilité à l'ivermectine.

Méga Guide Pharmaco Infirmier

Interactions médicamenteuses

Aucune interaction rapportée.

Principaux effets indésirables

- Hypersensibilité rare mais grave pouvant aller jusqu'au syndrome de Lyell.
- Troubles gastro-intestinaux : nausées, vomissements, douleurs abdominales.
- Exacerbation de prurit transitoire de la gale.
- En cas de parasitémie très élevée (loase, filariose lymphatique) : fièvre, arthralgies, myalgies, insuffisance respiratoire, encéphalite.

En pratique clinique

Conduite du traitement

Prise orale unique, à répéter 1 fois/an pour le traitement de l'onchocercose ou de la loase.

Surveillance

Surveillance uniquement des patients avec parasitémie élevée, en hospitalisation.

Modalités d'administration

Administration *per os* à jeun.

À éviter

Dans les cas de gale :
- partage des serviettes de toilette entre les membres de la même famille ;
- contacts cutanés avec l'entourage.

Conseils au patient/à la famille

Laver le linge de corps et les draps des personnes atteintes par la gale à 50 °C au moins et/ou mettre le linge à sécher en machine et/ou repassage à haute température.

142. Antiviraux antiherpétiques

Objectif(s) du traitement

Prophylaxie ou traitement des infections ou récurrences à *Herpes simplex* virus et varicelle zona virus.

Propriété(s)

- Actifs sur les virus à ADN de la famille des *Herpes* virus.
- Prodrogue activée par des enzymes virales.

Mécanisme(s) d'action

- Après une transformation en dérivés triphosphorylés par des enzymes virales, inhibition de la polymérisation de l'ADN viral et donc de la multiplication du virus.
- Valaciclovir : prodrogue de l'aciclovir.

Principaux médicaments

DCI (spécialité)	Forme galénique et dosage	Voie	Posologie usuelle
Aciclovir (Zovirax®)	Cp. 200 ou 800 mg	*Per os*	200 à 400 mg × 5/j
	Poudre pour sol. inject. 250 ou 500 mg	IV	5 à 15 mg/kg × 3/j
Valaciclovir (Zelitrex®)	Cp. 500 mg	*Per os*	1 à 2 cp./j

Indications

- Valaciclovir :
  - prophylaxie et traitement des récurrences orales ou génitales d'*Herpes simplex* virus de l'immunocompétent ;
  - zona de l'immunocompétent.
- Aciclovir IV :
  - primo-infection herpétique chez le nouveau-né ou chez l'immunodéprimé ;

– lors de gingivostomatite aiguë, lorsque l'incapacité fonctionnelle rend la prise *per os* impossible ;
– zona sévère chez le sujet âgé, chez la femme enceinte en fin de grossesse ou chez l'immunodéprimé ;
– varicelle avec signes de gravité, ou de l'immunodéprimé.

Contre-indications

- Hypersensibilité à l'aciclovir ou au ganciclovir.
- Allaitement.

Interactions médicamenteuses

Avec les médicaments néphrotoxiques (adéfovir, amikacine, amphotéricine B, carboplatine, ciclosporine, méthotrexate, ténofovir, vancomycine, etc.) : **précaution d'emploi**. Risque de majoration de la néphrotoxicité.

Principaux effets indésirables

- Rash cutané.
- Céphalées.
- Nausées et vomissements.
- Insuffisance rénale (réversible en cas de diminution ou d'arrêt du traitement).
- Troubles neurologiques chez l'insuffisant rénal (surdosage) : confusion, agitation, désorientation voire convulsions.

En pratique clinique

Conduite du traitement

La dose doit être adaptée à la fonction rénale du patient.

Surveillance

- Surveillance clinique générale en cas d'hospitalisation : défaillances respiratoire, neurologique, signes d'état de choc.
- Surveillance de l'évolution des lésions cutanées : douleurs, surinfection bactérienne, nécrose.
- Contrôle de la fonction rénale chez le sujet à risque ou en cas d'association à d'autres traitements néphrotoxiques.

Modalités d'administration

- Traitement en IV lente par perfusion sur 1 heure minimum après reconstitution avec du sérum physiologique (10 mL pour 250 mg

▶ d'aciclovir), puis dilution dans du sérum physiologique (concentration maximale 5 mg/mL) : réduction du risque d'insuffisance rénale aiguë.
- Bonne hydratation nécessaire, en particulier chez les personnes âgées, les insuffisants rénaux.

Conseils au patient/à la famille

- Repérer les facteurs favorisant la survenue des récurrences herpétiques : soleil, menstruations, stress, etc.
- Éducation thérapeutique en cas de prophylaxie au long cours.
- Consulter un médecin en cas d'évolution anormale des lésions cutanées : douleurs prolongées, surinfections.

143. Antiviraux anticytomégalovirus

Objectif(s) du traitement

Traitement prophylactique et curatif des infections à cytomégalovirus (CMV).

Propriété(s)

- Actifs sur les virus à ADN de la famille des *Herpes virus*.
- 10 fois plus actifs sur le CMV que l'aciclovir.

Mécanisme(s) d'action

- Après une transformation en dérivés triphosphorylés par des enzymes virales, inhibition de la polymérisation de l'ADN viral et donc de la multiplication du virus.
- Valganciclovir : prodrogue du ganciclovir.

Principaux médicaments

DCI (spécialité)	Forme galénique et dosage	Voie	Posologie usuelle
Ganciclovir (Cymévan®)	Poudre pour sol. inject. 500 mg	IV	5 mg/kg × 2/j
Valganciclovir (Rovalcyte®)	Cp. 450 mg	*Per os*	Prophylaxie : 900 mg × 1/j Curatif : 900 mg × 2/j

La solution injectable de Cymévan® est à reconstituer par la pharmacie sous un isolateur de protection car le ganciclovir est mutagène et irritant pour les muqueuses.

Indications

- Valganciclovir :
  - traitement d'attaque et d'entretien de la rétinite à CMV chez les patients adultes atteints du syndrome d'immunodéficience humaine (SIDA) ;
  - traitement prophylactique des infections à CMV chez les patients CMV-négatifs ayant bénéficié d'une transplantation d'organe solide à partir d'un donneur CMV-positif.

- Ganciclovir IV :
  - traitement des infections disséminées à CMV au cours du sida ;
  - traitement des atteintes viscérales à CMV chez les greffés de moelle osseuse et les transplantés d'organes ;
  - traitement prophylactique après greffe d'organe à risque accru d'infection symptomatique à CMV en raison d'un traitement immunosuppresseur lourd.

Contre-indications

- Hypersensibilité au ganciclovir ou à l'aciclovir.
- Neutropénie (PNN <500/mm^3) ou thrombopénie (<20 000/mm^3).
- Grossesse, allaitement.
- Femmes en âge de procréer en l'absence de moyens efficaces de contraception.
- Hommes sans moyen contraceptif pendant le traitement et les 90 jours suivants.

Interactions médicamenteuses

- Ave la didanosine (antirétroviral) : **association déconseillée**. Risque d'augmentation importante de la concentration plasmatique et des effets indésirables de la didanosine ; risque de diminution de l'efficacité du ganciclovir par diminution de ses concentrations.
- Avec la zidovudine (antirétroviral) : **précaution d'emploi**. Augmentation de la toxicité hématologique (addition de la toxicité médullaire).

Principaux effets indésirables

- Myélotoxicité : leuconeutropénies, thrombopénies, anémies.
- Troubles neurologiques : rêves anormaux, céphalées, ataxie, parfois coma, crises convulsives.
- Troubles gastro-intestinaux : nausées, vomissements, diarrhée.

En pratique clinique

Conduite du traitement

La posologie doit être adaptée à la fonction rénale du patient.

Surveillance

- Efficacité du traitement : apyrexie, régression des signes cliniques.
- Surveillance des effets indésirables : troubles digestifs, neurologiques et au moins une NFS par semaine.

Modalités d'administration

- Valganciclovir : traitement *per os* en 1 ou 2 prises/j.
- Ganciclovir :
  - voie IV ;
  - reconstitution par la pharmacie à usage intérieur (médicament mutagène et irritant pour les muqueuses), puis perfusion à vitesse constante (5 mg/kg en 60 minutes) ;
  - port de gants lors de la manipulation de la perfusion.

À éviter

Ganciclovir en IV :
- mélange avec d'autres produits administrés en IV ;
- injection en IV rapide ou en bolus car la toxicité du produit peut être accrue par une concentration plasmatique excessive ;
- injection par voie IM ou SC car des lésions graves des tissus peuvent survenir.

Conseils au patient/à la famille

- Éducation thérapeutique en cas de traitement prophylactique : observance du traitement, suivi biologique des effets indésirables, contraception.
- Éducation sur les symptômes devant faire consulter : atteintes ophtalmologiques, symptômes digestifs ou pulmonaires inhabituels.

144. Traitement du VIH : stratégies thérapeutiques

Épidémiologie

- 150 000 personnes atteintes du VIH en France.
- 1/5 des patients infectés s'ignorent, ce qui est à l'origine de 60 % des nouvelles infections.
- Dépistage :
  - intérêt individuel : amélioration de la santé et de l'espérance de vie ;
  - intérêt collectif : réduction de la transmission du virus avec le traitement antirétroviral.
- Amélioration de l'accès au dépistage : centres anonymes et gratuits, médecins généralistes, autotests en vente libre en pharmacie depuis 2015.
- Importance de l'information sur l'épidémie et sur la prévention.
- Information sur l'amélioration de la survie des patients : la mortalité des hommes ayant un taux de CD4 > 500/mm^3 depuis plus de 3 ans est aujourd'hui comparable à celle des hommes de la population générale. Le VIH traité est une maladie chronique.

Recommandations thérapeutiques

- Traitement antirétroviral (ARV) efficace indiqué chez toutes les personnes vivant avec le VIH, y compris si découvert pendant la primo-infection, quel que soit le taux de CD4.
- Objectifs thérapeutiques :
  - virologique : charge virale indétectable dans les 6 mois après le début du traitement ;
  - immunologique : taux de CD4 > 500/mm^3.
- Le choix des médicaments se fait par un médecin spécialiste du VIH en fonction du type de virus, de ses résistances, des pathologies associées du patient.
- Le traitement fait appel à 6 classes thérapeutiques :
  - les inhibiteurs nucléosidiques/nucléotidiques de la transcriptase inverse (INTI) ;
  - les inhibiteurs non nucléosidiques de la transcriptase inverse (INNTI) ;
  - les inhibiteurs de protéases (IP) ;

Méga Guide Pharmaco Infirmier

– les inhibiteurs d'intégrase (INI) ;
– les inhibiteurs de fusion (IF) ;
– les inhibiteurs du CCR5.
- Stratégies thérapeutiques (trithérapie) de 1re intention :
  – 2 INTI + 1 INNTI ;
  – 2 INTI + 1 IP ;
  – 2 INTI + 1 INI.
- Ne jamais interrompre un traitement ARV.
- Le changement de traitement peut s'envisager :
  – chez un patient en succès virologique pour améliorer sa qualité de vie ou diminuer la toxicité au long cours du traitement initial ;
  – chez un patient en échec de traitement pour atteindre les objectifs virologique et immunologique.

Exemples de schéma thérapeutique (trithérapie).

DCI (spécialité)	Forme galénique et dosage	Voie	Posologie usuelle
2 INTI + 1 INNTI			
Ténofovir + emtricitabine + éfavirenz (Atripla®)	Cp. 245/200/600 mg	*Per os*	1 cp./j
Abacavir + lamivudine (Kivexa®)	Cp. 300/600 mg	*Per os*	1 cp. de chaque/j
+ éfavirenz (Sustiva®)	Cp. 600 mg		
2 INTI + 1 IP			
Ténofovir + emtricitabine (Truvada®)	Cp. 245/200 mg	*Per os*	1 cp. de chaque/j
+ atazanavir/ritonavir (Reyataz®/Norvir®)	Cp. 300/100 mg		
2 INTI + 1 INI			
Ténofovir + emtricitabine (Truvada®)	Cp. 245/200 mg	*Per os*	1 cp. de chaque/j
+ dolutégravir (Tivicay®)	Cp. 50 mg		
Elvitégravir + cobicistat + emtricitabine + ténofovir (Stribild®)	Cp. 150/150/200/245 mg	*Per os*	1 cp./j

Suivi et encadrement du patient

- Consultation d'annonce du diagnostic : maladie chronique.
- Recherche de co-infections associées : infections sexuellement transmissibles, hépatites.
- Programmes d'éducation thérapeutique : dimension médico-psycho-sociale.
- Mesures hygiénodiététiques : lutte contre les addictions (tabac, alcool), facteurs de risque cardiovasculaire, éducation sur les risques de transmission sexuelle.
- Coordination multidisciplinaire pour le suivi au long cours : médecin spécialiste, médecin traitant, professions paramédicales.
- Surveillance et information du patient :
  - efficacité du traitement ARV ;
  - co-infections éventuelles ;
  - complications spécifiques des traitements administrés : tolérance, bilan rénal, syndrome métabolique et lipodystrophies, bilan diététique, etc. ;
  - complications du VIH : évaluation du risque de cancer, infections opportunistes, insuffisance rénale, troubles cognitifs ou syndrome dépressif, risque cardiovasculaire.

145. Inhibiteurs nucléosidiques/ nucléotidiques de la transcriptase inverse (INTI)

Objectif(s) du traitement

Traitement de l'infection par le VIH.

Propriété(s)

- Actifs sur le VIH-1 et le VIH-2.
- Résistance possible due à des mutations de la transcriptase inverse.
- Analogues des bases des acides nucléiques.
- Lamivudine, emtricitabine et ténofovir : également actifs sur le virus de l'hépatite B (VHB).

Mécanisme(s) d'action

Inhibition compétitive de la transcriptase inverse (enzyme virale permettant de transcrire l'ARN viral en ADN afin de l'intégrer à l'ADN de la cellule hôte) entraînant un blocage de la production de l'ADN proviral.

Principaux médicaments

DCI (spécialité)	Forme galénique et dosage	Voie	Posologie usuelle
Inhibiteurs nucléosidiques de la transcriptase inverse			
Abacavir (Ziagen®)	Cp. 300 mg	*Per os*	300 mg × 2/j
Emtricitabine (Emtriva®)	Gél. 200 mg	*Per os*	200 mg × 1/j
Lamivudine (Epivir®)	Cp. 150 ou 300 mg	*Per os*	150 mg × 2/j
Inhibiteurs nucléotidiques de la transcriptase inverse			
Ténofovir disoproxil (Viread®)	Cp. 123, 163, 204 ou 245 mg	*Per os*	245 mg × 1/j
Ténofovir alafénamide (en association uniquement)		*Per os*	10 à 25 mg/j selon l'association

Indications

Cf. « 144. Traitement du VIH : stratégies thérapeutiques ».
Note : le ténofovir est le seul indiqué dans le traitement de l'hépatite B (*cf.* « 121. Antiviraux de l'hépatite B : analogues nucléosidiques »).

Contre-indications

- Allaitement : toujours contre-indiqué dans l'infection VIH.
- Hypersensibilité.
- Abacavir : insuffisance hépatique sévère.
- Emtricitabine : grossesse.

Principaux effets indésirables

Acidose lactique grave (rare) : manifestations digestives, neuromusculaires, altération de l'état général.

Abacavir

- Hypersensibilité (pouvant être grave, le plus souvent dans les 2 premiers mois de traitement) : rash cutané, céphalées, myalgies, arthralgies (interruption du traitement et réintroduction interdite).
- Troubles gastro-intestinaux : douleurs abdominales, nausées, vomissements.

Emtricitabine

- Nausées, vomissements, céphalées, myalgies.
- Hypersensibilité.
- Troubles métaboliques : hyperglycémie, hypertriglycéridémie, lipodystrophies au long cours.
- Troubles hématologiques : anémie, leuconeutropénie.

Lamivudine

- Troubles gastro-intestinaux : nausées, vomissements, douleurs abdominales.
- Troubles respiratoires : toux, symptômes ORL.
- Troubles hématologiques : anémie, leuconeutropénie.

Ténofovir

- Intolérance digestive.
- Hypersensibilité.
- Anomalies du bilan biologique : hypophosphatémie sur tubulopathie (rechercher un syndrome de Fanconi), hypokaliémie, élévation de la créatinine, élévation des transaminases.

Interactions médicamenteuses

Lamivudine

Avec la cladribine (anticancéreux) : **association déconseillée**. Risque de diminution de l'efficacité de la cladribine par la lamivudine.

Ténofovir disoproxil

- Avec la didanosine : **association déconseillée**. Risque d'échec du traitement antirétroviral, voire émergence de résistances
- Avec les anti-inflammatoires non stéroïdiens : **précaution d'emploi**. Risque de majoration de la néphrotoxicité du ténofovir.
- Avec le lédipasvir : **précaution d'emploi**. Augmentation des concentrations plasmatiques du ténofovir.

Ténofovir alafénamide

- Avec les inducteurs enzymatiques (rifampicine, phénobarbital, etc.) : **association déconseillée**. Diminution des concentrations plasmatiques du ténofovir alafénamide.
- Avec les inhibiteurs enzymatiques (ritonavir, itraconazole, kétoconazole, vérapamil, etc.) : **précaution d'emploi**. Augmentation des concentrations plasmatiques du ténofovir alafénamide.

En pratique clinique

Conduite du traitement

- Traitement à vie (modifiable uniquement par un spécialiste en infectiologie).
- Association de plusieurs traitements avec des cibles thérapeutiques différentes : généralement trithérapie combinée en 1 à 2 cp./j.
- Adaptation des posologies en cas d'insuffisance rénale.
- Toujours vérifier dans le *Vidal* les interactions médicamenteuses car elles sont nombreuses.

Surveillance

- Observance du traitement au long cours.
- Surveillance de la tolérance du traitement et de la survenue d'effets indésirables : acidose lactique, anomalies du bilan biologique, lipodystrophies.
- Surveillance biologique : fonction rénale et bilan phosphocalcique (ténofovir).
- Surveillance de l'efficacité du traitement : charge virale VIH, nombre de CD4/mm^3.

▸
- Syndrome de restauration immunitaire en cas d'immunodépression profonde en début de traitement.

Conseils au patient/à la famille

- Observance thérapeutique essentielle : **ne jamais interrompre le traitement**.
- Règles hygiénodiététiques : limiter les troubles métaboliques, prise en charge des facteurs de risque cardiovasculaire.
- Protection mécanique indispensable lors des rapports sexuels.
- Informer sur les effets indésirables du traitement et sur les symptômes devant faire consulter un médecin.
- Informer sur les infections opportunistes du VIH et leurs symptômes.

146. Inhibiteurs non nucléosidiques de la transcriptase inverse (INNTI)

Objectif(s) du traitement

Traitement de l'infection par le VIH.

Propriété(s)

Actifs uniquement sur le VIH-1.

Mécanisme(s) d'action

Fixation au site actif catalytique de la transcriptase inverse (enzyme virale permettant de transcrire l'ARN viral en ADN afin de l'intégrer à l'ADN de la cellule hôte) entraînant son inhibition et bloquant ainsi la production de l'ADN proviral.

Principaux médicaments

DCI (spécialité)	Forme galénique et dosage	Voie	Posologie usuelle
Névirapine (Viramune®)	Cp. 200 mg Cp. LP 100 ou 400 mg Susp. buv. 50 mg/5 mL	Per os	400 mg × 1/j
Éfavirenz (Sustiva®)	Cp. 50, 100, 200 ou 600 mg	Per os	600 mg × 1/j
Étravirine (Intelence®)	Cp. 25, 100 ou 200 mg	Per os	200 mg × 2/j
Rilpivirine (Edurant®)	Cp. 25 mg	Per os	25 mg × 1/j

Indications

Cf. « 144. Traitement du VIH : stratégies thérapeutiques ».

Contre-indications

- Allaitement : toujours contre-indiqué au cours du VIH.
- Hypersensibilité.
- Névirapine : insuffisance hépatique, insuffisance rénale sévère.
- Étravirine : intolérance au galactose.
- Éfavirenz : grossesse 1er trimestre, insuffisance hépatique, insuffisance rénale sévère.

Principaux effets indésirables

Névirapine

- Manifestations allergiques : rash cutané, fièvre, pouvant aller jusqu'au syndrome de Lyell mais également œdème de Quincke, choc anaphylactique.
- Nausées, vomissements, douleurs abdominales.
- Céphalées.
- Asthénie.
- Hépatotoxicité : hépatites pouvant engager le pronostic vital, hépatites fulminantes.
- Hématotoxicité.

Étravirine

- Manifestations allergiques : rash cutané, fièvre, pouvant aller jusqu'au syndrome de Lyell mais également œdème de Quincke, choc anaphylactique.
- Lipodystrophies.

Éfavirenz

- Troubles psychiques graves : dépression, idées suicidaires, troubles du comportement, troubles du sommeil et cauchemars.
- Nausées, vomissements, douleurs abdominales, céphalées, asthénie.
- Éruptions cutanées le plus souvent bénignes, cédant après 4 semaines.

Rilpivirine

- Nausées.
- Vertiges, céphalées.
- Insomnie, rêves anormaux.
- Anorexie.
- Hépatotoxicité : élévation des transaminases.

- Hématotoxicité : anémie, thrombopénie, leuconeutropénie.
- Troubles métaboliques : hypercholestérolémie.

Interactions médicamenteuses

Névirapine

- Avec les inducteurs enzymatiques (millepertuis et rifampicine) : **contre-indication.** Diminution des concentrations plasmatiques de névirapine.
- Avec l'atazanavir, le voriconazole : **association déconseillée.** Risque de baisse de l'efficacité de l'atazanavir et du voriconazole par augmentation de leur métabolisme hépatique.
- Avec les antivitamines K : **précaution d'emploi.** Diminution de l'effet de l'antivitamine K par augmentation de son métabolisme hépatique.

Éfavirenz

L'éfavirenz est un **inducteur enzymatique** et a donc la propriété d'activer considérablement certaines voies métaboliques hépatiques. Ceci implique de toujours vérifier les interactions médicamenteuses de ce traitement.

- Avec les dérivés de l'ergot de seigle : **contre-indication.** Risque d'ergotisme.
- Avec l'atazanavir, l'atovaquone, la rifabutine : **association déconseillée.** Diminution de l'efficacité de l'atazanavir, de l'atovaquone, de la rifabutine (liste non exhaustive).

Rilpivirine

- Avec les inhibiteurs de la pompe à protons (IPP) : **contre-indication.** Diminution des concentrations plasmatiques de rilpivirine.
- Avec la dexaméthasone : **contre-indication.** Diminution des concentrations plasmatiques de rilpivirine par augmentation de son métabolisme hépatique.
- Avec les inducteurs enzymatiques (carbamazépine, dabraférib, éfavirenz, enzalutamide, esclicarbazépine, fosphénytoïne, névirapine, oxcarbazépine, phénobarbital, phénytoïne, primidone, rifabutine, rifampicine) : **contre-indication.** Diminution significative des concentrations plasmatiques de rilpivirine par augmentation de son métabolisme hépatique.

En pratique clinique

Conduite du traitement
- Traitement à vie (modifiable uniquement par un spécialiste en infectiologie).
- Association de plusieurs traitements avec des cibles thérapeutiques différentes : généralement trithérapie combinée en 1 à 2 cp./j.
- Toujours vérifier dans le *Vidal* les interactions médicamenteuses qui sont nombreuses pour les différentes molécules.

Surveillance
- Observance du traitement au long cours.
- Surveillance de l'efficacité du traitement : charge virale VIH, nombre de CD4/mm^3.
- Surveillance de la tolérance du traitement et de la survenue d'effets indésirables : toxicité hépatique, troubles psychiatriques (dépression, hallucinations, cauchemars, etc.).
- Syndrome de restauration immunitaire en cas d'immunodépression profonde en début de traitement.

Conseils au patient/à la famille
- Observance thérapeutique essentielle : **ne jamais interrompre le traitement**.
- Règles hygiénodiététiques : limiter les troubles métaboliques, prise en charge des facteurs de risque cardiovasculaire.
- Protection mécanique indispensable lors des rapports sexuels.
- Informer sur les effets indésirables du traitement et sur les symptômes devant faire consulter un médecin.
- Informer sur les infections opportunistes du VIH et leurs symptômes.
- Pas d'automédication ou de prescription d'IPP (oméprazole, ésoméprazole, pantoprazole, lansoprazole, rabéprazole).

147. Inhibiteurs de protéase (IP)

Objectif(s) du traitement

Traitement de l'infection par le VIH.

Propriété(s)

- Actifs sur le VIH-1 et le VIH-2.
- Potentialisation de l'effet des INTI.
- Association à du ritonavir (Norvir®), inhibiteur enzymatique permettant de «booster» les concentrations plasmatiques des IP.

Mécanisme(s) d'action

Inhibition spécifique de la protéase du VIH conduisant à la production de particules virales immatures et non infectieuses.

Principaux médicaments

DCI (spécialité)	Forme galénique et dosage	Voie	Posologie usuelle
Ritonavir (Norvir®)	Cp. 100 mg	*Per os*	100 mg × 1/j (utilisé en «booster» uniquement)
Azatanavir (Reyataz®)	Gél. 150, 200 ou 300 mg	*Per os*	300 mg × 1/j
Darunavir (Prezista®)	Cp. 75, 100, 150, 400, 600 ou 800 mg Susp. buv. 100 mg/mL	*Per os*	800 mg × 1/j

Indications

Cf. «144. Traitement du VIH : stratégies thérapeutiques».

Contre-indications

- Allaitement : toujours contre-indiqué au cours du VIH.
- Hypersensibilité au médicament.
- Hépatotoxicité.

- Ritonavir :
  - insuffisance hépatique décompensée ;
  - précaution d'emploi : troubles du rythme cardiaque.
- Azatanavir et darunavir : insuffisance hépatique sévère.

Interactions médicamenteuses

Les inhibiteurs de protéase sont associés au ritonavir, **inhibiteur enzymatique** puissant, dans le but d'augmenter de façon très significative la biodisponibilité de l'inhibiteur de protéase associé (ou boosté), ce qui permet d'accroître ainsi l'efficacité du traitement antirétroviral. Eu égard à ce schéma thérapeutique, chaque inhibiteur de protéase acquiert les propriétés d'inhibition puissante du CYP3A4 que possède le ritonavir (*cf.* ci-dessous, liste non exhaustive).

- Avec l'ergot de seigle, le millepertuis, la mizolastine, la quinidine, la rifampicine : **contre-indications**.
- Avec l'atorvastatine, l'atovaquone, le bocéprévir, le télaprévir, l'éribuline, la contraception œstroprogestative, les immunosuppresseurs, l'ulipristal : **associations déconseillées**.
- Avec l'albendazole, les anticonvulsivants inducteurs enzymatiques, la clarithromycine, les hormones thyroïdiennes, l'itraconazole : **précautions d'emploi**.

Principaux effets indésirables

Tous les inhibiteurs de protéase

- Lipodystrophies et troubles du métabolisme : hypercholestérolémie, hyperglycémie.
- Troubles gastro-intestinaux : nausées, diarrhée, vomissements, douleurs abdominales.
- Manifestations allergiques pouvant être graves.
- Ostéoporose/ostéonécrose.

Ritonavir

- Hématotoxicité : leuconeutropénie, anémie.
- Neurotoxicité : paresthésies péribuccales, vertiges, parfois convulsions.
- Allongement de l'espace PR sur l'ECG.

Azatanavir

- Coliques néphrétiques.
- Dyslipidémies.

Darunavir

Rash cutané.

En pratique clinique

Conduite du traitement

- Traitement à vie (modifiable uniquement par un spécialiste en infectiologie).
- Association de plusieurs traitements avec des cibles thérapeutiques différentes : généralement trithérapie combinée en 1 à 2 cp./j.

Surveillance

- Observance du traitement au long cours.
- Surveillance de l'efficacité du traitement : charge virale VIH, nombre de CD4/mm^3.
- Surveillance de la tolérance du traitement et de la survenue d'effets indésirables : coliques néphrétiques, ECG, anomalies du bilan biologique.
- Syndrome de restauration immunitaire en cas d'immunodépression profonde en début de traitement.

Modalités d'administration

Trithérapie anti-VIH en 1 à 2 prises/j.

À éviter

- Les interactions médicamenteuses sont extrêmement nombreuses : toujours se référer au RCP du *Vidal* avant de débuter un nouveau traitement associé. En pratique, il faut considérer tous les inhibiteurs de protéase comme des inhibiteurs enzymatiques de puissance comparable, avec des interactions communes à cette classe (*cf.* ci-dessus, liste non exhaustive).
- Associations médicamenteuses à vérifier systématiquement : analgésiques morphiniques, antiarythmiques, rifampicine, contraception œstroprogestative.

Conseils au patient/à la famille

- Observance thérapeutique essentielle : **ne jamais interrompre le traitement** (apparition très rapide de résistances virologiques).
- Règles hygiénodiététiques : limiter les troubles métaboliques, prise en charge des facteurs de risque cardiovasculaire.
- Protection mécanique indispensable lors des rapports sexuels.
- Informer sur les effets indésirables du traitement et sur les symptômes devant faire consulter un médecin.
- Informer sur les infections opportunistes du VIH et leurs symptômes.

148. Inhibiteurs de l'intégrase (INI)

Objectif(s) du traitement

Traitement de l'infection par le VIH.

Propriété(s)

Actifs sur le VIH-1 et le VIH-2.

Mécanisme(s) d'action

Inhibition de l'intégrase, enzyme permettant l'intégration de l'ADN d'origine virale (obtenu à partir de l'ARN viral sous l'effet de la transcriptase inverse) dans l'ADN humain.

Principaux médicaments

DCI (spécialité)	Forme galénique et dosage	Voie	Posologie usuelle
Raltégravir (Isentress®)	Cp. 400 mg	*Per os*	400 mg × 2/j
Dolutégravir (Tivicay®)	Cp. 50 mg	*Per os*	50 mg × 1 ou 2/j

Indications

Cf. « 144. Traitement du VIH : stratégies thérapeutiques ».

Contre-indications

- Hypersensibilité au produit.
- Allaitement.
- Précautions d'emploi : insuffisance hépatique sévère.

Interactions médicamenteuses

- Avec la rifampicine, le millepertuis : **association déconseillée**. Diminution des concentrations plasmatiques de l'inhibiteur de l'intégrase par augmentation de son métabolisme.

- Avec les inducteurs enzymatiques (carbamazépine, dabrafénib, éfavirenz, enzalutamide, esclicarbazépine, fosphénytoïne, névirapine, oxcarbazépine, phénobarbital, phénytoïne, primidone, rifabutine, rifampicine) : **précaution d'emploi**. Diminution des concentrations plasmatiques de dolutégravir par augmentation de son métabolisme.
- Dolutégravir + metformine : **précaution d'emploi**. Augmentation des concentrations plasmatiques de metformine.

Principaux effets indésirables

- Troubles gastro-intestinaux : nausées, vomissements, diarrhée, douleurs abdominales.
- Manifestations allergiques : rash cutané bénin, rares allergies graves avec syndrome de Lyell.
- Céphalées, vertiges.
- Rêves anormaux, troubles de l'humeur, dépression.
- Lipodystrophies, hypertriglycéridémie, hyperglycémie.
- Élévation des transaminases.
- Thrombopénie.
- Arthralgies.

En pratique clinique

Conduite du traitement

- Traitement à vie (modifiable uniquement par un spécialiste en infectiologie).
- Association de plusieurs traitements avec des cibles thérapeutiques différentes : généralement trithérapie combinée en 1 à 2 cp./j.

Surveillance

- Observance du traitement au long cours.
- Surveillance de l'efficacité du traitement : charge virale VIH, nombre de CD4/mm^3.
- Surveillance de la tolérance du traitement et de la survenue d'effets indésirables : manifestations allergiques, troubles métaboliques, anomalies du bilan biologique.
- Syndrome de restauration immunitaire en cas d'immunodépression profonde en début de traitement.

Modalités d'administration

- Raltégravir : administration *per os* en 2 prises/j.
- Dolutégravir : administration *per os* en 1 à 2 prises/j, de préférence au cours des repas.

▶

Conseils au patient/à la famille

- Observance thérapeutique essentielle : **ne jamais interrompre le traitement**.
- Règles hygiénodiététiques : limiter les troubles métaboliques, prise en charge des facteurs de risque cardiovasculaire.
- Protection mécanique indispensable lors des rapports sexuels.
- Informer sur les effets indésirables du traitement et sur les symptômes devant faire consulter un médecin, notamment les troubles de l'humeur et la dépression.
- Informer sur les infections opportunistes du VIH et leurs symptômes.

149. Inhibiteurs du récepteur CCR5

Objectif(s) du traitement

Traitement de l'infection par VIH.

Propriété(s)

- Actifs uniquement sur le virus VIH-1 utilisant le corécepteur cellulaire CCR5 pour la fusion.
- Utilisés en cas de résistances multiples du virus (patients traités depuis longtemps).
- Toujours utilisés en association.

Mécanisme(s) d'action

Antagonistes du récepteur transmembranaire cellulaire CCR5 empêchant la liaison du virus avec la cellule, et permettant une inhibition de l'entrée du VIH dans la cellule cible.

Principaux médicaments

DCI (spécialité)	Forme galénique et dosage	Voie	Posologie usuelle
Maraviroc (Celsentri®)	Cp. 150 ou 300 mg	*Per os*	150 à 600 mg × 2/j

Indications

Cf. « 144. Traitement du VIH : stratégies thérapeutiques ».

Contre-indications

- Allaitement : toujours contre-indiqué au cours du VIH.
- Hypersensibilité au produit, au soja ou à l'arachide.
- Précautions d'emploi : insuffisants hépatiques, insuffisants rénaux, nombreuses interactions médicamenteuses à rechercher.
- Précautions d'emploi : vérifier avant prescription le tropisme du virus pour CCR5 (et non pour CXCR-4).

Interactions médicamenteuses

- Avec le fosamprénavir : **association déconseillée**. Diminution significative des concentrations plasmatiques de fosamprénavir pouvant conduire à une perte de la réponse virologique.
- Avec le millepertuis : **association déconseillée**. Diminution des concentrations plasmatiques de maraviroc pouvant conduire à une perte de la réponse virologique.
- Ave les inducteurs enzymatiques (carbamazépine, dabrafénib, éfavirenz, enzalutamide, esclicarbazépine, fosphénytoïne, névirapine, oxcarbazépine, phénobarbital, phénytoïne, primidone, rifabutine, rifampicine) : **précaution d'emploi**. Diminution des concentrations plasmatiques de maraviroc (augmentation des doses à 600 mg × 2/j).
- Avec les inhibiteurs puissants du cytochrome 3A4 (kétoconazole, itraconazole, voriconazole, posaconazole, clarithromycine, érythromycine, télithromycine) : **précaution d'emploi**. Augmentation des concentrations plasmatiques de maraviroc nécessitant une diminution de la posologie.

Principaux effets indésirables

- Manifestations allergiques : rash cutané, fièvre, arthralgies, œdème de Quincke pouvant conduire au choc anaphylactique.
- Nausées, diarrhée, vomissements.
- Céphalées.
- Asthénie.
- Hypotension orthostatique (notamment chez l'insuffisant rénal).
- Hépatotoxicité : élévation des transaminases pouvant aller à l'hépatite aiguë grave imposant l'arrêt immédiat du traitement.

En pratique clinique

Conduite du traitement

- Traitement à vie (modifiable uniquement par un spécialiste en infectiologie).
- Association de plusieurs traitements avec des cibles thérapeutiques différentes : généralement trithérapie combinée en 1 à 2 cp./j.
- Adaptation des posologies selon les autres traitements du patient, notamment les autres antirétroviraux.

Surveillance

- Observance du traitement au long cours.
- Surveillance de l'efficacité du traitement : charge virale VIH, nombre de CD4/mm^3.

- Surveillance de la tolérance du traitement et de la survenue d'effets indésirables : hypotension orthostatique, toxicité hépatique, manifestations allergiques.
- Syndrome de restauration immunitaire en cas d'immunodépression profonde en début de traitement.

Conseils au patient/à la famille

- Observance thérapeutique essentielle : **ne jamais interrompre le traitement**.
- Règles hygiénodiététiques : limiter les troubles métaboliques, prise en charge des facteurs de risque cardiovasculaire.
- Protection mécanique indispensable lors des rapports sexuels.
- Informer sur les effets indésirables du traitement et sur les symptômes devant faire consulter un médecin.
- Informer sur les infections opportunistes du VIH et leurs symptômes.

150. Inhibiteurs de fusion (IF)

Objectif(s) du traitement

Traitement de l'infection par le VIH.

Propriété(s)

- Actifs sur le VIH-1.
- Utilisés en cas de résistances multiples du virus (patients traités depuis longtemps).

Mécanisme(s) d'action

Liaison à la protéine membranaire gp-41 empêchant le virus d'amorcer la séquence de la fusion-lyse et ainsi bloquant la pénétration du VIH dans la cellule.

Principaux médicaments

DCI (spécialité)	Forme galénique et dosage	Voie	Posologie usuelle
Enfuvirtide (Fuzeon®)	Poudre pour sol. inject. 90 mg/mL	SC	90 mg × 2/j

Indications

Cf. «144. Traitement du VIH : stratégies thérapeutiques».

Contre-indications

- Allaitement : toujours contre-indiqué au cours du VIH.
- Hypersensibilité au produit.

Interactions médicamenteuses

Aucune interaction décrite.

Principaux effets indésirables

- Manifestations allergiques : rash cutané, fièvre, œdème pouvant conduire au choc anaphylactique.
- Troubles neuropsychiatriques : dépression, rêves anormaux, insomnie.

Méga Guide Pharmaco Infirmier

- Troubles respiratoires : infections pulmonaires.
- Complications au point de ponction : inflammation, nodules, prurit.

En pratique clinique

Conduite du traitement

- Traitement à vie (modifiable uniquement par un spécialiste en infectiologie).
- Association de plusieurs traitements avec des cibles thérapeutiques différentes : généralement trithérapie combinée en 1 à 2 cp./j.
- Adaptation de la posologie en cas d'insuffisance rénale.

Surveillance

- Observance du traitement au long cours.
- Surveillance de l'efficacité du traitement : charge virale VIH, nombre de CD4/mm^3.
- Surveillance de la tolérance du traitement et de la survenue d'effets indésirables : réaction aux sites d'injection, manifestations allergiques, infections pulmonaires.
- Syndrome de restauration immunitaire en cas d'immunodépression profonde en début de traitement.

Modalités d'administration

- Injections SC : injecter la solution immédiatement après reconstitution, 2 fois/j.
- Changement de site à chaque injection.

Conseils au patient/à la famille

- Observance thérapeutique essentielle : **ne jamais interrompre le traitement**.
- Apprentissage au patient de l'auto-injection SC : matériel stérile, désinfection cutanée, repérage des sites d'injection SC et changement de site à chaque injection.
- Surveillance des sites d'injection : nodules, signes inflammatoires.
- Règles hygiénodiététiques : limiter les troubles métaboliques, prise en charge des facteurs de risque cardiovasculaire.
- Protection mécanique indispensable lors des rapports sexuels.
- Informer sur les effets indésirables du traitement et sur les symptômes devant faire consulter un médecin.
- Informer sur les infections opportunistes du VIH et leurs symptômes.

151. Rôle de l'infirmier(ère) en neurologie

Soins relationnels

Le soin relationnel est un élément primordial de la prise en soins du patient dans un contexte pathologique entraînant un changement important et durable des habitudes de vie, en particulier en cas de handicap voire d'invalidité (p. ex. : maladie de Parkinson, sclérose en plaques, maladie d'Alzheimer, AVC).

Accompagnement du patient

Pour participer à l'amélioration de l'état de santé d'un patient en neurologie, il importe de :
- comprendre comment le patient vit son changement de situation compte tenu de la pathologie et de ses conséquences sur l'état psychologique et émotionnel (perte d'autonomie physique et/ou psychique, modification de l'estime de soi, dépression, déni, relations sociales modifiées, etc.);
- tenir compte des réactions du patient qui peuvent être conscientes ou inconscientes, reposant sur des connaissances scientifiques ou des croyances culturelles, ou même être influencées par l'importance des troubles cognitifs en lien avec la pathologie;
- évaluer l'impact de la pathologie sur la vie quotidienne en termes de restrictions d'activités et de difficultés sur le plan :
  - personnel : déplacements difficiles, perte d'autonomie, domicile et véhicule à adapter, permis de conduire soumis à avis médical, pratique sportive difficilement réalisable (plongée sous-marine, planche à voile, piscine, etc.),
  - professionnel : emploi parfois inadapté, fatigue majorée, jugement des collègues, etc.;
- éduquer le patient à identifier les facteurs favorisants d'une crise convulsive tels que privation de sommeil, stimulation lumineuse intermittente comme les jeux vidéo, décalage horaire, consommation d'alcool, etc.

Méga Guide Pharmaco Infirmier

Soins techniques

Épilepsie

Informer l'entourage du patient sur la conduite à tenir en cas de crise convulsive.

- Garder son calme, observer le déroulement de la crise, noter l'heure du début et de la fin de la crise.
- Allonger le patient en position latérale de sécurité (PLS) dès que possible.
- Protéger la tête et les membres contre les blessures éventuelles, desserrer les vêtements (col, ceinture), enlever les lunettes.
- Ne pas entraver les mouvements.
- S'assurer que le patient respire sans difficulté, lui enlever ce qu'il a dans la bouche en évitant la morsure, ne pas donner à boire.
- Rester avec le patient jusqu'à la récupération.
- Syndrome confusionnel possible après reprise de conscience, rassurer le patient.
- Appeler le médecin en cas de crise prolongée (> 5 minutes), de répétition des crises à intervalle court, de blessures engendrées par la crise.

L'état de mal convulsivant est une urgence médicale. Il faut dans cette situation :

- assurer la liberté des voies aériennes (canule de Mayo) et l'oxygénation (10 L/min); assistance respiratoire si besoin;
- rechercher et traiter une hypoglycémie;
- poser deux abords veineux, l'un d'entre eux étant exclusivement réservé à l'administration des médicaments antiépileptiques;
- assurer une surveillance hémodynamique continue.

Sclérose en plaques et AVC

- Permettre l'utilisation de moyens facilitant l'autonomie motrice autant que faire se peut : canne simple, cannes anglaises, déambulateur, fauteuil roulant manuel ou électrique.
- Informer sur les aménagements possibles de l'appartement et de la voiture en fonction du handicap en collaboration avec un ergothérapeute.

152. Antiépileptiques : barbituriques

Objectif(s) du traitement

Prévenir et traiter les crises tonicocloniques, convulsives et partielles.

Propriété(s)

- Non actifs sur les absences.
- Longue demi-vie.
- Sédatifs.
- Hypnotiques.
- Inducteurs enzymatiques.

Mécanisme(s) d'action

Potentialisation de la transmission GABAergique.

Principaux médicaments

DCI (spécialité)	Forme galénique et dosage	Voie	Posologie usuelle
Phénobarbital (Gardénal®)	Sol. inject. 40 mg/2 mL ou 200 mg/4 mL	IV	200 à 600 mg/j en IV lente
	Cp. 10, 50 ou 100 mg	*Per os*	2 à 3 mg/kg/j en 1 prise
Phénobarbital (Alepsal®)	Cp. 15, 50, 100 ou 150 mg	*Per os*	2 à 3 mg/kg/j en 1 prise

Indications

- Épilepsie généralisée (sauf absence).
- Épilepsie partielle.
- État de mal (forme injectable).

Contre-indications

- Allergie aux barbituriques.
- Insuffisance respiratoire grave.

- Porphyrie.
- Allaitement (déconseillé) : passage dans le lait maternel.
- Déficit en G6PD.

Principaux effets indésirables

- Inducteur enzymatique (risque d'inefficacité des médicaments asso-ciés, notamment contraceptifs oraux, voriconazole).
- Réaction cutanée, syndrome de Lyell, acné.
- Ostéoporose.
- Algodystrophie, rhumatismes.
- Anémie mégaloblastique (carence en folates).
- Aplasie, agranulocytose.
- Sédation, somnolence, vertige.
- Nystagmus, ataxie.
- Grossesse : risque malformatif potentiel ; prendre un avis spécialisé pour tout projet de grossesse chez une patiente traitée par des médi-caments antiépileptiques.

En pratique clinique

Conduite du traitement

- Le phénobarbital par voie orale n'est plus considéré comme un médicament de 1re intention en France en raison de sa mauvaise tolérance globale (en particulier la sédation) et de son effet inducteur enzymatique puissant, et du risque d'ostéopénie sur le long terme.
- Traitement utilisé en cas d'absence de prise en charge sociale, chez les personnes socioéconomiquement défavorisées (faible coût), en cas de mauvaise observance (longue demi-vie).

Surveillance

- Surveillance clinique : sédation, somnolence, fonctions cognitives.
- Surveillance biologique : bilan hépatique, NFS plaquettes, dosage plasmatique dans certaines situations (vérification de l'observance, recherche de surdosage, insuffisances rénales/hépatique, grossesse, interaction médicamenteuse, etc.).
- Mise en place d'un carnet de suivi des patientes épileptiques, dès l'âge de 10 ans, en raison du risque de malformation en cas de grossesse.
- Consultation annuelle obligatoire pour évaluation régulière de la nécessité d'utiliser des antiépileptiques.

▶

Modalités d'administration

- Traitement quotidien *per os* en 1 prise/j le soir.
- Voie injectable (état de mal) : diluer l'ampoule de 200 mg dans 10 mL d'eau PPI puis administrer en IV lente.

À éviter

Arrêt brutal du traitement (effet rebond).

Conseils au patient/à la famille

- Informer les patientes sur le risque tératogène et sur la nécessité d'avoir une contraception mécanique (perte d'efficacité des contraceptifs oraux).
- En cas de désir de grossesse, informer le médecin de façon à adapter le traitement dans le cadre d'une grossesse programmée avec une surveillance rapprochée.
- Risque d'altération de la vigilance et de somnolence : attention lors de la conduite de véhicules ou à la manipulation de machines.

153. Antiépileptiques : benzodiazépines

Objectif(s) du traitement

Prévenir et traiter les crises tonicocloniques, convulsives et partielles.

Propriété(s)

- Anticonvulsivants.
- Anxiolytiques.
- Myorelaxants.
- Sédatifs.
- Hypnotiques.

Mécanisme(s) d'action

Agonistes des récepteurs GABA-A, modulant l'ouverture du canal chlore et entraînant une activation de la transmission GABAergique.

Principaux médicaments

DCI (spécialité)	Forme galénique et dosage	Voie	Posologie usuelle
Clonazépam (Rivotril®)	Cp. 2 mg Sol. buv. 0,25 % (1 goutte = 0,1 mg)	*Per os*	0,1 mg/kg/j progressivement
	Sol. inject. 1 mg/1 mL	IM, IVL	1 à 2 mg/inject.
Clobazam (Urbanyl®)	Gél. 5 mg Cp. 10 ou 20 mg	*Per os*	5 à 10 mg×3/j en association avec le traitement de fond
Diazépam (Valium®)	Cp. 2, 5 ou 10 mg Sol. buv. (3 gouttes = 1 mg)	*Per os*	10 à 20 mg/j progressivement
	Sol. inject. 10 mg/2 mL	IM, IVL	10 à 20 mg/inject.
		Intrarectale	0,5 mg/kg chez l'enfant
Midazolam (Buccolam®)	Sol. buccale en ser. préremplie de 2,5, 5, 7,5 ou 10 mg	*Per os*	Nourrisson de 3 à <6 mois : 2,5 mg (en milieu hospitalier) De 6 mois à <1 an : 2,5 mg De 1 an à <5 ans : 5 mg De 5 à <10 ans : 7,5 mg De 10 à <18 ans : 10 mg

Indications

Épilepsie, état de mal épileptique.

Contre-indications

- Hypersensibilité au produit.
- Insuffisance respiratoire grave, syndrome d'apnées du sommeil.
- Insuffisance hépatique grave.
- Myasthénie.
- Précautions à prendre : grossesse (risque tératogène faible, détresse respiratoire du nouveau-né).

Principaux effets indésirables

- Somnolence, troubles de la concentration, confusion, sensations ébrieuses, réactions paradoxales.
- Hypotonie.
- Syndrome de sevrage, tolérance, dépendance.
- Hypersécrétions bronchiques.

En pratique clinique

Conduite du traitement

- Pas de traitement au long cours.
- Traitement d'urgence des crises ou de l'état de mal (urgence médicale) : clonazépam (Rivotril®) IV, diazépam (Valium®) IV/IM/intrarectale puis relais par (fos)phénytoïne (Prodilantin®).
- Traitement adjuvant de certaines crises, ou intermittent : clobazam (Urbanyl®) *per os*. Prescription initiale annuelle réservée aux neurologues et aux pédiatres (afin de favoriser le bon usage du clonazépam et d'éviter les risques de pharmacodépendance, d'abus et d'usage détourné).

Surveillance

- Surveillance de la vigilance, de la fréquence respiratoire.
- Risque de dépendance, d'abus et d'usage détourné.

Modalités d'administration

- Voie IV : diazépam (Valium®), 1 amp. (10 mg) sur 3 minutes ou clonazépam (Rivotril®), 1 amp. (1 mg), à répéter une seule fois en cas d'échec.
- Administration intrarectale dans le traitement de la crise convulsive chez le nourrisson et l'enfant : diazépam (Valium®) à la dose de 0,5 mg/kg, sans dépasser 10 mg. La quantité voulue est prélevée à l'aide d'une seringue et injectée dans le rectum à l'aide d'une canule adaptable à la seringue.

Conseils au patient/à la famille

Risque d'altération de la vigilance et de somnolence : attention lors de la conduite de véhicules ou à la manipulation de machines.

154. Antiépileptiques : carbamazépine et oxcarbazépine

Objectif(s) du traitement

Prévenir et traiter les crises tonicocloniques, convulsives et partielles.

Propriété(s)

Inducteurs enzymatiques.

Mécanisme(s) d'action

Action sur les canaux sodiques voltage-dépendants.

Principaux médicaments

DCI (spécialité)	Forme galénique et dosage	Voie	Posologie usuelle
Carbamazépine (Tégrétol®)	Cp. 200 mg Cp. LP 200 ou 400 mg Susp. buv. 20 mg/mL	*Per os*	10 à 15 mg/kg/j en 2–3 prises (en 2 prises si forme LP)
Oxcarbazépine (Trileptal®)	Cp. 150, 300 ou 600 mg Susp. buv. 60 mg/mL	*Per os*	600 à 2 400 mg/j en 2 prises

Indications

- Épilepsie partielle.
- Épilepsie généralisée tonicoclonique avec convulsions, excepté les absences (rupture du contact avec fixité du regard) et les épilepsies myocloniques (secousses musculaires en éclair).
- Prévention des rechutes des troubles bipolaires.
- Névralgie faciale, neuropathie douloureuse.

Contre-indications

- Bloc de conduction.
- Association aux IMAO.

- Insuffisance respiratoire (oxcarbazépine).
- Porphyrie (oxcarbazépine).
- Grossesse : risque malformatif potentiel ; prendre un avis spécialisé pour tout projet de grossesse chez une patiente traitée par des médicaments antiépileptiques.
- Allaitement (déconseillé) : passage dans le lait maternel.

Principaux effets indésirables

- Inducteur enzymatique (risque d'inefficacité des médicaments associés, notamment les contraceptifs oraux).
- Agranulocytose, thrombopénie.
- Hépatite cholestatique.
- Syndrome de Lyell, rash cutané.
- Bloc de conduction, poussée d'hypertension.
- Troubles thromboemboliques.
- SIADH (syndrome de sécrétion inappropriée de l'hormone antidiurétique), hyponatrémie.
- Bouche sèche.
- Somnolence, vertiges, céphalées, ataxie.
- Prise de poids.

En pratique clinique

Conduite du traitement

Traitement de 1re intention d'une épilepsie partielle : oxcarbazépine (Trileptal®) ayant une bonne tolérance générale et une dose initiale immédiatement efficace.

Surveillance

- Surveillance clinique : ECG, rash cutané.
- Mise en place d'un carnet de suivi des patientes épileptiques, dès l'âge de 10 ans, en raison du risque de malformation en cas de grossesse.
- Consultation annuelle obligatoire pour évaluation régulière de la nécessité d'utiliser des antiépileptiques.

Modalités d'administration

Traitement *per os* généralement en 2 prises/j (Tégrétol LP® ou Trileptal®).

Conseils au patient/à la famille

- Informer les patientes sur le risque tératogène et sur la nécessité d'avoir une contraception mécanique (perte d'efficacité des contraceptifs oraux).

- En cas de désir de grossesse, informer le médecin de façon à adapter le traitement dans le cadre d'une grossesse programmée avec une surveillance rapprochée.
- Risque d'altération de la vigilance et de somnolence : attention lors de la conduite de véhicules ou à la manipulation de machines.

155. Antiépileptiques : analogues du GABA

Objectif(s) du traitement

Prévenir et traiter les épilepsies partielles, avec ou sans généralisation secondaire, en monothérapie (gabapentine) ou en association (prégabaline).

Propriété(s)

- Structure chimique proche du GABA.
- Effet antalgique sur les douleurs neuropathiques.

Mécanisme(s) d'action

Action sur les canaux calciques voltage-dépendants entraînant une diminution de la libération de neuromédiateurs excitateurs dans certaines régions du cerveau.

Principaux médicaments

DCI (spécialité)	Forme galénique et dosage	Voie	Posologie usuelle
Gabapentine (Neurontin®)	Gél. 100, 300 ou 400 mg Cp. 600 ou 800 mg	Per os	1 200 à 2 400 mg/j en 3 prises (progressivement) jusqu'à 3 600 mg/j maximum
Prégabaline (Lyrica®)	Gél. 25, 50, 75, 100, 150, 200 ou 300 mg	Per os	150 mg/j pendant 3–7 jours, puis augmentation à 300 mg/j, puis progressivement jusqu'à la dose maximale de 600 mg/j

Indications

- Épilepsie rebelle, notamment partielle, en association avec les traitements antérieurs (inefficace dans les absences ou risque d'aggravation).
- Douleurs des neuropathies périphériques.

Contre-indications

- Allergie connue à la gabapentine ou à la prégabaline.
- Grossesse et allaitement à éviter.
- Prégabaline : intolérance au galactose, syndrome de malabsorption du glucose/galactose, déficit en lactase.

Principaux effets indésirables

Gabapentine

- Infections virales, respiratoires, urinaires, otite moyenne.
- Leucopénie, thrombopénie.
- Anorexie, augmentation de l'appétit.
- Somnolence, ataxie, tremblement, céphalées, vertige.
- Diplopie.
- Digestifs : vomissements, nausées, diarrhée, douleur abdominale, constipation, sécheresse de la bouche.
- Éruption cutanée.
- Myalgie, arthralgie

Prégabaline

- Somnolence, étourdissement.
- Augmentation de l'appétit, prise de poids, euphorie, diminution de la libido.
- Dyspnée, sécheresse buccale/nasale, constipation, vomissements.
- Agitation, irritabilité, amnésie, ataxie, diplopie, convulsion, vertiges, céphalées, hallucinations, concussion, troubles de l'attention et de l'élocution, troubles de l'humeur (jusqu'au risque de suicide).
- Éruption cutanée.

En pratique clinique

Conduite du traitement

- Traitement des épilepsies partielles de l'adulte en monothérapie (gabapentine) ou en association (gabapentine, ou prégabaline après échec de 2 autres lignes de traitement).
- Gabapentine chez l'enfant à partir de 6 ans.
- Traitement des douleurs neuropathiques périphériques (prégabaline) ou des névralgies post-zostériennes (gabapentine).
- Traitement chronique ; en cas d'arrêt, diminution progressive des doses sur une semaine.

Surveillance

- Surveillance clinique : somnolence, vertiges, troubles de l'équilibre.
- Dosage plasmatique dans certaines situations (vérification de l'observance, recherche de surdosage, insuffisance rénale/hépatique, grossesse, interaction médicamenteuse, etc.).

Modalités d'administration

- Traitement *per os* généralement en 3 prises/j.
- Augmentation progressive des doses.

À éviter

Arrêt brutal du traitement (sauf s'il s'agit de problèmes de tolérance) : risque de crise par effet rebond.

Conseils au patient/à la famille

- Informer les patientes sur le risque concernant le développement psychomoteur du fœtus, même si les données sont rassurantes sur l'aspect malformatif.
- En cas de désir de grossesse, informer le médecin de façon à adapter le traitement dans le cadre d'une grossesse programmée avec une surveillance rapprochée.
- Risque d'altération de la vigilance et de somnolence : attention lors de la conduite de véhicules ou à la manipulation de machines.

156. Antiépileptiques : lamotrigine

Objectif(s) du traitement

Prévenir et traiter les crises tonicocloniques, convulsives et partielles.

Propriété(s)

Anti-glutamatergique.

Mécanisme(s) d'action

Blocage des canaux sodium voltage-dépendants entraînant une inhibition de la libération du glutamate, neuromédiateur excitateur.

Principaux médicaments

DCI (spécialité)	Forme galénique et dosage	Voie	Posologie usuelle
Lamotrigine (Lamictal®)	Cp. 2, 5, 25, 50, 100 ou 200 mg	*Per os*	100 à 200 mg/j en 2 prises en monothérapie (posologie très progressive)*

* En cas de polythérapie antiépileptique, posologie préconisée variable en fonction du type d'antiépileptique associé.

Indications

Épilepsie généralisée ou partielle en monothérapie ou en association.

Contre-indications

- Allergie.
- Allaitement (déconseillé) : passage dans le lait maternel.

Principaux effets indésirables

- Syndrome de Lyell.
- Rash cutané (très fréquent).
- Œdème de Quincke.

Méga Guide Pharmaco Infirmier

En pratique clinique

Conduite du traitement

- En 1re intention d'une épilepsie généralisée ou partielle de l'adulte et en association chez l'enfant >2 ans. Avantages : bonne tolérance générale (notamment cognitive), absence d'induction enzymatique et de risque tératogène.
- Antiépileptique de choix pendant la grossesse, compte tenu de nombreuses données rassurantes sur le risque malformatif et le développement psychomoteur.
- Traitement chronique, avec augmentation très progressive de la posologie pour améliorer la tolérance notamment cutanée ; en cas d'arrêt, diminution progressive des doses sur 2 semaines.

Surveillance

- Surveillance cutanée, notamment les 2 premiers mois (risque majoré en cas d'association avec le valproate ou de doses élevées) : arrêt immédiat du traitement en cas d'éruption cutanée.
- Dosage plasmatique dans certaines situations (vérification de l'observance, recherche de surdosage, insuffisances rénale/hépatique, grossesse, interaction médicamenteuse, etc.).

Modalités d'administration

- Traitement *per os* en 1 prise/j durant le 1er mois, puis en 2 prises.
- Augmentation très progressive des doses sur 1 mois pour éviter les réactions cutanées.

À éviter

Arrêt brutal du traitement (sauf s'il s'agit de problèmes de tolérance comme une éruption cutanée) : risque de crise par effet rebond.

Conseils au patient/à la famille

- Informer le patient d'arrêter son traitement et de prévenir rapidement son médecin en cas de survenue d'une éruption cutanée.
- Risque d'altération de la vigilance, de somnolence, et de troubles visuels : attention lors de la conduite de véhicules ou à la manipulation de machines.
- En cas de désir de grossesse, informer le médecin de façon à adapter le traitement dans le cadre d'une grossesse programmée avec une surveillance rapprochée.

157. Antiépileptiques : hydantoïnes

Objectif(s) du traitement

Prévenir et traiter les crises tonicocloniques, convulsives et partielles.

Propriété(s)

- Demi-vie de 10–48 heures.
- État d'équilibre atteint en 8 à 15 jours.
- Inducteurs enzymatiques.

Mécanisme(s) d'action

Blocage de canaux sodiques voltage-dépendants

Principaux médicaments

DCI (spécialité)	Forme galénique et dosage	Voie	Posologie usuelle
Phénytoïne (Di-Hydan®)	Cp. 100 mg	*Per os*	2 à 6 mg/kg/j en 2 prises
Phénytoïne (Dilantin®)	Sol. inject. 250 mg/5 mL	IV	Dose de charge : 18 mg/kg Dose d'entretien : 7 à 10 mg/kg/j
Fosphénytoïne (Prodilantin®)	Sol. inject. 750 mg/10 mL*	IV, IM	Dose de charge : 15 mg EP/kg en IV Dose d'entretien : 5 mg EP/kg/j en IV ou IM

* 1,5 mg fosphénytoïne = 1 mg d'équivalent phénytoïne (EP).
La voie IM ne doit pas être utilisée dans les situations d'urgence telles que l'état de mal épileptique.

Indications

- Épilepsie généralisée ou partielle (sauf absence et crises myocloniques); pas en 1re intention.
- État de mal épileptique (forme injectable).

- Névralgie faciale.
- Effet antiarythmique, intoxication aux digitaliques.

Contre-indications

- Allergie.
- Bloc sinoatrial.
- Fosphénytoïne par voie IM dans l'état de mal.
- Grossesse : risque malformatif potentiel ; prendre un avis spécialisé pour tout projet de grossesse chez une patiente traitée par des médicaments antiépileptiques.
- Allaitement (déconseillé) : peu de données concernant le passage dans le lait maternel.

Principaux effets indésirables

- Hypertrophie gingivale.
- Allergie, syndrome de Lyell.
- Pancytopénie, agranulocytose, anémie mégaloblastique.
- Hépatite cholestatique.
- Carence en folate, vitamine D, vitamine K.
- Acné, hirsutisme.
- Arthralgie.
- Lupus induit.
- Diabète.
- Interactions enzymatiques (inducteur enzymatique).

En pratique clinique

Conduite du traitement
- Épilepsies généralisées ou partielles.
- Phénytoïne par voie orale : non utilisée en 1re intention en France (mauvaise tolérance globale avec sédation et effets inducteurs enzymatiques puissants).
- Fosphénytoïne : état de mal. La voie IM ne doit pas être utilisée dans les situations d'urgence.
- Association avec de la vitamine D (risque d'ostéopénie/ostéoporose/ostéomalacie) et de l'acide folique (risque d'anémie) en cas d'utilisation prolongée.

Surveillance
- Surveillance biologique :
  - NFS, plaquettes, bilan hépatique, glycémie ;

- – dosage plasmatique dans certaines situations (vérification de l'observance, recherche de surdosage insuffisances rénale/hépatique, grossesse, interaction médicamenteuse, etc.) : la posologie doit être adaptée aux dosages plasmatiques (15 jours et 1 mois après l'instauration du traitement).
- Surveillance clinique : gencives, réactions cutanées, supplémentation en folates et vitamine D.
- Mise en place d'un carnet de suivi des patientes épileptiques, dès l'âge de 10 ans, en raison du risque de malformation en cas de grossesse.
- Consultation annuelle obligatoire pour évaluation régulière de la nécessité d'utiliser des antiépileptiques.

Modalités d'administration

- Phénytoïne : traitement *per os* en 1 à 2 prises/j.
- Fosphénytoïne : administration IV après dilution dans du NaCl 0,9 % ou du glucosé 5 % pour obtenir une concentration de 1,5–25 mg d'EP (équivalent phénytoïne)/mL et à une vitesse d'administration de 50–150 mg d'EP/min.

Conseils au patient/à la famille

- Informer les patientes sur la perte ou diminution d'efficacité des contraceptifs oraux (privilégier une contraception mécanique).
- Informer les patientes sur le risque tératogène et sur la nécessité d'avoir une contraception mécanique (perte d'efficacité des contraceptifs oraux).
- En cas de désir de grossesse, informer le médecin de façon à adapter le traitement dans le cadre d'une grossesse programmée avec une surveillance rapprochée.

158. Antiépileptiques : antiglutamatergiques

Objectif(s) du traitement

Prévenir et traiter les crises tonicocloniques, convulsives et partielles.

Propriété(s)

- Dérivés de pyrrolidone.
- Chimiquement non apparentés aux autres substances antiépileptiques.
- Non inducteurs enzymatiques.

Mécanisme(s) d'action

Action sur les canaux calciques de type N, les canaux GABAergiques et GLYCINergiques.

Principaux médicaments

DCI (spécialité)	Forme galénique et dosage	Voie	Posologie usuelle
Lévétiracétam (Keppra®)	Cp. 250, 500 ou 1 000 mg Sol. buv. 100 mg/mL	*Per os*	250 mg × 2/j, puis augmentation par paliers de 500 mg × 2/j jusqu'à 1 500 mg × 2/j
	Sol. inject. 100 mg/mL	IV	
Lévétiracétam (Levidcen®)	Sachet granulés 250, 500, 750 ou 1 000 mg	*Per os*	

Indications

- Épilepsie partielle avec ou sans généralisation secondaire, en monothérapie ou en association.

Contre-indications

- Allergie.
- Allaitement (déconseillé) : passage dans le lait maternel.
- Enfant.

Principaux effets indésirables

- Asthénie.
- Anorexie, prise de poids.
- Diarrhée, dyspepsie.
- Anxiété, dépression.
- Somnolence, amnésie, ataxie, diplopie, convulsions, vertiges, céphalées, hallucinations, confusion.
- Leucopénie, neutropénie, pancytopénie, thrombocytopénie.
- Éruption cutanée.

En pratique clinique

Conduite du traitement

- Traitement de 1re intention d'une épilepsie partielle.
- Traitement de 2e intention d'une épilepsie généralisée.
- Intérêts du lévétiracétam : efficacité immédiate, dose thérapeutique atteinte d'emblée en association, absence d'interactions médicamenteuses avec d'autres antiépileptiques ou avec les contraceptifs oraux, efficacité sur les myoclonies.
- Forme injectable : réservée quand la voie orale n'est pas disponible ou dans les cas d'urgence, pendant 4 jours maximum.

Surveillance

Surveillance clinique : somnolence, asthénie, irritabilité, altération du comportement.

Modalités d'administration

- Traitement *per os* en 2 prises/j avec augmentation progressive des doses (paliers de 500 mg tous les 7–14 jours).
- Traitement par voie IV en perfusion sur 15 minutes après dilution du flacon de 500 mg dans 100 mL de chlorure de sodium (0,9 %), de glucose à 5 % ou de Ringer lactate.

À éviter

Arrêter le traitement brutalement sauf en cas d'intolérance (risque d'effet rebond).

Conseils au patient/à la famille

- Informer les patientes des données rassurantes pour le risque malformatif et le développement psychomoteur du fœtus.
- En cas de désir de grossesse, informer le médecin de façon à adapter le traitement dans le cadre d'une grossesse programmée avec une surveillance rapprochée.

159. Antiépileptiques : lacosamide

Objectif(s) du traitement

Prévenir et traiter les crises tonicocloniques, convulsives et partielles.

Mécanisme(s) d'action

Favorise l'inactivation des canaux sodiques, entraînant ainsi une stabilisation des membranes neuronales hyperexcitables.

Principaux médicaments

DCI (spécialité)	Forme galénique et dosage	Voie	Posologie usuelle
Lacosamide (Vimpat®)	Cp. pell. 50, 100, 150 ou 200 mg Sirop 10 mg/mL	*Per os*	En association : 400 mg/j en 2 prises En monothérapie : 600 mg/j en 2 prises
	Sol. inject. 200 mg/20 mL	IV	

Indications

Crises partielles, avec ou sans généralisation secondaire, en monothérapie et en association.

Contre-indications

- Hypersensibilité au lacosamide.
- Bloc atrioventriculaire du 2e ou du 3e degré.

Principaux effets indésirables

- Vertiges, céphalées, insomnie, confusion, dépression.
- Vision trouble ou double.
- Cardiaques : bloc atrioventriculaire, bradycardie, flutter atrial, fibrillation atriale.
- Nausées, vomissements, constipation.
- Éruption cutanée.

En pratique clinique

Conduite du traitement

Traitement en prévention des crises partielles, généralement en association (selon les recommandations), en cas de réponse insuffisante aux monothérapies de 1ʳᵉ intention.

Surveillance

- Cardiaque : ECG, notamment avant une augmentation de dose de lacosamide > 400 mg/j et lorsque la titration de lacosamide a atteint l'état d'équilibre, chez les patients ayant un risque cardiaque (troubles de la conduction cardiaque, antécédent d'infarctus du myocarde, insuffisance cardiaque), chez les patients âgés, ou lorsque le lacosamide est utilisé en association avec des médicaments connus pour être associés à un allongement de l'espace PR sur l'ECG (carbamazépine, lamotrigine, eslicarbazépine, prégabaline, antiarythmiques de classe 1).
- Cutanée : apparition d'une éruption cutanée.

Modalités d'administration

- Traitement quotidien *per os*. Posologie progressive par paliers hebdomadaires en fonction de l'efficacité et de la tolérance (notamment cardiaque).
- Voie IV à réserver dans les cas où la voie orale n'est pas possible et sur une durée la plus courte possible.

À éviter

Arrêter le traitement brutalement.

Conseils au patient/à la famille

- Informer sur les symptômes cardiaques (pouls lent, pouls irrégulier, sensation d'étourdissement et évanouissement, palpitations, essoufflement) pouvant être en lien avec un effet indésirable. Dans ce cas, recommander aux patients de consulter rapidement un médecin.
- Conseiller au patient de signaler tout effet indésirable susceptible de l'amener à interrompre son traitement afin de discuter avec lui de la balance bénéfice/risque et de l'accompagner pour tolérer au mieux ces effets indésirables.
- Les femmes en âge de procréer doivent utiliser une contraception efficace pendant le traitement et un mois après son arrêt.
- Risque d'altération de la vigilance et de somnolence : attention lors de la conduite de véhicules ou à la manipulation de machines.

160. Antiépileptiques : topiramate

Objectif(s) du traitement

Prévenir et traiter les crises tonicocloniques, convulsives et partielles.

Propriété(s)

Inducteur enzymatique.

Mécanisme(s) d'action

Augmentation de l'activité GABAergique, principal neurotransmetteur inhibiteur.

Principaux médicaments

DCI (spécialité)	Forme galénique et dosage	Voie	Posologie usuelle
Topiramate (Épitomax®)	Cp. 25, 50, 100 ou 200 mg Gel. 15, 25 ou 50 mg	*Per os*	100 à 200 mg/j en 2 prises

Indications

• Toutes épilepsies.
• Migraine (traitement prophylactique).

Contre-indications

• Hypersensibilité au topiramate ou aux sulfamides.
• Grossesse : risque malformatif potentiel ; prendre un avis spécialisé pour tout projet de grossesse chez une patiente traitée par des médicaments antiépileptiques.

Principaux effets indésirables

• Digestifs : nausées, diarrhée, anorexie.
• Oculaires : vision trouble, diplopie, nystagmus.
• Musculoarticulaires : myalgie, arthralgie.

- Hématologiques : anémie.
- Neurologiques : altération de l'humeur, fatigue, paresthésie, somnolence, vertige, acouphènes.
- Cutanés : alopécie, rash cutané.

En pratique clinique

Conduite du traitement

- Traitement chronique par voie orale.
- Avant d'initier le traitement avec topiramate chez une femme en âge de procréer, un test de grossesse doit être réalisé et une méthode de contraception hautement efficace doit être employée.

Surveillance

- Surveillance clinique : sédation, somnolence, fonctions cognitives (sur le long terme), troubles de l'humeur, troubles de la vision, vertige.
- Surveillance biologique : anémie.
- Mise en place d'un carnet de suivi des patientes épileptiques, dès l'âge de 10 ans, en raison du risque de malformation en cas de grossesse.
- Consultation annuelle obligatoire pour évaluation régulière de la nécessité d'utiliser des antiépileptiques.
- Si une femme planifie une grossesse, une visite préconceptionnelle est recommandée dans le but de réévaluer le traitement et de considérer les autres options thérapeutiques.
- Dans le cas d'une administration au cours du 1er trimestre de la grossesse, une surveillance prénatale attentive doit être réalisée (risque de malformations congénitales et petit poids de naissance).

Modalités d'administration

- Traitement quotidien *per os*.
- Augmentation progressive des doses : débuter par 25 mg/j le soir pendant 1 semaine, puis augmenter par paliers de 25 ou 50 mg/j toutes les 1 ou 2 semaines et jusqu'à 200 mg/j, administrés en 2 prises/j.

À éviter

Arrêter le traitement brutalement sans avis médical (syndrome de sevrage).

Conseils au patient/à la famille

- Les femmes en âge de procréer doivent utiliser une contraception efficace pendant le traitement et 1 mois après son arrêt.
- Informer les patientes sur le risque tératogène et sur la nécessité d'avoir une contraception mécanique (perte d'efficacité des contraceptifs oraux).

- En cas de désir de grossesse, informer le médecin de façon à adapter le traitement dans le cadre d'une grossesse programmée avec une surveillance rapprochée.
- Risque d'altération de la vigilance et de somnolence : attention lors de la conduite de véhicules ou à la manipulation de machines.

161. Antiépileptiques : vigabatrine

Objectif(s) du traitement

Prévenir et traiter les crises tonicocloniques, convulsives et partielles

Mécanisme(s) d'action

Augmentation de la transmission GABAergique (principal neurotransmetteur inhibiteur), en inhibant la GABA-transaminase, enzyme responsable de son catabolisme

Principaux médicaments

DCI (spécialité)	Forme galénique et dosage	Voie	Posologie usuelle
Vigabatrine (Sabril®)	Cp. 500 mg Sachet granulés 500 mg pour sol. buv.	*Per os*	2 à 3 g/j en 2 prises

Indications

Épilepsies partielles avec ou sans généralisation secondaire, en association avec un autre traitement antiépileptique et en cas d'échec ou intolérance de toutes les autres associations thérapeutiques.

Contre-indications

Hypersensibilité à la vigabatrine ou à l'un des composants du médicament.

Principaux effets indésirables

- Oculaires (potentiellement irréversibles) : anomalies du champ visuel, vision trouble, diplopie.
- Neurologiques : somnolence, troubles de l'élocution, céphalées, étourdissements, paresthésies, troubles de l'attention et de la mémoire, diminution des facultés mentales, tremblements.
- Digestifs : nausées, douleur abdominale et prise de poids.

Méga Guide Pharmaco Infirmier

En pratique clinique

Conduite du traitement

Le traitement ne peut être instauré que par un spécialiste en épileptologie, neurologie ou neurologie pédiatrique. Le suivi doit être assuré avec la supervision d'un spécialiste en épileptologie, neurologie ou neurologie pédiatrique.

Surveillance

Surveillance clinique : ophtalmologique avant le début du traitement, puis tous les 6 mois (les effets indésirables oculaires limitent considérablement l'utilisation de la vigabatrine).

Modalités d'administration

- Traitement quotidien *per os.*
- Augmentation progressive des doses : instauration à la posologie de 1 g/j en complément d'un autre traitement antiépileptique, puis augmentation par paliers de 0,5 g/j à intervalles d'une semaine en fonction de la réponse clinique et de la tolérance. Dose maximale recommandée : 3 g/j.

À éviter

Arrêter le traitement brutalement sans avis médical (risque de syndrome de sevrage).

Conseils au patient/à la famille

- Consulter rapidement un médecin en cas d'anomalies du champ visuel.
- Risque d'altération de la vigilance et de somnolence : attention lors de la conduite de véhicules ou à la manipulation de machines.

162. Antiépileptiques : zonisamide

Objectif(s) du traitement

Prévenir et traiter les crises partielles.

Propriété(s)

Apparenté aux sulfamides.

Mécanisme(s) d'action

Action sur les canaux sodiques et calciques voltage-dépendants.

Principaux médicaments

DCI (spécialité)	Forme galénique et dosage	Voie	Posologie usuelle
Zonisamide (Zonegran®)	Gél. 25, 50 ou 100 mg	*Per os*	300 à 500 mg/j

Indications

Épilepsies partielles avec ou sans généralisation secondaire, en mono-thérapie ou en association.

Contre-indications

- Hypersensibilité au zonisamide ou aux sulfamides.
- Allergie à l'arachide ou au soja.
- Grossesse.

Principaux effets indésirables

- Fatigue, anorexie.
- Vertiges, somnolence, troubles de la mémoire.
- Réactions cutanées : éruptions graves (syndrome de Lyell, syndrome DRESS), alopécie.
- Hyperthermie/déshydratation
- Lithiase rénale.

En pratique clinique

Conduite du traitement

Traitement en prévention des crises partielles, généralement en association (selon les recommandations).

Surveillance

- Clinique cutanée : surveillance étroite en cas d'éruption cutanée pendant le traitement et prudence particulière recommandée chez les patients traités également par d'autres médicaments antiépileptiques pouvant provoquer des éruptions cutanées. Arrêt du zonisamide chez les patients ayant une éruption cutanée inexpliquée.
- Surveillance biologique : numération formule sanguine, enzymes hépatiques, créatininémie.

Modalités d'administration

Traitement quotidien *per os*. Posologie progressive établie après un schéma de titration qui dépend de la situation du traitement (monothérapie ou association) et de la prise ou non d'inducteurs du CYP3A4.

À éviter

Arrêter le traitement brutalement sans avis médical (sauf en cas d'apparition de signes d'effet indésirable cutané).

Conseils au patient/à la famille

- Informer les patientes sur le risque tératogène et sur la nécessité d'avoir une contraception mécanique (perte d'efficacité des contraceptifs oraux).
- Les femmes en âge de procréer doivent utiliser une contraception efficace pendant le traitement et 1 mois après son arrêt.
- Sujet âgé : apports hydriques suffisants, notamment en période de forte chaleur, pour éviter le risque de lithiase rénale.
- Risque d'altération de la vigilance et de somnolence : attention lors de la conduite de véhicules ou à la manipulation de machines.

163. Antiépileptiques : valproate

Objectif(s) du traitement

Prévenir et traiter les crises tonicocloniques, convulsives et partielles.

Propriété(s)

Non inducteur enzymatique.

Mécanisme(s) d'action

Action anticonvulsivante par action directe et indirecte (*via* une potentialisation de la voie GABAergique).

Principaux médicaments

DCI (spécialité)	Forme galénique et dosage	Voie	Posologie usuelle
Valproate (Dépakine®)	Cp. 200 ou 500 mg Sol. buv. 200 mg/mL Sirop 57,64 mg/mL	*Per os*	20 à 30 mg/kg/j en 3 prises
	Sol. inject. 400 mg/4 mL	IV	
Valproate (Dépakine chrono®)	Cp. LP 500 mg	*Per os*	20 à 30 mg/kg/j en 2 prises
Valproate (Micropakine LP®)	Sachets 250, 500, 750 ou 1 000 mg	*Per os*	20 à 30 mg/kg/j en 1–2 prises

Indications

- Tout type d'épilepsie.
- État de mal (solution injectable).
- Tics de l'enfant.
- Hoquets irréductibles.

Contre-indications

- Insuffisance hépatique.
- Antécédent d'hépatite médicamenteuse.

Méga Guide Pharmaco Infirmier

- Allergie au produit.
- Association à la méfloquine.
- Grossesse.
- Femme en âge de procréer (en raison du risque élevé de malformation fœtale), sauf en cas d'inefficacité ou d'intolérance aux alternatives médicamenteuses.

Principaux effets indésirables

- Hépatite cytolytique.
- Encéphalopathie.
- Prise de poids.
- Tremblement.
- Perte de cheveux.
- Nausées, gastralgie.
- Thrombopénie, anémie.
- Pancréatite.
- Somnolence.
- Aménorrhée.
- Malformation fœtale.

En pratique clinique

Conduite du traitement

- Traitement en 1re intention d'une épilepsie généralisée : spectre large, peu d'effets indésirables, absence d'induction enzymatique, pas d'aggravation des autres épilepsies.
- Avantages du valproate : tolérance généralement bonne, efficacité dans les myoclonies, possibilité de mesurer en routine la concentration plasmatique pour en vérifier l'observance en cas d'inefficacité.
- Micropakine LP® : forme particulièrement adaptée à l'enfant ou à l'adulte ayant des problèmes de déglutition.
- Forme injectable : réservée quand la voie orale n'est pas disponible ou dans les cas d'urgence, pendant 3 jours maximum.
- Ce n'est pas le traitement de référence chez la femme jeune en âge de procréer (risque malformatif important).
- En cas de prescription indispensable chez une femme en âge de procréer :
  - prescription initiale annuelle réservée aux spécialistes en neurologie, psychiatrie ou pédiatrie ;
  - formulaire d'accord de soins signé après information de la patiente ;
  - renouvellement effectué par tout médecin, dans la limite d'un an (réévaluation du rapport bénéfice/risque tous les ans ou en cas de désir de grossesse).

▶

Surveillance

Surveillance biologique :
- NFS plaquette, bilan hépatique (arrêt du traitement en cas d'anomalies);
- dosage plasmatique dans certaines situations (vérification de l'observance, recherche de surdosage, insuffisances rénale/hépatique, interaction médicamenteuse, etc.).

Modalités d'administration

- Traitement *per os* en 2 prises/j au cours des repas, voire en une prise le soir, avec augmentation progressive des doses sur une semaine (paliers tous les 2–3 jours).
- Micropakine LP® : mélanger les granules à un aliment mou (purée, compote) ou à de l'eau (pas de liquide chaud).
- Traitement par voie IV :
  - état de mal : injection en bolus IV sur 3 à 5 minutes de 15–25 mg/kg, puis perfusion continue à 1,5 mg/kg/h après dilution dans du chlorure de sodium (0,9 %);
  - relais de la voie orale : 4 à 6 heures après la dernière prise orale, perfusion de 0,5–1 mg/kg/h après dilution dans du chlorure de sodium (0,9 %).

À éviter

Arrêter le traitement brutalement (syndrome de sevrage).

Conseils au patient/à la famille

- Informer les patientes sur le risque tératogène et sur la nécessité d'avoir une contraception efficace.
- En cas de désir de grossesse, informer le médecin de façon à adapter le traitement dans le cadre d'une grossesse programmée avec une surveillance rapprochée.

164. Antiparkinsoniens : lévodopa

Objectif(s) du traitement

Améliorer la rigidité, l'akinésie et le tremblement dans la maladie de Parkinson.

Propriété(s)

- Lévodopa (L-dopa) : précurseur de la dopamine endogène (cette dernière ne traversant pas la barrière hématoencéphalique).
- Bensérazide et carbidopa : inhibiteurs de la dopadécarboxylase périphérique limitant les effets indésirables au niveau périphérique et permettant le passage d'une plus grande quantité de L-dopa dans le cerveau.
- Entacapone : inhibiteur de la COMT (catéchol-O-méthyltransférase), augmentant la biodisponibilité de la lévodopa au niveau cérébral.

Mécanisme(s) d'action

Transformation en dopamine par la dopa-décarboxylase permettant une substitution du déficit dopaminergique au niveau du striatum.

Principaux médicaments

DCI (spécialité)	Forme galénique et dosage	Voie	Posologie usuelle
Lévodopa + bensérazide (Modopar®)	Gél. 50/12,5, 100/25 ou 200/50 mg Cp. dispersible 100/25 mg Gél. LP 100/25 mg	Per os	Dose progressive en fonction des patients
Lévodopa + carbidopa (Sinemet®)	Cp. 100/10 ou 250/25 mg Cp. LP 100/25 ou 200/50 mg	Per os	Dose progressive en fonction des patients
Lévodopa + carbidopa (Duodopa®)	Gel intestinal 20/5 mg/mL	Dans l'intestin grêle, grâce à une pompe ou sonde	Dose progressive en fonction des patients, en continu sur environ 16 h/j
Lévodopa + carbidopa + entacapone (Stalevo®)	Cp. 50/12,5/200, 75/18,75/200, 100/25/200, 125/31,25/200, 150/37,5/200, 175/43,75/200 ou 200/50/200 mg	Per os	Dose progressive en fonction des patients

Indications

- Maladie de Parkinson.
- Syndromes parkinsoniens d'origine neurodégénérative.

Contre-indications

- Infarctus du myocarde récent, affections cardiovasculaires décompensées.
- Psychoses graves.
- Ulcère gastroduodénal en poussée.
- Mélanome malin.
- Grossesse (au 1er trimestre). Allaitement.
- Association avec certains antipsychotiques ou avec la réserpine.
- Insuffisance hépatique.
- Glaucome à angle fermé.
- Phéochromocytome (Stalevo®).

Principaux effets indésirables

- Période d'ajustement posologique : nausées, vomissements, anorexie, sécheresse de bouche, constipation ou diarrhée.
- Troubles du rythme cardiaque, hypotension artérielle orthostatique.
- Troubles psychiques : manifestations paranoïdes, confusion, hallucinations, délire, anxiété, troubles du sommeil (insomnies, somnolence et cauchemars).
- Dyskinésies (ou mouvements anormaux) et fluctuations d'efficacité et résurgence des symptômes, traduisant la progression de la maladie.
- Somnolence : somnolence diurne excessive et accès de sommeil d'apparition soudaine.
- Coloration brune de la sueur, de la salive et de l'urine.
- Addiction aux jeux, achats compulsifs, hypersexualité.

En pratique clinique

Conduite du traitement
- Traitement symptomatique de la maladie de Parkinson.
- Ajustement très progressif des doses en prises fractionnées, par paliers jusqu'à la dose efficace en fonction de la tolérance.
- Formes LP destinées aux patients ayant des dyskinésies et des fluctuations importantes d'activité en fin de prise (passage de forme *on* à *off*).

- Gel administré par sonde/pompe en continu, directement au niveau de l'intestin grêle, grâce à une sonde à demeure.

Surveillance

Surveillance de l'efficacité et de la tolérance permettant d'adapter le traitement par la suite :
- phénomènes *on/off* et dyskinésies pour adapter la répartition médicamenteuse ;
- hypotension orthostatique, nausées ;
- apparition de troubles neuropsychiatriques (manifestations paranoïdes, confusion, hallucinations, délire, anxiété, troubles du sommeil), en particulier chez les sujets âgés et ceux avec de tels antécédents.

Modalités d'administration

- Traitement *per os*, à prises fractionnées (3 à 8/j) et régulières à heures fixes.
- Début du traitement progressif, dose d'entretien minimale efficace obtenue par paliers.
- Absorption modifiée par la prise des repas : si possible prendre le traitement à distance des repas (30 minutes avant ou 1 heure après le repas).
- Duodopa®, gel pour administration intestinale continue : la dose totale quotidienne se compose de trois doses ajustées individuellement : la dose matinale en bolus, la dose d'entretien continue et les doses supplémentaires en bolus, administrées sur environ 16 heures. En plus d'une administration diurne, une administration nocturne est possible si le tableau clinique le justifie. Les cassettes de médicament sont à usage unique et ne doivent pas être utilisées plus de 16 heures, même en cas de présence de produit résiduel.

À éviter

- Ouvrir les gélules (perte d'efficacité des formes LP).
- Fractionner ou écraser les comprimés (oxydation de la lévodopa à la lumière, la rendant inefficace).
- Dépasser 2 g/j de lévodopa.
- Dépasser 800 mg/j d'entacapone, en fonction de la tolérance.
- Duodopa® : réutiliser une cassette ouverte.

Conseils au patient/à la famille

- Respecter autant que possible les horaires de prises telles que prescrites par le médecin.
- Apprendre au patient à reconnaître les effets *on/off* et les dyskinésies (faire remplir les feuilles d'autosurveillance journalière de l'état moteur).
- Informer le patient sur le risque de chute par hypotension orthostatique et sa prévention : lever progressif, port de bas de contention.

- Informer systématiquement les patients du risque de survenue des troubles du comportement avec la lévodopa (jeu pathologique, achats compulsifs, hypersexualité, etc.) : troubles réversibles à la diminution ou à l'arrêt du traitement.
- Informer l'entourage du patient sur la possibilité d'épisodes confusionnels ou la survenue de troubles du comportement.
- Informer l'entourage du patient sur l'existence de l'association France Parkinson.

165. Antiparkinsoniens : inhibiteurs de la MAO-B (IMAO-B)

Objectif(s) du traitement

Améliorer la rigidité, l'akinésie et le tremblement dans la maladie de Parkinson.

Propriété(s) et mécanisme(s) d'action

Inhibiteurs de la monoamine-oxydase B (IMAO-B), réduisant la dégradation centrale et périphérique de la L-dopa et permettant une augmentation de la transmission dopaminergique.

Principaux médicaments

DCI (spécialité)	Forme galénique et dosage	Voie	Posologie usuelle
Rasagiline (Azilect®)	Cp. 1 mg	*Per os*	1 mg/j en 1 prise
Sélégiline (Déprényl®)	Cp. séc. 5 mg	*Per os*	2,5 à 10 mg/j en 1 à 2 prises

Indications

Maladie de Parkinson.

Contre-indications

- Insuffisance hépatique sévère.
- Association aux neuroleptiques antiémétiques (métoclopramide, dompéridone), bupropion et triptans métabolisés par la MAO.
- Association aux autres IMAO.

Principaux effets indésirables

- Troubles neuropsychiatriques : confusion, agitation psychomotrice, hallucinations, troubles du contrôle des impulsions.
- Syndrome grippal.
- Céphalées, vertiges.
- Carcinome cutané.

En pratique clinique

Conduite du traitement

- Traitement symptomatique de la maladie de Parkinson.
- Ajustement très progressif des doses en prises fractionnées, par paliers jusqu'à la dose efficace en fonction de la tolérance.
- Nombreuses interactions médicamenteuses.

Surveillance

- Surveillance de l'efficacité et de la tolérance permettant d'adapter le traitement par la suite :
  - phénomènes *on/off* et dyskinésies pour adapter la posologie médicamenteuse sur la journée ;
  - hypotension orthostatique, nausées ;
  - apparition de troubles neuropsychiatriques (manifestations paranoïdes, confusion, hallucinations, délire, anxiété, troubles du sommeil), en particulier chez les sujets âgés et ceux ayant des antécédents de pathologie psychiatrique.
- Suivi dermatologique pour dépistage de carcinome cutané.

Modalités d'administration

Traitement *per os*, en monothérapie ou en association avec la lévodopa.

À éviter

Association de rasagiline avec la fluoxétine ou la fluvoxamine (interactions) : un intervalle libre d'au moins 5 semaines doit être respecté entre l'interruption de la fluoxétine et le début d'un traitement par la rasagiline. Un intervalle libre d'au moins 14 jours doit être respecté entre l'interruption de la rasagiline et le début d'un traitement par fluoxétine ou fluvoxamine.

Conseils au patient/à la famille

- Respecter autant que possible les horaires de prises telles que prescrites par le médecin.
- Apprendre au patient à reconnaître les effets *on/off* et les dyskinésies (faire remplir les feuilles d'autosurveillance journalière de l'état moteur).
- Informer le patient sur le risque de chute par hypotension orthostatique et sa prévention : lever progressif, port de bas de contention.
- Informer systématiquement les patients du risque de survenue des troubles du comportement (jeu pathologique, achats compulsifs, hypersexualité, etc.) : troubles réversibles à la diminution ou à l'arrêt du traitement.
- Informer l'entourage du patient sur la possibilité d'épisodes confusionnels ou la survenue de troubles du comportement.
- Informer l'entourage du patient sur l'existence de l'association France Parkinson.

166. Antiparkinsoniens : agonistes dopaminergiques non ergotés

Objectif(s) du traitement

Améliorer la rigidité, l'akinésie et le tremblement dans la maladie de Parkinson.

Propriété(s)

- Agonistes dopaminergiques de synthèse.
- Structure non ergoline.

Mécanisme(s) d'action

Agonistes des récepteurs D2 et antagonistes des récepteurs D1 dopaminergiques.

Principaux médicaments

DCI (spécialité)	Forme galénique et dosage	Voie	Posologie usuelle
Ropinirole (Requip®)	Cp. 0,25, 0,5, 1, 2 ou 5 mg Cp. LP 2, 4 ou 8 mg	*Per os*	Dose progressive (maximum 20 mg/j)
Pramipexole (Sifrol®)	Cp. 0,18 ou 0,7 mg Cp. LP 0,26, 0,52, 1,05 ou 2,1 mg	*Per os*	Dose progressive (maximum 2,1 mg/j)
Piribédil (Trivastal®)	Cp. 20 mg Cp. LP 50 mg	*Per os*	Dose progressive (maximum 150 mg/j)
Rotigotine (Neupro®)	Dispositif transdermique 2, 4, 6 ou 8 mg/24 h	Percutanée	Dose progressive (maximum 12 mg/24 h)
Apomorphine (Apokinon®)	Sol. inject. 10 mg/1 mL Stylo prérempli 30 mg/3 mL	SC	Dose initiale 1 mg/inj., puis augmentation progressive

Indications

Maladie de Parkinson.

Contre-indications

- Insuffisance coronarienne.
- Infarctus du myocarde (piribédil).
- Insuffisance hépatique, rénale sévère (ropinirole).
- Examen par IRM et choc électrique externe (rotigotine patch) : risque de brûlure cutanée car la couche de support contient de l'aluminium ; retirer le dispositif lors d'une IRM ou d'un choc électrique externe.

Principaux effets indésirables

- Troubles psychiatriques : confusion, agitation psychomotrice, hallucinations, troubles du contrôle des impulsions.
- Troubles du SNC : céphalées, sensation vertigineuse, dyskinésies, somnolence diurne excessive, accès de sommeil d'apparition soudaine.
- Troubles vasculaires : hypotension, hypotension orthostatique.
- Troubles gastro-intestinaux : nausées, constipation, vomissements, douleur abdominale.
- Réaction cutanée (rotigotine).

En pratique clinique

Conduite du traitement

- Traitement symptomatique de la maladie de Parkinson.
- Ajustement très progressif des doses en prises fractionnées, par paliers, jusqu'à la dose efficace en fonction de la tolérance.

Surveillance

Surveillance de l'efficacité et de la tolérance permettant d'adapter le traitement par la suite :
- phénomènes *on/off* et dyskinésies pour adapter la répartition médicamenteuse ;
- hypotension orthostatique, nausées ;
- apparition de troubles psychiques (manifestations paranoïdes, confusion, hallucinations, délire, anxiété, troubles du sommeil), en particulier chez les sujets âgés et ceux avec de tels antécédents.

Modalités d'administration

- Traitement *per os*, à prises fractionnées (3/j) et régulières à heures fixes, sauf pour les formes LP (1/j).
- Début du traitement progressif, dose d'entretien minimale efficace obtenue par paliers.
- Requip® : au cours des repas.
- Neupro® : dispositif transdermique à appliquer sur une peau propre sèche intacte et saine, pendant 24 heures puis remplacé par un neuf, sur un autre site d'application.

À éviter

Arrêt brutal du traitement : sevrage ressemblant au syndrome malin des neuroleptiques (hyperthermie, rigidité musculaire).

Conseils au patient/à la famille

- Respecter autant que possible les horaires de prises telles que prescrites par le médecin.
- Apprendre au patient à reconnaître les effets *on/off* et les dyskinésies (faire remplir les feuilles d'autosurveillance journalière de l'état moteur).
- Informer le patient sur le risque de chute par hypotension orthostatique et sa prévention : lever progressif, port de bas de contention.
- Informer systématiquement les patients du risque de survenue des troubles du comportement avec les agonistes dopaminergiques (jeu pathologique, achats compulsifs, hypersexualité, etc.) : troubles réversibles à la diminution ou à l'arrêt du traitement.
- Informer l'entourage du patient sur la possibilité d'épisodes confusionnels ou la survenue de troubles du comportement.
- Informer l'entourage du patient sur l'existence de l'association France Parkinson.

167. Traitements de la maladie d'Alzheimer : anticholinestérasiques

Objectif(s) du traitement

Ralentir l'évolution symptomatique de la maladie d'Alzheimer :
• ralentir la dégradation cognitive ;
• ralentir la survenue de troubles du comportement ;
• stabiliser les activités de la vie quotidienne.

Propriété(s) et mécanisme(s) d'action

Inhibition de l'acétylcholinestérase entraînant une augmentation des concentrations en acétylcholine cérébrale, cette dernière étant diminuée dans la maladie d'Alzheimer.

Principaux médicaments

DCI (spécialité)	Forme galénique et dosage	Voie	Posologie usuelle
Donépézil (Aricept®)	Cp. pell. ou orodispersible 5 ou 10 mg	*Per os*	Posologie initiale : 5 mg/j en 1 prise Dose d'entretien : 10 mg/j en 1 prise
Galantamine (Reminyl®)	Gél. LP 8, 16 ou 24 mg Sol. buv. 4 mg/mL	*Per os*	Posologie initiale : 8 mg/j en 1 prise (LP), ou 2 prises Dose d'entretien : 16 à 24 mg/j en 1 prise (LP) ou 2 prises
Rivastigmine (Exelon®)	Gél. 1,5, 3, 4,5 ou 6 mg Sol. buv. 2 mg/mL	*Per os*	Posologie initiale : 3 mg/j en 2 prises Dose d'entretien : 6 à 12 mg/j en 2 prises
	Patch transdermique 4,6 ou 9,5 mg/24 h	Percutanée	Posologie initiale : 4,6 mg/j Dose d'entretien : 9,5 mg/j

Méga Guide Pharmaco Infirmier

Indications

Maladie d'Alzheimer : formes légères à modérément sévères.

Contre-indications

- Hypersensibilité.
- Insuffisance hépatique ou rénale sévère (galantamine).

Principaux effets indésirables

- Nausées, vomissements, diarrhée.
- Syncopes, bradycardies, blocs sinoatriaux ou atrioventriculaires.
- Hallucinations, agitation, insomnie, cauchemars, céphalées.

En pratique clinique

Conduite du traitement

- Prescription initiale et annuelle par un neurologue, un gériatre ou un psychiatre.
- Traitement symptomatique de la maladie de d'Alzheimer (efficacité modérée chez un petit nombre de patients seulement : médicaments non remboursés).
- Augmentation progressive des doses en fonction de la tolérance.
- En association avec des mesures non pharmacologiques visant à préserver le plus longtemps possible l'autonomie du patient et pour prévenir/traiter les troubles psychocomportementaux : aménagement de l'environnement, stimulation cognitive, etc.

Surveillance

- Bilan préthérapeutique : ECG.
- Surveillance clinique : poids (amaigrissement), nausées, diarrhée, troubles du comportement.
- Signes de surdosage : nausées, vomissements, diarrhée, hypersudation, hypersalivation, bradycardie ; arrêt du traitement et éventuellement administration de l'antidote (atropine en IV).

Modalités d'administration

- Traitement *per os* à dose progressive :
  - donépézil : 1 prise le soir avant le coucher ;
  - galantamine : 1 prise le matin (forme LP), ouverture possible des gélules contenant des microgranules à LP ;
  - rivastigmine : 1 prise matin et soir au cours des repas.
- Surveiller que la forme pharmaceutique prescrite est en adéquation avec l'état du patient (notamment les troubles de la déglutition) et s'assurer de la prise des médicaments.

▶

▶

- Traitement par voie transcutanée (Exelon® Patch) :
  - appliquer un dispositif transdermique par jour (risque de surdosage), sur une zone saine ;
  - remplacer après 24 heures par un nouveau dispositif ;
  - éviter l'application sur la même zone cutanée (risque de réaction cutanée) ;
  - ne pas couper le dispositif transdermique ;
  - remettre un carnet de suivi au patient.

À éviter

Écraser ou mâcher les comprimés LP.

Conseils au patient/à la famille

- Informer l'entourage ou les aidants de la nécessité de préparer un pilulier ou du passage d'un(e) infirmier(ère) afin de favoriser l'observance du traitement *per os* chez les patients avec une maladie avancée ; vérifier si possible la prise effective du traitement.
- Informer l'entourage sur la mise en place d'aides à domicile (déclaration d'ALD 100 % et APA, protection juridique si besoin).
- Les aidants (conjoint, enfants, etc.) doivent être informés de l'évolution de la maladie et bénéficier d'un soutien régulier. Certaines associations et certains hôpitaux de jour spécialisés dans la prise en charge des personnes atteintes de la maladie d'Alzheimer proposent des formations aux aidants.
- Tout changement environnemental ou dans l'organisation de vie du patient est susceptible d'exacerber ses troubles. Il est donc conseillé, dans la mesure du possible, de maintenir les repères existants en évitant notamment les déménagements.
- Concernant la prise en charge des aidants, une consultation annuelle de l'aidant principal est recommandée dans le but d'évaluer son état psychique, son état nutritionnel et son niveau d'autonomie physique et psychique. Le médecin recherchera une éventuelle souffrance, des troubles anxieux et/ou dépressifs, des troubles du sommeil, en tenant compte du contexte familial, social et culturel. Il vérifiera le bon niveau d'adéquation entre les besoins de l'aidant et du patient et les moyens mis en place (aides médico-sociales et financières).

168. Traitements de la maladie d'Alzheimer : antagonistes glutamatergiques

Objectif(s) du traitement

Ralentir l'évolution symptomatique de la maladie d'Alzheimer :
• ralentir la dégradation cognitive ;
• ralentir la survenue de troubles du comportement ;
• stabiliser les activités de la vie quotidienne.

Propriété(s)

Acides aminés proches de l'amantadine.

Mécanisme(s) d'action

Antagonistes des récepteurs NMDA au glutamate (ce dernier étant potentiellement en cause dans la dégénérescence neuronale).

Principaux médicaments

DCI (spécialité)	Forme galénique et dosage	Voie	Posologie usuelle
Mémantine (Ebixa®)	Cp. 10 ou 20 mg Sol. buv. 5 mg/dose	*Per os*	Posologie initiale : 5 mg/j en 1 prise Dose d'entretien : 20 mg/j en 1 prise

Indications

Maladie d'Alzheimer : formes modérées à sévères.

Contre-indications

Hypersensibilité.

Principaux effets indésirables

- Nausées, vomissements, diarrhée.
- Vertige.
- Hallucinations, agitation, insomnie, cauchemars, céphalées.`

En pratique clinique

Conduite du traitement

- Prescription initiale et annuelle par un neurologue, un gériatre ou un psychiatre.
- Traitement symptomatique de la maladie de d'Alzheimer (efficacité modérée chez un petit nombre de patients seulement : médicaments non remboursés).
- Augmentation hebdomadaire progressive des doses en fonction de la tolérance.
- En association avec des mesures non pharmacologiques visant à préserver le plus longtemps possible l'autonomie du patient et pour prévenir/traiter les troubles psychocomportementaux : aménagement de l'environnement, stimulation cognitive, etc.

Surveillance

- Bilan préthérapeutique : ECG.
- Surveillance clinique : nausées, diarrhée, troubles du comportement.

Modalités d'administration

- Traitement *per os* à dose progressive en 1 prise/j.
- Surveiller que la forme pharmaceutique prescrite est en adéquation avec l'état du patient (notamment les troubles de la déglutition) et s'assurer de la prise des médicaments.

Conseils au patient/à la famille

- Informer l'entourage ou les aidants de la nécessité de préparer un pilulier ou du passage d'un(e) infirmier(ère) afin de favoriser l'observance du traitement *per os* chez les patients avec une maladie avancée ; vérifier si possible la prise effective du traitement.
- Informer l'entourage sur la mise en place d'aides à domicile (déclaration d'ALD 100 % et APA, protection juridique si besoin).
- Les aidants (conjoint, enfants, etc.) doivent être informés de l'évolution de la maladie et bénéficier d'un soutien régulier. Certaines associations et certains hôpitaux de jour spécialisés dans la prise en charge des personnes atteintes de la maladie d'Alzheimer proposent des formations aux aidants.
- Tout changement environnemental ou dans l'organisation de vie du patient est susceptible d'exacerber ses troubles. Il est donc conseillé,

dans la mesure du possible, de maintenir les repères existants en évitant notamment les déménagements.

- Concernant la prise en charge des aidants, une consultation annuelle de l'aidant principal est recommandée dans le but d'évaluer son état psychique, son état nutritionnel et son niveau d'autonomie physique et psychique. Le médecin recherchera une éventuelle souffrance, des troubles anxieux et/ou dépressifs, des troubles du sommeil, en tenant compte du contexte familial, social et culturel. Il vérifiera le bon niveau d'adéquation entre les besoins de l'aidant et du patient et les moyens mis en place (aides médico-sociales et financières).

169. Traitements de la sclérose en plaques : immunomodulateurs

Objectif(s) du traitement

- Réduire la fréquence de poussées sur le long terme et ralentir la progression de la sclérose en plaques.
- Discussion médicale au cas par cas selon évolution, sévérité et fréquence des poussées.

Propriété(s)

Interférons

Cytokines produites par génie génétique.

Glatiramère

Polypeptide synthétique.

Diméthyl fumarate

Petite molécule.

Mécanisme(s) d'action

Réduction des excès du système immunitaire permettant d'atténuer l'attaque inflammatoire de la myéline au niveau neuronal.

Principaux médicaments

DCI (spécialité)	Forme galénique et dosage	Voie	Posologie usuelle
Interférons			
Interféron bêta-1a (Avonex®)	Ser. préremplie 30 µg/0,5 mL (6 MUI)	IM	30 µg 1 fois/semaine
Interféron bêta-1a (Rebif®)	Ser. ou stylo prérempli 8,8, 22 ou 44 µg/0,5 mL	SC	44 µg 3 fois/semaine
Interféron bêta-1b (Betaferon®, Extavia®)	Ser. préremplie à reconstituer à partir de lyophylisat à 250 µg/1 mL (8 MUI)	SC	250 µg 1 jour/2

Méga Guide Pharmaco Infirmier

Peginterféron bêta-1a (Plegridy®)	Ser. préremplie 63, 94 ou 125 µg/0,5 mL	SC	125 µg toutes les 2 semaines
Autres immunomodulateurs			
Glatiramère (Copaxone®)	Ser. préremplie 20 ou 40 mg/1 mL	SC	20 mg/j ou 40 mg en 3 inj./semaine
Diméthyl fumarate (Tecfidera®)	Gél. gastrorésistante 120 ou 240 mg	*Per os*	Dose initiale de 120 mg × 2/j puis augmentation à 240 mg × 2/j

Indications

Sclérose en plaques de forme rémittente.

Contre-indications

Interférons

- Dépression.
- Épilepsie non contrôlée.
- Décompensation hépatique.
- Grossesse et allaitement.

Glatiramère

- Hypersensibilité.
- Grossesse.

Diméthyl fumarate

Hypersensibilité.

Principaux effets indésirables

Interférons

- Asthénie, syndrome pseudo-grippal, syndrome dépressif.
- Réaction locale au point d'injection (surtout avec les formes SC).
- Leucopénie.
- Augmentation des transaminases.
- Apparition d'anticorps neutralisants (perte d'efficacité clinique).

Glatiramère

- Réaction locale au point d'injection : rougeur, douleur, induration, démangeaisons, œdème. Lipoatrophie, rares cas de nécrose.

- Dans les minutes suivant l'injection : vasodilatation (bouffée vaso-motrice), oppression thoracique, dyspnée, palpitations ou tachycardie transitoires.
- Allergie.

Diméthyl fumarate

- Bouffées congestives (flush, prurit).
- Nausées, diarrhée, douleurs abdominales.
- Prurit, érythème, éruption cutanée.
- Lymphopénie, leucopénie.
- Protéinurie.
- Augmentation des transaminases hépatiques.

En pratique clinique

Conduite du traitement

- Traitement de fond de la sclérose en plaques.
- Prescription initiale et renouvellement par neurologue ; médicaments soumis à une surveillance particulière pendant le traitement.

Surveillance

Efficacité du traitement à évaluer plusieurs mois après le début d'un traitement de fond.

Interférons

- Réaction locale au point d'injection (changer de site à chaque administration).
- Syndrome pseudo-grippal (dans les heures suivants l'administration) : prémédication par paracétamol.
- Asthénie, dépression (risque suicidaire important au long cours).

Glatiramère

- 1re injection à réaliser sous la surveillance d'un personnel de santé pendant au moins 30 minutes.
- Surveillance clinique : réaction locale au point d'injection (changer de site à chaque administration), vasodilatation (bouffée vasomotrice), oppression thoracique, dyspnée, palpitations ou tachycardie transitoires.
- Surveillance biologique : NFS, transaminases, créatininémie avant et durant le traitement.

Diméthyl fumarate

- Surveillance clinique : bouffées congestives (flush, prurit), nausées.
- Surveillance biologique : NFS, urémie, créatininémie, ASAT, ALAT avant traitement, 6 mois après, puis tous les 6–12 mois.

Modalités d'administration

Interférons

Traitement par voie IM (Avonex®) ou SC (Rebif®, Betaferon®, Extavia®).

Glatiramère

Traitement par voie SC en changeant de site à chaque fois.

Diméthyl fumarate

Traitement *per os* matin et soir, au cours des repas.

À éviter

Écraser, ouvrir, dissoudre, sucer ou mâcher la gélule de diméthyl fumarate.

Conseils au patient/à la famille

- Information sur les facteurs aggravants ou provoquant une poussée : stress, infection, chaleur (séjour en pays chaud), efforts physiques prolongés.
- Consultation médicale rapide si poussée.
- Éducation du patient concernant le traitement de fond : injection SC ou IM selon les produits, observance, mode de conservation, gestion de la fatigabilité.
- Glatiramère : conservation des seringues au réfrigérateur entre + 2 et + 8 °C ; en cas de nécessité, elles peuvent être conservées à température ambiante entre 15 et 25 °C pendant 1 mois maximum.
- Diméthyl fumarate : arrêt impératif avant conception (principes de précaution par rapport à la grossesse).
- Apprentissage des autosondages urinaires selon les cas.
- Information de l'existence d'associations de patients.
- Information et éducation de l'entourage, face à un handicap évolutif.

170. Traitements de la sclérose en plaques : immunosuppresseurs

Objectif(s) du traitement

- Réduire la fréquence de poussées sur le long terme, ralentir la progression de la sclérose en plaques.
- Discussion médicale au cas par cas selon évolution, sévérité, fréquence des poussées.

Propriété(s)

- Réservés aux formes particulièrement actives de SEP.
- Plus agressifs que les immunomodulateurs.
- Action contre les cellules immunocompétentes.

Mécanisme(s) d'action

Natalizumab

Anticorps monoclonal, antagoniste des alpha4-intégrines (molécules d'adhésion sélective des lymphocytes sur la barrière hématoencéphalique).

Alemtuzumab

Anticorps monoclonal contre la protéine CD52 présente sur les lymphocytes T et B, entraînant la disparition des lymphocytes T et B circulants ; cet effet est suivi d'une repopulation de lymphocytes permettant de rééquilibrer le système immunitaire et, ainsi, de réduire l'activité de la SEP.

Ocrélizumab

Anticorps monoclonal humanisé recombinant anti-CD20, entraînant la disparition des lymphocytes B circulants.

Mitoxantrone

Antinéoplasique cytostatique intercalant dont le mécanisme est mal connu dans la SEP.

Méga Guide Pharmaco Infirmier

Fingolimod

Analogue structural de la sphingosine naturelle, et modulateur des récepteurs au sphingosine 1-phosphate (S1P) bloquant les lymphocytes circulants au niveau des ganglions lymphatiques et diminuant ainsi leur passage vers le SNC.

Tériflunomide

Inhibiteur sélectif de la dihydroororate-déshydrogénase mitochondriale (enzyme impliquée dans la synthèse des pyrimidines) entraînant une diminution de la prolifération des lymphocytes activés.

Principaux médicaments

DCI (spécialité)	Forme galénique et dosage	Voie	Posologie usuelle
Anticorps monoclonaux			
Natalizumab (Tysabri®)	Sol. inject. 300 mg/15 mL	IV	300 mg/4 semaines en perfusion
Alemtuzumab (Lemtrada®)	Sol. inject. 12 mg/1,2 mL	IV	12 mg en perfusion sur 2 cycles : – 1er cycle : 12 mg/j pendant 5 jours consécutifs – 2e cycle : 12 mg/j pendant 3 jours consécutifs, 12 mois après le 1er cycle
Ocrélizumab (Ocrevus®)	Sol. inject. 300 mg/10 mL	IV	Dose initiale : 600 mg en 2 perfusions séparées : une 1re perfusion de 300 mg, suivie 2 semaines plus tard d'une 2e perfusion de 300 mg Dose d'entretien : 600 mg tous les 6 mois
Autres immunosuppresseurs			
Mitoxantrone (Elsep®)[a]	Sol. inject. 2 mg/mL	IV	12 mg/m^2/mois en perfusion IV, sans dépasser 20 mg/mois Dose maximale cumulée limitée à 72 mg/m^2 ou 120 mg
Fingolimod (Gilenya®)	Gél. 0,5 mg	Per os	0,5 mg/j
Tériflunomide (Aubagio®)	Cp. 14 mg	Per os	14 mg/j

[a] La reconstitution et la préparation des solutions pour perfusion doivent être effectuées par la pharmacie à usage intérieur de l'établissement.

Indications

- SEP très active, malgré un traitement par interféron ou glatiramère.
- SEP rémittente récurrente sévère d'évolution rapide.
- Ocrélizumab : SEP primaire progressive (SEP-PP) à un stade précoce en termes de durée de la maladie et de niveau du handicap.

Contre-indications

Natalizumab

- Hypersensibilité.
- Leucoencéphalopathie multifocale progressive (LEMP).
- Immunodépression, traitement par immunosuppresseurs.
- Cancers diagnostiqués en évolution, sauf carcinomes cutanés basocellulaires.
- Grossesse, allaitement.
- Association aux interférons bêta ou au glatiramère.

Alemtuzumab

- Hypersensibilité.
- Immunodéficience par le VIH.
- Grossesse, allaitement.

Ocrélizumab

- Hypersensibilité.
- Infection active en cours.
- Déficit immunitaire sévère.
- Affections malignes évolutives connues.

Mitoxantrone

- Hypersensibilité.
- Administration antérieure de mitoxantrone ou d'anthracyclines.
- Cardiopathies.
- Myélodysplasies, hémopathies malignes, anomalies de la NFS.
- Insuffisance hépatique.
- Grossesse, allaitement.

Fingolimod

- Hypersensibilité.
- Immunodéficience.
- Insuffisance hépatique sévère.
- Cancers diagnostiqués en évolution, sauf carcinomes cutanés basocellulaires.

- Infarctus du myocarde, angor instable, AVC, AIT, insuffisance cardiaque décompensée ou insuffisance cardiaque de classe III/IV selon la NYHA dans les 6 derniers mois.
- Arythmies cardiaques sévères traitées par antiarythmiques de classes 1a et 3 ; bloc atrioventriculaire (BAV) du 2e ou 3e degré ou maladie du sinus, en l'absence de port d'un pacemaker ; intervalle QTc initial ≥ 500 ms.
- Œdème maculaire.
- Grossesse, allaitement.

Tériflunomide

- Hypersensibilité.
- Insuffisance hépatique sévère.
- Immunodéficience, insuffisance médullaire, anémie, leucopénie, neutropénie thrombopénie significative.
- Infection active non résolue.
- Insuffisance rénale terminale traitée par dialyse.
- Hypoprotéinémie sévère (syndrome néphrotique).
- Grossesse (tératogène), allaitement.

Principaux effets indésirables

Natalizumab

- Réaction allergique.
- Fièvre, céphalées, fatigue, nausées, vomissements.
- Infection urinaire, infections opportunistes, LEMP (rare).
- Anticorps neutralisant persistants (diminution de l'efficacité thérapeutique et augmentation des réactions d'hypersensibilité).
- Risque potentiel de lymphomes ou de cancers secondaires.

Mitoxantrone

- Toxicité hématologique, leucémie aiguë myéloïde.
- Toxicité cardiaque dose-cumulative :
  - aiguë : tachycardie ou arythmie ;
  - chronique : diminution de la fraction d'éjection du ventricule gauche, asymptomatique ou conduisant à insuffisance cardiaque.
- Nausées, vomissements.
- Alopécie.
- Aménorrhée définitive.
- Immunosuppression.

Alemtuzumab

- Réactions liées à la perfusion (dès le début de la perfusion jusqu'à 24 heures après) : réaction cutanée (rash), céphalées, fièvre, nausées.
- Infections, dont infections graves par le VZV.
- Risque potentiel de cancers.

Ocrélizumab

- Réactions liées à la perfusion (dès le début de la perfusion jusqu'à 24 heures après) : réaction cutanée (rash), céphalées, fièvre, nausées.
- Infections.
- Risque potentiel de cancers.

Fingolimod

- Bradycardie, allongement de l'intervalle QT, hypotension : principalement durant les 6 premières heures suivant la prise.
- Infections, toux, réactivation des infections à VZV (virus zona varicelle), notamment cutané (zona).
- Vision trouble, douleur oculaire, œdème maculaire.
- Modification de la fonction hépatique.
- Lymphopénie, leucopénie.
- Céphalées, vertiges, dépression.
- Eczéma, alopécie, prurit, risque de néoplasies cutanées malignes.

Tériflunomide

- Alopécie.
- Diarrhée, nausées, céphalées.
- Hypertension.
- Toxicité hépatique.
- Toxicité hématologique.
- Infections.
- Paresthésies, neuropathies périphériques.

En pratique clinique

Conduite du traitement

- Médicaments réservés à l'usage hospitalier avec une prescription par un neurologue.
- Traitement de fond de la sclérose en plaques.
- Natalizumab : administration uniquement en milieu hospitalier avec un protocole de surveillance et réévaluation du bénéfice/risque de la poursuite du traitement après 6 mois.

- Alemtuzumab : administration en milieu hospitalier avec un protocole de surveillance ; association à une prophylaxie orale contre une infection par le virus de l'herpès dès le 1er jour de chaque cycle de traitement, à poursuivre pendant 1 mois après la fin du traitement.
- Ocrélizumab : administration en milieu hospitalier avec un protocole de surveillance.
- Mitoxantrone : administration en milieu hospitalier et réévaluation du bénéfice/risque de la poursuite du traitement après la 3e perfusion. Ne pas dépasser 6 mois de traitement.
- Fingolimod : 1re administration en milieu hospitalier avec un protocole de surveillance cardiovasculaire, puis traitement ambulatoire.
- Tériflunomide : traitement ambulatoire.

Surveillance

Natalizumab

- Surveillance pendant et durant 1 heure après la fin de la perfusion.
- Clinique : réaction allergique post-perfusion, céphalées, fièvre, fatigue, nausées, vomissements, infection urinaire.
- Imagerie : IRM dans les 3 mois précédant l'instauration du traitement, puis annuellement (ou tous les 3 à 6 mois pour les patients à risque élevé de LEMP).
- Biologie : sérologie anti-VJC avant l'initiation du traitement, puis annuellement ; en cas de positivité, discussion sur la poursuite du traitement.

Alemtuzumab

- Surveillance pendant et jusqu'à 2 heures après la perfusion.
- Sérologie VZV à réaliser avant tout cycle de traitement pour les patients n'ayant pas d'antécédent de varicelle et vaccination avant traitement si sérologie négative.
- Biologie : NFS plaquettes, créatininémie, examen microscopique des urines avant traitement puis tous les mois ; TSH avant puis tous les 3 mois.

Ocrélizumab

Surveillance pendant la perfusion et jusqu'à 1 heure après la fin de la perfusion.

Mitoxantrone

- Clinique : ECG et échographie cardiaque avant le traitement, 1 mois après la dernière perfusion, et tous les ans pendant 5 ans après le traitement.
- Biologie : NFS plaquettes avant chaque perfusion, au 10e jour après perfusion, 1 mois après la dernière perfusion.

Fingolimod

- Surveillance cardiaque : ECG et pression artérielle avant traitement et après les 6 premières heures suivant la 1re administration ou suivant un arrêt.
- Surveillance oculaire : fond d'œil avant traitement et 3–4 mois après le début du traitement.
- Surveillance dermatologique : avant, puis au moins 1 fois/an pendant le traitement.
- Sérologie VZV à réaliser avant le traitement pour les patients n'ayant pas d'antécédent de varicelle et vaccination avant traitement en cas de sérologie négative.
- Biologie : ASAT/ALAT avant traitement et 1, 3, 6, 9, 12 mois après le début du traitement, puis régulièrement ; NFS plaquettes avant traitement, à 3 mois puis chaque année.

Tériflunomide

- Clinique : pression artérielle avant et pendant le traitement.
- Biologie : NFS, ASAT, ALAT avant et pendant le traitement ; dépistage de la tuberculose latente avant le traitement ; test de grossesse avant le traitement.

Modalités d'administration

- Natalizumab : perfusion en IV sur 1 heure.
- Alemtuzumab : perfusion IV sur 4 heures. Prémédication par corticoïdes (voire antihistaminiques et/ou antipyrétiques) avant la perfusion pendant chacun des 3 premiers jours de chaque cycle de traitement.
- Ocrélizumab : perfusion en IV sur 3,5 heures pour les perfusions uniques de 600 mg. Prémédication avant chaque perfusion : 100 mg de méthylprednisolone par voie IV (ou un équivalent) environ 30 minutes avant + antihistaminique environ 30 à 60 minutes avant + antipyrétique (p. ex. : paracétamol) envisageable environ 30 à 60 minutes avant.
- Mitoxantrone : reconstitution par la pharmacie à usage intérieur de l'établissement puis perfusion IV en 5 à 15 minutes au minimum.
- Fingolimod : administration *per os*.
- Tériflunomide : administration *per os*.

Conseils au patient/à la famille

- Information sur les facteurs aggravants ou provoquant une poussée : stress, infection, chaleur (séjour en pays chaud), efforts physiques prolongés.
- Consultation médicale rapide en cas de poussée.
- Éducation du patient concernant le traitement de fond : observance, mode de conservation, gestion de la fatigabilité.
- Natalizumab : formulaire d'instauration/poursuite du traitement, à faire signer obligatoirement par le patient ; lui délivrer une brochure

d'informations (contenant une carte patient) expliquant le risque infectieux, en particulier de LEMP, pouvant entraîner un handicap sévère, voire le décès.
- Grossesse :
  - fingolimod, alemtuzumab, tériflunomide : interdits pendant la grossesse (arrêt impératif du traitement, et contraception efficace pendant 2–6 mois avant conception);
  - natalizumab : arrêt impératif avant conception (principes de précaution);
  - ocrélizumab : contraception pendant le traitement et durant les 12 mois qui suivent la dernière perfusion pour les femmes en âge de procréer.
- Apprentissage des autosondages urinaires selon les cas.
- Information de l'existence d'associations de patients.
- Information et éducation de l'entourage, face à un handicap évolutif.

171. Traitements de la sclérose en plaques : fampridine

Objectif(s) du traitement

Améliorer la capacité de marche des adultes atteints de sclérose en plaques et présentant un handicap à la marche (EDSS 4-7).

Mécanisme(s) d'action

Blocage des canaux potassiques voltage-dépendants.

Principaux médicaments

DCI (spécialité)	Forme galénique et dosage	Voie	Posologie usuelle
Fampridine (Fampyra®)	Cp. LP 10 mg	*Per os*	2 prises séparées de 12 heures

Indications

Sclérose en plaques, réservé aux patients présentant un handicap à la marche (EDSS 4-7).

Contre-indications

- Insuffisance rénale (clairance de la créatinine <80 mL/min).
- Épilepsie.
- Association avec des médicaments inhibiteurs du transporteur de cations organiques (OCT2), p. ex. : cimétidine.
- Association avec d'autres médicaments contenant de la fampridine (4-aminopyridine).

Principaux effets indésirables

- Neurologiques : névralgie du trijumeau, épilepsie (risque de crise convulsive).
- Psychiatriques.
- Infectieux (surtout urinaires).
- Allergiques.

Méga Guide Pharmaco Infirmier

En pratique clinique

Conduite du traitement

- Prescription initiale limitée à 2 semaines.
- Utilisation toujours en association à un programme de rééducation adapté, sans retarder la mise en place de ce programme, ni celle d'aides techniques de marche ou de traitements spécifiques comme celui de la spasticité.

Surveillance

- Évaluation de la capacité de marche recommandée afin d'évaluer l'amélioration de la marche après 2 à 4 semaines de traitement. En l'absence d'amélioration, il convient d'interrompre le traitement par Fampyra®.
- Réévaluer tous les 3 ou 6 mois, l'efficacité et la tolérance du traitement.

Modalités d'administration

- Administration par voie orale en 2 prises/j (toutes les 12 heures), et à distance des repas, à respecter strictement.
- Le comprimé doit être avalé entier.

À éviter

Couper, écraser, dissoudre, sucer ou mâcher le comprimé.

Conseils au patient/à la famille

- Informer l'entourage du patient sur la possibilité d'épisodes confusionnels ou la survenue de troubles du comportement.
- Protéger le patient du risque de chute en cas d'une crise d'épilepsie ; alerter le médecin rapidement en cas de survenue d'une crise.
- Signaler au médecin tout trouble urinaire à type de brûlure ou de pollakiurie.
- Signaler toute douleur brève et intense d'apparition spontanée au niveau du visage (névralgie du trijumeau ou paralysie faciale).

172. Antispastiques

Objectif(s) du traitement

Réduire la spasticité musculaire afin de favoriser les mouvements.

Propriété(s)

Myorelaxant.

Mécanisme(s) d'action

- Baclofène : agoniste des récepteurs GABA-B (action centrale).
- Dantrolène : inhibition des mouvements cellulaires du calcium directement au niveau des fibres musculaires striées.

Principaux médicaments

DCI (spécialité)	Forme galénique et dosage	Voie	Posologie usuelle
Baclofène (Liorésal®)	Cp. 10 mg	*Per os*	30 à 75 mg/j en 3–4 prises (dose progressive)
	Sol. inject. 0,05 mg/mL, 10 mg/5 mL ou 10 mg/20 mL	Intrathécale	10 à 2 000 µg/24 h en perfusion intrathécale (dose progressive)
Dantrolène (Dantrium®)	Gél. 25 ou 100 mg	*Per os*	100 à 200 mg/j (dose progressive)
Toxine botulinique type A (Botox®)	Poudre pour sol. inject. 50, 100 ou 200 UI	IM	Dose en fonction du nombre et de l'emplacement des muscles concernés, de la sévérité de la spasticité, de la présence d'une faiblesse musculaire

Indications

- Spasticité (SEP, affections médullaires ou cérébrales).
- Prévention de l'hyperthermie maligne peranesthésique (dantrolène).

Méga Guide Pharmaco Infirmier

Contre-indications

Baclofène

- Hypersensibilité, enfant de moins de 6 ans, porphyrie, 1er trimestre de la grossesse (déconseillé), myasthénie.

Dantrolène

- Insuffisance hépatocellulaire grave, myasthénie, grossesse et allaitement déconseillés.

Toxine botulinique

- Hypersensibilité, myasthénie grave, infection au(x) site(s) d'injection, rétention urinaire aigüe ou chronique (uniquement dans l'indication du traitement des dysfonctions vésicales associées à une incontinence urinaire).

Principaux effets indésirables

Baclofène

- Somnolence, asthénie, vertiges, confusion, dépression respiratoire, hypotonie, dysphorie, dépression, céphalées, acouphènes, paresthésies, insomnies, tremblements, dysarthrie, troubles de l'accommodation.
- États confusionnels, psychotiques, maniaques ou paranoïdes, hallucinations, convulsions, voire état de mal épileptique, dyskinésies lors de l'arrêt brutal du traitement.
- Abaissement du seuil épileptogène.
- Nausées, vomissements, constipation, diarrhée, anorexie, sécheresse buccale, dysgueusie.
- Hypotension, bradycardie.
- Aggravation d'une dysurie préexistante.
- Éruption cutanée, sueurs.
- Augmentation paradoxale de la spasticité chez certains patients.
- Augmentation des phosphatases alcalines et des transaminases.
- Dépression respiratoire lors de la coprescription de médicaments dépresseurs du SNC.

Dantrolène

- Somnolence, vertiges, asthénie, troubles confusionnels.
- Hépatite cytolytique (potentiellement fatale).
- Gastralgie, nausées, vomissements, diarrhée.

- Possibilité d'incontinence par relâchement sphinctérien, coloration orangée des urines.
- Éruption cutanée acnéiforme.

Toxine botulinique (fonction du site d'injection)

- Réactions allergiques générales (rash, érythème, prurit, réaction anaphylactique).
- Douleurs/brûlures et saignements au point d'injection.

En pratique clinique

Conduite du traitement

- Traitement de fond à posologie progressive.
- Baclofène intrathécal : traitement sous surveillance médicale spécialisée pour les patients non traitables par une thérapie médicamenteuse ou qui rencontrent des effets indésirables intolérables avec le baclofène *per os*; sélection des répondeurs avec une dose test, puis posologie progressive.
- Toxine botulinique : traitement symptomatique local de la spasticité.

Surveillance

Baclofène

- Surveillance clinique : sédation, somnolence, hypotonie musculaire (diminuer la dose).
- Surveillance biologique : bilan hépatique, rénal, glycémie.

Dantrolène

Surveillance clinique : asthénie, confusion mentale, somnolence, éruptions cutanées acnéiformes.

Toxine botulinique

Amélioration clinique au cours des 2 semaines suivant l'injection.

Modalités d'administration

Baclofène, dantrolène

- Administration *per os* à dose progressive en 3 prises au repas (voire 4 prises/j pour le baclofène).
- Pompe intrathécale de baclofène :
  - avant implantation de la pompe, tester la réponse du patient au traitement : injection d'un bolus de baclofène dans le liquide céphalorachidien (LCR) en utilisant une ponction lombaire ou un cathéter temporaire, sous anesthésie locale;

- titration croissance de la dose de baclofène à partir 25 µg/j jusqu'à obtention d'une réponse de 4 à 8 heures. En cas de non-réponse à 100 µg en intrathécal, patient non répondeur et pas d'implantation de la pompe.

Toxine botulinique

Guidage électromyographique utile pour isoler les muscles concernés. Séances d'injection espacées d'au moins 3 mois (car la présence d'anticorps dirigés contre la toxine botulinique peut réduire l'efficacité).

À éviter

Arrêter brutalement le traitement par baclofène, mais le faire progressivement sur 14 jours (risque de syndrome de sevrage parfois létal).

Conseils au patient/à la famille

Risque d'altération de la vigilance et de somnolence : attention lors de la conduite de véhicules ou à la manipulation de machines pour les médicaments *per os*.

173. Immunoglobulines polyvalentes

Objectif(s) du traitement

Réduire la phase d'extension (durée, extension sensitivomotrice) dans le syndrome de Guillain-Barré.

Propriété(s)

- Immunoglobulines (IgG) polyvalentes d'origine humaine.
- Médicaments dérivés du sang.
- Immunomodulateurs.

Mécanisme(s) d'action

Modulation de l'immunité humorale et cellulaire.

Principaux médicaments

Spécialité	Forme galénique et dosage	Voie	Posologie usuelle
Tégéline®	Poudre pour sol. inject. 0,5 g/10 mL, 2,5 g/50 mL, 5 g/100 mL ou 10 g/200 mL	IV	0,4 g/kg/j pendant 5 jours en perfusion
Clairyg®	Sol. inject. 1 g/20 mL, 2,5 g/50 mL, 5 g/100 mL, 10 g/200 mL ou 20 g/400 mL		
Octagam®	Sol. inject. 1 g/20 mL, 2,5 g/50 mL, 5 g/100 mL, 10 g/200 mL ou 25 g/500 mL		
Gammagard®	Poudre pour sol. inject. 5 g/100 mL ou 10 g/200 mL		
Kiovig®	Sol. inject. 2,5 g/25 mL, 5 g/50 mL, 10 g/100 mL, 20 g/200 mL ou 30 g/300 mL		
Privigen®	Sol. inject. 2,5 g/25 mL, 5 g/50 mL, 10 g/100 mL, 20 g/200 mL ou 40 g/400 mL		
Flebogamma®	Sol. inject 0,5 g/10 mL, 2,5 g/50 mL, 5 g/50 mL, 5 g/100 mL, 10 g/100 mL, 10 g/200 mL, 20 g/200 mL ou 20 g/400 mL		

Méga Guide Pharmaco Infirmier

Indications

- Syndrome de Guillain-Barré.
- Polyradiculonévrite inflammatoire démyélinisante chronique.
- Neuropathie motrice multifocale.
- Poussée de myasthénie aiguë.

Contre-indications

Hypersensibilité aux immunoglobulines homologues.

Principaux effets indésirables

- Élévation de la créatinine, insuffisance rénale aiguë.
- Méningite aseptique.
- HTA.
- Frissons, hyperthermie, céphalées, nausées, vomissements.
- Hypotension, choc anaphylactique.
- Risque (faible) de transmission d'agents infectieux.

En pratique clinique

Conduite du traitement

Traitement substitutif ou immunomodulateur par cure toutes les 2 à 4 semaines.

Surveillance

- Surveillance clinique durant la perfusion et au moins 20 minutes après (difficulté à respirer, vertiges, hypotension, urticaire, etc.) :
  - en cas de signes mineurs, réduire le débit de perfusion ;
  - en cas de signes majeurs, risque de choc anaphylactique et arrêt immédiat de la perfusion.
- Diurèse et créatininémie.

Modalités d'administration

- Administration en perfusion par voie IV sur une tubulure avec un filtre à un débit maximal de 1 mL/kg/h durant les 30 premières minutes, puis augmenter progressivement jusqu'à 4 mL/kg/h, ou selon un protocole de service.
- Hydratation correcte avant administration.

À éviter

Mélanger à d'autres solutions injectables.

Conseils au patient/à la famille

Prévenir les patients de consulter rapidement un médecin en cas de signes méningés (céphalées, vomissements, photophobie, raideur de la nuque) survenant durant les 7 jours suivant la perfusion : risque de méningite aseptique.

174. Antimigraineux : triptans

Objectif(s) du traitement

Disparition de la céphalée et des symptômes associés à la crise migraineuse.

Propriété(s) et mécanisme(s) d'action

Agonistes sélectifs des récepteurs sérotoninergiques 5-HT$_{1D}$, inhibant l'inflammation neurogène et la vasodilatation supposées être à l'origine des migraines.

Principaux médicaments

DCI (spécialité)	Forme galénique et dosage	Voie	Posologie usuelle
Sumatriptan (Imigrane®)	Cp. 50 mg	Per os	1 cp. (prises espacées de 2 heures minimum, maximum 200 mg/24 h)
	Pulv. nasale 10 ou 20 mg/0,1 mL	Nasale	1 pulvérisation nasale de 10 ou 20 mg dans une seule narine (maximum 40 mg/24 h)
	Amp. 6 mg/0,5 mL (Imiject®)	SC	1 amp. (prises espacées de 1 h minimum, maximum 12 mg/24 h)
Zolmitriptan (Zomig®, ZomigOro®)	Cp. 2,5 mg Cp. orodispersible 2,5 mg	Per os	1 cp. par prise, si inefficace, ne pas reprendre (si réapparition des crises, prises espacées de 2 heures minimum, maximum 10 mg/24 h)
Naratriptan (Naramig®)	Cp. 2,5 mg	Per os	1 cp. (prises espacées de 4 heures minimum, maximum 5 mg/24 h)
Élétriptan (Relpax®)	Cp. 20 ou 40 mg	Per os	1 cp. 40 mg (prises espacées de 2 heures minimum, maximum 80 mg/24 h)
Rizatriptan (Maxalt®, Maxaltlyo®)	Cp. 5 ou 10 mg Cp. lyoc 10 mg	Per os	1 cp. 10 mg (prises espacées de 2 heures minimum, maximum 20 mg/24 h)

DCI (spécialité)	Forme galénique et dosage	Voie	Posologie usuelle
Frovatriptan (Tigreat®, Isimig®)	Cp. 2,5 mg	*Per os*	1 cp. (prises espacées de 2 heures minimum, maximum 5 mg/24 h)
Almotriptan (Almogran®)	Cp. 12,5 mg	*Per os*	1 cp. (prises espacées de 2 heures minimum, maximum 25 mg/24 h)

Indications

Crise de migraine, avec ou sans aura.

Contre-indications

- HTA sévère ou non contrôlée.
- Infarctus du myocarde, angor d'effort ou de repos, troubles du rythme.
- AVC, AIT, pathologie vasculaire périphérique.
- Insuffisance hépatique sévère.
- Association avec les dérivés de l'ergot de seigle (ergotamine, dihydroergotamine, bromocriptine, cabergoline).

Principaux effets indésirables

- Vertiges, somnolence, fatigue, vertiges, fourmillement.
- Nausées, vomissements.
- Douleurs thoraciques, hypertension, palpitations.

En pratique clinique

Conduite du traitement

- Traitement spécifique de la crise migraineuse (en cas de crise sévère d'emblée ou résistante aux AINS).
- En cas d'inefficacité sur au moins 3 crises, essayer un autre triptan.

Surveillance

- Efficacité : disparition ou amélioration nette de la crise en 2 heures au maximum.
- Tolérance : sensation d'oppression thoracique, fourmillements, bouffées de chaleur, vertiges, somnolence.

Modalités d'administration

- Traitement *per os* à prendre dès les premiers signes d'apparition de la crise (ou après la phase d'aura).
- Les comprimés orodispersibles et le spray sont à privilégier en cas de vomissements en début de crise.

À éviter

Association aux dérivés de l'ergot de seigle (ergotamine, dihydroergotamine, bromocriptine, cabergoline).

Conseils au patient/à la famille

- Reconnaître les facteurs déclenchants et les éviter : stress, alcool, tabac, privation de sommeil, etc.
- Prise des médicaments dès l'apparition des premiers symptômes de la crise migraineuse. Dans les migraines avec aura, ne pas prendre pendant l'aura mais dès le début de la céphalée.
- Tenir un « agenda » migraineux : fréquence, intensité, durée, circonstances d'apparition, facteurs déclenchants, efficacité du traitement.
- Respecter les intervalles de doses entre 2 prises et ne pas dépasser les doses maximales par 24 heures.
- Ne pas utiliser plus de 3 fois dans une même semaine (risque de céphalées auto-entretenues).
- En fonction des crises (fréquence, intensité, sévérité, retentissement sur la qualité de vie) et de la consommation médicamenteuse, un traitement de fond peut être indiqué.

175. Antimigraineux : dérivés de l'ergot de seigle

Objectif(s) du traitement

Disparition de la céphalée et des symptômes associés à la crise migraineuse.

Propriété(s)

Dérivés naturels de l'ergot de seigle (champignon parasitant le seigle).

Mécanisme(s) d'action

Agonistes des récepteurs sérotoninergiques, notamment 5-HT$_{1D}$, inhibant l'inflammation neurogène et la vasodilatation supposées être à l'origine des migraines.

Principaux médicaments

DCI (spécialité)	Forme galénique et dosage	Voie	Posologie usuelle
Dihydroergotamine (Diergospray®)	Pulv. nasale 4 mg/1 mL	Nasale	1 pulv. (0,5 mg) dans chaque narine (1 mg en tout), si inefficace après 15 minutes, nouvelle pulv. dans chaque narine (1 mg), maximum 4 pulv. (2 mg)/24 h
Ergotamine + **caféine** (Gynergène caféiné®)	Cp. 1 mg d'ergotamine	*Per os*	2 cp. à renouveler si inefficace après 30 minutes, maximum 6 mg/24 h

Indications

Crise de migraine, avec ou sans aura.

Contre-indications

- Hypersensibilité aux alcaloïdes de l'ergot de seigle.
- Artérite temporale.
- Migraine hémiplégique ou basilaire.
- Insuffisances rénale/hépatique sévères.

Méga Guide Pharmaco Infirmier

175

- Association aux triptans, aux autres dérivés de l'ergot de seigle, aux macrolides, aux antiprotéases, au voriconazole.
- Allaitement.
- Syndrome de Raynaud.

Principaux effets indésirables

- Nausées, vomissements.
- Vasoconstriction artérielle (ischémie périphérique, cérébrale, paresthésie, douleurs, etc.).
- Vertiges.
- Rhinite, rhinorrhée (spray nasal).

En pratique clinique

Conduite du traitement

Traitement spécifique de la crise migraineuse (en cas de crise sévère d'emblée ou résistante aux AINS), en 2e intention, chez les patients ne répondant pas aux triptans.

Surveillance

- Efficacité : disparition ou amélioration nette de la crise en 2 heures au maximum.
- Tolérance : paresthésies, douleurs aux extrémités, fourmillement correspondent à des signes d'ergotisme (surdosage); arrêt immédiat du traitement.

Modalités d'administration

Traitement *per os* à prendre dès les premiers signes d'apparition de la crise (ou après la phase d'aura).

Conseils au patient/à la famille

- Reconnaître les facteurs déclenchants et les éviter : stress, alcool, tabac, privation de sommeil, etc.
- Prise des médicaments dès l'apparition des premiers symptômes de la crise migraineuse.
- Tenir un «agenda» migraineux : fréquence, intensité, durée, circonstances d'apparition, facteurs déclenchants, efficacité du traitement.
- Respecter les intervalles de doses entre deux prises et les doses maximales par 24 heures.
- Ne pas dépasser les doses maximales (ergotamine : 6 mg/j et 10 mg/semaine).
- En fonction des crises (fréquence, intensité, sévérité, retentissement sur la qualité de vie) et de la consommation médicamenteuse, un traitement de fond peut être indiqué.

176. Antivertigineux

Objectif(s) du traitement
Réduire la crise vertigineuse.

Propriété(s) et mécanisme(s) d'action
- Acétylleucine : inconnu.
- Bétahistine : agoniste partiel des récepteurs H1 à l'histamine, antagoniste.
- Méclozine : antagoniste des récepteurs H1 à l'histamine (antihista-minique).

Principaux médicaments

DCI (spécialité)	Forme galénique et dosage	Voie	Posologie usuelle
Acétylleucine (Tanganil®)	Cp. 500 mg	*Per os*	1,5 à 2 g/j en 2 prises, maximum 4 g/j
	Sol. inject. 500 mg/5 mL	IV	1 g/j en IV lente, maximum 2 g/j
Bétahistine (Bétaserc®, Serc®, Extovyl®, Lectil®)	Cp. 8, 16 ou 24 mg	*Per os*	24 à 48 mg/j en 2 prises
Méclozine (Agyrax®)	Cp. 25 mg	*Per os*	25 à 75 mg/j en 3 prises

Indications
- Vertige itératif avec ou sans signe cochléaire.
- Prévention et traitement du mal des transports (méclozine).

Contre-indications
- Acétylleucine : allergie au blé.
- Bétahistine : ulcère gastroduodénal en poussée, phéochromocy-tome.
- Méclozine : insuffisance hépatique, rétention urinaire, glaucome à angle fermé.

Méga Guide Pharmaco Infirmier

176

Principaux effets indésirables

- Acétylleucine : éruption cutanée, urticaire.
- Bétahistine : gastralgie, céphalées.
- Méclozine : somnolence, sédation, sécheresse bouche, constipation, vertiges (effets anticholinergiques).

En pratique clinique

Conduite du traitement

- Traitement symptomatique des vertiges.
- En cas de vertiges invalidants, hospitalisation pour traitement symptomatique en perfusion.
- Association avec antiémétique si besoin.

Surveillance

- Bétahistine : surveillance particulière de la fonction respiratoire chez les asthmatiques (risque de bronchoconstriction).
- Méclozine : surveillance particulière chez le sujet âgé à cause des effets anticholinergiques avec risque de chute.

Modalités d'administration

- Traitement *per os* en 2 ou 3 prises/j.
- Acétylleucine, bétahistine : au cours des repas.
- Méclozine : avant les repas.
- Acétylleucine injectable : voie IV lente sur 1 à 2 minutes.

Conseils au patient/à la famille

- Rassurer le patient.
- Insister sur l'importance de garder les yeux ouverts lors des vertiges et de fixer un point.
- Ne pas se déplacer seul le premier jour de traitement pour éviter les chutes.
- Méclozine : risque d'altération de la vigilance et de somnolence ; attention lors de la conduite de véhicules ou à la manipulation de machines.

177. Rôle de l'infirmier(ère) en ophtalmologie

Soins relationnels

- Ils sont particulièrement importants en ophtalmologie car le patient présentant généralement des troubles visuels nécessite une communication verbale et non verbale adaptée à chaque situation.
- Apprécier l'impact du déficit visuel sur la vie quotidienne du patient, être à l'écoute de ses dires relatifs à sa perception somatique et psychologique de la pathologie.
- La communication verbale sera fréquemment descriptive et adaptée à la compréhension du patient.

Accompagnement du patient

- Évaluer la douleur ressentie et ne pas la minimiser, y compris celle liée à la photophobie.
- Prendre en compte le handicap temporaire ou définitif induit par l'atteinte de la fonction visuelle.
- Être à l'écoute du besoin d'aide du patient en fonction de son autonomie ; ne pas prendre d'initiatives pour l'accompagner dans ses déplacements, par exemple, sans l'avoir consulté au préalable.
- Prévenir tout risque de chute en aménageant l'environnement du patient : pas d'obstacle dans les couloirs, luminosité plus ou moins intense, mise à disposition des objets personnels à proximité du patient après l'en avoir informé.
- Éduquer le patient à détecter toute complication nécessitant une prise en charge médicale à court terme : modification de l'acuité visuelle durable ou non, sensation douloureuse au niveau de l'œil ou des paupières, sécrétions oculaires abondantes ou collantes et ayant pour conséquence l'ouverture difficile des paupières (notamment au réveil).

Soins techniques

- Avoir une bonne hygiène des mains lors de l'instillation de gouttes oculaires.
- Conseiller au patient de fermer les yeux 1 à 2 minutes après l'instillation des gouttes oculaires et de comprimer légèrement le coin de l'œil du côté nasal (permet de diminuer les effets indésirables des collyres en réduisant le passage systémique du principe actif).

Méga Guide Pharmaco Infirmier

177

- Respecter un délai de 5 minutes entre l'instillation de deux collyres.
- Vérifier les modalités de conservation des collyres : réfrigérateur, durée de conservation après ouverture (généralement 2 à 4 semaines).
- Pour les collyres en unidoses, éliminer immédiatement après instillation, même s'il reste un peu de collyre dans l'unidose (ne pas réutiliser une unidose déjà ouverte car elle ne contient pas de conservateur).

178. Collyres anti-inflammatoires non stéroïdiens

Objectif(s) du traitement

Prévention des manifestations inflammatoires liées aux interventions chirurgicales de l'œil.

Propriété(s)

Anti-inflammatoires (groupe des indoliques).

Mécanisme(s) d'action

Inhibiteurs de la cyclo-oxygénase (COX), enzyme responsable de la synthèse des prostaglandines.

Principaux médicaments

DCI (spécialité)	Forme galénique et dosage	Voie	Posologie usuelle
Indométacine (Indocollyre®)	Collyre 0,1 %	Instillation oculaire	1 goutte × 3/j
Diclofénac (Voltarène®)	Collyre 0,1 %	Instillation oculaire	1 goutte × 3/j

Indications

- Traitement local anti-inflammatoire dans les suites d'une chirurgie oculaire.
- Manifestations inflammatoires et douloureuses oculaires.

Contre-indications

- Allergie.
- Grossesse : à partir du 6e mois.
- Antécédent de crise d'asthme lié à la prise d'aspirine ou à d'autres anti-inflammatoires non stéroïdiens (AINS).
- Ulcère gastroduodénal en évolution.

Méga Guide Pharmaco Infirmier

- Insuffisance hépatocellulaire sévère.
- Insuffisance rénale sévère.

Principaux effets indésirables

- Sensation de brûlure, de picotement et/ou troubles de la vision après instillation.
- Réactions d'hypersensibilité avec prurit et rougeur.
- Kératite ponctuée.
- Des complications cornéennes telles que des kératites ou des ulcères cornéens pouvant aller jusqu'à la perforation ont été rapportées.

En pratique clinique

Conduite du traitement et modalités d'administration

- Instiller une goutte de collyre dans le cul-de-sac conjonctival inférieur de l'œil, à traiter en tirant la paupière inférieure légèrement vers le bas et en demandant au patient de regarder vers le haut (cf. « Voies d'administration des médicaments »).
- En cas de traitement concomitant par un collyre contenant un principe actif différent, espacer les instillations de 5 à 10 minutes.

Surveillance

- Troubles de la vision transitoires après l'instillation.
- Picotements répétitifs : risque de kératite, voire d'ulcère cornéen.
- Risque d'interactions médicamenteuses possible (car faible passage dans la circulation systémique) : identiques à celles des AINS administrés par voie générale (anticoagulants oraux, héparines, autres AINS, etc.).

Conseils au patient/à la famille

- En cas d'utilisation de collyre sous forme unidose :
  - utiliser l'unidose immédiatement après ouverture et jeter après usage ;
  - ne pas réutiliser une unidose entamée ;
  - ne pas toucher l'œil avec l'embout de l'unidose.
- En cas d'utilisation du flacon multidose : noter la date d'ouverture du flacon et la date de péremption après ouverture en se référant à la notice ou au RCP du produit.

179. Collyres anti-inflammatoires stéroïdiens (glucocorticoïdes)

Objectif(s) du traitement

- Traitement des états inflammatoires non infectieux du segment antérieur de l'œil.
- Prévention des manifestations inflammatoires liées aux interventions chirurgicales de l'œil.

Propriété(s)

- Anti-inflammatoires.
- Antiallergiques.
- Glucocorticoïdes.

Mécanisme(s) d'action

Anti-inflammatoires stéroïdiens (glucocorticoïdes) par action régulatrice sur la production de molécules pro-inflammatoires.

Principaux médicaments

DCI (spécialité)	Forme galénique et dosage	Voie	Posologie usuelle
Dexaméthasone (Dexa- Free®, Maxidex®)	Collyre 0,1 %	Instillation oculaire	1 goutte ×4 à 6/j

Indications

- Traitement local anti-inflammatoire dans les suites d'une chirurgie oculaire.
- Conjonctivite allergique.
- Uvéite.
- Épisclérite, sclérite.
- Kératite interstitielle.

Méga Guide Pharmaco Infirmier

Contre-indications

- Allergie à l'un des composants.
- Kératite épithéliale herpétique dendritique.
- Kératites infectieuses bactériennes, fongiques et parasitaires non contrôlées par un traitement anti-infectieux.
- Kératoconjonctivite virale au stade précoce.
- Antécédent de glaucome chronique pour les utilisations au long cours.

Principaux effets indésirables

- Augmentation de la pression intraoculaire, glaucome.
- Irritation, brûlure, picotements et vision trouble.
- Réactions allergiques et d'hypersensibilité.
- Retard de cicatrisation.
- Cataracte capsulaire postérieure.
- Infections opportunistes.

En pratique clinique

Conduite du traitement et modalités d'administration

- Instiller une goutte de collyre dans le cul-de-sac conjonctival inférieur de l'œil, à traiter en tirant la paupière inférieure légèrement vers le bas et en demandant au patient de regarder vers le haut (*cf.* « Voies d'administration des médicaments »).
- En cas de traitement concomitant par un collyre contenant un principe actif différent, espacer les instillations de 5 à 10 minutes.
- Examen ophtalmique préalable au traitement.

Surveillance

- Tolérance locale.
- Risque d'infections oculaires opportunistes dues à la suppression de la réponse de l'hôte ou au retard de la cicatrisation.
- Utilisation prolongée : risque d'hypertension oculaire, de glaucome, ainsi que de cataracte, en particulier chez les enfants, les sujets âgés et les diabétiques.
- Patient avec un glaucome : risque d'aggravation.

À éviter

En cas de rougeur de l'œil non diagnostiquée.

Conseils au patient/à la famille

- En cas d'utilisation de collyre sous forme unidose :
  - utiliser l'unidose immédiatement après ouverture et jeter après usage ;

▶

    – ne pas réutiliser une unidose entamée;
    – ne pas toucher l'œil avec l'embout de l'unidose.
- En cas d'utilisation de collyre en flacon multidose :
    – noter la date d'ouverture du flacon après ouverture;
    – utiliser dans les 28 jours après ouverture.

180. Collyres mydriatiques

Objectif(s) du traitement

Obtenir une mydriase (dilatation de la pupille).

Propriété(s)

Parasympatholytiques naturel (atropine) ou de synthèse (tropicamide).

Mécanisme(s) d'action

Mydriatiques et cycloplégiques à action anticholinergique.

Principaux médicaments

DCI (spécialité)	Forme galénique et dosage	Voie	Posologie usuelle
Tropicamide (Mydriaticum®)	Collyre 0,5 %	Instillation oculaire	1 goutte toutes les 15 minutes jusqu'à dilatation pupillaire
Atropine (Atropine Faure®, Atropine Alcon®)	Collyre 1 % (500 µg/goutte)	Instillation oculaire	1 goutte toutes les 15 minutes jusqu'à dilatation pupillaire

Indications

- Examen du fond d'œil.
- Dilatation pupillaire en préopératoire d'une chirurgie de la cataracte ou de la rétine.
- Dilatation pupillaire avant la réalisation d'un laser rétinien.

Contre-indications

- Hypersensibilité au tropicamide, à l'atropine ou ses dérivés ou à l'un des excipients du collyre (notamment au chlorure de benzalkonium).
- Risque de glaucome par fermeture de l'angle.

Principaux effets indésirables

- Mydriase gênante pendant quelques heures.
- Brûlure oculaire à l'instillation.
- Effets systémiques des anticholinergiques (survenant principalement en situation de surdosage et/ou chez les enfants) : bouche sèche, constipation, troubles cardiaques, sédation, voire agitation, ou idées délirantes.

En pratique clinique

Conduite du traitement et modalités d'administration

- Instiller une goutte de collyre dans le cul-de-sac conjonctival inférieur de l'œil, à traiter en tirant la paupière inférieure légèrement vers le bas et en demandant au patient de regarder vers le haut (*cf.* «Voies d'administration des médicaments»).
- Bien boucher le canal lacrymal pour éviter un passage dans la circulation générale et les effets indésirables, notamment chez les enfants.
- En cas de traitement concomitant par un collyre contenant un principe actif différent, espacer les instillations de 5 à 10 minutes.

Surveillance

- Troubles de la vision transitoires après l'instillation.
- Comportement anormal : sédation, agitation, idées délirantes.
- Crise de glaucome aigu : apparition de douleurs oculaires brutales et importantes.

Conseils au patient/à la famille

- En cas d'utilisation de collyre sous forme unidose :
  - utiliser l'unidose immédiatement après ouverture et jeter après usage ;
  - ne pas réutiliser une unidose entamée ;
  - ne pas toucher l'œil avec l'embout de l'unidose.
- La conduite de véhicules et/ou l'utilisation de machines sont à déconseiller pendant toute la durée des troubles visuels (plusieurs heures après instillation).

181. Antiglaucomateux : alpha-2-adrénergiques

Objectif(s) du traitement

Abaisser la pression intraoculaire.

Propriété(s)

Hypotoniques : abaissement de la pression intraoculaire.

Mécanisme(s) d'action

- Diminution de la sécrétion de l'humeur aqueuse.
- Augmentation de l'écoulement d'humeur aqueuse par voie uvéos-clérale.

Principaux médicaments

DCI (spécialité)	Forme galénique et dosage	Voie	Posologie usuelle
Brimonidine (Alphagan®)	Collyre 0,2 %	Instillation oculaire	1 goutte matin et soir
Apraclonidine (Iopidine®)	Collyre 0,5 ou 1 %	Instillation oculaire	1 goutte matin et soir

Indications

- Hypertonie oculaire.
- Glaucome chronique à angle ouvert.

Contre-indications

- Nouveau-né.
- Allergie au produit.
- Association aux IMAO.

181

Principaux effets indésirables

- Oculaires : conjonctivite iatrogène (rougeur conjonctivale, prurit, sensation de corps étranger, picotements, brûlure), sécheresse oculaire, kératite ponctuée superficielle.
- Généraux (anticholinergiques) :
  - céphalées, vertiges ;
  - sécheresse buccale ;
  - asthénie ;
  - troubles cardiaques (palpitations, arythmie).
- Goût amer dans la bouche.
- Allergie.

En pratique clinique

Conduite du traitement et modalités d'administration

- Instiller une goutte de collyre dans le cul-de-sac conjonctival inférieur de l'œil, à traiter en tirant la paupière inférieure légèrement vers le bas et en demandant au patient de regarder vers le haut (*cf.* «Voies d'administration des médicaments»).
- En cas de traitement concomitant par un collyre contenant un principe actif différent, espacer les instillations de 5 à 10 minutes.

Surveillance

- Tolérance locale (prurit, larmoiement, etc.).
- Risque de somnolence, parfois sévère chez l'enfant, voire agitation et idées délirantes.

Conseils au patient/à la famille

- En cas d'utilisation de collyre en flacon multidose :
  - noter la date d'ouverture du flacon après ouverture ;
  - utiliser dans les 28 jours après ouverture.
- Risque d'altération de la vigilance et de somnolence : attention lors de la conduite de véhicules ou à la manipulation de machines.
- Attendre 15 minutes avant la pose de lentilles de contact (risque de coloration).

182. Antiglaucomateux : bêtabloquants

Objectif(s) du traitement

Abaisser la pression intraoculaire.

Propriété(s)

Hypotoniques : abaissement de la pression intraoculaire.

Mécanisme(s) d'action

Antagonistes des récepteurs bêta-adrénergiques entraînant une diminution de la sécrétion de l'humeur aqueuse.

Principaux médicaments

DCI (spécialité)	Forme galénique et dosage	Voie	Posologie usuelle
Timolol (Timoptol®, Ophtim®)	Collyre 0,25 ou 0,50 %	Instillation oculaire	1 goutte matin et soir

Indications

- Hypertonie oculaire.
- Glaucome chronique à angle ouvert.

Contre-indications

- Allergie au produit.
- Asthme ou toute bronchopneumopathie obstructive.
- Pathologies cardiaques (bloc atrioventriculaire de haut degré non appareillé, insuffisance cardiaque non contrôlée, bradycardie).
- Syndrome de Raynaud.

Principaux effets indésirables

- Oculaires : conjonctivite iatrogène (rougeur, picotements, brûlure), sécheresse oculaire, blépharite.

182

- Généraux : cardiovasculaires (bradycardie, arythmie, bloc atrioventriculaire, insuffisance cardiaque), respiratoires (dyspnée, toux), asthénie, céphalées, alopécie, urogénitaux (impuissance, baisse de la libido), digestifs (nausées, vomissements, diarrhée, douleur abdominale, sécheresse buccale), psychiques (insomnie, cauchemars, dépression), syndrome de Raynaud, hypoglycémie.

En pratique clinique

Conduite du traitement et modalités d'administration

- Instiller une goutte de collyre dans le cul-de-sac conjonctival inférieur de l'œil, à traiter en tirant la paupière inférieure légèrement vers le bas et en demandant au patient de regarder vers le haut (*cf.* « Voies d'administration des médicaments »).
- En cas de traitement concomitant par un collyre contenant un principe actif différent, espacer les instillations de 5 à 10 minutes.

Surveillance

- Tolérance locale (picotements, brûlures).
- Risque d'effets indésirables généraux (passage systémique faible) : *cf.* « 27. Bêtabloquants ».

À éviter

Port de lentilles de contact en cas de sécheresse oculaire.

Conseils au patient/à la famille

- En cas d'utilisation de collyre sous forme unidose :
  - utiliser l'unidose immédiatement après ouverture et jeter après usage ;
  - ne pas réutiliser une unidose entamée ;
  - ne pas toucher l'œil avec l'embout de l'unidose.
- En cas d'utilisation de collyre en flacon multidose :
  - noter la date d'ouverture du flacon après ouverture ;
  - utiliser dans les 28 jours après ouverture.

183. Antiglaucomateux : parasympathomimétiques

Objectif(s) du traitement
- Obtenir un myosis (fermeture de la pupille).
- Abaisser la pression intraoculaire.

Propriété(s)
- Myotiques : contraction de la pupille.
- Hypotonisants : abaissement de la pression intraoculaire.

Mécanisme(s) d'action
Agonistes cholinergiques directs entraînant un myosis par constriction du sphincter irien et une augmentation de l'écoulement de l'humeur aqueuse à travers le trabéculum.

Principaux médicaments

DCI (spécialité)	Forme galénique et dosage	Voie	Posologie usuelle
Pilocarpine (Pilocarpine Faure®, Isopto-Pilocarpine®)	Collyre 1 ou 2 %	Instillation oculaire	1 goutte matin et soir

Indications
- Hypertonie oculaire.
- Glaucome chronique à angle ouvert.
- Glaucome aigu par fermeture de l'angle.

Contre-indications
- Allergie au produit.
- Iridocyclite (maladie inflammatoire de l'iris).

183

Principaux effets indésirables

- Troubles de la vision liés au myosis.
- Hyperhémie conjonctivale.
- Spasme d'accommodation.
- Sensation de corps étranger, picotements, brûlure oculaire.
- Céphalées.

En pratique clinique

Conduite du traitement et modalités d'administration

- Instiller une goutte de collyre dans le cul-de-sac conjonctival inférieur de l'œil, à traiter en tirant la paupière inférieure légèrement vers le bas et en demandant au patient de regarder vers le haut (*cf.* « Voies d'administration des médicaments »).
- En cas de traitement concomitant par un collyre contenant un principe actif différent, espacer les instillations de 5 à 10 minutes.

Surveillance

- Tolérance locale (brûlures, picotement).
- Patients myopes : risque de décollement de la rétine.

Conseils au patient/à la famille

- En cas d'utilisation de collyre sous forme unidose :
  - utiliser l'unidose immédiatement après ouverture et jeter après usage ;
  - ne pas réutiliser une unidose entamée ;
  - ne pas toucher l'œil avec l'embout de l'unidose.
- Risque de troubles visuels désagréables et gênants (difficulté d'accommodation), notamment dans l'obscurité.
- Prudence chez les conducteurs de véhicules et les utilisateurs de machines.

184. Antiglaucomateux : analogues de prostaglandine

Objectif(s) du traitement

Abaisser la pression intraoculaire.

Propriété(s)

Hypotoniques : abaissement de la pression intraoculaire.

Mécanisme(s) d'action

- Analogues de prostaglandines.
- Augmentation de l'écoulement de l'humeur aqueuse.

Principaux médicaments

DCI (spécialité)	Forme galénique et dosage	Voie	Posologie usuelle
Latanoprost (Xalatan®)	Collyre 50 µg/mL	Instillation oculaire	1 goutte le soir
Travoprost (Travatan®)	Collyre 40 µg/mL	Instillation oculaire	1 goutte le soir

Indications

- Hypertonie oculaire.
- Glaucome chronique à angle ouvert.

Contre-indications

- Allergie au produit.
- Relatives : herpès oculaire et œdème maculaire.

Principaux effets indésirables

- Pigmentation assombrissante de l'iris.
- Cils plus longs, plus épais.
- Hyperhémie conjonctivale.

184

- Conjonctivite iatrogène (prurit oculaire, sensation de corps étranger, picotements, brûlure).
- Rare : uvéite, œdème maculaire, récidive herpès oculaire.

En pratique clinique

Conduite du traitement et modalités d'administration

- Instiller une goutte de collyre dans le cul-de-sac conjonctival inférieur de l'œil, à traiter en tirant la paupière inférieure légèrement vers le bas et en demandant au patient de regarder vers le haut (*cf.* « Voies d'administration des médicaments »).
- En cas de traitement concomitant par un collyre contenant un principe actif différent, espacer les instillations de 5 à 10 minutes.
- Instillation du collyre le soir.

Surveillance

Tolérance locale (prurit, hyperhémie conjonctivale, sensation de corps étranger).

Conseils au patient/à la famille

- En cas d'utilisation de collyre en flacon multidose :
  - noter la date d'ouverture du flacon après ouverture ;
  - utiliser dans les 28 jours après ouverture.
- Conserver le collyre à 4 °C.
- Prévenir le patient du risque de modification permanente de la couleur des yeux (assombrissement).
- Attendre 15 minutes avant la pose de lentilles de contact (risque de coloration).

185. Antiglaucomateux : inhibiteurs de l'anhydrase carbonique (forme collyre)

Objectif(s) du traitement

Abaisser la pression intraoculaire.

Propriété(s)

Hypotoniques : abaissement de la pression intraoculaire.

Mécanisme(s) d'action

Inhibition de l'anhydrase carbonique (enzyme impliquée dans la production de l'humeur aqueuse).

Principaux médicaments

DCI (spécialité)	Forme galénique et dosage	Voie	Posologie usuelle
Brinzolamide (Azopt®)	Collyre 10 mg/mL	Instillation oculaire	1 goutte matin et soir
Dorzolamide (Trusopt®)	Collyre 20 mg/mL	Instillation oculaire	1 goutte ×3/j

Indications

- Hypertonie oculaire.
- Glaucome chronique à angle ouvert.

Contre-indications

- Allergie au produit.
- Allergie aux sulfamides.
- Insuffisance rénale sévère.

185

Principaux effets indésirables

- Oculaires :
  - conjonctivite iatrogène (rougeur conjonctivale, prurit, sensation de corps étranger, picotements, brûlure);
  - blépharite et eczéma palpébral;
  - œil sec;
  - kératite ponctuée superficielle.
- Généraux :
  - goût amer dans la bouche, sécheresse buccale;
  - lithiase urinaire;
  - céphalées, asthénie, paresthésie, vertiges;
  - dermite de contact.

En pratique clinique

Conduite du traitement et modalités d'administration

- Instiller une goutte de collyre dans le cul-de-sac conjonctival inférieur de l'œil, à traiter en tirant la paupière inférieure légèrement vers le bas et en demandant au patient de regarder vers le haut (*cf.* «Voies d'administration des médicaments»).
- En cas de traitement concomitant par un collyre contenant un principe actif différent, espacer les instillations de 5 à 10 minutes.

Surveillance

- Tolérance locale (prurit, picotement, brûlure).
- Allergie (sulfamide) parfois sévère.

Conseils au patient/à la famille

- En cas d'utilisation de collyre en flacon multidose :
  - noter la date d'ouverture du flacon après ouverture;
  - utiliser dans les 28 jours après ouverture.
- Attendre 15 minutes avant la pose de lentilles de contact (risque de coloration).

186. Antiglaucomateux : inhibiteurs de l'anhydrase carbonique (voie générale)

Objectif(s) du traitement

Abaisser la pression intraoculaire.

Propriété(s)

Hypotoniques : abaissement de la pression intraoculaire.

Mécanisme(s) d'action

Inhibition de l'anhydrase carbonique (enzyme impliquée dans la production de l'humeur aqueuse).

Principaux médicaments

DCI (spécialité)	Forme galénique et dosage	Voie	Posologie usuelle
Acétazolamide (Diamox®)	Cp. 250 mg	*Per os*	1 cp. × 3 x/j
	Poudre pour sol. inject. 500 mg	IV	1 amp. × 3/j en IV lente

Indications

- Hypertonie oculaire.
- Glaucome chronique à angle ouvert.

Contre-indications

- Insuffisance hépatique sévère.
- Insuffisance rénale sévère.
- Insuffisance surrénalienne.
- Allergie aux sulfamides.
- Allergie à l'acétazolamide.
- Antécédents de colique néphrétique.

- Hypersensibilité ou intolérance au gluten, en raison de la présence d'amidon de blé (gluten) : comprimé.
- Grossesse ou allaitement.

Principaux effets indésirables

- Intolérance aux glucides, diabète.
- Hypokaliémie avec acidose métabolique.
- Lithiase rénale.
- Asthénie, somnolence.
- Crise de goutte aiguë avec hyperuricémie.
- Paresthésies corrigées par supplémentation potassique.
- Allergie cutanée avec rashs cutanés et fièvre.
- Accidents hématologiques (purpura thrombocytopénique, agranulocytose, aplasie médullaire).

En pratique clinique

Conduite du traitement et modalités d'administration

Voie orale ou IV lente.

Surveillance

- Surveillance biologique : Ionogramme sanguin, fonction rénale, diurèse, glycémie, numération formule sanguine.
- Allergie (sulfamide) parfois sévère.

Conseils au patient/à la famille

- En cas d'apparition de signes d'hypokaliémie (crampes, nausées, myalgies) : consulter rapidement le médecin.
- Répartir les prises au cours des repas pour la forme *per os*.

187. Collyres antiallergiques

Objectif(s) du traitement

Traitement symptomatique de la conjonctivite allergique.

Propriété(s)

- Anti-dégranulants mastocytaires.
- Antihistaminiques.

Mécanisme(s) d'action

Prévention, par stabilisation de la membrane mastocytaire, de la libération des médiateurs chimiques responsables des réactions allergiques/d'hypersensibilité.

Principaux médicaments

DCI (spécialité)	Forme galénique et dosage	Voie	Posologie usuelle
Cromoglicate (Cromabak®, Opticron®)	Collyre 20 mg/mL	Instillation oculaire	1 goutte ×2 à 6/j

Indications

Conjonctivite allergique.

Contre-indications

Allergie à l'un des composants du produit.

Principaux effets indésirables

Brûlures, picotements après l'instillation.

En pratique clinique

Conduite du traitement et modalités d'administration

- Instiller une goutte de collyre dans le cul-de-sac conjonctival inférieur de l'œil, à traiter en tirant la paupière inférieure légèrement vers le bas et en demandant au patient de regarder vers le haut (*cf.* «Voies d'administration des médicaments»).
- En cas de traitement concomitant par un collyre contenant un principe actif différent, espacer les instillations de 5 à 10 minutes.

Surveillance

Tolérance locale (brûlures, picotements).

Conseils au patient/à la famille

- En cas d'utilisation de collyre sous forme unidose :
  - utiliser l'unidose immédiatement après ouverture et jeter après usage ;
  - ne pas réutiliser une unidose entamée ;
  - ne pas toucher l'œil avec l'embout de l'unidose.
- En cas d'utilisation de collyre en flacon multidose :
  - noter la date d'ouverture du flacon après ouverture ;
  - utiliser dans les 28 jours après ouverture.
- Flacons contenant un conservateur (hors unidose) : attendre 15 minutes avant la pose de lentilles de contact (risque de coloration).

188. Collyres antibiotiques

Objectif(s) du traitement

Traitement des infections du segment antérieur de l'œil.

Propriété(s)

- Toutes les classes d'antibiotiques existent sous forme collyre.
- Choix de l'antibiotique en fonction du germe en cause.

Mécanisme(s) d'action

Action bactéricide sur les bactéries en fonction de leur spectre d'activité.

Principaux médicaments

DCI (spécialité)	Forme galénique et dosage	Voie	Posologie usuelle
Tobramycine (Tobrex®)	Collyre 0,3 % Pommade opht.	Instillation oculaire	1 goutte × 3/j à ajuster à la sévérité des infections
Ofloxacine (Quinofree®)	Collyre 1,5 mg/0,5 mL	Instillation oculaire	1 goutte × 3/j à ajuster à la sévérité des infections
Rifamycine (Rifamycine Chibret®)	Collyre 1 MUI/10 mL Pommade opht.	Instillation oculaire	1 goutte × 3/j à ajuster à la sévérité des infections

Indications

- Conjonctivite.
- Orgelet, chalazion.
- Kératite.
- Abcès de cornée.
- Endophtalmie.

Contre-indications

- Allergie à un des composants du médicament.
- Grossesse, allaitement.

Principaux effets indésirables

- Démangeaison.
- Irritation et gonflement des paupières.
- Sensation de brûlure.

En pratique clinique

Conduite du traitement et modalités d'administration

- Instiller une goutte de collyre dans le cul-de-sac conjonctival inférieur de l'œil, à traiter en tirant la paupière inférieure légèrement vers le bas et en demandant au patient de regarder vers le haut (*cf.* « Voies d'administration des médicaments »).
- Pommade ophtalmique : appliquer la pommade (quantité équivalente à un grain de blé) dans le cul-de-sac conjonctival. Fermer l'œil et essuyer l'excédent.
- En cas de traitement concomitant par un collyre contenant un principe actif différent, espacer les instillations de 5 à 10 minutes.
- Instillations à intervalle régulier toutes les 4 à 6 heures (en fonction des antibiotiques), même la nuit pour les infections sévères.

Surveillance

Tolérance locale (brûlures, démangeaisons, réactions allergiques).

À éviter

Port de lentilles de contact au cours d'une infection oculaire active.

Conseils au patient/à la famille

- En cas d'utilisation de collyre en flacon multidose :
  - noter la date d'ouverture du flacon après ouverture ;
  - utiliser dans les 28 jours après ouverture.
- En l'absence d'amélioration rapide (3–4 jours) ou en cas de traitement prolongé, surveillance médicale régulière.
- Rifamycine® : port de lentilles souples contre-indiqué (coloration en orange).
- Essayer de respecter au maximum les intervalles d'instillation (programmer une alarme, etc.).

189. Collyres antiseptiques

Objectif(s) du traitement

Traitement antiseptique des infections superficielles de l'œil et de ses annexes.

Propriété(s)

Antiseptiques.

Mécanisme(s) d'action

Antiseptiques bactériostatiques à spectre large.

Principaux médicaments

DCI (spécialité)	Forme galénique et dosage	Voie	Posologie usuelle
Picloxydine (Vitabact®)	Collyre 0,05 %	Instillation oculaire	1 goutte ×2 à 6/j

Indications

- Conjonctivite.
- Kératite.
- Blépharite.

Contre-indications

Allergie au produit.

Principaux effets indésirables

- Irritations oculaires.
- Picotements.
- Sensation de corps étranger.

En pratique clinique

Conduite du traitement et modalités d'administration

- Instiller une goutte de collyre dans le cul-de-sac conjonctival inférieur de l'œil, à traiter en tirant la paupière inférieure légèrement vers le bas et en demandant au patient de regarder vers le haut (*cf.* «Voies d'administration des médicaments»).
- En cas de traitement concomitant par un collyre contenant un principe actif différent, espacer les instillations de 5 à 10 minutes.

Surveillance

Tolérance locale (picotements, irritations).

Conseils au patient/à la famille

- En cas d'utilisation de collyre sous forme unidose :
  - utiliser l'unidose immédiatement après ouverture et jeter après usage;
  - ne pas réutiliser une unidose entamée;
  - ne pas toucher l'œil avec l'embout de l'unidose.
- En cas d'utilisation de collyre en flacon multidose :
  - noter la date d'ouverture du flacon après ouverture;
  - utiliser dans les 28 jours après ouverture.
- Le traitement usuel ne dépassera pas 5 jours. Au-delà, la conduite à tenir devra être réévaluée.

190. Substituts lacrymaux

Objectif(s) du traitement

Compenser une insuffisance de sécrétion naturelle de larmes.

Propriété(s)

Substituts lacrymaux, hydratants, lubrifiants.

Mécanisme(s) d'action

Formation d'un film stable à la surface de l'œil lentement éliminé par le battement des paupières et permettant ainsi de pallier l'insuffisance lacrymale.

Principaux médicaments

DCI (spécialité)	Forme galénique et dosage	Voie	Posologie usuelle
Hyaluronate (Vismed®, Hylovis®)	Collyre 1,8 mg/mL	Instillation oculaire	1 goutte × 3/j

Indications

Sécheresse oculaire.

Contre-indications

Allergie à un des composants du produit.

Principaux effets indésirables

Irritation de l'œil (rare).

En pratique clinique

Conduite du traitement et modalités d'administration

- Instiller une goutte de collyre dans le cul-de-sac conjonctival inférieur de l'œil, à traiter en tirant la paupière inférieure légèrement vers le bas et en demandant au patient de regarder vers le haut (*cf.* « Voies d'administration des médicaments »).

▶

- En cas de traitement concomitant par un collyre contenant un principe actif différent, administrer en dernier le substitut lacrymal.

Conseils au patient/à la famille

- En cas d'utilisation de collyre en flacon multidose :
  - noter la date d'ouverture du flacon après ouverture ;
  - utiliser dans les 28 jours après ouverture.
- Prévenir le patient de troubles visuels transitoires non graves après l'instillation, ne nécessitant pas l'arrêt du traitement.

191. Rôle de l'infirmier(ère) en pneumologie

Soins relationnels

- Le manque d'air ou de souffle est une situation très angoissante pouvant faire ressentir au patient une sensation de mort imminente. Par ailleurs, le patient non correctement ventilé est susceptible de s'agiter, voire de présenter des troubles de la conscience.
- Il est essentiel d'avoir une attitude calme et rassurante en cas de désaturation (décompensation de la fonction respiratoire). Il faut avoir préparé au préalable au chevet du patient tout le matériel nécessaire pour rétablir une ventilation adéquate (manomètre à oxygène branché et lunettes/masque à usage unique prêts à être utilisés, médicaments bronchodilatateurs, etc.), ainsi qu'un saturomètre digital pour évaluer les modifications de la saturation en oxygène au fur et à mesure des actions compensatoires réalisées.

Accompagnement du patient

▌ **Asthme**

- Aider le patient à identifier les facteurs déclenchants d'une crise d'asthme au sein de son environnement habituel (fumée, poussières, acariens, poils d'animaux, pollens, etc.).
- Prodiguer des conseils fondés sur une attitude préventive d'éviction des facteurs déclenchants identifiés, permettant de diminuer la fréquence et la gravité des crises : enlever moquettes et peluches dans la chambre, passer l'aspirateur plusieurs fois par semaine, éviter les atmosphères enfumées ou poussiéreuses, etc.
- Informer le patient sous oxygénothérapie sur l'interdiction de fumer à proximité du détendeur à oxygène, qu'il soit mural ou portatif, de ne pas graisser l'appareil ou ses narines, et d'alerter le personnel soignant s'il se rend compte d'une modification du débit d'oxygène.

▌ **Tuberculose contagieuse et isolement respiratoire**

- Rassurer le patient quant aux mesures d'isolement nécessaires et à leur durée estimée après le début du traitement curatif (isolement respiratoire uniquement, donc pas de nécessité d'utilisation de gants, surblouse, charlotte, etc.).

- Éduquer le patient pour faire respecter les mesures protectrices par ses visiteurs et lors de ses déplacements hors de sa chambre (notamment port de masque à usage unique type chirurgical ou type FFP2).
- Conseiller au patient de se laver les mains à l'eau et au savon ou de réaliser une friction avec un produit hydroalcoolique lorsqu'il les a mises devant la bouche lors d'un épisode de toux.
- S'assurer que le statut de contagiosité du patient ne lui donne pas l'impression d'être rejeté.
- Éduquer le patient à la prise des médicaments antituberculeux en fonction de la prescription médicale et généralement le matin à jeun.

Soins techniques

- Vérifier le fonctionnement du matériel à oxygène (détendeur, manomètre, humidificateur, raccords, lunettes, masque, etc.) avant chaque utilisation.
- Lors d'une séance d'aérosol, demander au patient de se moucher au préalable pour dégager les voies respiratoires supérieures et lui proposer d'aller aux toilettes avant le début de la séance en l'informant qu'une séance dure environ 15 minutes.
- Mettre à disposition du patient un stock de crachoirs à usage unique et un sac-poubelle, DASRI ou DAOM en fonction de la pathologie, dans lequel il peut jeter les mouchoirs et les crachoirs utilisés.
- Signaler toute trace de sang dans les crachats.
- Évaluer cliniquement la fréquence respiratoire en comptant les cycles respiratoires du patient et observer l'aspect des mouvements thoraciques.
- Signaler et savoir réagir lors de toute modification de coloration des lèvres et des doigts du patient (coloration bleue = cyanose).
- Porter un masque de protection respiratoire individuelle de type FFP2 destiné à protéger le soignant contre les risques d'inhalation d'agents infectieux transmissibles par voie aérienne (en cas de patient supposé contagieux et se trouvant à moins de 1 m).
  - Ne plus toucher le masque une fois mis en place.
  - Changer le masque, en l'absence du patient, en cas de souillure, mouillure ou mauvais positionnement.
  - Ne pas réutiliser le masque.

192. Bronchodilatateurs : bêtastimulants

Objectif(s) du traitement

- Traitement de 1re ligne des maladies obstructives bronchiques (asthme, BPCO).
- Traitement de la phase aiguë (molécules de courte durée d'action) des maladies obstructives bronchiques.
- Traitement de fond et prévention des rechutes (molécules de longue durée d'action) des maladies obstructives bronchiques.

Propriété(s)

- Tachycardisant.
- Vasodilatateur (source de céphalées).
- Hypokaliémiant (source de crampes).

Mécanisme(s) d'action

Agonistes des récepteurs bêta-2-adrénergiques induisant une relaxation du muscle lisse bronchique et bronchiolaire, permettant une diminution des résistances à l'écoulement des flux aériques.

Principaux médicaments

Médicaments de courte durée d'action

DCI (spécialité)	Forme galénique et dosage	Voie	Posologie usuelle
Terbutaline (Bricanyl®)	Poudre sèche 500 µg/dose (système Turbuhaler®)	Inhalée	2 inhalations en cas de gêne respiratoire
	Sol. pour nébulisation 5 mg/2 mL	Inhalée	5 mg/nébulisation
	Cp. LP 5 mg	*Per os*	5 mg ×2/j
Salbutamol (Ventoline®)	Aérosol doseur 100 µg/dose (système Evohaler®)	Inhalée	2 inhalations en cas de gêne respiratoire
	Sol. pour nébulisation 1,25, 2,5 ou 5 mg/2,5 mL	Inhalée	5 à 10 mg/nébulisation
	Sol. inject. 0,5 mg/1 mL	SC	0,5 mg en cas de gêne respiratoire

DCI (spécialité)	Forme galénique et dosage	Voie	Posologie usuelle
Association avec un bronchodilatateur anticholinergique muscarinique			
Fénotérol + ipratropium (Bronchodual®)	Aérosol doseur 50/20 µg/dose (système Evohaler®)	Inhalée	1 inhalation en cas de gêne respiratoire

Médicaments de longue durée d'action

DCI (spécialité)	Forme galénique et dosage	Voie	Posologie usuelle
Indacatérol (Onbrez Breezhaler®)	Poudre sèche 150 ou 300 µg/dose (système Breezhaler®)	Inhalée	1 inhalation/j
Formotérol (Foradil®)	Poudre sèche 12 µg/dose (système Aerolizer®)	Inhalée	1 inhalation matin et soir
Salmétérol (Serevent®, Serevent Diskus®)	Aérosol doseur 25 µg/dose (système Evohaler®)	Inhalée	2 inhalations matin et soir
	Poudre sèche 50 µg/dose (système Diskus®)	Inhalée	1 inhalation matin et soir
Association avec un bronchodilatateur anticholinergique muscarinique			
Vilantérol + uméclidinium (Anoro Ellipta®)	Poudre sèche 55/22 µg/dose (système Ellipta®)	Inhalée	1 à 2 inhalations/j
Olodatérol + tiotropium (Spiolto Respimat®)	Solution pour inhalation 2,5/2,5 µg/dose (système Respimat®)	Inhalée	1 à 2 inhalations/j
Indacatérol + glycopyrronium (Ultibro Breezhaler®)	Poudre sèche 85/43 µg/dose (système Breezhaler®)	Inhalée	1 inhalation/j

Indications

- Bronchodilatateurs de courte durée d'action : traitement des symptômes aigus de l'asthme (toux, crise) ou de la BPCO (dyspnée, détresse vitale).
- Bronchodilatateurs de longue durée d'action : traitement de fond de la BPCO post-tabagique dès que les patients présentent une dyspnée chronique (association possible avec un anticholinergique muscarinique).
- Bronchodilatateurs de longue durée d'action en associations dites « fixes » avec un corticoïde inhalé (*Cf.* fiche 194 « Corticoïdes inhalés ») : traitement de fond de l'asthme partiellement ou non contrôlé, en association avec les corticoïdes inhalés.

Contre-indications

Aucune contre-indication absolue.

Principaux effets indésirables

- Tremblements.
- Céphalées.
- Hypokaliémie.
- Tachycardie.
- Hyperglycémie.

En pratique clinique

Conduite du traitement

- Hospitalisation :
  - voie inhalée : patients BPCO le plus souvent « nébulisés » avec de l'air, patients asthmatiques « nébulisés » avec de l'oxygène ;
  - voie IV : perfusion en continu de salbutamol (dans l'asthme aigu grave).
- À domicile, traitement de fond ou de la crise : éducation thérapeutique à la bonne prise des traitements inhalés.

Surveillance

- En cas de fortes doses de bêtastimulants : hypokaliémie fréquente à dépister biologiquement et cliniquement (crampes, réaliser un ECG pour rechercher un trouble du rythme), tachycardie.
- Élévation de la glycémie chez les diabétiques.

Modalités d'administration

- Bêtastimulants de courte durée d'action : traitement d'urgence de la crise d'asthme.
- Bêtastimulants de longue durée d'action : traitement de fond avec administration quotidienne en 1 ou 2 fois/j.

Conseils au patient/à la famille

- Favoriser l'observance et surtout la qualité de la prise.
- Vérifier avec le patient la bonne utilisation du dispositif.
- Insister sur le principe d'expiration forcée avant la prise qui doit débuter avec l'inspiration.
- Salbutamol/terbutaline : prévenir le patient que si ses besoins dépassent 10–15 bouffées/j, il faut consulter son médecin pour rééquilibrer le traitement de fond.

193. Bronchodilatateurs : anticholinergiques muscariniques

Objectif(s) du traitement

- Traitement de première ligne des BPCO selon les recommandations de la GOLD (*Global initiative for chronic Obstructive Lung Disease*).
- Traitement de la phase aiguë (molécules de courte durée d'action) des maladies obstructives bronchiques.
- Traitement de fond et prévention des rechutes (molécules de longue durée d'action) des maladies obstructives bronchiques.

Propriété(s)

- Effet bronchodilatateur et anti-inflammatoire potentiel.
- Peu d'effet systémique.

Mécanisme(s) d'action

Antagonistes des récepteurs muscariniques M2 et M3 induisant une relaxation du muscle lisse bronchique et bronchiolaire, permettant une diminution des résistances à l'écoulement des flux aériques.

Principaux médicaments

Médicament de courte durée d'action

DCI (spécialité)	Forme galénique et dosage	Voie	Posologie usuelle
Ipratropium (Atrovent®)	Aérosol doseur 20 µg/dose (système Evohaler®)	Inhalée	1 à 2 inhalation(s) en cas de gêne respiratoire (à répéter)
	Sol. pour nébulisation 0,5 mg/1 mL ou 0,5 mg/2 mL	Inhalée	0,5 mg/nébulisation (à répéter)
Associations avec un bronchodilatateur bêtastimulant			
Ipratropium + fénotérol (Bronchodual®)	Aérosol doseur 50/20 µg/dose (système Evohaler®)	Inhalée	1 inhalation en cas de gêne respiratoire

Médicaments de longue durée d'action

DCI (spécialité)	Forme galénique et dosage	Voie	Posologie usuelle
Tiotropium (Spiriva®, Spiriva Respimat®)	Poudre sèche 18 µg/dose (sytème Handihaler®)	Inhalée	1 inhalation/j
	Poudre sèche 2,5 µg/dose (système Respimat®)	Inhalée	2 inhalations ×1/j
Uméclidinium (Incruse Ellipta®)	Poudre sèche 55 µg/dose (système Ellipta®)	Inhalée	1 inhalation/j
Glycopyrronium (Seebri Breezhaler®)	Poudre sèche 44 µg/dose (système Breezhaler®)	Inhalée	1 inhalation/j
Associations avec un bronchodilatateur bêtastimulant			
Uméclidinium + vilantérol (Anoro Ellipta®)	Poudre sèche 55/22 µg/dose (système Ellipta®)	Inhalée	1 à 2 inhalations/j
Tiotropium + olodatérol (Spiolto Respimat®)	Solution pour inhalation 2,5/2,5 µg/dose (système Respimat®)	Inhalée	1 à 2 inhalations/j
Glycopyrronium + indacatérol (Ultibro Breezhaler®)	Poudre sèche 85/43 µg/dose (système Breezhaler®)	Inhalée	1 inhalation/j

Indications

- Bronchodilatateurs de courte durée d'action : traitement des symptômes aigus de l'asthme (toux, crise) ou de la BPCO (dyspnée, détresse vitale).
- Bronchodilatateurs de longue durée d'action : traitement de fond de la BPCO post-tabagique dès que les patients présentent une dyspnée chronique quotidienne (association possible avec un bêtastimulant).

Contre-indications

- Aucune contre-indication absolue.
- Précaution d'emploi : glaucome à angle fermé et hypertrophie de prostate.

Principaux effets indésirables

- Sécheresse buccale.
- Constipation.

En pratique clinique

Conduite du traitement

- Hospitalisation, voie inhalée : patients BPCO le plus souvent «nébulisés» avec de l'air, patients asthmatiques «nébulisés» avec de l'oxygène.
- À domicile, traitement de fond ou de la crise : éducation thérapeutique à la bonne prise des traitements inhalés.

Surveillance

Tolérance clinique (effets anticholinergiques) : bouche sèche, constipation.

Modalités d'administration

- Anticholinergiques muscariniques de courte durée d'action : traitement d'urgence de la crise d'asthme.
- Anticholinergiques muscariniques de longue durée d'action : traitement de fond avec administration quotidienne en 1 ou 2 fois/j.

Conseils au patient/à la famille

- Favoriser l'observance et surtout la qualité de la prise.
- Vérifier avec le patient la bonne utilisation du dispositif.
- Insister sur le principe d'expiration forcée avant la prise qui doit débuter avec l'inspiration.

194. Corticoïdes inhalés

Objectif(s) du traitement

Contrôler ou diminuer l'inflammation afin de limiter les phénomènes de remodelage/remaniements chronique(s) de la paroi bronchique à l'origine d'un trouble obstructif.

Propriété(s)

Peu d'effets systémiques (sauf en cas d'interaction avec un médicament inhibiteur enzymatique).

Mécanisme(s) d'action

Anti-inflammatoires d'action locale bronchique.

Principaux médicaments

DCI (spécialité)	Forme galénique et dosage	Voie	Posologie usuelle
Béclométasone (Bécotide®, Beclospray®)	Aérosol doseur 50 ou 250 µg/dose (système Evohaler®)	Inhalée	1 à 2 inhalation(s) matin et soir
Béclométasone (Qvar®)	Aérosol doseur 100 µg/dose (système Autohaler®)		
Béclométasone (Bemedrex®)	Poudre sèche 200 µg/dose (système Easyhaler®)		
Budésonide (Pulmicort®)	Poudre sèche 100 µg/dose, 200 µg/dose, 400 µg/dose (système Turbuhaler®)	Inhalée	1 à 2 inhalation(s) matin et soir
	Sol. pour nébulisation 0,5 ou 1 mg/2 mL		0,5 à 2 mg/j en 2 prises
Budésonide (Novopulmon®)	Poudre sèche 200 µg/dose, 400 µg/dose (système Novolizer®)		1 à 2 inhalation(s) matin et soir
Fluticasone (Flixotide®, Flixotide Diskus®)	Aérosol doseur 50 µg/dose, 125 µg/dose, 250 µg/dose (système Evohaler®)	Inhalée	2 inhalations matin et soir
	Poudre sèche 100, 250 ou 500 µg/dose (système Diskus®)		1 inhalation matin et soir
Ciclésonide (Alvesco®)	Aérosol doseur 80 ou 160 µg/dose (système Inhaler®)	Inhalée	1 inhalation/j

▶

DCI (spécialité)	Forme galénique et dosage	Voie	Posologie usuelle
Associations fixes avec un bêtastimulant de longue durée d'action			
Budésonide + **formotérol** (Symbicort®)	Poudre sèche 100/6, 200/6, 400/12 ou 400/12 µg/dose (système Turbuhaler®)	Inhalée	1 à 2 inhalation(s) matin et soir
Béclométasone + **formotérol** (Innovair®)	Aérosol doseur 100/6 µg/dose (système Evohaler®)	Inhalée	1 à 2 inhalation(s) matin et soir
	Poudre sèche 100/6 µg/dose (système Nextahler®)		
Fluticasone + **salmétérol** (Sérétide®, Sérétide Diskus®)	Aérosol doseur 50/25, 125/25 ou 250/25 µg/dose (système Evohaler®)	Inhalée	2 inhalations matin et soir
	Poudre sèche 100/50, 250/50 ou 500/50 µg/dose (système Diskus®)		1 inhalation matin et soir
Fluticasone + **vilantérol** (Relvar Ellipta®)	Poudre pour inhalation 92/22 ou 184/22 µg/dose (système Ellipta®)	Inhalée	1 à 2 inhalations(s) × 1/j
Associations fixes avec un bêtastimulant de longue durée d'action et un anticholinergique			
Béclométasone + **formotérol** + **glycopyrronium** (Trimbow®)	Aérosol doseur 87/5/9 µg/dose (système Evohaler®)	Inhalée	2 Inhalations matin et soir
Fluticasone + **vilantérol** + **uméclidinium** (Trelegy Ellipta®)	Poudre pour inhalation 184/22/55 µg/dose (système Ellipta®)	Inhalée	1 à 2 inhalations(s) × 1/j

Les posologies indiquées par inhalation font référence au corticoïde inhalé.

Indications

- Traitement de fond de l'asthme dont le contrôle est insuffisant (partiellement contrôlé et non contrôlé).
- Traitement de fond de la BPCO à partir du stade III de GOLD ou en cas d'exacerbations fréquentes.

Contre-indications

Tuberculose pulmonaire évolutive ou non traitée.

Principaux effets indésirables

- Candidose buccale.
- Raucité de la voie en début de traitement.

- Risque majoré possible de pneumonie chez les patients BPCO.
- Effets indésirables systémiques des glucocorticoïdes en cas d'association avec un inhibiteur enzymatique.

En pratique clinique

Conduite du traitement

- Traitement de fond de l'asthme.
- Traitement de fond de la BPCO, uniquement chez les patients présentant plus de 2 exacerbations/an.
- Des corticoïdes peuvent être prescrits par voie systémique (orale ou parentérale) à la phase aiguë de certaines maladies respiratoires (asthme aigu grave, décompensation de BPCO avec signes de gravité, exacerbation de fibrose pulmonaire) ou en traitement chronique dans la sarcoïdose sévère. Les posologies sont variables (0,5 à 1 mg/kg/j dans les maladies bronchiques, bolus de 250 à 500 mg pendant 3 jours, puis 1 mg/kg dans la fibrose pulmonaire).
- La gestion d'une corticothérapie en pneumologie respecte les règles usuelles (cf. « 213. Anti-inflammatoires stéroïdiens : glucocorticoïdes »).

Surveillance

- Observance et qualité de la prise.
- Évaluation clinique de l'apparition d'une candidose buccale.

Modalités d'administration

Traitement par voie inhalée, à prendre quotidiennement 2 fois/j.

Conseils au patient/à la famille

- Se rincer la bouche après l'administration du médicament à l'aide d'un verre d'eau, gargariser, puis avaler cette eau (afin d'éviter la raucité de la voix et le développement de candidoses).
- Favoriser l'observance et surtout la qualité de la prise.
- Vérifier avec le patient la bonne utilisation du dispositif.
- Insister sur le principe d'expiration forcée avant la prise qui doit débuter avec l'inspiration.

195. Antileucotriènes

Objectif(s) du traitement

Limiter l'inflammation ou la bronchoconstriction bronchique.

Propriété(s) et mécanisme(s) d'action

Inhibiteurs directs des récepteurs bronchiques aux leucotriènes (médiateurs pro-asthmatiques).

Principaux médicaments

DCI (spécialité)	Forme galénique et dosage	Voie	Posologie usuelle
Montélukast (Singulair®)	Cp. 5 ou 10 mg	*Per os*	Adulte : 10 mg ×1/j
	Cp. 4 mg (enfant) Granulés 4 mg (enfant)		Enfant : 4 à 5 mg/j selon poids

Indications

- Asthme d'effort.
- Asthme partiellement ou non contrôlé malgré un corticoïde inhalé (en association).
- Rhinite allergique saisonnière.

Contre-indications

Hypersensibilité au médicament.

Principaux effets indésirables

- Céphalées.
- Syndrome pseudo-grippal.
- Diarrhée.
- Hallucinations, dépression.

Méga Guide Pharmaco Infirmier

En pratique clinique

Conduite du traitement

Traitement de fond.

Modalités d'administration

Traitement oral quotidien, le soir au coucher (à distance du repas).

Conseils au patient/à la famille

Prévenir le médecin si les effets indésirables sont importants et entraînent une modification de la qualité de vie.

196. Anticorps monoclonaux anti-IgE et anti-IL-5

Objectif(s) du traitement

Limiter l'inflammation bronchique dans l'asthme et la BPCO.

Propriété(s)

- Anticorps monoclonaux (biothérapie).
- Anti-inflammatoires.

Mécanisme(s) d'action

- Omalizumab : anticorps monoclonal dirigé contre les IgE, effectrices de la réaction inflammatoire dans l'asthme.
- Mépolizumab, reslizumab, benralizumab : anticorps monoclonaux dirigés contre l'IL-5 ou son récepteur, cytokine sécrétée par les lymphocytes TH2 favorisant le recrutement et la prolifération des éosinophiles.

Principaux médicaments

DCI (spécialité)	Forme galénique et dosage	Voie	Posologie usuelle
Anti-IgE			
Omalizumab (Xolair®)	Ser. préremplie 75 mg/0,5 mL ou 150 mg/1 mL	SC	75 à 600 mg (1 à 4 inj.)/2 à 4 semaines
Anti-IL-5			
Mépolizumab (Nucala®)	Ser. ou stylo prérempli 100 mg/mL	SC	1 inj./4 semaines
Reslizumab (Cinqaero®)	Poudre pour sol. inject. 10 mg	IV	10 mg/4 semaines
Benralizumab (Fasenra®)	Ser. préremplie 30 mg/1 mL	SC	1 inj./4 semaines

Prescription restreinte aux pneumologues et allergologues.

Méga Guide Pharmaco Infirmier

Indications

Asthme allergique sévère non contrôlé (>2 exacerbations/an) et corti-codépendant sous réserve :
- d'une élévation des IgE sanguines (Xolair®) ;
- d'une éosinophilie sanguine élevée (Fasenra®, Nucala® et Cinqaero®).

Contre-indications

- Cancer évolutif.
- Grossesse.
- Insuffisance rénale.
- Insuffisance hépatique.
- Maladie sérique.
- Anaphylaxie grave.

Principaux effets indésirables

- Inflammation (œdème, érythème, prurit) au point d'injection dans près de 45 % des cas.
- Céphalées.
- Dyspepsie.
- Infections respiratoires.

En pratique clinique

Conduite du traitement

Traitement au long cours.

Surveillance

Dépister les complications au point d'injection.

Modalités d'administration

- Omalizumab, mépolizumab, benralizumab : 1 injection par voie SC toutes les 2 à 4 semaines dans la région deltoïdienne préférentiellement ou dans la cuisse en cas d'impossibilité au niveau du deltoïde, par un(e) infirmièr(e) informé(e) des modalités d'administration spécifiques (sous-cutané strict).
- Reslizumab : 1 injection par voie IV toutes les 4 semaines.

197. Traitements de l'hypertension artérielle pulmonaire

Objectif(s) du traitement

- Réduire les résistances dans la circulation artérielle pulmonaire.
- Réduire la dyspnée et l'insuffisance cardiaque droite associées à l'hypertension artérielle pulmonaire (maladie rare).

Propriété(s)

Vasodilatateurs artériels pulmonaires.

Mécanisme(s) d'action

- Antagonistes de l'endothéline (ambrisentan, bosentan, macitentan).
- Inhibiteurs de la phosphodiestérase 5 (sildénafil, tadalafil).
- Analogues des prostanoïdes (époprosténol, iloprost, tréprostinil).
- Analogues de la guanylate-cyclase (riociguat) : dernière classe thérapeutique née et ayant montré un bénéfice dans l'HTAP de classe IV (post-embolique, 4 % des embolies pulmonaires à 1 an).

Principaux médicaments

DCI (spécialité)	Forme galénique et dosage	Voie	Posologie usuelle
Antagonistes de l'endothéline			
Bosentan (Tracleer®)	Cp. 62,5 ou 125 mg	*Per os*	Selon les patients
Ambrisentan (Volibris®)	Cp. 10 mg	*Per os*	Selon les patients
Macitentan (Opsumit®)	Cp. 10 mg	*Per os*	Selon les patients
Inhibiteurs de la phosphodiestérase 5			
Sildénafil (Revatio®)	Cp. 10 ou 20 mg	*Per os*	Selon les patients
Tadalafil (Adcirca®)	Cp. 20 mg	*Per os*	Selon les patients
Analogues des prostanoïdes			
Iloprost (Ventavis®)	Sol. pour nébulisation 10 ou 20 µg/mL	Inhalée	Selon les patients

Méga Guide Pharmaco Infirmier

Tréprostinil (Remodulin®)	Sol. inject. 1, 2,5, 5 ou 10 mg/mL	SC IV	Selon les patients
Époprosténol (Flolan®)	Poudre pour sol. inject. 0,5 ou 1,5 mg	IV	Selon les patients
Analogues de la guanylate-cyclase			
Riociguat (Adempas®)	Cp. 0,5, 1, 2 ou 2,5 mg	*Per os*	Selon les patients

Indications

Hypertension artérielle pulmonaire.

Contre-indications

Antagonistes de l'endothéline

- Grossesse.
- Absence de contraception.
- Hépatopathie et insuffisance hépatique.

Inhibiteurs de la phosphodiestérase 5

- Angor.
- Insuffisance cardiaque.
- HTA non contrôlée.
- Association à certains vasodilatateurs.

Analogues des prostanoïdes

- Insuffisance cardiaque.
- Angor.
- Thrombopénie et troubles de la coagulation.
- Maladie veino-occlusive pulmonaire.
- Grossesse.
- Insuffisance hépatique.

Analogues de la guanylate-cyclase

- HTAP post-embolique (groupe 4) non opérable.
- Insuffisance hépatique et rénale.

Principaux effets indésirables

Antagonistes de l'endothéline

- Cytolyse hématique.
- Anémie.

- Tératogène (contraception double proposée aux patientes).
- Interactions médicamenteuses possibles.

Inhibiteurs de la phosphodiestérase 5

- Hypotension.
- Trouble du rythme cardiaque.
- Infarctus.
- Priapisme.

Analogues des prostanoïdes

- Rougeur au point d'injection.
- Infection cutanée et de cathéter.
- Toux (si inhalation).
- Céphalées.
- Syncope.
- Trismus.

Analogues de la guanylate-cyclase

- Sensations vertigineuses.
- Céphalées.
- Dyspepsies.
- Diarrhées.
- Nausées, vomissements.

En pratique clinique

Conduite du traitement

- Prise en charge thérapeutique dans des centres de compétences, voire au Centre national de référence.
- Traitements très spécifiques (*cf.* recommandations récentes ECS/ERS 2015) : bithérapie associant un inhibiteur d'endothéline et un inhibiteur de phosphodiestérase de type 5, soit d'emblée, soit de manière séquentielle.
- Association à une anticoagulation par un AVK (pas de données sur les anticoagulants oraux directs chez ces patients) et, selon le handicap, à une oxygénothérapie au long cours.

Surveillance

- Antagonistes de l'endothéline : numération formule sanguine et bilan hépatique réguliers (avant traitement, puis tous les mois pendant 3 mois, puis chaque trimestre).
- Analogues des prostanoïdes : signes d'hypotension orthostatique (fréquence cardiaque et pression artérielle en position debout et en

décubitus), céphalées, toux, douleurs de la mâchoire, surveillance des cathéters et des points de ponction.
- Inhibiteurs de la phosphodiestérase 5 : signes d'hypotension, céphalées, vision trouble.
- Analogues de la guanylate-cyclase : signes d'hypotension, notamment chez le sujet âgé.

Modalités d'administration

- Se référer aux RCP des médicaments pour plus d'information.
- Traitement par voie SC et IV sur cathéter.

Conseils au patient/à la famille

- Ne jamais interrompre brutalement le traitement (risque grave d'effet rebond).
- Antagonistes de l'endothéline : rappeler le risque tératogène et la nécessité d'une double contraception chez les femmes en âge de procréer.
- Traitements injectables : limiter le risque infectieux en respectant des règles strictes d'asepsie lors de l'injection par voie SC et des manipulations des cathéters.
- Inhibiteurs de la phosphodiestérase 5 : prévenir les hommes de la possibilité d'un priapisme (rare).

198. Antituberculeux

Objectif(s) du traitement

Contrôler et éradiquer une infection tuberculeuse causée par les mycobactéries du groupe *tuberculosis*.

Propriété(s) et mécanisme(s) d'action

Antibiotiques bactéricides sur les mycobactéries du groupe *tuberculosis* (*M. tuberculosis, M. africanum et M. bovis*).

Principaux médicaments

DCI (spécialité)	Forme galénique et dosage	Voie	Posologie usuelle
Isoniazide (INH) (Rimifon®)	Cp. 50 ou 150 mg	*Per os*	5 mg/kg/j (en 1 prise)
Rifampicine (RMP) (Rifadine®, Rimactan®)	Gél 300 mg	*Per os*	10 mg/kg/j (en 1 prise à jeun)
	Poudre pour sol. inject. 600 mg	IV	
Éthambutol (EMB) (Myambutol®)	Cp. 400 mg	*Per os*	20 mg/kg/j (en 1 prise à jeun)
	Sol. inject. 1 000 mg/10 mL	IV	
Pyrazinamide (PZA) (Pirilène®)	Cp. séc. 500 mg	*Per os*	30 mg/kg/j (en 1 prise à jeun)
Associations fixes			
INH + RMP (Rifinah®)	Cp. 150 ou 300 mg	*Per os*	2 cp./j en 1 prise à jeun chez l'adulte
INH + RMP + PZA (Rifater®)	Cp. 120, 300 ou 50 mg	*Per os*	1 cp. pour 10 kg de poids corporel à jeun chez l'adulte

Les formes combinées sont réservées à l'adulte.

Indications

- Traitement de la tuberculose maladie (quel que soit le site infecté).
- Traitement de la tuberculose infection latente.

Méga Guide Pharmaco Infirmier

Contre-indications

- Insuffisance hépatocellulaire.
- Précautions d'emploi multiples car interactions très nombreuses (la rifampicine est un puissant inducteur enzymatique) :
  - RMP : antivitaminiques K (AVK), traitements hormonaux (contraceptions, substitutions), antiépileptiques, antifongiques azolés, trithérapie VIH avec antiprotéase, immunosuppresseurs ;
  - INH : corticoïdes, griséofulvine, phénytoïne ;
  - EMB : médicaments à potentiel de toxicité oculaire (p. ex. : antipaludéens de synthèse) ;
  - PZA : médicaments hépatotoxiques.

Note

Les recommandations de la Société de pneumologie de langue française (SPLF) autorisent la prescription de pyrazinamide chez la femme enceinte malgré la contre-indication *Vidal*.

Principaux effets indésirables

Isoniazide

- Hépatite cytolytique.
- Neuropathies périphériques.

Rifampicine

- Coloration orangée des urines et des larmes (critère d'observance du traitement).
- Allergie (cutanée).
- Inducteur enzymatique (augmentation de la dégradation d'autres médicaments comme les contraceptifs oraux, les AVK, les corticoïdes, donc diminution de leur efficacité).

Éthambutol

Névrite optique (baisse d'acuité visuelle, anomalie de vision des couleurs).

Pyrazinamide

- Hépatite cytolytique (antituberculeux le plus hépatotoxique).
- Augmentation de l'uricémie (critère d'observance du traitement), avec crise de goutte possible.

En pratique clinique

Conduite du traitement

- Traitement long associant une polythérapie (pour limiter le risque d'émergence de résistance et stériliser toutes formes histopathologiques coexistantes) et permettant une stérilisation des organes infectés (pour éviter les rechutes).
- Tuberculose maladie pulmonaire pendant 6 mois :
  - 2 mois de quadrithérapie INH + RMP + EMB + PZA;
  - puis 4 mois de bithérapie INH + RMP.
- Infection tuberculeuse latente : 3 mois de bithérapie INH + RMP.

Surveillance

- Bilan préthérapeutique : hépatique, rénal et ophtalmologique (en cas de traitement par éthambutol).
- Au cours du traitement : évaluer l'observance (couleur des urines et des larmes), la tolérance digestive (douleurs abdominales et vomissements) et dépister précocement une toxicité :
  - isoniazide : bilan hépatique régulier (transaminases);
  - éthambutol : consultation d'ophtalmologie pour champ visuel et vision des couleurs;
  - pyrazinamide : absence de grossesse, dosage de l'uricémie et bilan hépatique régulier (transaminases).

Modalités d'administration

Traitement *per os*, 1 fois/j en dehors des repas (généralement le matin à jeun, 1 heure avant le petit-déjeuner).

À éviter

- Toute nouvelle prescription médicamenteuse.
- Consommation excessive d'alcool.

Conseils au patient/à la famille

- Expliquer au patient les enjeux du traitement de longue durée et l'importance de l'observance pour éviter les rechutes.
- Proposer une éducation thérapeutique si nécessaire.
- Prévenir le patient que ses urines et ses larmes seront orange.
- Alerter le médecin en cas de nouveaux symptômes digestifs.
- Ne jamais dissocier les comprimés.
- Informer le patient de ne pas porter de lentilles de contact (coloration orange des larmes).
- Rappeler l'importance d'une contraception chez la femme en âge de procréer.
- Informer l'entourage des risques de contagion en cas de tuberculose pulmonaire (nécessiter d'isoler le patient au moins 15 jours ou jusqu'à négativation des prélèvements).

199. Antitussifs

Objectif(s) du traitement

Soulager une toux sèche et invalidante (symptôme très fréquent en pneumologie).

Propriété(s) et mécanisme(s) d'action

- Agonistes morphiniques ayant un effet dépresseur respiratoire (dihydrocodéine, codéine).
- Antagonistes des récepteurs H1 de l'histamine (alimémazine, oxomémazine).

Principaux médicaments

DCI (spécialité)	Forme galénique et dosage	Voie	Posologie usuelle
Antitussifs opioïdes			
Dihydrocodéine (Dicodin®)	Cp. LP 60 mg	*Per os*	1 cp. × 2 à 4/j
Codéine (Néo-codion®)	Cp. 25 mg Sirop	*Per os*	1 cp. ou 1 c. à soupe × 4/j chez l'adulte
Antitussifs antihistaminiques			
Oxomémazine (Toplexil®)	Sirop 0,33 mg/mL	*Per os*	5 à 10 mL × 3 à 4/j
Alimémazine (Théralène®)	Cp. 5 mg Sirop 0,05 % Gouttes buv.	*Per os*	5 à 10 mg × 3/24 h

Indications

Toux invalidantes (insomnie, complications), sèches et non productives.

Contre-indications

- BPCO post-tabagique.
- Association avec d'autres morphiniques.
- Toux productive.
- Insuffisance respiratoire.

- Insuffisance rénale.
- Toux chez l'asthmatique.
- Troubles urétroprostatiques, risque de rétention urinaire, glaucome.
- Enfant <12 ans (codéine, dihydrocodéine).
- Métaboliseur ultrarapide pour le CYP2D6 (codéine, dihydrocodéine).

Principaux effets indésirables

- Somnolence, sédation.
- Antihistaminiques : effets anticholinergiques centraux et périphériques.

En pratique clinique

Conduite du traitement

Traitement de la toux gênante non productive.

Surveillance
- Dépister les surdosages en opioïdes (notamment en cas de survenue d'une constipation).
- Bonne hydratation du patient.
- Somnolence du patient.

Modalités d'administration

Traitement *per os*.

Conseils au patient/à la famille
- Risque d'altération de la vigilance et de somnolence : attention lors de la conduite de véhicules ou à la manipulation de machines.
- Prise de préférence le soir au coucher.

200. Oxygénothérapie

Objectif(s) du traitement
- Prévention primaire des complications chroniques de l'hypoxémie.
- Amélioration de la qualité de vie.
- Amélioration de la survie chez les patients atteints de BPCO.

Propriété(s)
- Gaz médical ayant le statut de médicament.
- Différentes présentations de l'oxygène médical :
  - oxygène gazeux : obus d'oxygène traditionnel («bouteille d'oxygène» communément employée à l'hôpital) ;
  - oxygène liquide : réservoir principal contenant de l'oxygène liquide, permettant d'approvisionner un système portatif léger destiné au domicile des patients ;
  - prise murale : réseau d'oxygène dans l'hôpital obtenu grâce à un extracteur (concentration de l'oxygène présent dans l'air ambiant).

Mécanisme(s) d'action
- La diffusion des gaz à travers la membrane alvéolocapillaire est passive et se fait selon un gradient de pression.
- En enrichissant le mélange gazeux du patient en oxygène, on augmente la pression alvéolaire en oxygène et donc la diffusion à travers la membrane au sang capillaire.
- L'oxygénation ne modifie pas la ventilation alvéolaire (exemple du test d'hypercapnie pour le diagnostic de mort encéphalique).

Indications
- BPCO post-tabagique avec $PaO_2 < 55$ mmHg à l'état stable ou $PaO_2 < 60$ mmHg à l'état stable avec une complication (notamment polyglobulie).
- Insuffisance respiratoire chronique handicapante :
  - mucoviscidose ;
  - hypertension pulmonaire ;
  - fibrose pulmonaire idiopathique.
- Toute pathologie aiguë entraînant une désaturation en oxygène (pneumopathie, bronchite, crise d'asthme, embolie pulmonaire, etc.).
- Syndrome d'apnées du sommeil

- Migraines, algies vasculaires de la face
- Maladie d'Ehlers-Danlos.

Contre-indications

- Pas de contre-indication absolue.
- Flamme à proximité (risque d'explosion de la bouteille d'oxygène : sevrage tabagique fortement conseillé).

Principaux effets indésirables

Majoration de l'hypercapnie chez les patients BPCO.

En pratique clinique

Conduite du traitement

- Choisir une interface adaptée au débit :
  - lunettes «nasales» à oxygène : 1 à 6 L/min;
  - masque à oxygène : 7 à 12 L/min;
  - masque à haute concentration (ou masque à réserve) : > 12 L/min;
  - système optiflow : oxygénation à très haut débit.
- Adapter le débit d'oxygène aux objectifs de la prescription.
- Vérifier la tolérance.

Surveillance

- Surveillance biologique : gaz du sang.
- Surveillance clinique : saturation en oxygène, état de conscience, sécheresse des muqueuses, irritation nasale (ne pas utiliser de corps gras, mais plutôt une pâte à l'eau type Eryplast®, Aloplastine® ou un gel lubrifiant aqueux type KY®).
- Tuyaux, lunettes nasales, masques : usage pour patient unique, nettoyage quotidien et remplacement au minimum 1 fois/semaine ou moins en cas de détérioration (durcissement du plastique, tuyau coudé, etc.).
- Vérifier l'absence de fuite; en cas de fuite, fermer le robinet (ne jamais utiliser une bouteille présentant un défaut d'étanchéité).

Modalités d'administration

- Manipuler le matériel avec des mains propres, exemptes de graisse.
- Débit défini par prescription (de 1 à plus de 12 L/min).
- Ouvrir la bouteille en position debout, progressivement sans jamais forcer le robinet.
- Ouvrir le progressivement le débitmètre après avoir ouvert le robinet.

À éviter

- Majorer le débit d'oxygène chez un patient BPCO sans contrôler la saturation en O_2.

- Fumer ou approcher une flamme.
- Graisser.
- Enduire de corps gras le visage des patients.
- Se placer face à la sortie du robinet lors de l'ouverture : toujours se placer du côté opposé au manodétendeur, derrière la bouteille et en retrait.
- Exposer le patient au flux gazeux.
- Utiliser un générateur d'aérosol (laque, désodorisant, etc.), de solvant (alcool, essence, etc.) sur le matériel ni à proximité.

Conseils au patient/à la famille

- Ne pas modifier les débits en dehors des prescriptions établies par le médecin.
- À domicile, ne pas faire d'étincelle, ne pas fumer, ne pas allumer de feu à proximité d'un obus ou d'une source d'oxygène.

201. Rôle de l'infirmier(ère) en psychiatrie

Soins relationnels

- Ils ont un rôle primordial dans la prise en soins du patient en psychiatrie et constituent la base de la prise en charge thérapeutique.
- L'infirmier(ère) réassure et écoute le patient dans une attitude de neutralité bienveillante. Il se rend disponible pour répondre à des demandes d'entretiens informels. Il propose également des entretiens infirmiers formels, ou participe à des entretiens médicaux avec un psychiatre et/ou un psychologue.

Accompagnement du patient

- Prendre en compte les dires du patient sans minimiser ses sensations.
- Observer l'évolution du patient au fur et à mesure de son hospitalisation afin de proposer lors de réunions pluridisciplinaires un projet de soins infirmiers personnalisé.
- Stimuler si nécessaire le patient, en tenant compte de ses difficultés physiques et/ou psychiques, pour effectuer des gestes de la vie quotidienne tels que l'hygiène corporelle, l'entretien de ses vêtements, la prise alimentaire, etc.
- Animer des ateliers occupationnels ou thérapeutiques, qu'ils soient prescrits par le psychiatre ou proposés en libre accès au patient, en fonction de son état de santé psychique, en collaboration avec les membres de l'équipe pluriprofessionnelle (ergothérapeute, psychomotricien, art-thérapeute, musicothérapeute, etc.).

Soins techniques

- Vérifier la prise effective du médicament par voie orale, en mesurer et tracer les bénéfices.
- Surveiller et prévenir tout effet indésirable en lien avec l'administration médicamenteuse.
- Rester vigilant sur l'état clinique du patient :
  - mesure de la température pour détecter le syndrome malin propre aux neuroleptiques ;
  - mesure de la PA pour dépister une hypotension orthostatique.
- Assurer la sécurité du patient (parfois contre sa volonté) si un risque d'autoagression est décelé (p. ex. : ne pas lui laisser libre accès à tout

Méga Guide Pharmaco Infirmier

type de matériel susceptible de participer à un passage à l'acte suicidaire comme ceinture, lacets, objets piquants, tranchants, accumulation de médicaments non ingérés, etc.).

- Assurer la sécurité des autres patients et du personnel soignant si un risque d'hétéroagression est décelé (p. ex. : placer le patient en chambre d'isolement sur avis médical, effectuer les soins à plusieurs soignants pour prévenir et gérer toute manifestation de violence, etc.).
- Dans les cas où l'hospitalisation est «sous contrainte» dans un service «fermé», prévenir les risques de fugue en contrôlant les accès (portes, fenêtres) et les demandes de visites.
- En ambulatoire (centre médicopsychologique ou hôpital de jour), effectuer la guidance médicamenteuse, administrer les traitements «retard» par voie IM, aller au domicile du patient pour distribuer les piluliers hebdomadaires ou mensuels et s'assurer de la prise du traitement en évaluant son état psychique.

202. Antidépresseurs : tricycliques (imipraminiques)

Objectif(s) du traitement

Améliorer l'humeur au cours des états dépressifs majeurs.

Propriété(s)

- Psychostimulants : diminution de l'inhibition et de la fatigue favorisant un passage à l'acte autoagressif en début de traitement (car l'action sur l'humeur triste est plus tardive).
- Sédatifs.
- Anxiolytiques.
- Sérotoninergique, noradrénergique et anticholinergique (central et périphérique).

Mécanisme(s) d'action

- Effet antidépresseur : inhibition non spécifique de la recapture de la sérotonine et de la noradrénaline.
- Effet anxiolytique : antagoniste des récepteurs 5-HT$_2$ post-synaptiques.
- Effet sédatif : antihistaminique et antagoniste des récepteurs alpha-adrénergiques.

Principaux médicaments

DCI (spécialité)	Forme galénique et dosage	Voie	Posologie usuelle
Clomipramine (Anafranil®)	Cp. séc. 10, 25 ou 75 mg	*Per os*	25 à 150 mg/j
Amitriptyline (Laroxyl®)	Cp. 25 ou 50 mg Sol. buv. 40 mg/mL	*Per os*	25 à 150 mg/j
Imipramine (Tofranil®)	Cp. 10 ou 25 mg	*Per os*	25 à 150 mg/j

Indications

- Syndrome dépressif.
- Troubles obsessionnels compulsifs.
- Trouble panique.
- Douleurs rebelles (névralgies faciales, migraines, douleurs de désafférenciation, etc.).
- Énurésie et terreurs nocturnes chez l'enfant.
- Douleur chronique.

Contre-indications

- Glaucome à angle fermé.
- Adénome prostatique.
- Infarctus du myocarde récent.
- Épilepsie.
- Association à des IMAO non sélectifs.

Principaux effets indésirables

- Rebond anxieux au début du traitement : levée de l'inhibition avec risque de passage à l'acte suicidaire.
- Sécheresse de la bouche.
- Constipation.
- Flou visuel (par trouble de l'accommodation : gêne la vision de près).
- Rétention urinaire (en cas d'adénome de la prostate).
- Hypotension orthostatique.
- Somnolence diurne (notamment pour l'amitriptyline).
- Tremblements (dose-dépendants).
- Prise de poids.
- Troubles du rythme cardiaque.

En pratique clinique

Conduite du traitement

- Traitement de l'état majeur dépressif dans le cadre d'une prise en charge globale de 6 mois au minimum.
- En association systématique avec un anxiolytique durant les 3 premières semaines du traitement afin de prévenir la levée de l'inhibition et le rebond anxieux.
- Adaptation de la posologie en fonction de la réponse clinique.
- Médicaments prescrits en 2e intention (échec des antidépresseurs sérotoninergiques et/ou symptômes sévères) : moins maniables que

▶

les antidépresseurs sérotoninergiques car ils nécessitent un bilan préthérapeutique, ont de nombreuses contre-indications et effets indésirables.
- Médicaments de référence en cas de dépression sévère ou mélancolique.

Surveillance

- Bilan systématique avant l'instauration du traitement :
  - recherche d'antécédent de trouble cardiaque, d'épilepsie, de glaucome, d'adénome de la prostate ;
  - électrocardiogramme ;
  - bilan biologique : numération formule sanguine, bilan hépatique ;
  - examen oculaire éventuel ;
  - électroencéphalogramme si risque d'épilepsie.
- Levée de l'inhibition avec risque suicidaire : action sur le ralentissement psychomoteur avant l'apparition des effets sur l'humeur dépressive.
- Virage de l'humeur chez les patients bipolaires avec apparition d'un syndrome maniaque.
- Au cours du traitement, la surveillance repose sur la recherche et la prévention des principaux effets indésirables :
  - sécheresse de la bouche (boire régulièrement, hygiène bucco-dentaire voire, prescription d'anétholthritione [Sulfarlem S® cp. 25 mg] ou de substitut salivaire [Artisial® spray buccal]), constipation (régime riche en fibres, exercice physique, boire de l'eau régulièrement, voire traitement laxatif), rétention d'urine (surveillance de la diurèse chez les personnes à risque) et trouble de la vision ;
  - mesure de la pression artérielle couché, puis debout afin de rechercher une hypotension orthostatique ;
  - pesée.

Modalités d'administration

Traitement *per os* généralement en 2 prises/j.

À éviter

Arrêter brutalement le traitement (arrêt progressif sur 1 mois environ).

Conseils au patient/à la famille

- Prévenir l'entourage de la nécessité de surveiller l'humeur, notamment durant les premiers mois (risque de passage à l'acte ou de virage maniaque).
- Informer des possibles effets indésirables et donner des conseils hygiénodiététiques (*cf.* «Surveillance»).
- Ne pas passer trop rapidement de la position couchée ou assise à la position debout pour éviter une hypotension orthostatique.
- Risque d'altération de la vigilance et de somnolence : attention lors de la conduite de véhicules ou à la manipulation de machines.

203. Antidépresseurs : inhibiteurs sélectifs de la recapture de la sérotonine (ISRS) et de la noradrénaline (ISRSNa)

Objectif(s) du traitement

Améliorer l'humeur au cours des états dépressifs majeurs.

Propriété(s)

- Psychostimulants : diminution de l'inhibition et de la fatigue (pouvant favoriser un passage à l'acte autoagressif en début de traitement car l'action sur l'humeur triste est plus tardive).
- Sédatifs : amélioration du sommeil.
- Anxiolytiques : diminution de l'anxiété.

Mécanisme(s) d'action

- Paroxétine, fluoxétine, citalopram, escitalopram, fluvoxamine, sertraline : inhibition sélective de la recapture de la sérotonine, entraînant une facilitation de la transmission sérotoninergique.
- Venlafaxine, milnacipran, duloxétine : inhibition sélective de la recapture de la sérotonine et de la noradrénaline.

Principaux médicaments

DCI (spécialité)	Forme galénique et dosage	Voie	Posologie usuelle
Paroxétine (Deroxat®)	Cp. séc. 20 mg Sol. buv. 20 mg/10 mL	*Per os*	20 à 40 mg/j
Fluoxétine (Prozac®)	Gél. ou cp. dispersible 20 mg Sol. buv. 20 mg/mL	*Per os*	20 à 40 mg/j
Citalopram (Seropram®)	Cp. 20 mg Sol. buv. 40 mg/mL	*Per os*	20 à 40 mg/j
Escitalopram (Seroplex®)	Cp. 5, 10, 15 ou 20 mg	*Per os*	10 à 20 mg/j

DCI (spécialité)	Forme galénique et dosage	Voie	Posologie usuelle
Fluvoxamine (Floxyfral®)	Cp. 50 ou 100 mg	*Per os*	100 à 300 mg/j
Sertraline (Zoloft®)	Gél. 25 ou 50 mg	*Per os*	50 à 200 mg/j
Venlafaxine (Effexor®)	Gél. LP 37,5 ou 75 mg	*Per os*	75 à 225 mg/j
Milnacipran (Ixel®)	Cp. 25 ou 50 mg	*Per os*	100 mg/j
Duloxétine (Cymbalta®)	Gél. 30 ou 60 mg	*Per os*	60 à 120 mg/j

Indications

- Syndrome dépressif.
- Trouble obsessionnel compulsif (TOC) : Prozac®, Zoloft®, Seroplex®, Cymbalta®, Floxyfral® et Deroxat®.
- Trouble panique et phobie sociale : Seroplex®, Deroxat®, Zoloft® et Effexor®.
- Trouble anxieux généralisé : Cymbalta®, Seroplex®, Deroxat®, Zoloft® et Effexor®.
- État de stress post-traumatique : Deroxat® et Zoloft®.

Contre-indications

- Association aux antidépresseurs IMAO (*cf.* « 204. Antidépresseurs : inhibiteurs de la monoamine-oxydase (IMAO) »).
- Allongement du QT ou troubles du rythme cardiaque (citalopram, escitalopram).

Principaux effets indésirables

- Rebond anxieux en début de traitement : levée de l'inhibition avec risque de passage à l'acte suicidaire.
- Troubles digestifs : nausées, vomissements.
- Troubles sexuels.
- Éruption cutanée (possible allergie imposant l'arrêt du traitement).
- Syndrome de sevrage à l'arrêt brutal du traitement (notamment Deroxat®, Effexor®).
- Akathisie (jambes sans repos).
- Hyponatrémie.

En pratique clinique

Conduite du traitement

- Traitement de l'état majeur dépressif dans le cadre d'une prise en charge globale de 6 mois au minimum.
- En association systématique avec un anxiolytique durant les 3 premières semaines du traitement afin de prévenir la levée de l'inhibition et le rebond anxieux.
- Adaptation de la posologie en fonction de la réponse clinique.
- Médicaments prescrits en 1re intention : mieux tolérés que les antidépresseurs tricycliques.

Surveillance

- Levée de l'inhibition avec risque suicidaire (action sur le ralentissement psychomoteur avant l'apparition des effets sur l'humeur dépressive).
- Virage de l'humeur chez les patients bipolaires avec apparition d'un syndrome maniaque.

Modalités d'administration

Traitement *per os* généralement en 1 prise/j (matin ou soir selon le profil du médicament).

À éviter

Arrêter brutalement le traitement (arrêt progressif sur 1 mois environ).

Conseils au patient/à la famille

- Prévenir l'entourage de la nécessité de surveiller l'humeur, notamment durant les premiers mois (risque de passage à l'acte ou de virage maniaque).
- Informer des possibles effets indésirables et donner des conseils hygiénodiététiques (*cf.* « Surveillance »).

204. Antidépresseurs : inhibiteurs de la monoamine-oxydase (IMAO)

Objectif(s) du traitement

Améliorer l'humeur au cours des états dépressifs majeurs.

Propriété(s)

- Psychostimulants puissants : diminution de l'inhibition et de la fatigue (pouvant favoriser un passage à l'acte autoagressif en début de traitement car l'action sur l'humeur triste est plus tardive).
- Sédatifs : action anxiolytique permettant un meilleur sommeil.

Mécanisme(s) d'action

- Moclobémide (IMAO sélectif) : inhibition réversible sélective de la monoamine-oxydase (MAO) de type A, responsable de la dégradation de la noradrénaline et de la sérotonine ; bien tolérés et peu d'effet sédatif.
- Iproniazide (IMAO non sélectif) : inhibition irréversible non sélective des MAO de types A et B, responsables de la dégradation de la noradrénaline, de la sérotonine et de la dopamine ; utilisation plus compliquée et moins bien toléré.

Principaux médicaments

DCI (spécialité)	Forme galénique et dosage	Voie	Posologie usuelle
Inhibiteur sélectif de la monoamine-oxydase A (IMAO-A)			
Moclobémide (Moclamine®)	Cp. séc. 150 mg	*Per os*	300 à 600 mg/j
Inhibiteur non sélectif des monoamine-oxydases A et B (IMAO)			
Iproniazide (Marsilid®)	Cp. séc. 50 mg	*Per os*	50 à 100 mg/j

Indications

Syndrome dépressif.

Contre-indications

- Insuffisance hépatique.
- Association aux antidépresseurs ISRS, ISRSNa ou tricycliques.
- Grossesse et allaitement.
- Syndrome délirant ou maniaque.
- Prudence chez les patients épileptiques et hypertendus.
- Iproniazide :
  - nombreux aliments (*cf.* liste dans « À éviter »).
  - phéochromocytome, insuffisance cardiaque.

Principaux effets indésirables

Moclobémide

- Rebond anxieux en début de traitement : levée de l'inhibition avec risque de passage à l'acte suicidaire.
- Nausées.
- Céphalées.
- Constipation.
- Vertiges.
- Insomnie.

Iproniazide

- Rebond anxieux en début de traitement : levée de l'inhibition avec risque de passage à l'acte suicidaire.
- Excitation.
- Céphalées.
- Insomnie.
- Hypertension artérielle possiblement sévère (notamment en cas de consommation d'aliments riches en tyramine).
- Hypotension orthostatique.
- Hépatite.

En pratique clinique

Conduite du traitement

- Traitement de l'état majeur dépressif en 2e intention dans le cadre d'une prise en charge globale de 6 mois au minimum.

- En association systématique avec un anxiolytique durant les 3 premières semaines du traitement afin de prévenir la levée de l'inhibition et le rebond anxieux.
- Adaptation de la posologie en fonction de la réponse clinique.
- Médicaments de moins en moins utilisés en raison des effets indésirables et du risque d'interaction médicamenteuse ou alimentaire.

Surveillance

- Levée de l'inhibition avec risque suicidaire (action sur le ralentissement psychomoteur avant l'apparition des effets sur l'humeur dépressive).
- Virage de l'humeur chez les patients bipolaires avec apparition d'un syndrome maniaque.
- Hypotension orthostatique ou crise hypertensive : mesure de la pression artérielle couché, puis debout.
- Iproniazide :
  - céphalées (poussée hypertensive) : réduire la posologie ou arrêter le traitement ;
  - bilan hépatique et rénal ;
  - prudence chez les patients épileptiques (risque augmenté de crise d'épilepsie) ;
  - anesthésie générale : arrêter le traitement 15 jours avant.

Modalités d'administration

- Moclobémide : traitement *per os* en 2 ou 3 prises/j aux repas.
- Iproniazide : traitement *per os* à posologie progressive durant le traitement d'attaque, puis posologie d'entretien plus faible.

À éviter

Iproniazide : consommation d'aliments riches en tyramine tels que l'alcool, le chocolat, la banane, les fromages fermentés, les viandes et poissons fumés.

Conseils au patient/à la famille

- Prévenir l'entourage de la nécessité de surveiller l'humeur, notamment durant les premiers mois (risque de passage à l'acte ou de virage maniaque).
- Informer des effets indésirables et donner des conseils hygiénodiététiques (*cf.* « Surveillance » et « À éviter »).
- Informer les patients sur la nécessité d'avoir une faible consommation d'alcool.
- Iproniazide : informer les patients sur les dangers de la consommation d'aliments riches en tyramine (*cf.* « À éviter ») et des vasoconstricteurs en automédication (DolirhumePro®, Actifed Jour-Nuit®).

205. Antidépresseurs : autres

Objectif(s) du traitement

Améliorer l'humeur au cours des états dépressifs majeurs.

Propriété(s)

- Psychostimulants : diminution de l'inhibition et de la fatigue (pouvant favoriser un passage à l'acte autoagressif en début de traitement car l'action sur l'humeur triste est plus tardive).
- Sédatifs : action anxiolytique permettant un meilleur sommeil.
- Antihistaminiques.

Mécanisme(s) d'action

Inhibition des récepteurs alpha-adrénergiques présynaptiques entraînant une augmentation de la libération de sérotonine et de noradrénaline dans la synapse.

Principaux médicaments

DCI (spécialité)	Forme galénique et dosage	Voie	Posologie usuelle
Miansérine (Athymil®)	Cp. 10, 30 ou 60 mg	*Per os*	30 à 90 mg/j
Mirtazapine (Norset®)	Cp. 15 mg	*Per os*	15 à 45 mg/j

Indications

Syndrome dépressif.

Contre-indications

- Porphyries.
- Hypersensibilité ou antécédent d'agranulocytose due au produit.
- Association aux antidépresseurs IMAO non sélectifs.

Principaux effets indésirables

- Rebond anxieux au début du traitement : levée de l'inhibition avec risque de passage à l'acte suicidaire.
- Effets anticholinergiques :
  - somnolence ;
  - constipation ;
  - bouche sèche ;
  - hypotension orthostatique.
- Hépatite cytolytique.
- Toxicité hématologique (notamment neutropénie).
- Diminution du seuil épileptogène.

En pratique clinique

Conduite du traitement

- Traitement de l'état majeur dépressif dans le cadre d'une prise en charge globale de 6 mois au minimum.
- En association systématique avec un anxiolytique durant les 3 premières semaines du traitement afin de prévenir la levée de l'inhibition et le rebond anxieux.
- Adaptation de la posologie en fonction de la réponse clinique.

Surveillance

- Levée de l'inhibition avec risque suicidaire (action sur le ralentissement psychomoteur avant l'apparition des effets sur l'humeur dépressive).
- Virage de l'humeur chez les patients bipolaires avec apparition d'un syndrome maniaque.
- Hypotension orthostatique : mesure de la pression artérielle couché, puis debout.
- Sécheresse de la bouche : boire régulièrement, hygiène buccodentaire, voire dans certains cas prescription d'anétholthritione (Sulfarlem S® 25 mg, cp.) ou de substitut salivaire (Artisial®, spray buccal).
- Constipation : régime riche en fibres, exercice physique, boire de l'eau régulièrement, voire traitement laxatif.
- Rétention d'urine : surveillance de la diurèse chez les personnes à risque.
- Trouble de la vision.
- NFS régulièrement, notamment durant les premiers mois de traitement.

Modalités d'administration

Traitement *per os* en 1 prise/j le soir.

À éviter

Arrêter brutalement le traitement (arrêt progressif sur 2 semaines).

Conseils au patient/à la famille

- Prévenir l'entourage de la nécessité de surveiller l'humeur, notamment durant les premiers mois (risque de passage à l'acte ou de virage maniaque).
- Informer des possibles effets indésirables et donner des conseils hygiénodiététiques (*cf.* «Surveillance»).
- Risque d'altération de la vigilance et de somnolence : attention lors de la conduite de véhicules ou à la manipulation de machines.

206. Anxiolytiques : benzodiazépines

Propriété(s)

- Anxiolytiques (diminuent l'anxiété).
- Myorelaxants (relâchement musculaire).
- Anticonvulsivants (diminuent, voire arrêtent les crises convulsives).
- Sédatifs (entraînent une somnolence).
- Hypnotiques (peuvent être utilisés comme somnifère).

Mécanisme(s) d'action

Agoniste des récepteurs GABA-A facilitant la transmission gabaergique centrale.

Principaux médicaments

DCI (spécialité)	Forme galénique et dosage	Voie	Posologie usuelle
Alprazolam (Xanax®)	Cp. séc. 0,25 ou 0,5 mg Cp. séc. 1 mg (réservés hôpitaux)	*Per os*	0,5 à 4 mg/j
Bromazépam (Lexomil®)	Cp. quadriséc. 6 mg	*Per os*	3 à 12 mg/j
	Cp. 1,5 mg (Bromazepam Arrow®)		
Clorazépate (Tranxène®)	Gél. 5, 10 ou 20 mg	*Per os*	10 à 50 mg/j
	Sol. inject. 20 mg/2 mL, 50 mg/2,5 mL ou 100 mg/5 mL	IV	
Oxazépam (Séresta®)	Cp. 10 mg Cp. séc. 50 mg	*Per os*	20 à 150 mg/j
Lorazépam (Témesta®)	Cp. 1 ou 2,5 mg	*Per os*	2 à 7,5 mg/j
Diazépam (Valium®)	Cp. séc. 2, 5 ou 10 mg Sol. buv. 10 mg/mL	*Per os*	5 à 20 mg/j
	Sol. inject. 10 mg/2 mL	IV	
Clobazam (Urbanyl®)	Gél. 5 mg Cp. 10 ou 20 mg	*Per os*	5 à 30 mg/j

Indications

- Anxiété.
- Insomnie.
- Sevrage alcoolique, delirium tremens.
- États d'agitation ou d'agressivité.
- Tremblements.

Contre-indications

- Insuffisance respiratoire, apnées du sommeil.
- Myasthénie (à cause de l'effet myorelaxant).
- Insuffisance hépatique sévère.
- Premier et dernier trimestres de grossesse.

Principaux effets indésirables

- Somnolence (surtout chez la personne âgée, préférer des molécules à demi-vie d'élimination courte telle que l'oxazépam ou le lorazépam).
- Risque de trouble de mémoire et de démence en cas d'utilisation au long cours (surtout chez la personne âgée).
- Troubles de la concentration.
- Effets paradoxaux : anxiété, agressivité, insomnie.
- En cas d'utilisation prolongée : risque de dépendance et de syndrome de sevrage à l'arrêt brutal du traitement.

En pratique clinique

Conduite du traitement

- Traitement symptomatique des troubles anxieux aigus ou chroniques et également dans le cadre d'un traitement antidépresseur.
- Leur **prescription doit être limitée à 12 semaines** et réévaluée afin d'éviter l'instauration d'une **dépendance** car leur effet diminue dans le temps (tolérance), d'où la nécessité d'en consommer plus pour avoir le même effet ; en cas d'arrêt brutal, un **syndrome de sevrage** est possible (rebond de l'anxiété, insomnie, irritabilité, céphalées, voire confusion chez les personnes âgées).

Surveillance

- Efficacité du traitement : afin d'ajuster au mieux la posologie.
- Risque de chute en lien avec la somnolence (notamment chez les personnes âgées, les insuffisants hépatiques et rénaux) : réduire la posologie.
- Dépendance et tolérance aux benzodiazépines.

▶

Modalités d'administration

- Administration *per os*.
- Administration en IV en cas de :
  - crise d'angoisse aiguë ;
  - état d'agitation ;
  - delirium tremens.

Conseils au patient/à la famille

- Ne pas consommer d'alcool qui potentialise l'effet sédatif.
- Ne pas prolonger le traitement au-delà de la prescription médicale.
- Risque d'altération de la vigilance et de somnolence (aggravée en cas de prise d'alcool) : attention lors de la conduite de véhicules ou à la manipulation de machines.

207. Anxiolytiques : autres

Buspirone (Buspar®)

- Mécanisme d'action : agoniste partiel des récepteurs sérotoninergiques.
- Indications
  - anxiété réactionnelle, notamment troubles de l'adaptation avec humeur anxieuse et anxiété post-traumatique ;
  - traitement d'appoint de l'anxiété au cours des névroses (notamment hystérie, hypocondrie, phobie);
  - anxiété associée à une affection somatique sévère ou douloureuse;
  - anxiété généralisée.
- Délai d'action de 1 à 3 semaines.
- Posologie : 15 à 60 mg/j.
- Pas de syndrome de dépendance.

Hydroxyzine (Atarax®)

- Effet antihistaminique (utilisé également dans les allergies, *cf.* « 51. Antihistaminiques »).
- Indications :
  - manifestations mineures de l'anxiété chez l'adulte ;
  - prémédication en vue d'une intervention chirurgicale.
- Contre-indiqué en cas de grossesse (1er trimestre).
- Propriétés anticholinergiques : risque de glaucome par fermeture de l'angle et de rétention urinaire en cas d'adénome de la prostate.
- Posologie : 50 à 300 mg/j.
- Surveillance particulière du sujet âgé (posologie maximale : 50 mg/j) : risque de sédation majoré et de chute.
- Pas de syndrome de dépendance.

208. Hypnotiques

Objectif(s) du traitement

Induire ou maintenir le sommeil.

Propriété(s) et mécanisme(s) d'action

- Zopiclone et zolpidem : médicaments apparentés aux benzodiazépines.
- Alimémazine : structure phénothiazine, proche des antipsychotiques et ayant des propriétés neuroleptiques et antihistaminiques.
- Mélatonine : hormone centrale de régulation des rythmes chronobiologiques, dont la sécrétion est impliquée dans le déclenchement du sommeil.

Principaux médicaments

DCI (spécialité)	Forme galénique et dosage	Voie	Posologie usuelle
Apparentés aux benzodiazépines			
Zopiclone (Imovane®)	Cp. 3,75 ou 7,5 mg	*Per os*	3,75 à 7,5 mg/j
Zolpidem (Stilnox®)	Cp. 10 mg	*Per os*	10 mg/j
Phénothiazines			
Alimémazine (Théralène®)	Cp. 5 mg Sirop 0,05 % Sol. buv. 4 % (1 goutte = 1 mg)	*Per os*	0,25 à 0,5 mg/kg/j
Autres			
Mélatonine (Circadin®)	Cp. LP 2 mg	*Per os*	2 mg/j

Indications

- Insomnie transitoire.
- Trouble du rythme veille-sommeil (mélatonine).

Contre-indications

- Insuffisance respiratoire.
- Insuffisance hépatique.

Méga Guide Pharmaco Infirmier

- Grossesse.
- Myasthénie.

Principaux effets indésirables

- Trouble de la vigilance.
- Vertiges.

Zopiclone, zolpidem

- troubles de la mémoire, amnésie transitoire.
- somnambulisme.
- syndrome de sevrage.

Alimémazine

- hyperexcitation paradoxale, voire délires.
- rigidité musculaire.
- bouche sèche.
- constipation.

En pratique clinique

Conduite du traitement

- Traitement de l'insomnie, après échecs des mesures hygiénodiététiques (ne pas faire la sieste, arrêter les produits excitants comme le café, se coucher à heure fixe, ne pas regarder d'écrans qui peuvent retarder l'endormissement, respecter une période calme avant le coucher, etc.).
- Le traitement ne doit pas être prescrit plus de 4 semaines (zopiclone, zolpidem).

Surveillance

- Somnolence, chute (surtout chez les personnes âgées).
- Troubles cognitifs.

Modalités d'administration

Traitement *per os* au moment du coucher :
- 15–30 minutes avant le coucher pour la zopiclone, le zolpidem, l'alimémazine ;
- 1–2 heures avant le coucher pour la mélatonine.

À éviter

Prise d'autres substances sédatives ou potentialisant leur effet comme l'alcool.

▶

Conseils au patient/à la famille

- Ne pas en prendre lorsque le patient doit effectuer une action nécessitant une vigilance accrue (conduite, etc.).
- Ne pas prolonger le traitement au-delà de la prescription médicale.
- Ne pas prévoir d'action (douche, rangement, etc.) entre la prise du comprimé et le couchage : risque de chute important.

209. Thymorégulateurs : lithium

Objectif(s) du traitement

• Traiter les épisodes maniaques.
• Prévenir les rechutes dans les troubles bipolaires.

Mécanisme(s) d'action

Liaison au transporteur du sodium dans les cellules nerveuses.

Principaux médicaments

DCI (spécialité)	Forme galénique et dosage	Voie	Posologie usuelle
Lithium (Téralithe®)	Cp. séc. 250 mg	*Per os*	400 à 800 mg/j en 3 prises (à adapter à la lithémie)
	Cp. séc. LP 400 mg	*Per os*	400 à 800 mg/j en 1 prise (à adapter à la lithémie)

Indications

• Traitement préventif des troubles de l'humeur chez les malades maniaco-dépressifs (troubles bipolaires).
• Traitement curatif des accès maniaque et dépressif.

Contre-indications

• Insuffisance rénale.
• Régime sans sel.
• Premier trimestre de grossesse, allaitement.
• Troubles du rythme cardiaque.

Principaux effets indésirables

• Neuropsychiques : tremblement des mains, troubles de la mémoire, baisse de la libido.
• Digestifs : nausées, diarrhée, sensation de goût métallique dans la bouche.
• Endocriniens : prise de poids, atteinte de la thyroïde (goitre, hypo-thyroïdie), polyuropolydipsie (soif et mictions plus importantes).

- Cardiaques : troubles du rythme.
- Signes de surdosage (lithémie > 1,2 mmol/L) : fatigue, tremblements, vertiges, nausées, syndrome confusionnel voire coma.

En pratique clinique

Conduite du traitement

Traitement chronique des troubles bipolaires à dose progressive en recherchant la posologie minimale efficace et non toxique.

Surveillance

- Avant l'instauration du traitement :
  - numération formule sanguine
  - vitesse de la sédimentation (VS);
  - bilan rénal (clairance de la créatinine, protéinurie, hématies-leucocytes-minute);
  - électrocardiogramme;
  - bilan hépatique;
  - bilan thyroïdien;
  - test de grossesse.
- Au cours du traitement :
  - dosage de la «lithémie» afin d'adapter la posologie : prélever le matin avant la prise du traitement (soit 12 heures après la dernière prise), au 5e jour après le début du traitement puis tous les 5 jours jusqu'à obtenir une lithémie comprise entre 0,8 et 1,2 mmol/L pour les comprimés LP ou entre 0,5 et 0,8 mmol/L pour les autres formes;
  - à l'équilibre dans la zone thérapeutique, dosage de la lithémie 1 fois/mois le 1er trimestre, puis tous les 3 mois;
  - bilan tous les 6 mois la 1re année, puis tous les ans : numération formule sanguine, ionogramme sanguin, créatinémie, protéinurie et TSH ultrasensible;
  - nécessité d'une contraception efficace.

Modalités d'administration

- Traitement *per os* en 3 prises/j (Téralithe®) ou en une prise le soir (Téralithe® LP).
- Administration pendant le repas.
- Posologie à adapter à la lithémie.

À éviter

Modification brutale de la consommation de café par le patient une fois le traitement équilibré (risque d'augmentation de la lithémie en cas d'arrêt brutal du café).

Conseils au patient/à la famille

- Proposer systématiquement une éducation thérapeutique au patient afin de :
  - connaître les effets indésirables ;
  - connaître les signes de surdosage : soif intense, troubles digestifs, somnolence, diarrhée, vertiges ;
  - connaître les médicaments contre-indiqués (diurétiques, AINS) ;
  - prévenir chaque médecin de son traitement.
- Donner au patient un carnet de surveillance où reporter ses lithémies.
- Ne pas prendre d'aspirine ou d'AINS en automédication.
- Ne pas consommer d'alcool.
- Surveiller et adapter la lithémie en cas de troubles digestifs (vomissements, diarrhée), déshydratation, fièvre ou grande chaleur.
- En cas d'oubli de prise :
  - si le retard est < 2 heures : prendre le traitement ;
  - si le retard est > 2 heures : sauter la prise et attendre la prise le lendemain, ne jamais doubler les doses pour rattraper la prise.

210. Thymorégulateurs : anticonvulsivants

Objectif(s) du traitement
- Traiter les épisodes maniaques (valpromide).
- Prévenir les rechutes dans les troubles bipolaires.

Propriété(s)
Anticonvulsivants (*cf.* « 152 à 162. Antiépileptiques »).

Mécanisme(s) d'action
- Valpromide et divalproate : augmentation de la transmission gabaergique.
- Carbamazépine et lamotrigine : action sur les canaux sodiques voltage-dépendants.

Principaux médicaments

DCI (spécialité)	Forme galénique et dosage	Voie	Posologie usuelle
Carbamazépine (Tégrétol®)	Cp. séc. 200 mg Cp. séc. LP 200 ou 400 mg Sol. buv. 20 mg/mL	*Per os*	10 à 15 mg/kg/j
Valpromide (Dépamide®)	Cp. 300 mg	*Per os*	600 à 1 800 mg/j
Divalproate (Dépakote®)	Cp. 250 mg	*Per os*	750 à 2 000 mg/j
Lamotrigine (Lamictal®)	Cp. 2, 5, 2 g, 50, 100 ou 200 mg	*Per os*	100 mg/j

Indications
- Traitement préventif des troubles de l'humeur chez les malades maniaco-dépressifs (troubles bipolaires).
- Traitement curatif des accès maniaque (valpromide).
- Traitement préventif des accès dépressifs dans les troubles bipolaires de type 1 (lamotrigine).

Contre-indications

Carbamazépine

- Trouble cardiaque.
- Grossesse.
- Allaitement.
- Porphyrie aiguë intermittente.

Valpromide et divalproate

- Atteinte hépatique.
- Grossesse et femmes non ménopausées.

Lamotrigine

Hypersensibilité ou allergie à la lamotrigine.

Principaux effets indésirables

Carbamazépine

- Nausées, vomissements.
- Diarrhée ou constipation.
- Sécheresse de la bouche.
- Somnolence, vertiges.
- Baisse des globules blancs, baisse des plaquettes (thrombopénie), aplasie médullaire.
- Atteinte hépatique.
- Éruption cutanée.

Valpromide et divalproate

- Nausées.
- Tremblements.
- Somnolence, hypotonie musculaire.
- Prise de poids.
- Baisse des plaquettes (thrombopénie).
- Atteintes hépatiques.
- Pancréatite.

Lamotrigine

- Réaction cutanée grave.
- Nausées.
- Céphalées.
- Insomnie.
- Atteinte hépatique.

En pratique clinique

Conduite du traitement

- Traitement chronique des troubles bipolaires.
- Valpromide et divalproate sont principes actifs avec des effets tératogènes (peuvent entraîner des malformations chez le fœtus et un risque accru de troubles neurodéveloppementaux jusqu'à 30 à 40 % des cas). Ils ne doivent plus être prescrits aux filles, adolescentes et femmes en âge de procréer et aux femmes enceintes.

Surveillance

Carbamazépine

- Bilan préthérapeutique et durant le traitement : numération formule sanguine, ionogramme sanguin, bilan hépatique, électrocardiogramme et test de grossesse.
- Concentration plasmatique thérapeutique : 4 à 10 mg/L.
- Médicament inducteur enzymatique : interactions médicamenteuses nombreuses notamment avec les contraceptifs oraux (proposer un autre moyen de contraception) ou les anticoagulants.

Valpromide, divalproate

- Bilan préthérapeutique et durant le traitement : numération formule sanguine, bilan hépatique et taux de prothrombine.
- Concentration plasmatique thérapeutique : 50 à 100 mg/L.

Lamotrigine

- Risque de réaction cutanée potentiellement très grave : nécessiter d'augmenter progressivement les doses durant les 8 premières semaines de traitement, pour induire une tolérance.
- Surveillance cutanée tout au long du traitement.

Modalités d'administration

- Traitement *per os* généralement en 2 prises/j, à horaires réguliers.
- Ne pas croquer ni écraser les comprimés.

À éviter

- Association de plusieurs thymorégulateurs.
- Association de lamotrigine avec les contraceptifs oraux.
- Manque de sommeil.
- Consommation d'excitants (café, cola, etc.).
- Alcool.

Conseils au patient/à la famille

- Prévenir l'entourage de la nécessité de surveiller l'humeur, notamment durant les premiers mois (risque de passage à l'acte ou de virage maniaque).

- En cas de retard de plus de 2 heures, sauter la prise et ne pas prendre de double dose pour rattraper (sauf pour les formes LP pour lesquelles une prise en retard est possible jusqu'à 4 heures après).
- Informer les patients sur la nécessité de limiter leur consommation d'alcool (risque de perte d'efficacité de la carbamazépine).
- Informer les patientes sur le risque malformatif fœtal et sur la nécessité d'avoir une contraception (perte d'efficacité des contraceptifs oraux avec la carbamazépine, donc proposer un autre mode de contraception).
- Informer sur le risque d'interactions médicamenteuses avec la carbamazépine et rappeler au patient de mentionner ce traitement auprès de ses médecins.
- Informer le patient sur la nécessité de consulter très rapidement un médecin en cas d'éruption cutanée sous lamotrigine.
- Risque d'altération de la vigilance et de somnolence : attention lors de la conduite de véhicules ou à la manipulation de machines.

211. Antipsychotiques (neuroleptiques)

Objectif(s) du traitement

- Création d'un état d'indifférence psychomotrice : neutralité, absence d'émotion sans que la vigilance ne soit altérée.
- Action sur les symptômes positifs des psychoses comme les hallucinations, le syndrome délirant, sur les angoisses.
- Action sur les états d'agitation et d'excitation (d'où leur utilisation comme sédatifs et dans les états maniaques).

Propriété(s)

- Sédatifs (Nozinan®, Largactil®, Loxapac®, etc.).
- Incisifs (Haldol®, Fluanxol®, Risperdal®, Clopixol®, Clozapine®, Solian® à fortes doses, etc.).
- Désinhibiteurs, action sur les symptômes négatifs des psychoses comme le retrait (Solian® à faibles doses).
- Antidéficitaires agissant sur le repli autistique (Abilify®, Solian®).

> *Note*
> Certaines de ces propriétés ne concernent pas les antipsychotiques de 2e génération dits atypiques.

Mécanisme(s) d'action

Antagonistes des récepteurs de la dopamine (notamment D2) et de la noradrénaline dans le cerveau.

Principaux médicaments

DCI (spécialité)	Forme galénique et dosage	Voie	Posologie usuelle
Antipsychotiques typiques (1re génération)			
Halopéridol (Haldol®)	Cp. 1, 5 ou 20 mg Sol. buv. 2 mg/mL (10 gouttes = 1 mg)	*Per os*	1 à 10 mg/j (maximum 20 mg/j)
	Sol. inject. 5 mg/1 mL	IM, IV	
Halopéridol forme retard (Haldol Decanoas®)	Sol. inject. LP 50 mg/1 mL	IM	50 à 300 mg toutes les 3 à 4 semaines
Chlorpromazine (Largactil®)	Cp. 25 ou 100 mg Sol. buv. 4 % (1 goutte = 1 mg)	*Per os*	25 à 300 mg/j
	Sol. inject. 25 mg/5 mL	IM	
Cyamémazine (Tercian®)	Cp. 2, 25 ou 100 mg Sol. buv. 4 % (1 goutte = 1 mg)	*Per os*	25 à 300 mg/j
	Sol. inject. 50 mg/5 mL	IM	
Lévomépromazine (Nozinan®)	Cp. 25 ou 100 mg Sol. buv. 4 % (1 goutte = 1 mg)	*Per os*	25 à 200 mg/j
	Sol. inject. 25 mg/1 mL	IM	
Flupentixol (Fluanxol®)	Sol. buv. 4 % (1 goutte = 1 mg)	*Per os*	20 à 400 mg/j
Flupentixol forme retard (Fluanxol LP®)	Sol. inject. LP 20 ou 100 mg/1 mL	IM	20 à 300 mg toutes les 2 à 3 semaines
Zuclopenthixol (Clopixol®)	Cp. 10 ou 25 mg Sol. buv. 2 %	*Per os*	50 à 200 mg/j
Zuclopenthixol forme retard (Clopixol Action prolongée®, Clopixol Action semi-prolongée®)	Sol. inject. semi-prolongée 50 mg/1 mL	IM	50 à 100 mg tous les 2 à 3 jours
	Sol. inject prolongée 200 mg/1 mL	IM	200 à 400 mg toutes les 2 à 4 semaines
Antipsychotiques atypiques (2e génération)			
Loxapine (Loxapac®)	Cp. 25, 50 ou 100 mg Sol. buv. 25 mg/mL	*Per os*	75 à 200 mg/j (maximum 600 mg/j)
	Sol. inject. 50 mg/2 mL	IM	
Clozapine (Leponex®)	Cp. séc. 25 ou 100 mg	*Per os*	50 à 300 mg/j

DCI (spécialité)	Forme galénique et dosage	Voie	Posologie usuelle
Amisulpride (Solian®)	Cp. séc. 100, 200 ou 400 mg Sol. buv. 100 mg/mL	*Per os*	50 à 300 mg/j (psychoses avec formes négatives) Ou 400 à 800 mg/j (schizophrénie paranoïde)
	Sol. inject. 200 mg/4 mL	IM	100 à 200 mg/j
Rispéridone (Risperdal®)	Cp. 1, 2 ou 4 mg Sol. buv. 1 mg/mL (pipette graduée)	*Per os*	2 à 6 mg/j (maximum 16 mg/j)
Rispéridone forme retard (Risperdal Consta LP®)	Susp. inject. LP 25, 37,5 ou 50 mg/2 mL	IM	25 à 50 mg toutes les 2 semaines
Aripiprazole (Abilify®)	Cp. 10 ou 15 mg Cp. orodispersible 10 ou 15 mg	*Per os*	10 à 30 mg/j
Palipéridone forme retard (Xeplion®)	Susp. inject. LP 25, 50, 75, 100 ou 150 mg	IM	25 à 150 mg/mois en dose d'entretien
Olanzapine (Zyprexa®)	Cp. 5, 7,5 ou 10 mg Cp. orodispersibles 5, 10, 15 ou 20 mg	*Per os*	5 à 20 mg/j
Quétiapine (Xeroquel®)	Cp. LP 50, 300 ou 400 mg	*Per os*	400 à 600 mg/j (maximum 800 mg/j)

Indications

- Psychose (état chronique ou aigu).
- Schizophrénies.
- Épisode maniaque.
- États délirant, d'agitation, d'excitation, agressivité.
- État d'agitation, d'excitation, agressivité.
- Anxiété.

Contre-indications

- Hypersensibilité.
- Troubles du rythme cardiaque (allongement du QT).

Principaux effets indésirables

Certains effets indésirables sont dépendants de la dose. Avec les antipsychotiques dits atypiques, on observe moins d'effets indésirables extrapyramidaux.

Extrapyramidaux

- Tremblements, contracture (dyskinésie), syndrome parkinsonien, syndrome hyperkinétique (impossibilité à rester en place).
- Dyskinésies tardives (effet indésirable invalidant survenant après plus de 6 mois de traitement) : mouvements anormaux tels la protraction de la langue (tirer la langue), grimaces, balancement du tronc. La prévention repose sur la prescription de la posologie minimale efficace de antipsychotiques.

Psychiques

Somnolence, indifférence affective, dépression.

Endocriniens

Prise de poids, aménorrhée (arrêt des règles), galactorrhée (écoulement de lait), gynécomastie (augmentation de la taille des seins chez l'homme), impuissance, etc.

Syndrome malin

- Rare et grave (transfert dans un service de réanimation).
- Fièvre majeure, sueurs, troubles cardiaques et respiratoires, contractures musculaires, puis coma, déshydratation, rhabdomyolyse (augmentation des enzymes musculaires CPK).
- Arrêt immédiat des antipsychotiques.

Cardiovasculaires

Hypotension orthostatique, trouble de la repolarisation (allongement de l'espace QT à l'électrocardiogramme) avec risque de torsade de pointes.

Anticholinergiques

Sécheresse de la bouche, constipation, flou visuel (par défaut d'accommodation), troubles urinaires (risque de rétention urinaire), glaucome par fermeture de l'angle, hypotension orthostatique, vertige, voire délire et agitation.

Hématologiques

Clozapine : risque d'agranulocytose et de leucopénie.

Divers

Photosensibilisation, hépatite.

En pratique clinique

Conduite du traitement

- Traitement des états psychotiques aigus ou état d'agitation.
- Traitement des états psychotiques chroniques sur plusieurs années, voire à vie, dans le cadre d'une prise en charge psychiatrique globale.
- Certains antipsychotiques existent sous forme retard, ce qui leur permet d'être administrés toutes les 2 à 4 semaines :
  - à la suite d'un traitement antipsychotique *per os* bien équilibré, pas dans la phase débutante de la maladie ;
  - lors de rechutes (fréquentes), d'une mauvaise observance, d'un isolement sociofamilial, d'une dangerosité connue ou du souhait du patient.

Surveillance

- Efficacité du traitement : délai d'action pour les états d'agitation et d'anxiété de quelques heures mais de plusieurs semaines sur les symptômes psychotiques.
- Effets indésirables (prévention, éducation du patient) afin de favoriser l'observance :
  - symptômes extrapyramidaux : prescription d'anticholinergiques antiparkinsoniens tels que tropatépine (Lepticur® cp. 10 mg) ou trihexyphénidyle (Artane® cp. 2 mg), ou en forme injectable en cas de dyskinésie aiguë ;
  - constipation : boire de l'eau, manger des fruits et des légumes, avoir une activité physique même modérée telle que la marche, la natation, faire du sport ;
  - sécheresse de la bouche : mâcher une gomme sans sucre, boire régulièrement un peu d'eau, prescription d'un substitut salivaire (Artisial® spray buccal) ou d'anétholtrithione (Sulfarlem S® 25 mg cp.) ;
  - allongement du QT : ECG dès le moindre signe d'arythmie (sensation de palpitations du patient) ;
  - syndrome malin : suspendre immédiatement le traitement en cas de fièvre inexpliquée ;
  - agranulocytose (clozapine) : numération formule sanguine hebdomadaire pendant les 18 premières semaines, puis mensuelle ; résultats à noter dans un carnet de suivi et sur la prescription médicamenteuse (conditionnent la dispensation de la clozapine par le (la) pharmacien[ne]) ;
  - fatigue, somnolence : en parler à son médecin pour une adaptation de la dose ;
  - prise de poids et syndrome métabolique : sensibiliser les patients à des mesures hygiénodiététiques (alimentation équilibrée, exercice quotidien, etc.) ;
  - paramètres à surveiller chez un patient pour la prévention du syndrome métabolique :

	Prétraitement	1er mois	3e mois	Tous les 3 mois	1 fois/an	Tous les 5 ans
Poids et IMC (poids/taille²)	+	+	+	+		
Périmètre ombilical à jeun	+				+	
Glycémie à jeun	+		+		+	
Bilan lipidique	+		+			+
Pression artérielle	+		+		+	

Modalités d'administration

- Traitement *per os* généralement en 2 prises/j.
- Voie IM dans un contexte d'agitation des patients.
- Traitement IM de forme retard toutes les 2 à 4 semaines selon les médicaments chez les patients stabilisés.

À éviter

Exposition solaire et aux UV (médicaments photosensibilisants).

Conseils au patient/à la famille

- Éducation thérapeutique des patients de manière à prévenir au mieux les effets indésirables (*cf.* « Surveillance »).
- Sensibiliser le patient à une alimentation équilibrée (réduction des sucres et des graisses) pour prévenir une prise de poids par diminution de l'effet de satiété (risque de syndrome métabolique).
- Informer immédiatement son médecin en cas de fièvre, sueurs, contractures musculaires, accélération des battements du cœur (tachycardie) car risque du syndrome malin des antipsychotiques.

212. Rôle de l'infirmier(ère) en rhumatologie

Soins relationnels

- Le signe clinique majeur en service de rhumatologie est la douleur. Il est essentiel d'accorder une place primordiale à l'écoute de l'expression de cette douleur.
- La douleur est subjective et personnelle. Lorsque l'infirmier(ère) évalue la douleur d'un patient, cela correspond à l'évaluation du «vécu douloureux du patient».
- Les signes cliniques «visibles» sont peu fréquents en rhumatologie, excepté dans certaines pathologies avancées (p. ex. : déformation des articulations de la main «en coup de vent» dans la polyarthrite rhumatoïde). Pour autant, il convient de ne pas minimiser le vécu pathologique du patient et l'impact de celui-ci sur sa vie quotidienne.

Accompagnement du patient

- Tenir compte de la baisse des capacités motrices ou du handicap généré par la douleur afin d'adapter l'aide humaine ou technique à apporter au patient.
- Ne pas émettre de jugement de valeur sur la faible implication du patient dans les tâches de la vie quotidienne, ni sur la présence de comorbidités telles que le surpoids ou la vieillesse.
- Évoquer avec le patient, en relais du médecin rhumatologue, les différentes modalités thérapeutiques (médicaments, orthèses, appareillages sur mesure, kinésithérapie, etc.) susceptibles de ralentir l'évolution de la pathologie ou d'améliorer la symptomatologie clinique.
- Tenir compte dans la planification des soins d'hygiène de la nécessité de «déverrouillage» articulaire matinal dans les pathologies inflammatoires : éviter des soins trop tôt après le réveil, apporter au patient toute l'aide nécessaire pour la prise du petit-déjeuner (ouvrir les couvercles, tartiner, etc.).

Soins techniques

- Évaluer la douleur avant et après l'administration d'antalgiques ou d'anti-inflammatoires (en fonction du délai d'action du principe actif du médicament).
- Signaler au médecin prescripteur l'inefficacité du traitement antalgique et/ou anti-inflammatoire administré.
- Rechercher avec le patient les postures antalgiques à privilégier.
- Éduquer le patient à utiliser les orthèses et appareillages qui lui sont prescrits afin qu'il en retire un bénéfice maximum.

213. Anti-inflammatoires stéroïdiens (glucocorticoïdes)

Objectif(s) du traitement

- Contrôle aigu et/ou chronique de l'inflammation.
- Supplémentation d'une insuffisance surrénale (hydrocortisone).

Propriété(s)

- Thérapeutiques :
  - anti-inflammatoires.
- Iatrogéniques :
  - immunosuppressives (à forte dose);
  - suppression de l'axe hypothalamo-hypophyso-surrénalien;
  - effet hyperglycémiant;
  - effet sur la répartition des graisses;
  - effet sur le système nerveux central;
  - effet avec perte osseuse;
  - effets sur la réabsorption rénale du sodium.

Mécanisme(s) d'action

L'effet anti-inflammatoire passe principalement par :

- l'inhibition de la production de médiateurs de l'inflammation comme les prostaglandines et les leucotriènes;
- le blocage de cellules de l'immunité (macrophages, polynucléaires, lymphocytes);
- la diminution de la perméabilité vasculaire.

Principaux médicaments

DCI (spécialité)	Forme galénique et dosage	Voie	Posologie usuelle
Voie générale			
Prednisone (Cortancyl®)	Cp. 1, 5 ou 20 mg	*Per os*	5 à 7 mg/j en chronique
Prednisolone (Solupred®)	Cp. effervescent ou orodispersible 1, 5 ou 20 mg Sol. buv. 1 mg/mL	*Per os*	5 à 7 mg/j en chronique
Méthylprednisolone (Solumedrol®)	Poudre pour sol. inject. 20, 40, 120, 500 ou 1 000 mg	IV	500 à 1 000 mg/j (pendant 3 jours)
Hydrocortisone (Hydrocortisone Roussel®)	Cp. 10 mg	*Per os*	10 à 15 mg/j
Voie locale (infiltration)			
Bétaméthasone (Diprostène®)	Susp. inject. en ser. préremplie 7 mg/1 mL	Infiltration locale	1 inj.
Hexacétonide de triamcinolone (Hexatrione®)	Susp. inject. 2 %	Infiltration intra-articulaire uniquement	1 inj. (1 ou 2 amp.)
Triamcinolone (Kenacort retard®)	Susp. inject. 40 mg/1 mL ou 80 mg/2 mL	Infiltration locale	1 inj.
Prednisolone acétate (Hydrocortancyl®)	Susp inject. 25 mg/1 mL ou 125 mg/5 mL	Infiltration locale	1 inj.

Indications

Par voie générale

- Rhumatismes inflammatoires (polyarthrite rhumatoïde, lupus systémique, syndrome de Sjögren, pseudo-polyarthrite rhizomélique).
- Vascularites (maladie de Horton).

Par voie locale

- Arthrose.
- Tendinopathie.
- Syndrome canalaire (canal carpien).

Contre-indications

- Absolue : infection évolutive.
- Relatives :
  - diabète déséquilibré ;
  - poussée hypertensive ;
  - état psychiatrique précaire.

Principaux effets indésirables

- Infections (à forte dose).
- Déséquilibre de diabète ou diabète induit.
- Poussée hypertensive.
- Obésité.
- État d'excitation psychologique ou état maniaque, hyperphagie.
- Ostéoporose cortisonique.
- Cataracte.
- Fragilité cutanée et vasculaire.
- Acné, hypertrichose.
- Insuffisance surrénalienne (risque de sevrage à l'arrêt du traitement).

En pratique clinique

Conduite du traitement

Le traitement au long cours d'un patient avec rhumatisme inflammatoire doit être conduit avec la dose minimale efficace (aux alentours de 0,1 mg/kg/j) pour limiter les effets indésirables.

DCI	Équivalence en mg
Hydrocortisone (physiologique)	20
Prednisone	5
Prednisolone	5
Méthylprednisolone	4
Bétaméthasone	0,75
Dexaméthasone	0,75

Surveillance

- Surveillance clinique :
  - réduction des douleurs ;
  - durant la phase aiguë pour les doses élevées : pression artérielle et ionogramme ;

- durant la phase chronique : état cutané, risque infectieux (alerter en cas d'élévation de la température), ostéodensitométrie, suivi ophtalmologique (alerter en cas de troubles de la vision inhabituels), pression artérielle, pesée, troubles du métabolisme glucidique : glycémie capillaire, troubles ioniques : ionogramme.
- Surveillance biologique : réduction de la VS et CRP.

Modalités d'administration

- Traitement généralement *per os* en 1 prise/j (le matin) dans les rhumatismes inflammatoires, parfois matin et soir en cas de symptômes nocturnes.
- Par infiltration (articulaire ou périarticulaire) : possibilité de répéter les infiltrations mais en en limitant le nombre selon la période et la localisation (sinon changement de traitement à proposer).

À éviter

- Arrêter brutalement le traitement : risque d'insuffisance surrénalienne aiguë.
- Prolonger les doses au-delà de 10 mg/j sur plusieurs mois ou années.

Conseils au patient/à la famille

- Les infiltrations ne lèsent pas les articulations même lorsqu'elles sont répétées dans une même articulation (voire les protègent en cas d'arthrite inflammatoire non septique).
- Informer les patients que la prise de poids est uniquement liée à une administration prolongée de fortes doses de glucocorticoïdes.

214. Anti-inflammatoires non stéroïdiens (AINS)

Objectif(s) du traitement

- Contrôle aigu ou chronique des rhumatismes inflammatoires.
- Contrôle aigu des douleurs.

Propriété(s)

- Anti-inflammatoires.
- Antalgiques.
- Antipyrétiques.
- Antiagrégants plaquettaires.

Mécanisme(s) d'action

Inhibition de la cyclo-oxygénase (COX) et donc de la production de prostaglandines qui sont des molécules inflammatoires.

Principaux médicaments

DCI (spécialité)	Forme galénique et dosage	Voie	Posologie usuelle
Arylcarboxyliques			
Naproxène (Apranax®, Antalnox®)	Cp. 275, 550 ou 750 mg	*Per os*	550 à 1 100 mg/j
Kétoprofène (Biprofénid®, Profénid®)	Cp. 50 mg Cp. LP 100 ou 200 mg	*Per os*	100 à 200 mg/j (maximum 300 mg/j)
	Suppositoire 100 mg	Intrarectale	
	Poudre pour sol. inject. 100 mg	IV	
	Sol. inject. 100 mg/2 mL	IM	
Ibuprofène (Nurofène®, Advil®, Spifen®)	Cp. 200 ou 400 mg	*Per os*	200 à 600 mg/j (maximum 1 200 mg/j)
Diclofénac (Voltarène®)	Cp. 25 ou 50 mg Cp. LP 75 ou 100 mg	*Per os*	50 à 150 mg/j
	Suppositoire 100 mg	Intrarectale	

Méga Guide Pharmaco Infirmier

DCI (spécialité)	Forme galénique et dosage	Voie	Posologie usuelle
Acéclofénac (Cartrex®)	Cp. 100 mg	*Per os*	100 à 200 mg/j
Indoliques			
Indométacine (Indocid®, Chrono-indocid®)	Cp. 25 mg Cp. LP 75 mg	*Per os*	25 à 150 mg/j
	Suppositoire 100 mg	Intrarectale	
Oxicams			
Piroxicam (Feldène®)	Gél. 10 ou 20 mg	*Per os*	10 à 20 mg/j
	Sol. inject. 20 mg/1 mL	IM	
Méloxicam (Mobic®)	Cp. 7,5 ou 15 mg	*Per os*	7,5 à 15 mg/j
	Sol. inject. 15 mg/1,5 mL	IM	
Coxibs			
Célécoxib (Celebrex®)	Gél. 100 ou 200 mg	*Per os*	200 à 400 mg/j
Parécoxib (Dynastat®)	Poudre pour sol. inject. 40 mg	IV, IM	20 à 80 mg/j

Ce tableau ne contient pas les topiques par gel ou crème car ceux-ci sont considérés comme inefficaces en rhumatologie et présentent un risque certain d'allergie cutanée.

Note

Certains médicaments associent antalgique et anti-inflammatoire, par exemple Antarene Codéine® (ibuprofène et codéine) ou Skudexum® (chlorhydrate de tramadol et dexkétoprofène).

Indications

- Traitement symptomatique au long cours :
  - des rhumatismes inflammatoires chroniques (polyarthrite rhumatoïde, spondylarthrite ankylosante ou autres);
  - de certaines arthroses invalidantes et douloureuses.
- Traitement symptomatique de courte durée des poussées aiguës :
  - des tendinites, bursites
  - en phase postopératoire (notamment post-prothèse)
  - de l'arthrose;
  - de lombalgie et/ou sciatique commune;
  - des affections aiguës post-traumatiques bénignes de l'appareil locomoteur;
  - des dysménorrhées.

Contre-indications

- Allergie à un AINS.
- Douleur sans étiologie et possiblement d'origine infectieuse (maux de gorge, douleur dentaire, toux, piqûre d'insecte, etc.).
- Insuffisance rénale.
- Insuffisance hépatique.
- Ulcère gastro-duodénal actif ou antécédent d'hémorragie digestive.
- Association avec une AVK.
- Grossesse : 3e trimestre.
- Âge >65 ans (précaution d'emploi).

Principaux effets indésirables

- Épigastralgie – hémorragie digestive haute ou basse.
- Insuffisance rénale fonctionnelle.
- Hypersensibilité (souvent cutanée).
- Aggravation d'un asthme.
- Céphalées – vertiges.
- Complications infectieuses graves, potentiellement fatales, si les AINS sont utilisés en cas d'infection initialement frustren (dermohy-podermites, fasciites nécrosantes, cellulites, pneumonies compli-quées d'abcès ou pleurésie, abcès cérébraux, etc.).

En pratique clinique

Conduite du traitement

Le traitement par AINS, quel qu'il soit, doit dans la mesure du possible être le plus court possible et avec une posologie minimale.

Surveillance

- Surveillance clinique :
  - réduction des douleurs ;
  - absence d'hématémèse/mélæna, d'allergie cutanée, d'œdèmes (évocateurs d'insuffisance rénale, décompensation cardiaque), pression artérielle, apparition d'hématomes (notamment en cas d'anticoagulation associée).
- Surveillance biologique :
  - diminution du syndrome inflammatoire ;
  - NFS, créatinine, ionogramme.

Modalités d'administration

- Le traitement est donné pour une période courte généralement *per os* car l'absorption intestinale des AINS est excellente et équivaut aux injections IM ou IV.

- Administration en 2 à 3 fois/j au milieu des repas.
- En cas d'âge >65 ans ou d'antécédent d'ulcère gastro-duodénal : indication à associer avec inhibiteur de la pompe à protons (IPP).

À éviter

- Si l'âge du patient est >65 ans.
- Association de deux AINS.
- Association avec des AVK.
- Association avec des diurétiques (risque d'insuffisance rénale chez la personne âgée).
- Utilisation en cas de douleur d'origine potentiellement infectieuse.

Conseils au patient/à la famille

- Prendre le traitement *per os* systématiquement au milieu des repas.
- Favoriser une hydratation régulière pendant le traitement, notamment l'été (afin d'éviter le risque rénal).
- Attention à l'automédication : ne pas prendre en cas de douleur ou fièvre d'origine non connue, possiblement liée à une infection bactérienne (maux de gorge, douleur dentaire, toux, piqûre d'insecte, etc.).
- Attention à l'automédication et à une prolongation abusive de la durée du traitement. Respecter la posologie de la prescription.

215. Traitements de fond conventionnels des rhumatismes inflammatoires ou *Disease-Modifying Antirheumatic Drugs* (DMARD)

Objectif(s) du traitement

Contrôle de l'activité des rhumatismes inflammatoires comme la polyarthrite rhumatoïde (PR), la spondylarthrite, le rhumatisme psoriasique.

Propriété(s)

- Immunomodulatrices ou immunosuppressives.
- Anti-inflammatoires.

Mécanisme(s) d'action

- Méthotrexate : analogue de l'acide folique qui agit par inhibition compétitive de l'enzyme dihydrofolate-réductase et inhibe donc la synthèse de l'ADN et la prolifération des cellules immunitaires.
- Azathioprine : analogue des bases puriques de l'ADN qui entraîne l'inhibition de la prolifération des cellules immunitaires.

Principaux médicaments

DCI (spécialité)	Forme galénique et dosage	Voie	Posologie usuelle
Méthotrexate ou MTX (Imeth®, Metoject®, Nordimet®)	Cp. 2,5 ou 10 mg	Per os	0,2 à 0,3 mg/ kg/ **semaine** (en 1 fois)
	Sol. inject. ser. préremplie 7,5, 10, 12,5, 15, 17,5 ou 20 mg	SC, IM	
Léflunomide (Arava®)	Cp. 10 ou 20 mg	Per os	20 mg/j
Hydroxychloroquine ou HCQ (Plaquénil®)	Cp. 200 mg	Per os	200 mg × 2/j

Méga Guide Pharmaco Infirmier © 2020 Elsevier Masson SAS. Tous droits réservés

Sulfasalazine ou SLZ (Salazopyrine®)	Cp. 500 mg	*Per os*	4 à 6 cp./j (en 2 ou 3 fois)
Azathioprine ou AZA (Imurel®)	Cp. 25 ou 50 mg	*Per os*	2 à 3 mg/kg/j

Pour les détails concernant l'azathioprine, *cf.* «116. Immunosuppresseurs : thiopurines».

Indications

Méthotrexate

- Polyarthrite rhumatoïde.
- Rhumatisme psoriasique.
- Arthrite juvénile idiopathique.
- Maladie de Crohn.

Léflunomide

- Polyarthrite rhumatoïde.
- Rhumatisme psoriasique.

Hydroxychloroquine

- Polyarthrite rhumatoïde.
- Lupus systémique.

Sulfasalazine

- Polyarthrite rhumatoïde.
- Maladie de Crohn.

Azathioprine

- Polyarthrite rhumatoïde.
- Maladie de Crohn.
- Lupus systémique.

Contre-indications

- Allergie.
- Grossesse, désir de grossesse ou projet de paternité (MTX , léflunomide).
- Insuffisances rénale et hépatique sévères.
- Infections sévères en cours.
- Administration de vaccins vivants atténués.

Principaux effets indésirables

Méthotrexate

- Cytolyse hépatique.
- Nausées, dyspepsie.
- Malformations du fœtus.
- Cytopénie.
- Infections.

Léflunomide

- Cytolyse hépatique.
- Nausées, dyspepsie.
- Malformations du fœtus.
- Cytopénie.
- Infections.

Hydroxychloroquine

- Maculopathie rétinienne.

Sulfasalazine

- Cytolyse hépatique.
- Nausées, dyspepsie.
- Cytopénie, voire aplasie médullaire.
- Infections.

Azathioprine

- Cytolyse hépatique.
- Nausées, dyspepsie.
- Cytopénie.
- Infections.

En pratique clinique

Conduite du traitement

- Traitement au long cours (souvent plusieurs années) nécessitant une bonne observance et une bonne compréhension du traitement par le patient.
- Traitement le plus souvent débuté après un bilan préthérapeutique.

Surveillance

- Bilan préthérapeutique avec le MTX : NFS, fonction rénale et hépatique, sérologies hépatites B et C.
- Surveillance clinique :
  - réduction des douleurs et gonflements articulaires ;
  - évaluation de score d'activité (DAS28 pour la PR) ;
  - absence d'effets indésirables (suivi ophtalmologique nécessaire pour Plaquenil®).
- Surveillance biologique (rapprochée au début, puis mensuelle, voire trimestrielle) :
  - réduction de l'inflammation (VS et CRP) ;
  - NFS, créatinine, ASAT, ALAT (MTX, Arava®, AZA, SLZ).

Modalités d'administration

- Traitements pris par le patient à domicile (parfois avec l'aide d'une IDE pour les injections).
- Possibilité d'utiliser des stylos injectables ergonomiques pour les patients atteints de rhumatisme inflammatoire.
- MTX : prise hebdomadaire ; associer le traitement à des comprimés d'acide folique afin de minimiser les effets indésirables sans altérer son efficacité (classiquement 48 heures après chaque prise hebdomadaire de MTX).

À éviter

- Consommation d'alcool excessive avec le MTX et Arava®.
- Prise d'acide folique le jour du MTX.

Conseils au patient/à la famille

- Rappel des principaux effets indésirables devant lesquels le patient doit s'alerter et consulter son médecin (traitement au long cours pour lequel le patient peut rester plusieurs mois sans revoir son médecin référent).
- **Méthotrexate : bien insister sur le rythme de prise hebdomadaire, à jour fixe dans la semaine, et non quotidien.**

216. Traitements de fond biologiques des rhumatismes inflammatoires : anti-TNF-alpha

Objectif(s) du traitement

Contrôle de l'activité des rhumatismes inflammatoires comme la polyarthrite rhumatoïde (PR), la spondylarthrite, le rhumatisme psoriasique, l'arthrite juvénile idiopathique.

Propriété(s)

- Immunosuppressives.
- Anti-inflammatoires.
- Médicaments biologiques produits à partir de cellules ou organismes vivants dans des bioréacteurs.

Mécanisme(s) d'action

Inhibition du TNF-alpha circulant et/ou transmembranaire, cytokine impliquée dans la cascade de l'inflammation.

Principaux médicaments

DCI (spécialité)	Forme galénique et dosage	Voie	Posologie usuelle
Étanercept (Enbrel®, Erelzi®*, Benepali®*)	Ser. ou stylo 10, 25 ou 50 mg	SC	50 mg/semaine
Adalimumab (Humira®)	Ser. ou stylo prérempli 40 mg	SC	40 mg/2 semaines
Infliximab (Remicade®, Inflectra®*, Remsima®*, Flixabi®*)	Poudre sol. inject. 100 mg	IV	3 à 5 mg/kg/2 mois

Méga Guide Pharmaco Infirmier

Certolizumab pégol (Cimzia®)	Ser. ou stylo prérempli 200 mg	SC	200 mg/2 semaines
Golimumab (Simponi®)	Ser. ou stylo prérempli 50 ou 100 mg	SC	50 mg/mois

* Biosimilaires.

Indications

- Polyarthrite rhumatoïde.
- Spondylarthropathie.
- Rhumatisme psoriasique.
- Arthrite juvénile idiopathique (Enbrel®, Humira®, Simponi®).

Contre-indications

- Infection active.
- Antécédent de tuberculose latente non traitée.
- Antécédent de néoplasie (contre-indication durant les 5 ans suivant la rémission).
- Grossesse (3e trimestre seulement).
- Allergie.

Principaux effets indésirables

- Infection bactérienne, virale ou fongique.
- Réactions au point d'injection.
- Maladie démyélinisante du SNC (exceptionnelle).

En pratique clinique

Conduite du traitement

- Traitement au long cours (souvent plusieurs années) nécessitant une bonne observance et une bonne compréhension du traitement par le patient.
- Bilan préthérapeutique : radiographie de thorax, Quantiféron (test diagnostique d'infection tuberculeuse latente) et sérologies VIH/VHB/VHC (et éventuellement anticorps antinucléaires et électrophorèse des protéines plasmatiques).
- En cas d'infection, le traitement par biothérapie doit être suspendu le temps de traiter cette infection (consultation du médecin traitant).

- En cas de chirurgie programmée, le traitement doit être suspendu avant le geste opératoire (souvent environ 1 mois avant) et peut être repris après la cicatrisation complète.
- Actuellement, l'initiation d'un traitement biologique se fait généralement par un biosimilaire (recommandation des autorités de santé). Chez les patients bien contrôlés, il est également fortement recommandé de remplacer un médicament biologique princeps par un biosimilaire, les biosimilaires ayant une efficacité comparable pour un coût allant de –20 à –40 %.

Surveillance

- Surveillance clinique :
  - réduction des douleurs et gonflements articulaires ;
  - évaluation de score d'activité (DAS28 pour la PR, BASDAI pour la spondylarthrite) ;
  - absence d'effets indésirables, notamment d'infections.
- Surveillance biologique : réduction de l'inflammation (VS et CRP).

Modalités d'administration

- Traitement par voie SC permettant une autonomie du patient au domicile. Ces injections peuvent être effectuées par le patient lui-même souvent après une éducation thérapeutique.
- Traitement par voie IV en HDJ pour l'infliximab (patients fragiles ou peu observants).

À éviter

Ignorer ou sous-estimer une infection en cours quels que soient sa gravité, ses symptômes ou sa localisation (cutanée, dentaire, oculaire, auriculaire, etc.).

Conseils au patient/à la famille

- Toute plaie accidentelle doit être nettoyée avec de l'eau et du savon doux, puis traitée avec un antiseptique rapidement pour éviter la surinfection.
- En cas de voyage à l'étranger, évaluer le risque infectieux et prévenir le patient d'éviter tout risque d'infection (antisepsie des plaies même bénignes, pas de baignade dans l'eau stagnante, boire de l'eau uniquement capsulée).
- En cas de chirurgie, le traitement doit être arrêté avant et peut être repris lorsque la cicatrisation est effective.
- Les médicaments doivent être conservés au réfrigérateur à + 4 °C et sortis au minimum 30 minutes avant l'injection pour être à température ambiante (évite les sensations de brûlure au moment de l'injection).
- De nombreux laboratoires accompagnent les patients avec des aides explicatives (brochures, liens internet, sacoches réfrigérées, etc.).

217. Traitements de fond biologiques des rhumatismes inflammatoires : anti-CD20, anti-IL-6, anti-IL-1, anti-IL-17, anti-IL-12/23, antigène CTLA4

Objectif(s) du traitement

Contrôle de l'activité des rhumatismes inflammatoires comme la polyarthrite rhumatoïde (PR), la spondylarthrite, le rhumatisme psoriasique, l'arthrite juvénile idiopathique.

Propriété(s)

- Immunomodulatrices.
- Anti-inflammatoires.

Mécanisme(s) d'action

Action ciblée sur divers récepteurs ou cytokines impliqués dans l'inflammation ou la prolifération cellulaire.

Principaux médicaments

DCI (spécialité)	Forme galénique et dosage	Voie	Posologie usuelle
Anti-CD20			
Rituximab (Mabthera®, Rixathon®*)	Pour sol. inj 100 ou 500 mg	IV	1 000 mg/6 mois
Anti-IL-6			
Tocilizumab (Roactemra®)	Ser. ou stylo prérempli 162 mg	SC	1 inj./semaine
	Sol. perf. 80 mg/4 mL	IV lente	8 mg/kg/mois

▶

DCI (spécialité)	Forme galénique et dosage	Voie	Posologie usuelle
Sarilumab (Kevzara®)	Ser. ou stylo prérempli 150 ou 200 mg	SC	200 mg/2 semaines
Anti-IL-1			
Anakinra (Kineret®)	Ser. préremplie 100 mg	SC	1 inj./j
Canakinumab (Ilaris®)	Poudre sol. inject. 150 mg	SC	1 inj./mois
Anti-IL-17			
Sécukinumab (Cosentyx®)	Ser. ou stylo prérempli 150 mg	SC	150 à 300 mg/mois
Ixékizumab (Taltz®)	Ser. ou stylo prérempli 80 mg	SC	1 inj./mois
Anti-IL-12/IL-23			
Ustékinumab (Stelara®)	Ser. préremplie ou 90 mg	SC	1 inj./3 mois
Antigène CTLA4			
Abatacept (Orencia®)	Ser. ou stylo prérempli 125 mg	SC	1 inj./semaine
	Poudre sol. inject. 250 mg	IV	500 à 1 000 mg/mois

* Biosimilaires.

Indications

Rituximab

• Polyarthrite rhumatoïde.

Tocilizumab

• Polyarthrite rhumatoïde.
• Arthrite juvénile idiopathique.

Sarilumab

• Polyarthrite rhumatoïde.

Anakinra

• Arthrite juvénile idiopathique.

Canakinumab

• Arthrite juvénile idiopathique.

Sécukinumab

• Spondylarthropathie.
• Rhumatisme psoriasique.

Ixékizumab

- Psoriasis en plaques.
- Rhumatisme psoriasique.

Ustékinumab

- Rhumatisme psoriasique.

Abatacept

- Polyarthrite rhumatoïde.
- Rhumatisme psoriasique.
- Arthrite juvénile idiopathique.

Contre-indications

- Infection active.
- Antécédent de tuberculose latente non traitée.
- Néoplasie (sauf pour le rituximab après décision en réunion de concertation pluridisciplinaire).
- Grossesse et allaitement.
- Allergie.

Principaux effets indésirables

- Infection bactérienne, virale ou fongique.
- Réactions au point d'injection.
- Réactions liées à la perfusion (tous et surtout rituximab).
- Hépatite cytolytique (tocilizumab).
- Cytopénie (tous, et surtout tocilizumab, rituximab).
- Altération du bilan lipidique.

En pratique clinique

Conduite du traitement

- Il peut exister un traitement d'attaque selon les molécules, suivi d'un traitement d'entretien sur plusieurs mois ou années.
- En cas d'infection, le traitement par biothérapie doit être suspendu le temps de traiter cette infection (consultation du médecin traitant).
- En cas de chirurgie programmée, le traitement doit être suspendu avant (souvent environ 1 mois avant sauf pour le rituximab) et peut être repris après la cicatrisation complète.
- Parfois, notamment sous rituximab, en cas d'hépatite B chronique, un traitement antiviral est nécessaire (avis hépatologue).
- Actuellement, l'initiation d'un traitement biologique se fait généralement par un biosimilaire (recommandation des autorités de santé). Chez les

▶

▶ patients bien contrôlés, il est également fortement recommandé de remplacer un médicament biologique princeps par un biosimilaire, les biosimilaires ayant une efficacité comparable pour un coût allant de −20 à −40 %.

Surveillance

- Bilan préthérapeutique : radiographie de thorax, Quantiféron (test diagnostique d'infection tuberculeuse latente) et sérologies VIH/VHB/VHC.
- Surveillance clinique :
  - réduction des douleurs et gonflements articulaires ;
  - évaluation de score d'activité (DAS28 pour la PR, BASDAI [*Bath Ankylosing Spondylitis Disease Activity Index*] pour la spondylarthrite) ;
  - absence d'effets indésirables, notamment d'infections.
- Surveillance biologique :
  - réduction de l'inflammation (VS et CRP) ;
  - NFS, ASAT, ALAT, cholestérol et triglycérides.

Modalités d'administration

- Traitement par voie SC, permettant une autonomie du patient au domicile. Ces injections peuvent être effectuées par le patient lui-même après une éducation thérapeutique ciblée.
- Traitement par voie IV en HDJ (patients fragiles ou peu observants).

À éviter

Ignorer ou sous-estimer une infection en cours quels que soient sa gravité, ses symptômes ou sa localisation (cutanée, dentaire, oculaire, auriculaire, etc.).

Conseils au patient/à la famille

- Toute plaie accidentelle doit être nettoyée avec de l'eau et du savon doux, puis traitée avec un antiseptique rapidement pour éviter la surinfection.
- En cas de voyage à l'étranger, évaluer le risque infectieux et prévenir le patient d'éviter tout risque d'infection (antisepsie des plaies même bénignes, pas de baignade dans l'eau stagnante, boire de l'eau uniquement capsulée).
- En cas de chirurgie, le traitement doit être arrêté avant (selon les molécules) et peut être repris lorsque la cicatrisation est effective.
- Les médicaments doivent être conservés au réfrigérateur à +4 °C et doivent être sortis au minimum 30 minutes avant l'injection pour être à température ambiante (évite les sensations de brûlure au moment de l'injection).
- De nombreux laboratoires accompagnent les patients avec des aides explicatives (brochures, liens internet, sacoches réfrigérées, etc.).

218. Traitements de fond des rhumatismes inflammatoires : thérapies ciblées orales

Objectif(s) du traitement

Contrôle de l'activité des rhumatismes inflammatoires comme la poly-arthrite rhumatoïde, (PR), la spondylarthrite, le rhumatisme psoriasique.

Propriété(s)

- Immunosuppressives.
- Anti-inflammatoires.

Mécanisme(s) d'action

Inhibition des Janus-kinases (JAK) ou de la phosphodiestérase 4 (PDE-4), qui agissent au niveau intracellulaire pour moduler les médiateurs de l'inflammation.

Principaux médicaments

DCI (spécialité)	Forme galénique et dosage	Voie	Posologie usuelle
Anti-JAK			
Baricitinib (Olumiant®)	Cp. 2 ou 4 mg	*Per os*	4 mg/j
Tofacitinib (Xeljanz®)	Cp. 5 mg	*Per os*	5 mg × 2/j
Anti-PDE-4			
Aprémilast (Otezla®)	Cp. 10, 20 ou 30 mg	*Per os*	30 mg × 2/j (après une période d'initiation progressive des doses sur 5 jours)

Indications

Anti-JAK

- Polyarthrite rhumatoïde.
- Rhumatisme psoriasique (tofacitinib).

Anti-PDE-4

- Rhumatisme psoriasique.

Contre-indications

- Infection active.
- Antécédent de tuberculose latente non traitée.
- Grossesse et allaitement.

Principaux effets indésirables

- Infection virale, bactérienne ou fongique.
- Céphalées, troubles digestifs.

Anti-JAK

- Hépatite cytolytique.
- Cytopénie.
- Altération du bilan lipidique.
- Thrombose veineuse profonde, embolie pulmonaire.

Anti-PDE-4

- Dépression, insomnie.

En pratique clinique

Conduite du traitement

- En cas d'infection, le traitement par biothérapie doit être suspendu le temps de traiter cette infection (consultation du médecin traitant).
- En cas de chirurgie, le traitement doit être suspendu avant et peut être repris après la cicatrisation complète.

Surveillance

- Bilan préthérapeutique, au minimum : radiographie de thorax, Quantiféron (test diagnostique d'infection tuberculeuse latente), sérologies VIH/VHB/VHC et bilan lipidique.
- Surveillance clinique :
  - réduction des douleurs et gonflements articulaires ;
  - évaluation de score d'activité (DAS28 pour la PR) ;
  - absence d'effets indésirables, notamment d'infections.

- Surveillance biologique :
  - réduction de l'inflammation (VS et CRP);
  - NFS, ASAT, ALAT, cholestérol et triglycérides.

Modalités d'administration

- Traitement chronique administré par voie orale.
- Phase d'initiation à dose progressive sur 5 jours pour atteindre 30 mg × 2/j (aprémilast).

À éviter

Ignorer ou sous-estimer une infection en cours quels que soient sa gravité, ses symptômes ou sa localisation (cutanée, dentaire, oculaire, auriculaire, etc.).

Conseils au patient/à la famille

- Ces nouvelles molécules sont aussi efficaces avec autant d'effets indésirables que les biothérapies injectables : ne pas sous-estimer les risques et l'efficacité de ces médicaments.
- En cas de voyage à l'étranger, évaluer le risque infectieux et prévenir le patient d'éviter tout risque d'infection (antisepsie des plaies même bénignes, pas de baignade dans l'eau stagnante, boire de l'eau uniquement capsulée).
- De nombreux laboratoires accompagnent les patients avec des aides explicatives (brochures, liens internet, sacoches réfrigérées, etc.).
- En cas d'oubli d'une dose, celle-ci doit être prise le plus rapidement possible. Cependant, si l'heure de la prochaine dose est proche, la dose oubliée ne doit pas être prise et la prochaine dose doit être prise au moment habituel.

219. Supplémentation vitaminocalcique : calcium

Objectif(s) du traitement

Assurer un apport en calcium suffisant pour favoriser une bonne minéralisation osseuse.

Propriété(s) et mécanisme(s) d'action

- Élément minéral dont la concentration sanguine est stable et régulée par plusieurs hormones dont la vitamine D et la parathormone.
- Élément ionique indispensable (avec le phosphore) à une minéralisation du squelette.
- Excitabilité neuromusculaire, conduction nerveuse, contraction musculaire.
- Régulation du rythme cardiaque.
- Coagulation du sang.
- Libération de certaines hormones ou activation de certains enzymes.

Principaux médicaments

DCI (spécialité)	Forme galénique et dosage	Voie	Posologie usuelle
Calcium (Orocal®, Cacit®, Calcidose®, Fixical®, Calperos®)	Cp. 500 ou 1000 mg Sachet 500 ou 1000 mg	*Per os*	500 à 1 000 mg/j
Calcium + colécalciférol (vitamine D) (Orocal vitamine D3®, Cacit vitamine D3®, Calcidose vitamine D3®, Fixical vitamine D3®, Calperos D3®)	Cp. 500 mg/400 UI ou 1 000 mg/800 UI		
Gluconate de calcium	Sol. inject. 10 %	IV	1 à 2 mg de Ca-élément/kg/h

Indications

Correction des carences calciques en période de croissance, de grossesse, d'allaitement ou chez les sujets âgés (ostéoporose).

Contre-indications

- Allergie.
- Hypercalcémie.
- Immobilisation prolongée (associée à une hypercalcémie ou hypercalciurie).

Principaux effets indésirables

- Troubles digestifs.
- Bouche sèche.

En pratique clinique

Conduite du traitement

En France, 80 % des personnes sont carencées en vitamine D (manque d'ensoleillement). La première façon de corriger une carence est d'adapter les apports alimentaires en calcium.

Aliments	Portions	Quantité de Ca
Chou chinois	120 g	337 mg
Lait	250 mL	300 mg
Fromage	40 g	300 mg
Yaourt	125 g	220 mg
Eau minérale :		
Hépar	1 L	549 mg
Courmayer	1 L	517 mg
Contrex	1 L	486 mg
Saint-Antonin	1 L	386 mg
Wattwiller	1 L	288 mg
Salvetat	1 L	253 mg
Quézac	1 L	241 mg

Surveillance

- Surveillance clinique :
  - disparition des symptômes de l'hypocalcémie ;
  - absence d'effets indésirables, notamment digestifs.

▶
- Surveillance biologique :
  - correction de l'hypocalcémie ;
  - absence d'hypercalcémie.

Modalités d'administration

- Calcium à prendre à distance des repas et des autres médicaments (notamment les bisphosphonates), pour ne pas en modifier l'absorption.
- Prise en 1 ou 2 fois/j, soit en milieu de matinée (vers 10 h) et/ou en milieu d'après-midi (vers 16 h) en fonction de l'heure des repas.

Conseils au patient/à la famille

- Respecter rigoureusement la prise à distance des repas pour une meilleure absorption.
- Les comprimés sont à sucer ou croquer, ce qui permet de faciliter la prise en dehors des repas et de les emporter partout.

220. Supplémentation vitaminocalcique : vitamine D

Objectif(s) du traitement

Assurer un taux de vitamine D optimal pour favoriser une bonne minéralisation osseuse.

Propriété(s) et mécanisme(s) d'action

- Hormone hypercalcémiante : facilite l'absorption intestinale du calcium et du phosphore.
- Favorise la minéralisation de l'os (fixation du calcium sur les os) permettant la rigidité du squelette.
- Forme active : 1,25OH vitamine D3 (calcitriol).
- Renforcement musculaire.
- Intervient dans le système immunitaire.
- Possible effet protecteur contre certains cancers (non prouvé).

Principaux médicaments

DCI (spécialité)	Forme galénique et dosage	Voie	Posologie usuelle
Cholécalciférol (Uvédose®, Zyma D®)	Sol. buv. (gouttes) Amp. 100 000 UI/2 mL	*Per os*	En préventif (adulte) : 400 à 800 UI/j (2 à 3 gouttes/j) ou 1 amp. tous les 2-3 mois
Calcifédiol (Dédrogyl®)	Sol. buv. (gouttes)	*Per os*	En préventif (adulte) : 1 à 5 gouttes/j
Ergocalciférol (Stérogyl®)	Sol. buv. (gouttes) Amp. 600 000 UI/1,5 mL	*Per os*	En préventif (adulte) : 400 à 2000 UI/j (1 à 5 gouttes/j) ou 1 amp./an
Alfacalcidol (Un-alfa®)	Capsules 0,25, 0,5 ou 1 µg Sol. buv. (gouttes)	*Per os*	0,5 à 1 µg/j
Calcium + cholécalciférol (*cf.* «219. Supplémentation vitaminocalcique : calcium »)	Cp. 500 mg/400 UI ou 1 000 mg/800 UI Sachet 500 mg/400 UI ou 1 000 mg/800 UI	*Per os*	1 à 2 prises/j

Indications

Forme 25OH-vitamine D3 (cholécalciférol, calcifédiol) et vitamine D2 (ergocalciférol)

- Correction des carences vitaminocalciques en période de croissance, de grossesse, d'allaitement ou chez les sujets âgés.
- Apport vitaminocalcique associé aux traitements spécifiques de l'ostéoporose (sénilité, post-ménopause, corticothérapie, immobilisation lors de la reprise de la mobilité), chez les patients carencés ou à haut risque de carence vitamino D-calcique.
- Traitement des ostéomalacies (rachitisme).

Forme 1,25OH-vitamine D3 (alfacalcidol)

- Ostéodystrophie rénale.
- Hypoparathyroïdie.
- Hypocalcémie tardive du nourrisson.

Contre-indications

- Allergie.
- Hypercalcémie menaçante.

Principaux effets indésirables

- Hypercalcémie.
- Lithiase rénale.
- Troubles digestifs.

En pratique clinique

Conduite du traitement

En France, 80 % des personnes sont carencées en vitamine D (manque d'ensoleillement). La première façon de corriger une carence est d'adapter les apports alimentaires en calcium et ses ressources en vitamine D (exposition solaire surtout au niveau des avant-bras au moins 20 minutes/jour).

Aliments	Portions	Quantité de vitamine D
Saumon	100 g	600 UI
Thon rouge	100 g	280 UI
Lait de vache	250 mL	120 UI
Boisson à base de Soja	250 mL	80 UI

Surveillance

- Surveillance clinique :
  - disparition des symptômes de l'hypocalcémie ;
  - absence d'effets indésirables, notamment digestifs.
- Surveillance biologique :
  - correction de la carence en vitamine D ;
  - absence d'hypercalcémie ou surdosage en 25OH-vitamine D3 (exceptionnelle).

Modalités d'administration

- Traitement quotidien sous forme de solution buvable en gouttes ou traitement trimestriel sous forme de solution buvable en ampoule.
- Comprimés contenant du calcium : à prendre à distance des repas et des autres médicaments (notamment les biphosphonates), pour ne pas modifier l'absorption.

À éviter

Prendre des ampoules de vitamine D fortement dosées si une sarcoïdose a été diagnostiquée (risque d'hypercalcémie symptomatique).

Conseils au patient/à la famille

Respecter la prise à distance des repas pour une meilleure absorption (pour les formes médicamenteuses associées à du calcium).

221. Traitements antiostéoporotiques : bisphosphonates, anti-RANK, SERM et analogues de la PTH

Objectif(s) du traitement

- Éviter la survenue de première fracture ou de récidive dans le cadre d'une fragilité osseuse.
- Le tissu osseux est en constant remodelage entre une résorption et une formation osseuse. Les médicaments antiostéoporotiques vont jouer sur cette balance pour favoriser la consolidation du squelette et donc éviter les fractures.

Propriété(s) et mécanisme(s) d'action

- Inhibition de la résorption osseuse *via* une inhibition de l'activité des ostéoclastes (cellules de la résorption du tissu osseux).
- Bisphosphonates : analogues du pyrophosphate.
- Dénosumab : anti-RANK, récepteur à la surface des ostéoclastes.
- SERM (*Specific Estrogen Receptor Modulators* : activation de la formation osseuse *via* une activation des ostéoblastes (cellules de la formation osseuse).
- Tériparatide : analogue de la parathormone (PTH).
- Hypocalcémiants ou hypercalcémiants.

Principaux médicaments

DCI (spécialité)	Forme galénique et dosage	Voie	Posologie usuelle
Bisphosphonates			
Acide zolédronique (Aclasta®)	Sol. inject. 5 mg/100 mL	IV lente 20 minutes	1 inj./an
Risédronate (Actonel®)	Cp. 5, 35 ou 75 mg	*Per os*	5 mg/j ou 35 mg/semaine ou 150 mg/mois (2 jours consécutifs)

Méga Guide Pharmaco Infirmier

Alendronate (Fosamax®)	Cp. 10 ou 70 mg	*Per os*	10 mg/j ou 70 mg/semaine (1 fois)
Acide ibandronique (Bonviva®)	Cp. 150 mg	*Per os*	150 mg/mois
	Ser. préremplie 3 mg/3 mL	IV	1 inj./3 mois
Anticorps anti-RANK			
Dénosumab (Prolia®)	Ser. préremplie 60 mg	SC	1 inj./6 mois
SERM			
Raloxifène (Evista®, Optruma®)	Cp. 60 mg	*Per os*	1 cp./j
Analogues de la PTH			
Tériparatide (Forstéo®)	Stylo prérempli 20 µg	SC	1 inj./j (maximum 18 mois)

Indications

Bisphosphonates

- Traitement de l'ostéoporose :
  - post-ménopausique ;
  - masculine ;
  - cortico-induite.
- Prévention des événements osseux dus aux métastases osseuses.
- Traitement des hypercalcémies.
- Traitement de la maladie osseuse de Paget.

Dénosumab

Traitement de l'ostéoporose post-ménopausique, et chez les hommes à risque élevé de fractures.

SERM

Traitement de l'ostéoporose post-ménopausique (pas de prévention des fractures de hanche).

Tériparatide

Traitement de l'ostéoporose post-ménopausique ou masculine (pas de prévention des fractures de hanche).

Contre-indications

Communes aux traitements antiostéoporotiques

- Allergie.
- Femme enceinte ou allaitement.
- Insuffisance rénale sévère (clairance de la créatinine < 30 mL/min).
- Insuffisance hépatique sévère.

Bisphosphonates

Hypocalcémie.

Dénosumab

Antécédent de thrombose veineuse profonde.

SERM

Antécédent de thrombose veineuse profonde.

Tériparatide

- Antécédent de radiothérapie.
- Hyperparathyroïdie.

Principaux effets indésirables

Communs aux traitements antiostéoporotiques

- Allergie.
- Troubles digestifs.

Bisphosphonates

- Hypocalcémie.
- Ulcérations œsophagiennes (formes *per os*).
- Syndrome pseudo-grippal (formes IV).
- Ostéonécrose de la mâchoire.

Dénosumab

- Hypocalcémie.
- Ostéonécrose de la mâchoire.
- Rebond fracturaire à l'arrêt.

SERM

- Thrombose veineuse.
- Bouffées de chaleur/crampes.
- Polyarthralgies.

Tériparatide

- Hypercalcémie.
- Douleurs musculaires diffuses.

En pratique clinique

Conduite du traitement

- Traitement au long cours afin de prévenir les fractures ostéoporotiques du sujet âgé : instauré dans le cadre d'une prise en charge plus globale (éviter les chutes, alimentation équilibrée riche en calcium).
- Traitement quotidien, hebdomadaire, mensuel ou annuel (selon les médicaments).
- Traitement chronique qui ne doit pas être arrêté sauf avis du médecin prescripteur.
- Un apport en calcium et vitamine D est recommandé simultanément.

Surveillance

- Surveillance clinique :
  - pas de nouvel épisode fracturaire ;
  - absence d'effets indésirables (douleurs de mâchoire, problèmes digestifs, douleurs des membres inférieurs, etc.).
- Surveillance biologique :
  - augmentation de la masse osseuse sur la densitométrie ;
  - absence d'hypercalcémie ou hypocalcémie.

Modalités d'administration

Bisphosphonates

- Administration *per os* :
  - en 1 prise quotidienne ou hebdomadaire à distance des repas pour favoriser l'absorption (30 minutes avant les premiers aliments), en position debout ou assis (ne pas s'allonger dans les 30 minutes suivant la prise en raison du risque de nécrose œsophagienne) ;
  - à 2 heures de distance de la prise des autres médicaments, notamment des traitements à base de fer, de calcium ou d'anticacides topiques.
- Administration IV :
  - en perfusion lente d'au moins 20 minutes ;
  - association à du paracétamol : 1 heure avant la perfusion puis toutes les 8 heures pendant 48 heures pour éviter le syndrome pseudo-grippal.

Dénosumab

Prévoir un traitement relais après l'arrêt pour éviter le risque de cascade fracturaire.

▶

Tériparatide

- Injection 1 fois/j au même moment de la journée pour mimer la production naturelle nycthémérale de la parathormone.
- Traitement pour 18 mois maximum.

À éviter

Arrêter le dénosumab sans avis médical.

Conseils au patient/à la famille

- L'ensemble des traitements antiostéoporotiques doit être accompagné d'une supplémentation vitaminocalcique (après évaluation des stocks et apports). Il existe des formes pharmaceutiques couplées à de la vitamine D (Fosavance®, Adrovance®) ou couplées au calcium (Actonel Combi®).
- Continuer ou reprendre une activité physique (même modérée mais régulière comme la marche) qui est un paramètre favorisant la solidité osseuse.
- Informer sur les modalités d'administration et de ne pas se recoucher pendant 30 minutes après la prise d'un bisphosphonate *per os* en raison du risque d'ulcération œsophagienne.
- Attention aux eaux minérales qui, pour certaines, contiennent beaucoup de calcium et pourraient donc perturber l'absorption des bisphosphonates *per os*. Utiliser préférentiellement l'eau du robinet.
- Recommander une bonne hygiène buccodentaire, incluant la réduction de la consommation de tabac et d'alcool.
- Recommander une visite annuelle chez le dentiste pour surveiller l'apparition d'une ostéonécrose de la mâchoire, voire plus fréquemment en cas de chirurgie buccale.

222. Traitements antigoutteux de la phase aiguë

Objectif(s) du traitement

Réduire l'inflammation aiguë de l'articulation atteinte.

Propriété(s)

- Anti-inflammatoires.
- Colchicine : médicament à marge thérapeutique étroite.

Mécanisme(s) d'action

- Colchicine : modification acido-basique locale réduisant la précipitation des cristaux d'urate au niveau de l'articulation, diminution de la phagocytose des cristaux et inhibition de la production de molécules inflammatoires.
- Canakinumab : anticorps bloquant l'interleukine 1, cytokine pro-inflammatoire centrale dans la crise de goutte.

Principaux médicaments

DCI (spécialité)	Forme galénique et dosage	Voie	Posologie usuelle
Colchicine			
Colchicine (Colchicine Opacalcium®)	Cp. 1 mg	*Per os*	0,5 à 1 mg/j*
Colchicine + tiémonium + poudre d'opium (Colchimax®)			
Anti-IL-1			
Canakinumab (Ilaris®)	Amp. sol. inject. 150 mg/1 mL	SC	1 inj. unique

* Les doses de colchicine au début du traitement sont de 1 mg/j dès les premiers signes (jusqu'à 36 heures) puis de 0,5 mg 2 fois/j (soit au maximum le 1er jour 2 mg).

Indications

Colchicine

- Accès aigu de goutte et prophylaxie des accès aigus lors de l'instauration du traitement hypo-uricémiant.
- Autres accès aigus microcristallins : chondrocalcinose et rhumatisme à hydroxyapatite.
- Autres : maladie périodique, maladie de Behçet, péricardite aiguë idiopathique.

Canakinumab

- Accès aigu de goutte.
- Autres (maladie de Still, cryopyrynopathies, fièvre méditerranéenne familiale).

Contre-indications

Colchicine

- Allergie.
- Insuffisance rénale sévère (clairance de la créatinine < 30 mL/min).
- Insuffisance hépatique sévère.
- Association avec un macrolide (sauf spiramycine).
- Association avec la pristinamycine.

Canakinumab

- Allergie.
- Infection en cours.

Principaux effets indésirables

Colchicine

- Allergie.
- Diarrhée.
- Cytopénies, voire aplasie médullaire potentiellement fatale.

Canakinumab

- Infections.
- Réactions au point d'injection.
- Leucopénie.
- Augmentation de la créatinine.

En pratique clinique

Conduite du traitement

- Les conseils hygiénodiététiques doivent être associés au traitement médicamenteux.
- Le traitement de fond (*cf.* « 223. Traitements de fond antigoutteux : hypo-uricémiants ») doit être débuté après au minimum 3 semaines d'un traitement par colchicine pour éviter un rebond des poussées aiguës.
- Le traitement par colchicine doit être prolongé longtemps (6 mois ou plus) après le début du traitement de fond.
- En phase aiguë, les AINS peuvent être utilisés comme traitement symptomatique.

Surveillance

- Surveillance clinique :
  - régression de l'épisode actuel et pas de nouvel épisode aigu ;
  - absence d'effets indésirables (diarrhée pour la colchicine : toute diarrhée est un premier signe de surdosage et doit faire arrêter ou diminuer le traitement, à cause du risque d'aplasie médullaire fatale).
- Surveillance biologique :
  - diminution du syndrome inflammatoire en aigu ;
  - absence de cytopénie, créatinine.

Modalités d'administration

Colchicine

Traitement quotidien par voie orale à prendre en 1 prise/j (excepté durant les 3 premiers jours où il peut y avoir 2 prises/j).

Canakimumab

Traitement par voie SC, administré une seule fois dès les premiers signes de la crise.

À éviter

Colchicine : dépasser la dose prescrite.

Conseils au patient/à la famille

- Conseils hygiénodiététiques associés :
  - boire beaucoup d'eau, notamment en période de forte chaleur ;
  - éviter l'alcool et plus particulièrement la bière ;
  - éviter les sodas ;
  - éviter les viandes rouges, les abats et la charcuterie ;
  - privilégier les produits laitiers, fruits et légumes.
- Glacer les articulations inflammatoires avec une vessie de glace.
- Colchicine :

- respecter scrupuleusement les doses et attention aux diarrhées qui sont les premiers signes de surdosage et doivent faire arrêter le traitement ;
- mentionner ce traitement auprès du (de la) pharmacien(ne)/de tout médecin consulté pour éviter les interactions médicamenteuses (notamment avec certains antibiotiques).

223. Traitements de fond antigoutteux : hypo-uricémiants

Objectif(s) du traitement

Diminuer le taux d'acide urique et éviter les récidives de crise de goutte.

Propriété(s)

Hypo-uricémiants.

Mécanisme(s) d'action

Inhibition de la xanthine-oxydase permettant de diminuer la synthèse d'acide urique.

Principaux médicaments

DCI (spécialité)	Forme galénique et dosage	Voie	Posologie usuelle
Allopurinol (Zyloric®)	Cp. 100, 200 ou 300 mg	*Per os*	100 à 300 mg/j
Fébuxostat (Adénuric®)	Cp. 80 ou 120 mg	*Per os*	80 à 120 mg/j

Indications

Traitements de fond :
• de l'hyperuricémie symptomatique (allopurinol, fébuxostat) ;
• de l'hyperuraturie et prévention des lithiases (allopurinol).

Contre-indications

Allopurinol

• Éruption cutanée grave.
• Association avec l'azathioprine.
• Grossesse – Allaitement.

Fébuxostat

- Cardiopathie ischémique (précaution d'emploi forte).
- Allergie.
- Grossesse – Allaitement.

Principaux effets indésirables

- Éruption cutanée grave pouvant aller jusqu'au syndrome de Lyell, Stevens-Johnson ou DRESS.
- Allopurinol : cytopénies, malaise, troubles digestifs.
- Fébuxostat : diarrhées, céphalées, cytolyse hépatique.

En pratique clinique

Conduite du traitement

- Traitement de fond débuté uniquement en cas de crises de goutte répétitives. Une première crise clinique n'est pas une indication à un traitement de fond.
- Les conseils hygiénodiététiques doivent toujours être associés au traitement médicamenteux.
- Le traitement de fond doit être débuté au minimum 3 semaines après un traitement par colchicine pour éviter un rebond des poussées aiguës.

Surveillance

- Surveillance clinique :
  - pas de nouvel épisode aigu, diminution des tophus ;
  - absence d'effets indésirables (notamment sur le plan cutané).
- Surveillance biologique :
  - diminution de l'uricémie pour le traitement de fond (cible uricémie <360 µmol/L) ;
  - absence de cytopénie, créatinine.

Modalités d'administration

Traitement *per os* quotidien.

Conseils au patient/à la famille

- Conseils hygiénodiététiques associés :
  - boire beaucoup d'eau, notamment en période de forte chaleur ;
  - éviter l'alcool et plus particulièrement la bière ;
  - éviter les sodas ;
  - éviter les viandes rouges, les abats et la charcuterie ;
  - privilégier les produits laitiers, fruits et légumes.
- En cas d'éruption cutanée, arrêter le traitement hypo-uricémiant et consulter rapidement un médecin.

224. Rôle de l'infirmier(ère) aux urgences

Soins relationnels

- La qualité et le professionnalisme de l'accueil aux urgences sont une priorité.
- L'infirmier(ère) organisateur(rice) de l'accueil (IOA) reçoit une formation spécifique en interne ou en externe pour assurer ses missions de triage. Une attitude bienveillante et experte, ainsi qu'une connaissance des différentes manifestations pathologiques et de leur gravité, font partie de ses qualités acquises au fil de son expérience au service des urgences.
- En premier lieu, il importe de déterminer la gravité de la situation du patient et de l'orienter dans les meilleurs délais vers une prise en charge médicale et technique adaptée à sa situation. Ensuite, il faut tenter de juguler l'angoisse et le stress générés par la situation de demande de soins en urgence (qu'elle soit justifiée ou non par l'état de santé du patient).
- Chaque prise en charge est unique et tient compte des circonstances ayant motivé la consultation en urgence, de l'âge du patient, de son état psychique, de sa capacité à comprendre les soins proposés.
- Le niveau de réactivité requis est couplé avec une neutralité bienveillante permettant la rencontre avec chaque patient sans jugement ni discrimination.
- La prise en compte de l'entourage présent est indispensable pour informer sur l'état du patient, expliquer la procédure mise en œuvre (p. ex. : estimation du temps d'attente en fonction du tri) et pour juguler l'inquiétude, la peur ou la détresse exprimées.

Accompagnement du patient

- Installer le patient dans un lieu calme si possible (salle de déchocage ou box de consultation en fonction de la gravité de la situation).
- Recueillir toute information sur l'état de santé du patient, dont ses antécédents médicaux et chirurgicaux, les traitements en cours, les raisons de la consultation aux urgences.

- Maintenir un dialogue visant à apaiser l'inquiétude du patient et afin de lui fournir toutes les explications nécessaires sur les soins mis en place pour obtenir sa coopération.
- Évaluer son état psychique et ses capacités de compréhension.
- Assurer sa sécurité en utilisant tout moyen adapté, y compris une contention mécanique temporaire si la situation le justifie (p. ex. : agitation psychomotrice, attitude agressive ou violente).

Soins techniques

- Mesure de la PA, de la FC, de la fréquence respiratoire, de la saturation en oxygène en air ambiant ou sous oxygénothérapie.
- Observation clinique globale du patient pour faire le recueil de signes objectifs à croiser avec les signes subjectifs qu'il décrit ou exprime.
- Installation d'un monitoring cardiaque si la situation le justifie.
- Évaluation de la douleur avec une échelle adaptée, recherche de la localisation et de l'intensité de la douleur évoquée.
- Mise en place d'une voie veineuse périphérique en fonction d'un protocole existant, préférer autant que possible un cathéter de gros diamètre.
- Réalisation d'un bilan biologique sur prescription ou sur protocole.
- En cas de transfusion sanguine :
  - réalisation du bilan prétransfusionnel sur prescription ;
  - commande et réception des produits sanguins labiles sur prescription ;
  - recueil du consentement du patient (s'il est mineur, avis des parents ou de l'adulte responsable) ou avis de la personne de confiance si le patient n'est pas en état de signifier son consentement ;
  - réalisation de la transfusion sanguine, précédée du test de compatibilité au lit du patient et après s'être assuré de la disponibilité d'un médecin à tout moment au cours de la transfusion.

225. Rôle de l'infirmier(ère) en réanimation

Soins relationnels

- L'environnement très technique de la réanimation est anxiogène pour les patients : restriction de mouvements, restriction de la phonation, encombrement bronchique et trachéal, bips des alarmes des monitorings, perturbation du rythme jour/nuit, etc.
- On peut distinguer deux types de patients en réanimation :
  - le patient conscient : il peut dialoguer ou avoir une interaction sensorielle avec les soignants s'il est porteur d'un dispositif respiratoire ne lui permettant pas la phonation. Il importe, à tout moment, de le rassurer en lui fournissant toutes les explications nécessaires sur les soins mis en œuvre et les dispositifs médicaux utilisés, de manière adaptée à son niveau de compréhension linguistique ou cognitif ;
  - le patient inconscient : bien qu'il ne génère pas d'interaction avec les soignants, il est considéré comme un sujet à part entière et doit bénéficier de la part du soignant de toutes les informations relatives aux soins prodigués et à son environnement (se présenter systématiquement avec son prénom, son nom et sa fonction à chaque approche, annoncer la visite des proches, du médecin réanimateur et de son équipe, commenter les différentes alarmes afin qu'elles ne représentent pas un stress supplémentaire et en éliminer les causes le plus rapidement possible, etc.).
- Par ailleurs, la relation avec les proches du patient est primordiale pour leur permettre de gérer leurs émotions, compte tenu du fait que le passage en réanimation est souvent synonyme d'une situation de santé en phase aiguë, en phase de complications ou en phase critique postopératoire, et que le pronostic vital peut être engagé. Les horaires de visite peuvent être aménagés et élargis sur une période nocturne.

Accompagnement du patient et de son entourage

- Utiliser les mêmes mots pour informer, rassurer le patient et son entourage proche.

- Éviter de parler du patient à son chevet à la troisième personne, considérer que, quel que soit son état de conscience, il reste au cœur du dispositif de soin et, à ce titre, le premier interlocuteur du soignant.
- Être en capacité d'informer avec tact l'entourage de l'évolution défavorable du patient et évoquer les volontés du patient en cas de décès (accompagnement religieux, pratiques spécifiquement culturelles de la toilette mortuaire, devenir du corps après le décès dans l'établissement de soins, etc.).

Soins techniques

De nombreux soins en réanimation relèvent du rôle prescrit infirmier comme l'administration médicamenteuse et l'utilisation de matériels spécifiques (voie veineuse centrale, voie artérielle, sonde urinaire à demeure, respirateur, monitoring cardiaque et tensionnel, pousse-seringue électrique, etc.). Cependant, l'hygiène et le confort du patient sont assurés dans le cadre du rôle propre infirmier en collaboration étroite avec l'aide-soignant(e).

- Préserver autant que possible le cycle jour/nuit avec une luminosité adaptée à chaque moment de la journée et de la nuit, et en signifiant à l'aide de mots usuels le moment de la journée et la temporalité calendaire (p. ex. : «Bonjour, nous sommes le 1er avril, c'est le printemps, les arbres de la cour sont en fleurs…»).
- Limiter les nuisances sonores (y compris celles liées aux alarmes des différents monitorings) afin de permettre un repos de qualité.
- Maintenir une hygiène corporelle satisfaisante quotidiennement en prenant toutes les précautions nécessaires lors de la mobilisation du patient vis-à-vis de son environnement technique et de l'expression de sa douleur ou de son inconfort potentiels.
- Assurer les soins préventifs d'altération de la peau afin d'éviter la formation d'escarres.
- Humidifier la zone buccale si le patient respire *via* un dispositif trachéal ou endotrachéal.
- Surveiller toutes les voies d'abord susceptibles d'être des portes d'entrée infectieuses.
- Évaluer l'état clinique du patient toutes les heures avec une observation clinique (hémodynamique, fonctionnement cardiaque, respiratoire, urinaire, etc.) et comportementale précise, rigoureuse, bénéficiant d'une traçabilité utilisant le vocabulaire médical.
- Évaluer la douleur du patient à l'aide d'échelles adaptées y compris au patient non communicant.

- Alerter le médecin réanimateur lors de tout changement de l'état de santé du patient, et en particulier en cas d'aggravation générale, de détresse respiratoire ou hémodynamique.
- Savoir mettre en œuvre les gestes de réanimation spécifique en fonction du protocole du service en cas d'arrêt cardiaque ou de collapsus avant l'arrivée du médecin.

226. Solutés de remplissage : généralités

Objectif(s) du traitement

Assurer le remplissage vasculaire afin de corriger un déficit volémique (hypovolémie) absolu ou relatif.

- Hypovolémie absolue : diminution de la masse sanguine (hémorragie, diminution de la masse plasmatique).
- Hypovolémie relative : inadéquation entre contenant et contenu (p. ex. vasodilatation).

Propriété(s) et mécanisme(s) d'action

Deux catégories :

- les solutés macromoléculaires ou colloïdes, qui agissent essentiellement par un pouvoir oncotique (propriété avec laquelle des protéines en solution dans un fluide attirent de l'eau) ;
- les solutés micromoléculaires ou cristalloïdes, qui agissent essentiellement par le biais de l'osmolalité (concentration indiquant la quantité d'osmoles/kg d'eau plasmatique).

Principaux médicaments

Cristalloïdes	
Solutés isotoniques	Sérum physiologique NaCl 0,9 %[*]
	Ringer
	Ringer lactate
Solutés hypertoniques	Sérum salé hypertonique NaCl à 7,5, 10 ou 20 %
Colloïdes	
Colloïdes naturels	Albumine humaine iso-oncotique (4–5 %) Albunorm®, Vialebex®
	Albumine humaine hyperoncotique (20 %) Albunorm®, Vialebex®, Ydralbum®
	Gélatines à 3 ou 4 % (Plasmion®, Gelofusine®)
	Hydroxyéthylamidons (Isovol®, Restorvol®, Voluven®)

Les solutés glucosés ne sont pas des produits de remplissage ; ils sont normo ou hyperosmolaires mais hypotoniques.

[*] Les poches de petits volumes sont utilisées pour diluer des médicaments en perfusion.

Indications

- Hypovolémie absolue : hémorragie, déshydratation, pertes hydrosodées, etc.
- Hypovolémie relative : état infectieux sévère, intoxication par dépresseurs du système nerveux central, anesthésie rachidienne, etc.

227. Solutés de remplissage : cristalloïdes

Objectif(s) du traitement

Assurer le remplissage vasculaire afin de corriger un déficit volémique absolu ou relatif.

Propriété(s)

Cristalloïdes isotoniques

- Efficacité volémique faible (seul 1/4–1/5 du volume perfusé reste dans le secteur intravasculaire et le reste passe dans le secteur interstitiel, exposant au risque d'inflation hydrosodée de ce secteur).
- Pour compenser une hypovolémie, nécessité d'injecter 4–5 fois le volume à compenser (p. ex. : perte de 500 mL de masse sanguine = injection de 2 000 mL de soluté isotonique).
- Durée d'efficacité : de 1 à 3 heures.

Cristalloïdes hypertoniques

- Apport massif de sodium entraînant une mobilisation de l'eau intracellulaire vers le milieu extracellulaire.
- Effet d'expansion volémique identique à celui des colloïdes pour une perfusion de 4–6 mL/kg.

Mécanisme(s) d'action

Action essentiellement par le biais de l'osmolalité.

Principaux médicaments

DCI (spécialité)	Forme galénique et dosage	Voie	Posologie usuelle
Cristalloïdes isotoniques			
Chlorure de sodium (NaCl) 0,9 %	Sol. pour perf. 125, 250, 500 ou 1 000 mL	IV	Selon le contexte clinique
Ringer lactate	Sol. pour perf. 250, 500 ou 1 000 mL	IV	Selon le contexte clinique
Cristalloïdes hypertoniques			
Chlorure de sodium (NaCl) 7,5, 10 ou 20 %	Amp. 10 ou 20 mL	IV	Selon le contexte clinique

Indications

Traitement des défaillances circulatoires aiguës :
- lors des états de choc :
  - hypovolémique,
  - hémorragique,
  - toxi-infectieux,
  - traumatique ;
- au cours des brûlures étendues.

Principaux effets indésirables

- Cristalloïdes isotoniques : pas d'effet indésirable particulier.
- Cristalloïdes hypertoniques (sérum salé hypertonique) : hypernatrémie, hyperosmolarité et majoration du saignement.

En pratique clinique

Conduite du traitement

Traitement hospitalier de remplissage vasculaire de 1re intention.

Surveillance

- Efficacité du traitement (notamment lors du remplissage d'un état de choc) : amélioration de la PA, reprise de la diurèse, disparition des signes de chocs.
- Effets indésirables :
  - hyperhydratation (ionogramme, hématocrite) ;
  - œdème aigu pulmonaire (de surcharge, notamment en cas d'insuffisance cardiaque) et hyperhydratation.

Modalités d'administration

- L'administration de cristalloïdes se fait exclusivement par voie veineuse périphérique ou centrale.
- Les cristalloïdes hypertoniques sont toujours à diluer avant perfusion.

À éviter

Mélanger avec d'autres médicaments en perfusion, en cas de remplissage rapide.

228. Solutés de remplissage : colloïdes naturels (albumine humaine)

Objectif(s) du traitement

Assurer le remplissage vasculaire afin de corriger un déficit volémique absolu ou relatif.

Propriété(s)

- Médicament dérivé du sang obtenu à partir du plasma issu des donneurs de sang (fractionnement du plasma humain et traitement par chauffage).
- Déterminant principal de la pression oncotique du plasma.
- Pouvoir d'expansion volémique en fonction de sa concentration (hypo ou iso-oncotique [4 et 5 %] ou hyperoncotique [20 %]). Par exemple, le pouvoir d'expansion volémique d'une solution à 4 % est de 0,7 à 0,8 L/L perfusé (apport de 1,2 L d'albumine à 4 % pour compenser une perte de 1 L de masse sanguine).
- Durée d'action : 6 à 8 heures.

Mécanisme(s) d'action

Action essentiellement par pouvoir oncotique permettant le remplissage vasculaire.

Principaux médicaments

DCI (spécialité)	Forme galénique et dosage	Voie	Posologie usuelle
Albumine 4 % (Vialebex®, Albunorm®)	Sol. pour perf. 40 g/L (100, 250 ou 500 mL) en flacon en verre	IV	Selon le contexte clinique
Albumine 5 % (Vialebex®, Albunorm®)	Sol. pour perf. 50 g/L (100, 250 ou 500 mL) en flacon en verre	IV	Selon le contexte clinique
Albumine 20 % (Albumine Baxter®, Vialebex®, Albunorm®, Ydralbum®)	Sol. pour perf. 200 g/L (10, 50 ou 100 mL) en flacon en verre	IV	Selon le contexte clinique

Méga Guide Pharmaco Infirmier

Indications

Albumine 4 ou 5 %

- Remplissage vasculaire, nécessitant l'utilisation d'une solution colloïdale en 2e intention après l'utilisation des colloïdes artificiels, ou en 1re intention en cas de contre-indication de ceux-ci, notamment dans les situations suivantes :
  - chez les brûlés graves ;
  - au cours des échanges plasmatiques ;
  - chez la femme enceinte ;
  - dans le syndrome de Lyell.
- Au cours d'un remplissage vasculaire chez la femme enceinte en situation de prééclampsie, en présence d'une fuite protéique importante, démontrée par une hypoprotidémie.

Albumine 20 %

- Remplissage vasculaire en présence d'un syndrome œdémateux majeur chez l'adulte et l'enfant, associé à une hypoalbuminémie profonde, notamment dans les situations suivantes :
  - chez les patients de réanimation, en dehors de la phase initiale de remplissage ;
  - au cours de la réaction du greffon contre l'hôte chez le patient transplanté.
- Dans la cirrhose de l'adulte et de l'enfant dans les situations suivantes :
  - ascite tendue ou volumineuse, traitée par paracentèse de volume important ;
  - infection spontanée du liquide d'ascite ;
  - en périopératoire de transplantation hépatique.
- Au cours d'un remplissage vasculaire chez la femme enceinte en situation de prééclampsie, en présence d'une fuite protéique importante, démontrée par une hypoprotidémie.
- Prévention de l'ictère nucléaire du nouveau-né en cas d'hyperbilirubinémie menaçante.
- Hypoalbuminémie profonde et symptomatique chez le nouveau-né et le nourrisson.
- Troubles hémodynamiques du nouveau-né en cas d'hypovolémie non corrigée par le remplissage aux cristalloïdes.
- Maladies congénitales de la bilirubine : hyperbilirubinémies libres menaçantes, notamment la maladie de Crigler-Najjar.

Contre-indications

- Allergie connue.
- Surcharge circulatoire.
- Troubles de l'hémostase.

Principaux effets indésirables

- Rares : bouffées vasomotrices, urticaire, fièvre, nausées.
- Très rare : état de choc en cas d'hypersensibilité.

En pratique clinique

Conduite du traitement

Traitement hospitalier de remplissage vasculaire (pas utilisé en 1re intention ; coût élevé).

Surveillance

- Avant perfusion : PA, fréquence cardiaque, diurèse, état d'hydratation.
- Efficacité du traitement (notamment lors du remplissage d'un état de choc) : amélioration de la PA, reprise de la diurèse, disparition des signes de chocs.
- Effets indésirables :
  - surveillance au cours de la perfusion et durant les 2 heures suivantes ;
  - réactions liées au débit de perfusion (nausées, sensation de chaleur, dyspnée, désaturation, hypo ou hypertension, prurit) : en cas de réactions peu sévères, baisse du débit de perfusion et surveillance renforcée ; en cas de réactions sévères ou de persistance des signes, arrêt immédiat de la perfusion (risque de choc anaphylactique) ;
  - œdème aigu pulmonaire (de surcharge).

Modalités d'administration

Exclusivement par voie IV périphérique ou centrale (débit de perfusion progressif en fonction de protocole de service).

À éviter

Mélanger à d'autres médicaments en perfusion.

Conseils au patient/à la famille

Prévenir immédiatement l'infirmier(ère) en cas de sensations ressenties au cours de la perfusion (*cf.* « Surveillance »).

229. Solutés de remplissage : colloïdes naturels transformés

Objectif(s) du traitement

Assurer le remplissage vasculaire afin de corriger un déficit volémique absolu ou relatif.

Propriété(s)

Gélatines

- Polypeptides obtenus par hydrolyse du collagène d'origine animale.
- Pouvoir d'expansion volémique proche de 0,8.
- Durée d'action entre 4–5 heures.

Hydroxyéthylamidons (HEA)

- Polysaccharides modifiés, extraits du maïs riche en amylopectine.
- Pouvoir d'expansion volémique compris entre 1 et 1,4.
- Durée d'action entre 4 et 8 heures.

Mécanisme(s) d'action

Action essentiellement par pouvoir oncotique permettant le remplissage vasculaire.

Principaux médicaments

DCI (spécialité)	Forme galénique et dosage	Voie	Posologie usuelle
Gélatines à 4 % (Plasmion®, Gelaspan®) et 3 % (Gelofusine®)	Sol. pour perf. 500 mL	IV	Selon le contexte clinique
Hydroxyéthylamidons à 6 % (Isovol®, Restorvol®, Voluven®)	Sol. pour perf. 500 mL	IV	Selon le contexte clinique

Spécialités contenant également de nombreux électrolytes.

Indications

Traitement des défaillances circulatoires aiguës :
- lors des états de choc :
  - hypovolémique,
  - hémorragique,
  - toxi-infectieux,
  - traumatique ;
- au cours des brûlures étendues.

Contre-indications

- Allergie.
- Femme enceinte.
- Hémophilie et maladie de Willebrand (HEA).

Principaux effets indésirables

Gélatines

Les gélatines font actuellement l'objet d'une surveillance supplémentaire pour recueillir de nouvelles informations relatives à leur sécurité. Tout effet indésirable suspecté doit être déclaré en pharmacovigilance.
- Réactions anaphylactiques non allergiques ou allergiques (prévalence : 0,35 %).
- Risque de réaction croisée en cas d'allergie à la viande rouge et aux abats.
- États de choc maternel chez des femmes enceintes, sans atteinte fœtale directe par le biais d'IgE (ne traversent pas la barrière), d'où contre-indication de leur emploi en obstétrique.
- Diminution de l'agrégation plaquettaire.

Hydroxyéthylamidons (HEA)

- Hyperhydratation avec risque d'œdème aigu pulmonaire.
- Insuffisance rénale aiguë.
- Trouble de la coagulation.

En pratique clinique

Conduite du traitement

Traitement hospitalier de remplissage vasculaire (non utilisé en 1re intention étant donné le risque allergique).

Surveillance

- Efficacité du traitement (notamment lors du remplissage d'un état de choc) : amélioration de la PA, reprise de la diurèse, disparition des signes de chocs.
- Effets indésirables :
  - réactions liées au débit de perfusion (nausées, sensation de chaleur, dyspnée, désaturation, hypotension ou hypertension, prurit) : en cas de réactions peu sévères, baisse du débit de perfusion et surveillance renforcée ; en cas de réactions sévères ou de persistance des signes, arrêt immédiat de la perfusion (risque de choc anaphylactique) ;
  - œdème aigu pulmonaire (de surcharge).
- Tenir compte de l'apport électrolytique.

Modalités d'administration

Exclusivement par voie veineuse périphérique ou centrale avec un débit de perfusion très lent pour les 20 premiers mL (risque allergique) puis le reste des 500 mL en 15 minutes.

À éviter

Mélanger avec d'autres médicaments en perfusion.

Conseils au patient/à la famille

Prévenir immédiatement l'infirmier(ère) en cas de sensations ressenties au cours de la perfusion (*cf.* « Surveillance »).

230. Amines vasoactives

Adrénaline

Objectif(s) du traitement

Élever la PA (vasoconstriction), améliorer la contraction (inotrope positif), traiter l'arrêt cardiorespiratoire (ACR) sur asystolie ou bradycardie extrême

Propriété(s) et mécanisme(s) d'action

- Tonicardiaque.
- Action directe sur le système sympathique (activation), par stimulation des récepteurs alpha et bêta-adrénergiques des cellules musculaires.
- Vasoconstriction périphérique (contraction du muscle lisse vasculaire), augmentation de la contractilité cardiaque (effet inotrope positif : augmentation du débit cardiaque), relaxation des muscles lisses bronchiques (bronchodilatation), augmentation de l'excitabilité ventriculaire et supraventriculaire (risque d'arythmie cardiaque : effet bathmotrope positif), accélération de la FC (chronotrope positif).

Principaux médicaments

DCI (spécialité)	Forme galénique et dosage	Voie	Posologie usuelle
Adrénaline (Adrénaline Renaudin®)	Amp. 0,25, 0,5 ou 1 mg/mL	IV, SC	ACR : bolus de 1 à 5 mg en IV directe Choc : 0,01 à 0,5 µg/kg/min selon PA en continu

Indications

- Traitement de l'arrêt cardiaque sur asystolie.
- Traitement des détresses cardiorespiratoires avec état de choc (hypotension artérielle résistante au remplissage vasculaire) : choc anaphylactique, hémorragique, traumatique, infectieux, cardiogénique.

Contre-indications

• Insuffisance coronaire sévère
• Troubles du rythme ventriculaire.

Principaux effets indésirables

• Angor (entraînant une accélération de la fréquence cardiaque et donc la consommation en oxygène des coronaires).
• Troubles du rythme cardiaque : tachycardie, etc.

Dobutamine

Objectif(s) du traitement

Élever la PA (vasoconstriction), améliorer la contraction (inotrope positif), traiter l'arrêt cardiorespiratoire (ACR) sur asystolie ou bradycardie extrême.

Propriété(s) et mécanisme(s) d'action

• Tonicardiaque.
• Stimulation des récepteurs adrénergiques et dopaminergiques cardiaques (inotrope et chronotrope positif), baisse des résistances vasculaires périphériques (vasodilatation périphérique).

Principaux médicaments

DCI (spécialité)	Forme galénique et dosage	Voie	Posologie usuelle
Dobutamine (Dobutamine Aguettant®)	Sol. inject. flacon 250 mg/20 mL	IV	2,5 à 15 µg/kg/min

Indications

Syndromes de bas débit cardiaque : choc cardiogénique, etc.

Contre-indications

• Obstacle mécanique au remplissage cardiaque.
• Troubles rythmiques ventriculaires.

Principaux effets indésirables

• Troubles du rythme cardiaque : tachycardie, etc.
• Difficultés de sevrage.

Dopamine

Objectif(s) du traitement

Élever la PA (vasoconstriction), améliorer la contraction (inotrope positif), traiter l'arrêt cardiaque (ACR) sur asystolie ou bradycardie extrême.

Propriété(s) et mécanisme(s) d'action

- Activation du système sympathique (adrénergique et dopaminergique) cardiaque et vasculaire, dont l'effet dépend de la dose utilisée.
- À faibles doses (<5 µg/kg/min), effets dopaminergiques : effet peu inotrope positif, augmentation du débit sanguin rénal.
- À doses moyennes (5 à 20 µg/kg/min), effet dopaminergique et bêtastimulation : élévation du débit cardiaque, diminution des résistances vasculaires périphériques (vasodilatation).
- À fortes doses (>20 µg/kg/min), effet alphastimulant : élévation du débit cardiaque, vasoconstriction périphérique.

Principaux médicaments

DCI (spécialité)	Forme galénique et dosage	Voie	Posologie usuelle
Dopamine (Dopamine Aguettant®)	Amp. 50 ou 200 mg/5 mL	IV	2 à 10 µg/kg/min

Indications

- Syndromes de bas débit, hypotension artérielle.
- Choc septique.

Contre-indications

- Obstacle mécanique au remplissage cardiaque.
- Troubles rythmiques ventriculaires.

Principaux effets indésirables

- Troubles du rythme cardiaque : tachycardie, etc.
- Difficultés de sevrage.

Noradrénaline

Objectif(s) du traitement

Élever la PA (vasoconstriction), améliorer la contraction (inotrope positif), traiter l'arrêt cardiorespiratoire (ACR) sur asystolie ou bradycardie extrême (tonicardiaque).

Propriété(s) et mécanisme(s) d'action

Stimulation des récepteurs alpha-adrénergiques très importante, et bêta-adrénergiques faible.

Principaux médicaments

DCI (spécialité)	Forme galénique et dosage	Voie	Posologie usuelle
Noradrénaline (Noradrénaline Renaudin®)	Sol. inject. flacon 8 mg/4 mL, 16 mg/8 mL, 25 mg/50 mL ou 50 mg/50 mL	IV	2,5 à 15 µg/kg/min

Indications

Traitement du choc, notamment avec vasodilatation artérielle (septique).

Contre-indications

- Obstacle mécanique au remplissage cardiaque.
- Troubles rythmiques ventriculaires.

Principaux effets indésirables

- Troubles du rythme cardiaque : tachycardie, etc.
- Difficultés de sevrage.

Isoprénaline

Objectif(s) du traitement

Accélérer la FC (chronotrope et inotrope positif).

Propriété(s) et mécanisme(s) d'action

Stimulation des récepteurs alpha-adrénergiques très importante, et bêta-adrénergiques faible.

Principaux médicaments

DCI (spécialité)	Forme galénique et dosage	Voie	Posologie usuelle
Isoprénaline (Isuprel®)	Amp. 0,2 mg/1 mL	IV	1 mg (soit 5 amp.) dans 250 mL de G5 % avec débit à adapter pour FC >60/min

Indications

Traitement des bradycardies excessives (bloc atrioventriculaire complet, etc.).

Contre-indications

Insuffisance coronaire sévère, troubles du rythme ventriculaire.

Principaux effets indésirables

- Angor (entraînant une accélération de la fréquence cardiaque et donc la consommation en oxygène des coronaires).
- Troubles du rythme cardiaque : tachycardie, troubles du rythme ventriculaire etc.
- Insuffisance coronaire sévère.

En pratique clinique

Conduite du traitement

Traitements IV du maintien de l'équilibre hémodynamique.

Surveillance

- Surveillance clinique : rythme cardiaque, PA, diurèse.
- Risques : tachycardie ventriculaire, fibrillation ventriculaire.

Modalités d'administration

- IV.
- Intratrachéale ou SC possible pour l'adrénaline.
- De préférence par voie centrale, *via* une pompe ou pousse seringue électrique, à débit constant.
- À administrer seule, en évitant les bolus trop rapides (risque de poussée hypertensive et de trouble du rythme ventriculaire cardiaque).
- Isoprénaline : maintenir le dispositif de perfusion à l'abri de la lumière.

231. Principes de la nutrition parentérale

Contexte

- La dénutrition en milieu hospitalier touche un pourcentage élevé des patients.
- Au cours des états d'agression, en particulier chez les patients de réanimation, la dénutrition se majore en raison des mécanismes physiologiques d'adaptation métaboliques mis en œuvre dans ces situations.
- La dénutrition est un facteur indépendant de morbimortalité.

Objectif(s) du traitement

Compenser de la dépense énergétique, limiter des perturbations du métabolisme protéique et prévenir des pertes en micronutriments.

Propriété(s)

Composition

▶ Macronutriments

- Glucides : uniquement le glucose.
- Lipides : triglycérides (composé le plus important par la valeur énergétique des acides gras) et phospholipides (pour stabiliser l'émulsion en jouant le rôle d'interface entre la particule lipidique et le milieu plasmatique aqueux, sans rôle nutritionnel propre).
- Acides aminés : disponibles sous la forme de solution aqueuse d'acides aminés dispersés ; type d'acides aminés (essentiels ou non) variant selon les produits.

▶ Micronutriments

- Vitamines.
- Oligoéléments (notamment zinc et sélénium).

> **Note**
>
> Les vitamines et oligoéléments sont ajoutés à la poche de nutrition parentérale au moment de l'administration au patient.

Type de poches

▶ **Poches souples multicompartimentées**

Chaque macronutriment se trouve dans un compartiment séparé de son voisin par une thermosoudure, rompue au moment de son utilisation et permettant une meilleure conservation :
• poches bicompartimentées (glucides + acides aminés) ;
• poches tricompartimentées (glucides + acides aminés + lipides).

▶ **Nutritions parentérales « à la carte »**

Réalisées à partir de solutions de glucides, d'acides aminés et des émulsions lipidiques de compositions et concentrations différentes.

Mécanisme(s) d'action

Injection par voie intraveineuse de ces nutriments (macro et micronutriments) permettant des apports les plus complets possible.

Indications

• Impossibilité d'assurer des apports nutritionnels adéquats par la voie entérale (durée assez brève en situation d'intolérance digestive transitoire, par dysfonction motrice).
• Résection subtotale de l'intestin grêle et/ou la survenue de fistules digestives hautes et/ou complexes (nutrition parentérale exclusive et prolongée).

Contre-indications

• Choc septique (contre-indication relative).
• Hyperlipidémie importante.
• Insuffisance hépatique sévère.
• Troubles sévères de la coagulation sanguine.
• Insuffisance rénale sévère sans possibilité d'hémofiltration ou de dialyse.
• Contre-indications générales d'un traitement par perfusion : œdème pulmonaire aigu, hyperhydratation, insuffisance cardiaque décompensée, déshydratation hypotonique.
• États instables, par exemple : état post-traumatique sévère, diabète décompensé, phase aiguë d'infarctus du myocarde, acidose métabolique, infection sévère et coma hyperosmolaire.
• Allergie à l'un des composants.

Principaux effets indésirables

Complications spécifiques de la nutrition parentérale (hors cathéter)

- Toxicité propre d'un des composés perfusés, ou par le fait d'un défaut ou au contraire d'un excès d'un ou de plusieurs composés.
- Phénomènes toxiques purs (très rares avec l'amélioration de la qualité de production des composés et des mélanges), notamment les toxicités « accidentelles » liées à une situation physiopathologique très particulière telles que les descriptions d'aggravation de l'encéphalopathie hépatique sous apports d'acides aminés intraveineux chez les patients porteurs de cirrhose.

Problèmes de tolérance de certains composants

- Hyperglycémie (contrôle glycémique recommandé, sans être trop strict).
- Hypertriglycéridémie et hyperchylomicronémie sous perfusion d'émulsions lipidiques.
- Perturbations hépatobiliaires (notamment cholestase anictérique, ictérique ou stéatose hépatique en cas de nutrition parentérale d'une durée > 8 à 10 jours).

Complications infectieuses

- Contamination du mélange nutritionnel.
- Sepsis sur le cathéter.

En pratique clinique

Conduite du traitement

L'instauration d'une alimentation parentérale :
- nécessite des conditions d'asepsie rigoureuse dans la préparation des produits à perfuser et dans l'administration de la perfusion (sur cathéter périphérique ou central) ;
- se fera selon la prescription médicale : type de produit, débit et temps de perfusion.

Surveillance
- Suivi nutritionnel :
  - bilan nutritionnel biologique régulier (selon prescription) ;

▶

▶

- – glycémie régulière ;
- – suivi du poids régulier (1 fois/semaine minimum) ;
- Complications infectieuses et liées au cathéter.

Modalités d'administration

- Solutions à osmolarité élevée (> 850 mOsm/L) : administration en IV centrale sur une voie spécialement dédiée.
- Solution à faible osmolarité (< 850 mOsm/L) : administration en IV périphérique sur une voie spécialement dédiée.

À éviter

Injecter des médicaments sur la voie dédiée à l'administration de l'alimentation parentérale.

232. Solutions pour nutrition parentérale

Principaux médicaments

Spécialité	Forme galénique et dosage	Voie
Acides aminés		
Amiped®	Amiped®	VVC
Aminoplasmal®	Aminoplasmal® 8	VVP
	Aminoplasmal® 12	VVC
	Aminoplasmal® 25	VVC
Aminoven®	Aminoven® 10 %	VVC
	Aminoven® 5 %	VVP
Primene®	Primene® 10 %	VVC (si non dilué)
Vaminolact®	Vaminolact®	VVC (si non dilué)
Vintene®	Vintene®	VVC
Lipides		
Clinoleic®	Clinoleic® 20 %	VVP
Intralipide®	Intralipide® 10 %	VVP
	Intralipide® 20 %	VVP
Lipidem®	Lipidem® 200 mg/mL	VVP
Medialipide®	Medialipide® 20 %	VVP
Omegaven®	Omegaven®	VVP
Smoflipid®	Smoflipid® 200 mg/mL	VVP
Associations		
Aminomix®	Aminomix® 500	VVC
	Aminomix® 800	VVC
Clinimix®	Clinimix® N12 G20	VVC
	Clinimix® N14 G30	VVC
	Clinimix® N9 G15E	VVP
Kabiven®	Kabiven®	VVC

Spécialité	Forme galénique et dosage	Voie
Mednutriflex®	Mednutriflex® Lipide G 120/N 5,4/E	VVC
	Mednutriflex® Omega G 120/N 5,4/E	VVC
NP®	NP100® Prématurés AP-HP	VVC
	NP2® AP-HP	VVC
Numetah®	Numetah® G13 % E	VVC
	Numetah® G16 % E	VVC
	Numetah® G19 % E	VVC
Olimel®	Olimel® N7	VVC
	Olimel® N7E	VVC
	Olimel® N9	VVC
	Olimel® N9E	VVC
	Pediaven AP-HP® G15	VVC
	Pediaven AP-HP® G20	VVC
	Pediaven AP-HP® G25	VVC
	Pediaven AP-HP® Nouveau-né 1	VVC
	Pediaven AP-HP® Nouveau-né 2	VVC
Perikabiven®	Perikabiven®	VVP
Perinutriflex Lipide®	Perinutriflex Lipide® G 64/N 4,6/E	VVP
Periolimel®	Periolimel® N4E	VVP
Reanutriflex®	Reanutriflex® Lipide G 144/N 8/E	VVC
	Reanutriflex® Lipide G 144/N 8	VVC
	Reanutriflex® Omega G 144/N 8/E	VVC
Smofkabiven®	Smofkabiven E®	VVC
	Smofkabiven®	VVC
	Smofkabiven proteine®	VVC

VVP : voie veineuse périphérique ; VVC : voie veineuse centrale.
* La voie veineuse périphérique est possible si le produit est perfusé seul. En cas de mélange, la voie périphérique peut être choisie si l'osmolarité du mélange final est < 800 mOsm/L.

233. Concentré de complexe prothrombinique (PPSB)

Objectif(s) du traitement

Restaurer un état de coagulabilité normal du sang dans des situations d'urgence (saignements sur traumatisme, chirurgie en urgence, etc.).

Propriété(s)

- Médicament dérivé du sang obtenu par fractionnement d'un pool de plasma humain.
- Concentré des facteurs II (prothrombine), VII (proconvertine), IX (facteur antihémophilique B) et X (facteur Stuart).
- Facteurs vitamine K-dépendants (nécessitant de la vitamine K pour être synthétisés).
- Permet de retrouver une hémostase normale en quelques minutes (contre plusieurs heures en cas d'injection de vitamine K).

Mécanisme(s) d'action

Apport direct de facteurs de coagulation vitamine K-dépendants manquants chez le patient sous antivitamine K (AVK).

Principaux médicaments

Spécialité	Voie	Posologie usuelle* (selon INR)
Kanokad®	IV	0,4 à 1,3 mL/kg
Confidex®	IV	1 à 2 mL/kg
Octaplex®	IV	0,9 à 2 mL/kg

* Posologie exprimée en facteur IX (environ 25 UI/mL).

Indications

- Traitement et prévention des accidents hémorragiques chez les patients traités par AVK ou victimes d'un surdosage en AVK.
- En curatif d'hémorragies ou en prophylactique périopératoire dans les cas de déficit congénital de l'un des facteurs de coagulation vitamine K-dépendants à défaut de disponibilité du facteur spécifique.

Contre-indications

- Hypersensibilité au principe actif ou à l'un des excipients.
- Allergie connue à l'héparine ou historique de thrombocytopénie induite par l'héparine.

Principaux effets indésirables

- Affections du système immunitaire : formation d'anticorps circulants inhibant l'un ou plusieurs facteurs du complexe prothrombique humain se traduisant par une mauvaise réponse clinique.
- Réactions allergiques ou de type anaphylactique (rare).
- Augmentation de la température corporelle.
- Affections vasculaires (risque de manifestations thromboemboliques).

En pratique clinique

Conduite du traitement

- Traitement hospitalier d'urgence des accidents hémorragiques en cas de surdosage en AVK ou de déficit congénital d'un facteur vitamine K-dépendant, lors de saignement grave ou de nécessité chirurgicale.
- Plusieurs situations cliniques correspondent à cette indication :
  - hémorragie engageant le pronostic vital ou fonctionnel, que l'accident hémorragique soit ou non associé à un surdosage en antivitamine K. L'INR (*International Normalized Ratio*) doit être abaissé en dessous de 1,5 dans les meilleurs délais. Seul le PPSB permet cette correction immédiate ;
  - intervention chirurgicale en urgence chez un patient traité par AVK.

Surveillance

L'efficacité du produit va se mesurer grâce à deux indicateurs :
- clinique : avec la diminution, voire l'arrêt de l'hémorragie ;
- biologique : avec la diminution de l'INR qui devra être recontrôlé 30 minutes après l'injection.

Modalités d'administration

Perfusion en IV lente (maximum 4 mL/min) après avoir pris soin de reconstituer le produit au moyen du solvant prévu à cet effet.

234. Principes de la transfusion sanguine

Rappels

Le sang est composé de deux catégories d'éléments :
- le plasma qui contient de l'eau, des protéines (albumine, immuno-globulines), des facteurs de coagulation, des sels minéraux ;
- les cellules :
  - globules rouges (GR) ou hématies qui assurent le transport de l'oxygène ;
  - globules blancs ou leucocytes qui participent aux défenses de l'organisme et qui regroupent les polynucléaires neutrophiles, les éosinophiles, les basophiles, les monocytes et les lymphocytes ;
  - plaquettes qui participent à l'hémostase.

Définitions

En France, tous les produits sanguins proviennent de dons bénévoles, anonymes, volontaires et gratuits. Ils sont classés en deux grandes catégories :
- les produits sanguins labiles (PSL) regroupant les concentrés de globules rouges (CGR), les concentrés plaquettaires, les plasmas (plasmas frais congelés et plasma viroatténué) et les concentrés de granulocytes d'aphérèse. L'utilisation de ces produits est régie par des règles de compatibilité et leur surveillance dépend de l'hémovigilance ;
- les médicaments dérivés du sang (MDS) ou produits sanguins stables préparés à partir du plasma. Ils correspondent à l'albumine, aux immunoglobulines, aux facteurs de coagulation, aux inhibiteurs des facteurs de coagulation et au plasma thérapeutique sécurisé par solvant-détergent. Ce sont des médicaments ayant une AMM. Ces produits n'obéissent pas aux règles de compatibilité.

Groupes sanguins et règles de compatibilité

On définit le groupe sanguin d'un sujet au regard des antigènes présents à la surface des hématies du sujet. Le respect le plus strict de la compatibilité entre le sang du donneur et celui du receveur est fondamental.

Il existe une quarantaine d'antigènes à la surface des globules rouges, dont le pouvoir d'induire une réaction immunitaire est variable. Ces antigènes de groupes sanguins sont regroupés au sein de grandes familles, appelées «systèmes de groupes sanguins», dont les principaux sont :

- le système ABO;
- le système Rhésus (Rh);
- le système Kell.

Système ABO

Le groupe sanguin est défini par la présence ou l'absence des antigènes (Ag) A et/ou B à la surface des hématies.

- Le groupe A possède l'antigène A à la surface des hématies et des anticorps anti-B dans son plasma.
- Le groupe B possède l'antigène B à la surface des hématies et des anticorps anti-A dans son plasma.
- Le groupe AB possède les antigènes A et les antigènes B et à la surface des hématies, et pas d'anticorps anti-A ni anti-B dans son plasma.
- Le groupe O ne possède pas d'antigène A et ni d'antigène B à la surface des hématies, il possède en revanche des anticorps anti-A et anti-B dans son plasma.

Les anticorps anti-A et anti-B sont dits «naturels» car ils existent en dehors de toute transfusion. Leur présence systématique est à l'origine des règles de compatibilité obligatoire dans le système ABO lors des transfusions de GR ou de plasma.

▶ Transfusion de globules rouges

Le principe est de transfuser des globules rouges «compatibles» avec le plasma du receveur, c'est-à-dire des globules rouges ne possédant aucun des antigènes de membrane contre lesquels il existe des anticorps dans le plasma du receveur (figure 33) :

- un patient du groupe O peut donner des GR à tous les patients (O, A, B et AB) c'est un donneur universel, car il ne porte aucun antigène du système ABO à la surface de ses GR. En revanche, il ne peut recevoir que du sang du groupe O car il a dans son plasma des anticorps anti-A et anti-B;
- un patient du groupe A peut donner des GR aux patients des groupes A et AB car il porte comme eux l'antigène A à la surface de ses GR. Il peut recevoir du sang d'un donneur A ou d'un donneur O;
- un patient du groupe B peut donner des GR aux patients des groupes B et AB car il porte comme eux l'antigène B à la surface de ses GR. Il peut recevoir du sang d'un donneur B ou d'un donneur O;

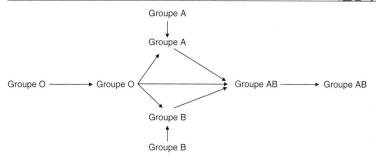

Figure 33. Principes de compatibilité pour la transfusion de globules rouges.

- un patient du groupe AB ne peut donner des GR qu'aux patients AB car il porte comme eux les antigènes A et B à la surface de ses GR. En revanche, il peut recevoir du sang de tous les patients car il n'a aucun anticorps ABO dans son plasma : c'est un receveur universel.

▶ Transfusion de plasma

Le principe est inversé par rapport à la transfusion de GR. En effet, il s'agit ici de transfuser au receveur du plasma ne possédant aucun anticorps qui pourrait agir contre les GR du receveur (figure 34) :
- un patient du groupe AB peut donner du plasma à tous les patients (O, A, B et AB) car son plasma ne contient aucun anticorps du système ABO. En revanche, il ne peut recevoir que du plasma du groupe AB car il a des antigènes A et B à la surface de ses GR ;
- un patient du groupe A peut donner du plasma aux patients des groupes A et O car son plasma contient des anticorps anti-B. Il peut recevoir du plasma d'un donneur A ou d'un donneur AB ;
- un patient du groupe B peut donner du plasma aux patients des groupes B et O car son plasma contient des anticorps anti-A. Il peut recevoir du plasma d'un donneur B ou d'un donneur AB ;
- un patient du groupe O ne peut donner son plasma qu'aux patients du groupe O car son plasma contient des anticorps anti-A et anti-B. Il peut recevoir du plasma de tous les patients.

Système Rhésus

Le système Rhésus est un système complexe de plusieurs dizaines d'antigènes. L'antigène principal de ce groupe est l'antigène D. Lorsqu'il est présent, le sang testé est dit Rhésus positif (+) et lorsqu'il

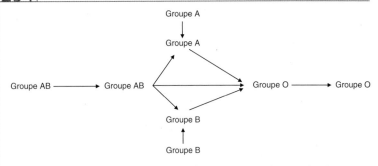

Figure 34. Principes de compatibilité pour la transfusion de plasma.

est absent, le sang testé est dit Rhésus négatif (–). Il existe d'autres antigènes dans ce groupe (C, c, E, e).

À l'état naturel, il n'existe pas d'anticorps anti-D.

Ces anticorps peuvent apparaître après une immunisation soit :

- transfusionnelle, après perfusion de GR d'un Rhésus différent de celui du receveur ;
- fœtomaternelle, par passage d'hématies d'un fœtus Rh + dans la circulation sanguine d'une mère Rh –. Il est donc indispensable d'injecter du sérum anti-D chez toute femme Rh – lors de l'accouchement ou lors de tout saignement pendant la grossesse. Cette injection évite à l'organisme de la mère de fabriquer des anticorps anti-D qui pourraient alors provoquer une réaction immunitaire lors d'une grossesse future d'un bébé Rh +.

La compatibilité Rhésus doit être respectée au même titre que la compatibilité ABO car le risque d'immunisation est important.

Autres systèmes d'antigènes

Aux côtés des systèmes ABO et Rhésus, il existe d'autres systèmes d'antigènes. Le plus important d'entre eux est le système Kell (caractérisé par la présence ou l'absence de l'antigène K). Les autres sont de moindre importance, comme les systèmes Duffy, Kidd, Lewis, etc.

Les règles de compatibilité Rhésus et Kell sont :
- **pas de transfusion de sang Rh + à un patient Rh – ;**
- **respect du phénotype Rhésus et Kell, surtout pour les femmes en âge de procréer et les patients polytransfusés.**

Agglutinines irrégulières

Les agglutinines irrégulières sont des anticorps dirigés contre les antigènes des systèmes Rhésus, Kell, Duffy, Lewis, etc.

La recherche de ces agglutinines irrégulières (RAI) est obligatoire avant toute transfusion (elle doit dater de moins de 72 heures) et permet d'éviter les réactions transfusionnelles dues à ces anticorps. Lorsque la recherche de RAI est positive, il faut utiliser du sang compatibilisé pour accroître la sécurité transfusionnelle.

Complications de la transfusion

Complications immunologiques

▶ Hémolyse aiguë

- Accident grave, potentiellement mortel, lié à l'incompatibilité ABO entre le sang du donneur et celui du receveur.
- Les symptômes surviennent dans les premières minutes de la transfusion et se caractérisent par une sensation de malaise, des douleurs diffuses, de la fièvre et des frissons, puis rapidement apparaissent les signes de choc.
- En urgence : interrompre la transfusion et prévenir le médecin.
- Le traitement est essentiellement symptomatique.

▶ Hémolyse retardée

- Tableau apparaissant en général plusieurs jours après la transfusion et se caractérisant essentiellement par un ictère et une inefficacité de la transfusion.
- Accident en général non grave et lié à une agglutinine irrégulière passée inaperçue.

▶ Syndrome frisson-hyperthermie

- Tableau associant de la fièvre et des frissons au décours de la transfusion.
- Syndrome est assez fréquent, notamment lors de la transfusion de plaquettes ou de plasma.
- L'évolution est toujours favorable. Le syndrome peut être prévenu par l'administration au préalable d'antihistaminique, voire de glucocorticoïde.

▶ Manifestations allergiques

- Tableau associant essentiellement prurit et érythème.
- Manifestations fréquentes lors de la transfusion de plaquettes ou de plasma, elles peuvent être prévenues par l'administration au préalable d'antihistaminique, voire de glucocorticoïde.

Complications infectieuses

▌ **Choc septique**

- Très grave, pronostic vital engagé.
- Lié soit à une bactériémie chez le donneur lors du prélèvement, soit à une faute d'asepsie lors du don, soit à de mauvaises conditions de conservation des produits sanguins.
- Arrêter immédiatement la transfusion et prévenir le médecin pour débuter le traitement en urgence.

▌ **Transmission de maladies virales**

- Risque très faible : il s'agit essentiellement des hépatites B et C, et du VIH.
- Ce risque est prévenu d'une part par la sélection des donneurs, le dépistage de l'infection dans le sang des donneurs, et enfin par l'utilisation de produits d'inactivation virale.

▌ **Transmission de maladies parasitaires**

- Risque très faible : il s'agit essentiellement du paludisme.
- Ce risque est prévenu par la sélection des donneurs.

Complications de surcharge

▌ **Surcharge volémique**

Elle est liée à une transfusion souvent trop rapide notamment chez le sujet âgé ou insuffisant cardiaque. Le tableau est alors celui d'un œdème pulmonaire.

▌ **Hémochromatose post-transfusionnelle**

Complication tardive chez des patients polytransfusés liée à une accumulation de fer dans les tissus et pouvant se traduire par une cirrhose ou une insuffisance cardiaque.

En pratique clinique

1. Bilan avant transfusion

- Présence d'une carte de groupe sanguin valide :
  - deux déterminations du groupe ABO et rhésus sur deux prélèvements différents, avant toute transfusion ;
  - phénotypage plus large obligatoire chez les femmes non ménopausées, chez les sujets avec une RAI positive et chez les sujets polytransfusés.

- Résultat des RAI datant :
  - de moins de 72 heures avant la transfusion chez les patients aux antécédents de transfusion, de grossesse ou de transplantation ;
  - de moins de 21 jours dans les autres cas.
- Présence du dossier transfusionnel du patient avec les étiquettes du patient.
- Les sérologies prétransfusionnelles ne sont plus obligatoires (sérologies VIH, hépatite B et C, et transaminases).

Règles de prélèvement pour la détermination du groupe sanguin

- Vérification de l'identité : nom, prénom et date de naissance (déclinés par le patient).
- Étiquetage du tube au lit du malade.
- Règles des deux déterminations : deux prélèvements différents effectués par deux personnes différentes.

En cas d'urgence vitale

- Réalisation des prélèvements avant la transfusion.
- Transfusion immédiate par du sang O négatif sans attendre le résultat du groupage.

2. Vérifications à réception des produits sanguins labiles

- Respect de la chaîne du froid pendant le transport entre l'Établissement français du sang (EFS) et le service où aura lieu la transfusion.
- Concordance entre le produit commandé et celui reçu.
- Concordance entre l'identité du patient, la prescription de PSL nominative et la carte de groupe sanguin.
- Bonne conservation des produits avant la mise en œuvre de la transfusion : à conserver au froid et transfusion dans les 6 heures pour les culots globulaires et le plasma, transfusion dès l'arrivée pour les plaquettes.

3. Vérifications au lit du malade

- Contrôle de la validité de la carte de groupe et des résultats des RAI.
- Réalisation du contrôle prétransfusionnel ultime (CPU), obligatoire, par l'infirmier(ère) qui va réaliser la transfusion (*cf.* ci-dessous).

4. Contrôle prétransfusionnel ultime

Ce contrôle est obligatoire et doit être effectué au lit du malade par l'infirmier(ère) qui va réaliser la transfusion.

- Vérification de la concordance entre l'identité du patient et celle mentionnée sur la carte de groupe.
- Vérification de la concordance entre le groupe mentionné sur la carte de groupe et celui mentionné sur la poche de sang.
- Réalisation de la réaction de Beth Vincent qui permet de vérifier le groupe ABO du sang du patient et de la poche de sang.

5. Mise en route de la transfusion

À l'aide du perfuseur dédié (filtre antiagrégats) et de la tubulure, en transfusant lentement au début.

6. Surveillance en cours de perfusion

- Au lit du malade pendant les 10 premières minutes (période de survenue des accidents graves).
- Contrôle des constantes régulièrement pendant toute la transfusion (pouls, PA).
- Signalement de tout incident pendant la transfusion (appel immédiat du médecin et du centre de transfusion).

7. Après transfusion

- Remplir la fiche transfusionnelle.
- Remplir la fiche d'hémovigilance s'il y a lieu.

235. Produits sanguins labiles

Les produits sanguins labiles (PSL) ne sont pas des médicaments à proprement parler, mais des produits sanguins pour transfusion; ils ne sont pas gérés par la pharmacie, mais par l'Établissement français du sang (EFS).

Concentrés globulaires

Ils sont utilisés en cas d'anémie.

Concentré globulaire standard

- Durée de conservation : 42 jours.
- Ce produit contient une grande quantité de leucocytes et de plaquettes du donneur.

Concentré globulaire déleucocyté

- Dans ce produit, la quasi-totalité des leucocytes a été éliminée.
- Indications principales :
  - chez les patients immunisés (anticorps anti-HLA +);
  - pour éviter l'immunisation HLA chez les patients polytransfusés ou en attente de transplantation.

Concentré globulaire déplasmatisé

- Dans ce produit, la quasi-totalité des protéines plasmatiques résiduelles a été éliminée.
- Indication principale : en présence d'une immunisation vis-à-vis de certaines protéines plasmatiques.

Concentré globulaire phénotypé

- Il s'agit de concentrés immunologiquement sélectionnés au-delà de la simple détermination ABO et Rhésus (phénotypage étendu aux systèmes Rhésus et Kell).
- Indications principales :
  - pour les femmes en âge de procréer et les patients polytransfusés;
  - pour éviter les accidents transfusionnels chez les patients immunisés.

Concentré globulaire compatibilisé

- Il s'agit de concentrés immunologiquement sélectionnés de façon personnalisée pour le receveur. Les CG sont testés vis-à-vis du sérum du patient.
- Indication principale : chez les patients ayant des RAI positives.

Concentré globulaire irradié

- L'irradiation rend les lymphocytes du donneur incapable de développer une réaction du greffon contre l'hôte.
- Indication principale : chez les patients immunodéprimés (notamment après greffe de moelle).

Concentrés plaquettaires

Ils sont utilisés en cas de thrombopénie.

Concentré standard de plaquettes

Il est obtenu par mélange de plaquettes provenant de plusieurs donneurs. Ces culots contiennent de nombreux leucocytes de donneurs.

Autres types de concentrés plaquettaires

- Concentré de plaquettes d'aphérèse : obtenu à partir d'un seul donneur, ils permettent de réduire le risque d'immunisation.
- Concentré plaquettaire déleucocyté.
- Concentré plaquettaire phénotypé.
- Concentré plaquettaire déplasmatisé.

Plasma frais congelé (PFC)

Utilisé notamment en cas d'hémorragie massive ou de coagulation intravasculaire disséminée (CIVD), on lui préfère aujourd'hui l'utilisation de plasma viro-inactivé obtenu après mélange de plusieurs dons de plasma soumis à l'action de produits virucides.

236. Rôle de l'infirmier(ère) en urologie

Soins relationnels

- L'appareil urinaire étant une partie du corps situé dans la sphère intime et liée aux fonctions sexuelles, l'infirmier(ère) doit être très attentif à la notion de pudeur, notamment en cas de patient de sexe opposé.
- Être à l'écoute des retentissements des troubles de la miction et/ou de l'incontinence sur la qualité de vie, aussi bien chez l'homme que la femme.
- Chez les patients de sexe masculin, ne pas minimiser l'impact des troubles érectiles sur le bien-être physique et psychologique.

Accompagnement du patient

- Adopter une distance professionnelle et pleine de tact lors des soins de l'appareil urinaire tant chez l'homme que chez la femme (en particulier lors des sondages urinaires).
- Percevoir l'angoisse suscitée par les examens exploratoires de la prostate et être en capacité de rassurer le patient en lui apportant des informations claires et compréhensibles sur les modalités des examens, les délais des résultats et, en relais du chirurgien urologue, sur les différentes thérapeutiques possibles.
- Être en mesure d'expliquer les mesures préventives relatives aux infections urinaires basses (cystites) récidivantes chez la femme.
- Informer, en relais du chirurgien urologue, sur les conséquences postopératoires de la chirurgie de la prostate ou de la vessie, à court et long terme, en fonction de la technique utilisée ; évoquer les mesures thérapeutiques existantes pour traiter la plupart de ces conséquences.

Soins techniques

- Toute pose de sonde urinaire (« à demeure » ou pour un « va-et-vient ») est un soin stérile aussi bien chez l'homme que chez la femme.
- Respecter le système clos « sonde urinaire et poche de recueil des urines » en ne désadaptant pas l'un de l'autre pour garantir la non-contamination du tractus urinaire.

- La première pose de sonde urinaire chez un homme est un acte médical (article R. 4311-10 du Code de la santé publique).
- Dans le cadre de la surveillance postopératoire nécessitant un lavage vésical continu par l'intermédiaire d'une sonde à 3 ou 4 voies, effectuer un bilan précis des « entrées » et des « sorties » des liquides utilisés pour le lavage, en tenant compte également de la diurèse du patient.
- Surveiller la coloration des liquides recueillis (plus ou moins sanglants) et détecter tout risque de « caillotage ».
- Procéder si nécessaire à un « décaillotage » selon protocole de service en respectant des mesures d'asepsie rigoureuses.

237. Rôle de l'infirmier(ère) en néphrologie

Soins relationnels

Le soin relationnel est un élément primordial de la prise en soins :

- au cours de l'étape diagnostique de toute pathologie rénale souvent asymptomatique, ce qui peut déstabiliser le patient lors de l'annonce d'un diagnostic, parfois irréversible ;
- pour obtenir la coopération du patient lors d'examens invasifs (p. ex. : ponction rénale) ou non (p. ex. : recueil de la diurèse sur 24 heures) ;
- dans le cadre de l'insuffisance rénale terminale qui entraîne un changement important et durable des habitudes de vie du patient, en le confrontant à des traitements itératifs et contraignants (dialyse péritonéale, hémodialyse) ;
- en cas de transplantation rénale qui nécessite la prise d'un traitement immunosuppresseur à vie, associée à une surveillance médicale et biologique régulière.

Accompagnement du patient

- Tenir compte de la chronicité de la pathologie et des différents états psychologiques du patient : déni, désintérêt, surinvestissement, dépression, acceptation, etc.
- Comprendre la difficulté des patients à respecter certaines modalités d'hygiène de vie : restriction hydrique, interdiction de consommer certains aliments riches en potassium (chocolat, bananes, etc.), recommandation de consommer des fruits frais en quantité modérée (cerises, raisins, etc.).
- Donner des conseils diététiques concrets et adaptés au mode de vie du patient en lien avec sa pathologie :
  - limiter l'apport en protides dans l'insuffisance rénale modérée ou terminale sans traitement de suppléance ;
  - augmenter l'apport en protides dans l'insuffisance rénale terminale avec traitement de suppléance (dialyse).

Soins techniques

- Chez les patients ayant une lithiase urinaire, entraînant une douleur paroxystique, participer à une prise en charge de la douleur par l'administration de traitements antalgiques (AINS, paracétamol, antispasmodique) et par l'évaluation de la douleur avant et après l'administration médicamenteuse.

- Chez les patients dialysés, l'accueil infirmier avant une séance de dialyse permet d'évaluer l'état clinique global du patient, la prise de poids en interséance, l'état local de la voie d'abord pour le traitement de suppléance (cathéter péritonéal, fistule artérioveineuse, cathéter tunnellisé); le branchement, débranchement et la surveillance d'une séance de dialyse relèvent du rôle propre infirmier.

238. Traitements de l'hypertrophie bénigne de la prostate : alphabloquants

Objectif(s) du traitement

Améliorer les troubles mictionnels des hommes souffrant d'une hypertrophie bénigne de la prostate.

Propriété(s)

- Ouverture du col de la vessie.
- Aucun effet sur la taille de la prostate.

Mécanisme(s) d'action

Blocage des récepteurs alpha-1 adrénergiques au niveau de la vessie (trigone), de l'urètre et de la prostate.

Principaux médicaments

DCI (spécialité)	Forme galénique et dosage	Voie	Posologie usuelle
Alfuzosine (Xatral®, Xatral LP®)	Cp. 2,5 mg	*Per os*	2,5 mg × 3/j
	Cp. LP 10 mg	*Per os*	10 mg × 1/j
Tamsulosine (Omix LP®, Mecir LP®, Josir LP®)	Gél. 0,4 mg	*Per os*	0,4 mg/j
Silodosine (Urorec®, Silodyx®)	Gél. 4 ou 8 mg	*Per os*	8 mg/j
Doxazosine (Zoxan LP®)	Cp. 4 ou 8 mg	*Per os*	4 mg/j

Indications

Hypertrophie bénigne de la prostate de modérée à sévère.

Contre-indications

- Hypersensibilité au principe actif ou à l'un des excipients.
- Insuffisance hépatique sévère.
- Association aux inhibiteurs de la PDE-5 (sildénafil, etc.).

Principaux effets indésirables

- Étourdissements.
- Hypotension orthostatique, voire rarement syncope.
- Troubles digestifs.
- Céphalées.
- Somnolence.
- Éjaculation rétrograde.

En pratique clinique

Conduite du traitement

Traitement de fond, quotidien.

Surveillance

- Prostate : dosage du PSA et toucher rectal (geste médical) tous les ans.
- Hypotension orthostatique (notamment chez le sujet âgé et le sujet sous antihypertenseur) avec risque de chute (mise en décubitus immédiate); moindre avec la silodosine (alphabloquant de dernière génération).

Modalités d'administration

Traitement *per os*, de préférence le soir après le repas pour les formes LP.

À éviter

Prendre le traitement en cas d'hypotension orthostatique connue.

Conseils au patient/à la famille

- Passer avec prudence de la position allongée à la position debout en raison du risque d'hypotension orthostatique.
- Prévenir le patient de la possibilité d'une éjaculation rétrograde (diminution du volume du sperme) et de son caractère réversible en cas d'arrêt du traitement.

239. Traitements de l'hypertrophie bénigne de la prostate : inhibiteurs de la 5-alpha-réductase

Objectif(s) du traitement

Améliorer les troubles mictionnels des hommes souffrant d'une hypertrophie bénigne de la prostate.

Propriété(s)

- Diminution du volume de la glande prostatique.
- Antiandrogènes.

Mécanisme(s) d'action

Inhibition de l'enzyme permettant la transformation de la testostérone en dihydrotestostérone (hormone active intraprostatique à l'origine de son développement).

Principaux médicaments

DCI (spécialité)	Forme galénique et dosage	Voie	Posologie usuelle
Finastéride (Chibro-Proscar®)	Cp. 5 mg	*Per os*	5 mg/j
Dutastéride (Avodart®)	Caps. molle 0,5 mg	*Per os*	0,5 mg/j
Association avec un alphabloquant			
Dutastéride + tamsulosine (Combodart®)	Gel. 0,5/0,4 mg	*Per os*	1 gél./j

239

Indications

- Traitement des symptômes modérés à sévères de l'hypertrophie bénigne de la prostate (HBP).
- Réduction du risque de rétention aiguë d'urine et de chirurgie chez les patients ayant des symptômes modérés à sévères de l'HBP.

Contre-indications

- Allergie au principe actif.
- Insuffisance hépatique sévère.

Principaux effets indésirables

- Dysfonction érectile.
- Baisse de la libido.
- Douleur testiculaire.
- Gynécomastie.
- Baisse de l'humeur.

En pratique clinique

Conduite du traitement

- Traitement de fond, quotidien.
- Association possible aux alphabloquants (mécanisme synergique) : dutastéride + tamsulosine (Combodart®).
- Efficacité clinique retardée, après 6 mois de traitement environ.

Surveillance

- Prostate : dosage du PSA et toucher rectal (geste médical) tous les ans.
- Être attentif aux dires du patient concernant une éventuelle baisse de la libido.

Modalités d'administration

- Les capsules peuvent être prises au cours ou en dehors des repas.
- Les capsules doivent être avalées entières et ne doivent pas être mâchées ou ouvertes car le contact avec leur contenu peut entraîner une irritation de la muqueuse oropharyngée.

Conseils au patient/à la famille

Ne pas hésiter à aborder le sujet avec le personnel soignant d'éventuels dysfonctionnements de l'activité sexuelle.

240. Traitements de l'hypertrophie bénigne de la prostate : extraits de plantes

Objectif(s) du traitement

Améliorer les troubles mictionnels des hommes souffrant d'une hypertrophie bénigne de la prostate modérément symptomatique.

Propriété(s)

Lutte contre l'inflammation locale de l'adénome de la prostate.

Mécanisme(s) d'action

Mal connu : effet antiandrogène et antiœdémateux au niveau de la prostate.

DCI (spécialité)	Forme galénique et dosage	Voie	Posologie usuelle
Serenoa repens « palmier de Floride » (Permixon®)	Gél. 160 mg	*Per os*	160 mg × 2/j
Prunus africanus « prunier d'Afrique » (Tadenan®)	Gél. 50 mg	*Per os*	50 mg × 2/j

Principaux médicaments

Indications

Traitement des troubles mictionnels modérés liés à l'hypertrophie bénigne de la prostate.

Contre-indications

Hypersensibilité à la substance active où à l'un des excipients.

240

Principaux effets indésirables

- Céphalées.
- Douleurs abdominales.
- Nausées.

En pratique clinique

Conduite du traitement

- Traitement de fond, quotidien, sans interruption, par cures de 6 à 8 semaines.
- Observance très importante car maladie chronique.

Modalités d'administration

Traitemen *per os* matin et soir : au cours des repas (Permixon®) ou avant les repas (Tadenan®).

À éviter

Utiliser en combinaison avec d'autres traitements de l'hypertrophie bénigne de la prostate.

241. Antispasmodiques urinaires

Objectif(s) du traitement

Diminution de l'hyperactivité vésicale (amplitude et fréquence des contractions vésicales).

Propriété(s)

- Antispasmodiques.
- Anticholinergiques.

Mécanisme(s) d'action

Inhibition des récepteurs muscariniques à l'acétylcholine, impliqués dans la contraction du détrusor.

Principaux médicaments

DCI (spécialité)	Forme galénique et dosage	Voie	Posologie usuelle
Oxybutinine (Ditropan®, Driptane®)	Cp. séc. 5 mg	*Per os*	2,5 à 5 mg × 3/j
Trospium (Ceris®)	Cp. 20 mg	*Per os*	20 mg × 2/j
Solifénacine (Vesicare®)	Cp. 5 ou 10 mg	*Per os*	5 à 10 mg × 1/j

Indications

Incontinence urinaire par instabilité vésicale.

Contre-indications

- Glaucome aigu.
- Rétention aiguë d'urine par adénome de prostate.
- Occlusion intestinale, atonie intestinale.
- Insuffisance rénale.

- Insuffisance hépatique sévère.
- Grossesse et allaitement.
- Enfant < 5 ans.
- Précaution d'emploi : association aux anticholinestérasiques du traitement de la maladie d'Alzheimer (effet antagoniste) ou aux autres médicaments anticholinergiques (potentialisation des effets indésirables).

Principaux effets indésirables

- Céphalées, somnolence.
- Effets anticholinergiques :
  - bouche sèche ;
  - constipation ;
  - troubles de l'accommodation ;
  - tachycardie ;
  - confusion mentale, agitation ;
  - rétention aiguë d'urine ;
  - glaucome.

En pratique clinique

Conduite du traitement

Traitement chronique au long cours.

Surveillance

- Surveillance des effets anticholinergiques (agitation, confusion mentale, vertiges), notamment chez le sujet âgé ou en cas d'association avec un autre médicament ayant un profil anticholinergique.
- Évaluation de l'observance (pouvant être altérée par la bouche sèche).

Modalités d'administration

Traitement *per os* (au cours ou en dehors des repas) en 2 à 3 prises/j.

Conseils au patient/à la famille

- Prévenir le patient de la possibilité d'avoir la bouche sèche, notamment après la prise :
  - ne pas stopper le traitement ;
  - favoriser la salivation avec du jus de citron ou des chewing-gums.
- Risque d'altération de la vigilance et de somnolence : attention lors de la conduite de véhicules ou à la manipulation de machines.

242. Traitements des troubles de l'érection : inhibiteurs de la phosphodiestérase de type 5

Objectif(s) du traitement

Renforcer la rigidité pénienne au cours de l'érection.

Propriété(s)

- Vasodilatateurs.
- Stimulation sexuelle indispensable.
- Effet en 30–60 minutes.

Mécanisme(s) d'action

Inhibition puissante de la phosphodiestérase de type 5, permettant un relâchement des fibres musculaires lisses et l'engorgement vasculaire des corps caverneux à l'origine de l'érection (uniquement en cas de stimulation sexuelle).

Principaux médicaments

DCI (spécialité)	Forme galénique et dosage	Voie	Posologie usuelle
Sildénafil (Viagra®)	Cp. 25, 50 ou 100 mg	*Per os*	25 à 100 mg avant un rapport sexuel
Tadalafil (Cialis®)	Cp. 2,5 ou 5 mg	*Per os*	5 mg en prise quotidienne (si plus de deux rapports/ semaine)
	Cp. 10 ou 20 mg	*Per os*	10 à 20 mg avant un rapport sexuel
Vardénafil (Levitra®)	Cp. 5, 10 ou 20 mg	*Per os*	5 à 10 mg avant un rapport sexuel
Avanafil (Spedra®)	Cp. 50, 100 ou 200 mg	*Per os*	50 à 200 mg avant un rapport sexuel

Indications

Dysfonction érectile organique.

Contre-indications

- Cardiopathie contre-indiquant toute activité sexuelle (angor instable, insuffisance cardiaque sévère, infarctus myocardique < 3 mois, troubles du rythme).
- AVC < 6 mois.
- Hypotension.
- Insuffisance rénale sévère.
- Insuffisance hépatique sévère.
- Association avec les inhibiteurs enzymatiques (CYP3A4), les alpha-bloquants ou les dérivés nitrés (dont la molsidomine, la trinitrine ou les poppers).

Principaux effets indésirables

- Hypotension.
- Céphalées.
- Flush facial.
- Vertiges.
- Priapisme.
- Troubles cardiovasculaires.
- Altération de la vision des couleurs (sildénafil).

En pratique clinique

Conduite du traitement
- Traitement ponctuel à la demande.
- Traitement de fond quotidien si plus de deux usages prévus par semaine (tadalafil 2,5 et 5 mg).

Surveillance
- Bilan cardiologique et ophtalmologique initial indispensable (notamment chez un sujet de plus de 50 ans, fumeur ou avec d'autres facteurs de risque cardiovasculaire).
- Apprécier l'érection à l'aide de l'interrogatoire et du score IIEF-5 (*International Index of Erectile Function*).

Modalités d'administration
- Traitement *per os* à prendre 30 à 60 minutes avant l'activité sexuelle (à jeun pour le sildénafil, sinon effet retardé).

- Tadalafil 2,5 et 5 mg : traitement quotidien à prendre le matin.

À éviter

Repas gras, boissons alcoolisées.

Conseils au patient

- Rappeler au patient et au partenaire qu'une stimulation sexuelle est indispensable pour que le médicament soit efficace et que la rigidité érectile s'installe.
- Utiliser avec prudence chez les conducteurs et utilisateurs de machines (vertiges, troubles visuels, etc.).

243. Traitements des troubles de l'érection : analogues de la prostaglandine E1

Objectif(s) du traitement

Renforcer la rigidité pénienne au cours de l'érection.

Propriété(s)

- Distension des corps caverneux favorisant un afflux de sang local.
- Stimulation sexuelle non indispensable.
- Effet en 5–10 minutes.

Mécanisme(s) d'action

Analogue de la prostaglandine E1 permettant une relaxation vasculaire locale et un relâchement des fibres musculaires lisses entraînant une érection.

Principaux médicaments

DCI (spécialité)	Forme galénique et dosage	Voie	Posologie usuelle
Alprostadil (Edex®, Caverject®)	Poudre pour sol. inject. 10 ou 20 µg	Intracaverneuse	5 à 20 µg avant rapport sexuel

Indications

Dysfonction érectile organique en cas d'échec des traitements par inhibiteurs de la phosphodiestérase de type 5, en cas de diabète ou en cas de prostatectomie.

Contre-indications

- Cardiopathie contre-indiquant toute activité sexuelle (angor instable, insuffisance cardiaque sévère, infarctus myocardique < 3 mois, troubles du rythme).

Méga Guide Pharmaco Infirmier

243

- Prédisposition au priapisme (drépanocytose, myélome, leucémie, courbure de verge).
- Patient dont la partenaire est enceinte.
- Hypersensibilité connue aux prostaglandines.

Principaux effets indésirables

- Priapisme.
- Douleur, hématome, voire fibrose au point d'injection.
- Douleur pénienne pendant l'érection.
- Hypotension artérielle.
- Céphalées, étourdissements.

En pratique clinique

Conduite du traitement

- Traitement ponctuel à la demande.
- Apprentissage des injections en centre spécialisé.

Surveillance

Consultation régulière pour apprécier l'amélioration.

Modalités d'administration

- Injection intracaverneuse en auto-injection par le patient.
- Décubitus dans les 30 minutes suivantes.
- Débuter à demi-dose, puis augmenter progressivement lors des administrations suivantes pour trouver la dose idéale.

À éviter

- Administrer la dose complète de la seringue lors de la 1re utilisation.
- Administrer plus d'une injection/j et de 2 injections/semaine.

Conseils au patient

- Consulter un médecin aux urgences en cas de priapisme et d'érection prolongée > 3 heures.
- Utiliser avec prudence chez les conducteurs et utilisateurs de machines (vertiges).
- Conservation à moins de + 25 °C.

244. Traitement de l'éjaculation précoce : inhibiteur sélectif de la recapture de la sérotonine (ISRS)

Objectif(s) du traitement

Allongement du délai éjaculatoire.

Propriété(s)

Inhibiteur spécifique de la recapture de la sérotonine.

Principaux médicaments

DCI (spécialité)	Forme galénique et dosage	Voie	Posologie usuelle
Dapoxétine (Priligy®)	Cp. 30 ou 60 mg	*Per os*	1 cp. avant l'activité sexuelle

Indications

Éjaculation rapide (temps de pénétration <2 minutes entraînant une souffrance personnelle importante chez un ou les deux partenaires).

Contre-indications

- Allergie.
- Affections cardiaques (insuffisance cardiaque, cardiopathie ischémique, trouble du rythme, valvulopathie).
- Antécédent de manie ou dépression sévère.
- Insuffisance hépatique.
- Traitement concomitant par un antidépresseur ou par un inhibiteur enzymatique.

Méga Guide Pharmaco Infirmier

244

Principaux effets indésirables

- Allergie cutanée.
- Troubles digestifs (nausées, vomissements).

En pratique clinique

Conduite du traitement

- Information et conseils sexologiques nécessaires lors de la prescription du traitement.
- Traitement à prendre ponctuellement avant un rapport sexuel; pas de traitement en continu.
- Traitement permettant un délai éjaculatoire multiplié par 2 ou 3.

Modalités d'administration

Prise d'un comprimé 1 à 3 heures avant l'activité sexuelle.

Conseils au patient/à la famille

- Information et conseils sexologiques nécessaires lors de la prescription du traitement par le médecin.
- Informer sur la prise au maximum d'un comprimé par 24 heures, et pas de prise en continu.

245. Agonistes et antagonistes de la LH-RH

Objectif(s) du traitement

Prise en charge palliative des cancers localement avancés ou métastatiques.

Propriété(s)

- Antiandrogéniques.
- Castration chimique.
- Action centrale.

Mécanisme(s) d'action

Blocage de l'axe hormonal hypothalamo-hypophysaire par inhibition directe (antagoniste) ou rétrocontrôle négatif (agoniste) entraînant un arrêt de la sécrétion testiculaire de testostérone.

Principaux médicaments

DCI (spécialité)	Forme galénique et dosage	Voie	Posologie usuelle
Agonistes de la LH-RH			
Triptoréline (Décapeptyl LP®)	Poudre pour sol. inject. 11,25 ou 22,5 mg	IM	11,25 mg tous les 3 mois ou 22,5 mg tous les 6 mois
Leuproréline (Énantone LP®)	Poudre pour sol. inject. LP 11,25 ou 30 mg	SC IM	11,25 mg tous les 3 mois ou 30 mg tous les 6 mois
Leuproréline (Eligard LP®)	Poudre pour sol. inject. LP 22,5 ou 45 mg	SC	22,5 mg tous les 3 mois ou 45 mg tous les 6 mois
Antagonistes de la LH-RH			
Firmagon (Degarelix®)	Poudre pour sol. inject. 80 ou 120 mg	SC	Initiation 2 fois 120 mg, puis entretien 80 mg/mois

Méga Guide Pharmaco Infirmier

245

Indications

- Cancer de la prostate localement avancé ou métastatique ou à haut risque.
- Endométriose (sauf firmagon).

Contre-indications

Hypersensibilité au produit ou à l'un des excipients.

Principaux effets indésirables

- Bouffées de chaleur.
- Céphalées.
- Malaises.
- Fatigue.
- Irritation locale au niveau du point d'injection.
- Diminution de la libido, trouble de l'érection.
- Dépression.
- Sensibilité mammaire, gynécomastie.
- Prise de poids.
- Altération cognitive.

En pratique clinique

Conduite du traitement

- Traitement de fond.
- Privilégier les formes LP tous les 6 mois (meilleure observance).

Surveillance

- Surveillance biologique : PSA, testostérone totale et libre.
- Avant initiation du traitement : NFS, glycémie à jeun, cholestérol total, triglycérides, vitamine D.

Modalités d'administration

- Injection SC ou IM selon les spécialités.
- Privilégier la voie SC par rapport à l'IM si le patient est sous anticoagulant.

Conseils au patient

- Prévenir le patient des symptômes de la castration chimique (andropause).
- Si l'évolution de la maladie le permet, possibilité d'un traitement hormonal intermittent alternant des phases *on* (sous traitement) et *off* (sans traitement) permettant de diminuer les effets indésirables.

246. Antiandrogènes

Objectif(s) du traitement

Prise en charge palliative des cancers localement avancés ou métastatiques de la prostate.

Propriété(s)

- Antiandrogéniques.
- Castration chimique (suppression androgénique).
- Action périphérique.

Mécanisme(s) d'action

Blocage des récepteurs aux androgènes sur la prostate (effet antiandrogénique).

Principaux médicaments

DCI (spécialité)	Forme galénique et dosage	Voie	Posologie usuelle
Antiandrogènes non stéroïdiens			
Nilutamide (Anandron®)	Cp. 50 ou 150 mg	*Per os*	300 mg/j pendant 4 semaines, puis 150 mg/j en traitement d'entretien
Bicalutamide (Casodex®)	Cp. 50 mg	*Per os*	50 mg/j
Enzalutamide (Xtandi®)	Caps. molle 40 mg	*Per os*	160 mg/j en 1 prise
Antiandrogènes stéroïdiens			
Abiratérone (Zytiga®)	Cp. 250 mg	*Per os*	1 000 mg/j en 1 prise, associé à 10 mg de prednisolone

Indications

Cancer de la prostate localement avancé, métastatique ou à haut risque :
- en initiation de traitement avec coprescription d'un agoniste de la LH-RH (nilutamide, bicalutamide) ;

Méga Guide Pharmaco Infirmier

- en cas de réascension du PSA après traitement de première ligne par un agoniste de la LH-RH (abiratérone et enzalutamide).

Contre-indications

Hypersensibilité à la substance active ou à l'un des excipients.

Principaux effets indésirables

- Bouffées de chaleur.
- Prurit.
- Fatigue.
- Prise de poids.
- Diminution de la libido, trouble de l'érection, dépression.
- Sensibilité mammaire, gynécomastie.
- Troubles de la vision des couleurs et troubles de l'accommodation dans l'obscurité (nilutamide).
- Nausées, vomissements.
- Hépatite.
- Altération cognitive.

En pratique clinique

Conduite du traitement

Traitement en continu soit en monothérapie (abiratérone, enzalutamide) ou en association avec injection d'un agoniste de la LH-RH (nilutamide, bicalutamide).

Surveillance

- Surveillance biologique : PSA, testostérone totale et libre.
- En cas d'association à des glucocorticoïdes (pour l'abiratérone) : glycémie (risque de diabète), ionogramme, calcémie.
- Évaluation de l'observance au long cours.

Modalités d'administration

- Administration *per os* en 1 prise/j.
- Abiratérone : administration au cours d'un repas.

Conseils au patient

- Prévenir le patient des symptômes de la castration chimique (andropause).
- Informer le patient de la possibilité d'interruption des antiandrogènes, en fonction de l'évolution de la maladie.

247. Instillations intravésicales

Objectif(s) du traitement

Prévenir la récidive et la progression des tumeurs de la vessie.

Propriété(s)

- Antitumorales.
- BCG : immunostimulant.
- Mitomycine C : cytostatique (alkylant).

Mécanisme(s) d'action

BCG

Immunothérapie endovésicale entraînant une inflammation locale permettant de stimuler l'immunité locale contre les cellules tumorales.

Mitomycine C

Chimiothérapie endovésicale aux propriétés antitumorales.

Principaux médicaments

DCI (spécialité)	Forme galénique et dosage	Voie	Posologie usuelle
Immunostimulants			
BCG (BCG Medac®, Oncotice®)	Poudre pour susp. intravésicale	Instillation par voie intravésicale *via* une sonde	Induction 1 instillation/semaine pendant 6 semaines, puis entretien 1 instillation tous les 6 mois pendant au moins 1 an
Alkylants			
Mitomycine C (Amétycine®)	Poudre pour sol. intravésicale 40 mg	Instillation par voie intravésicale *via* une sonde	Induction 1 instillation/semaine pendant 8 semaines, puis entretien à définir au cas par cas

Méga Guide Pharmaco Infirmier

Indications

- Tumeur de la vessie n'infiltrant pas le muscle.
- Adjuvant post-résection endoscopique.

Contre-indications

BCG

- Tuberculose active.
- Fièvre.
- Immunodépression (notamment traitement immunosuppresseur).
- Infection urinaire évolutive.
- Hématurie dans les jours précédant l'instillation.

Mitomycine C

- Allergie.
- Grossesse et allaitement.
- Insuffisance rénale.
- Vaccin contre la fièvre jaune.

Principaux effets indésirables

BCG

- Fièvre pendant 48 heures.
- Signes fonctionnels urinaires (cystite, cystalgies, dysurie).
- Infections urogénitales.
- Infection disséminée par le BCG (BCGite).

Mitomycine C

- Toxicité hématologique.
- Prurit.
- Alopécie.
- Troubles digestifs.

En pratique clinique

Conduite du traitement

- Traitement d'induction hebdomadaire pendant 6 à 8 semaines, puis traitement d'entretien.
- Débuter le traitement 1 mois après la résection endoscopique.

Surveillance

- Avant instillation : ECBU, détection d'hématurie par BU, interrogatoire ciblé du patient (fièvre, signes locaux d'irritation); reporter l'instillation en cas d'infection.
- Après l'instillation :
  - hématurie en cas d'instillation traumatique;
  - BCG : surveillance de l'irritation vésicale et traitement antispasmodique si nécessaire; réaction allergique;
  - mitomycine C : surveillance rénale et hématologique (toxicité retardée).

Modalités d'administration

- Voie endovésicale en structure de soins adaptés, effectuée par le médecin ou, par délégation, par du personnel infirmier dédié formé et entraîné à ces pratiques.
- Temps de contact avec la vessie d'au moins 1 heure.
- Mitomycine C : la reconstitution et la préparation des solutions pour perfusion doivent être effectuées par la pharmacie à usage intérieur de l'établissement (cytostatique).
- BCG : préparé par les infirmier(ère)s selon protocole spécifique et administré sur site.

À éviter

Instiller en cas de blessure de l'arbre urinaire au cours de l'introduction de la sonde vésicale.

Conseils au patient/à la famille

Première miction post-instillation faite en milieu médicalisée dans des toilettes dédiées.

248. Antibiotiques urinaires

Objectif(s) du traitement

Traiter la cystite (infection urinaire basse).

Propriété(s) et mécanisme(s) d'action

Antibiotiques.

Principaux médicaments

DCI (spécialité)	Forme galénique et dosage	Voie	Posologie usuelle
Fosfomycine (Monuril®, Uridoz®)	Granulés pour sol. buv. 3 g	*Per os*	1 sachet en dose unique
Nitrofurantoïne (Furadantine®)	Gél. 50 mg	*Per os*	100 mg × 3/j pendant 5 à 7 jours
Ciprofloxacine (Uniflox®)	Gél. 500 mg	*Per os*	500 mg (soit 1 gél.) en dose unique

Indications

Infection urinaire non compliquée de la vessie (cystite aiguë simple).

Contre-indications

- Hypersensibilité connue à l'un des antibiotiques.
- Insuffisance rénale sévère.
- Grossesse et allaitement (sauf fosfomycine).
- Patient de sexe masculin (nitrofurantoïne).

Principaux effets indésirables

- Nausées.
- Vomissements.
- Diarrhée.
- Nitrofurantoïne :
  – allergie ;
  – toxicité hépatique ou pulmonaire rare mais grave ;
  – coloration des urines.

En pratique clinique

Conduite du traitement
- Traitement «minute» (dose unique) en cas de cystite aiguë simple non compliquée et non récidivante (fosfomycine et ciprofloxacine).
- Fosfomycine : traitement «minute» de 1re intention.
- Nitrofurantoïne : traitement de 2e intention de 5 à 7 jours réservé aux femmes.

Surveillance

Disparition des symptômes urinaires, BU (ECBU non nécessaire en cas de forme non compliquée et non récidivante).

Modalités d'administration
- Administration *per os*.
- Fosfomycine : administration à jeun.
- Ciprofloxacine : administration au cours du repas.

Conseils au patient/à la famille

Conseils hygiéniques permettant de prévenir les récidives de cystite :
- hydratation abondante et régulière,
- miction post-coïtale,
- utilisation éventuelle de canneberge (cranberries) en continu (Cyscontrol®, Coliflush®) et au long cours en cas de cystites régulières.

249. Inhibiteurs de la calcineurine

Objectif(s) du traitement

Réduction des risques de rejet en cas de transplantation d'organe.

Propriété(s)

- Immunosuppresseurs.
- Inhibiteurs enzymatiques (CYP3A4).

Mécanisme(s) d'action

Inhibition de la calcineurine, permettant une diminution de la synthèse de l'interleukine 2 qui stimule la production lymphocytaire.

Principaux médicaments

DCI (spécialité)	Forme galénique et dosage	Voie	Posologie usuelle*
Tacrolimus (Prograf®)	Gél. 0,5, 1 ou 5 mg	*Per os*	0,2 mg/kg/j en 2 prises
Tacrolimus (Advagraf LP®)	Gél. LP 0,5, 1, 3 ou 5 mg	*Per os*	0,2 mg/kg/j en 1 prise
Ciclosporine (Néoral®)	Caps. molle 10, 25, 50 ou 100 mg	*Per os*	10 à 15 mg/kg/j en 2 prises

* Posologies initiales moyennes à adapter en fonction du délai post-transplantation, et du dosage sanguin (importantes variabilités inter et intra-individuelles).

Indications

- Transplantation rénale.
- Transplantation pulmonaire.
- Transplantation pancréatique.
- Transplantation intestinale.

Contre-indications

- Hypersensibilité.
- Grossesse, allaitement
- Néoplasie.

- Association aux diurétiques hyperkaliémiants, statines, anticonvulsivants, antituberculeux, amiodarone, inhibiteurs calciques, antifongiques, macrolides.
- Consommation de jus de pamplemousse.

Principaux effets indésirables

- Diabète.
- Hyperuricémie.
- Hyperlipidémie.
- Néphrotoxicité.
- Tremblements (tacrolimus).
- Alopécie, hypertrichose, hyperplasie gingivale (ciclosporine).
- Hépatite.
- Insuffisance rénale aiguë.
- Infections.

En pratique clinique

Conduite du traitement

- Traitement continu dont la posologie est progressivement réduite à distance de la transplantation.
- Posologie reposant sur l'évaluation clinique des signes de rejet et de la tolérance pour chaque patient, et sur le dosage des concentrations sanguines résiduelles de ces médicaments.

Surveillance

- Dosage sanguin (sang total) à prélever en «résiduel» (le matin avant la prise).
- Fonction rénale et hépatique.
- Surveillance de la PA :
  - prise de la PA tous les 15 jours pendant 2 mois, puis tous les mois ;
  - si diastolique >90 mmHg et/ou systolique >140 mmHg : nouveau contrôle 15 jours plus tard ;
  - si anomalie confirmée : diminuer dose de 20 à 50 % et/ou introduire un inhibiteur calcique (sauf nifédipine) ou un IEC ;
  - contrôle 15 jours plus tard : si persistance de l'anomalie tensionnelle, arrêter la ciclosporine.
- Surveillance de la créatininémie :
  - dosage tous les 15 jours pendant 2 mois, puis tous les mois ;
  - si augmentation à +30 % du taux de base : recontrôler 15 jours plus tard ;
  - si anomalie confirmée : diminuer la dose de ciclosporine de 1 mg/kg/j et contrôle de la créatininémie au bout de 1 mois ;

- si augmentation maintenue à +30 % de la valeur de base : arrêter la ciclosporine ; reprise lorsque créatinine normale ou maximum +10 % de la valeur de base.
- Épreuves fonctionnelles rénales au bout d'un an en cas de besoin de poursuivre le traitement.

Modalités d'administration

- Administration *per os* en 2 prises/j.
- Tacrolimus : administration en dehors des repas (1 heure avant ou 2 heures après).

À éviter

Automédication ou prise de nouveaux médicaments sans avoir informé sur la présence d'un traitement par inhibiteur de calcineurine (nombreuses interactions médicamenteuses).

Conseils au patient/à la famille

- Rester en lien permanent avec l'équipe de transplantation.
- Prendre le traitement aux mêmes moments de la journée pour essayer de respecter un rythme de 12 heures entre deux prises.
- Ne pas boire de jus de pamplemousse (risque de surdosage).
- Ne pas prendre d'automédication sans avis médical.

250. Inhibiteurs de mTOR

Objectif(s) du traitement
Réduction des risques de rejet en cas de transplantation d'organe.

Propriété(s)
- Immunosuppresseurs.
- Antiangiogéniques tumoraux.

Mécanisme(s) d'action
Inhibition de la mTOR entraînant une diminution de la formation des lymphocytes cytotoxiques.

Principaux médicaments

DCI (spécialité)	Forme galénique et dosage	Voie	Posologie usuelle*
Sirolimus (Rapamune®)	Cp. 0,5, 1 ou 2 mg Sol. buv. 1 mg/mL	*Per os*	2 mg 1 x/j
Évérolimus (Certican®)	Cp. 0,1, 0,25, 0,5 ou 0,75 mg	*Per os*	0,75 mg x/j

* Posologies initiales moyennes à adapter en fonction du délai post-transplantation, et du dosage sanguin (importantes variabilités inter et intra-individuelles).

Indications
- Transplantation rénale.
- Cancer du rein (évérolimus sous le nom Afinitor®).

Contre-indications
- Grossesse et allaitement.
- Allergie.
- Association à la ciclosporine, antifongiques et jus de pamplemousse.

Principaux effets indésirables
- Hypercholestérolémie et hypertriglycéridémie.
- Pneumopathie interstitielle.

- Toxicité hématologique (leucopénie, neutropénie, etc.).
- Aphtes buccaux.
- Neurotoxicité.
- Retard de cicatrisation, notamment postopératoire.
- Infections.

En pratique clinique

Conduite du traitement

- Traitement continu dont la posologie est progressivement réduite à distance de la transplantation.
- Posologie reposant sur l'évaluation clinique des signes de rejet et de la tolérance pour chaque patient, et sur le dosage des concentrations sanguines résiduelles de ces médicaments.

Surveillance

- Dosage sanguin à prélever en « résiduel » (le matin avant la prise).
- Surveillance biologique : ionogramme sanguin, créatininémie, glycémie, bilan hépatocellulaire, bilan d'hémostase, NFS, exploration d'une anomalie lipidique.

Modalités d'administration

Traitement *per os* en 2 prises/j.

Conseils au patient/à la famille

- Rester en lien étroit avec équipe de transplantation rénale.
- Prendre le traitement aux mêmes moments de la journée pour essayer de respecter un rythme de 12 heures entre 2 prises.
- Ne pas boire de jus de pamplemousse (risque de surdosage).
- Ne pas prendre d'automédication sans avis médical.

251. Antimétabolites

Objectif(s) du traitement
Réduction des risques de rejet en cas de transplantation d'organe.

Propriété(s)
Immunosuppresseurs.

Mécanisme(s) d'action
Inhibition de l'IMPDH, enzyme impliquée dans la synthèse des bases puriques de l'ADN, permettant un blocage de la prolifération cellulaire, et notamment des lymphocytes.

Principaux médicaments

DCI (Spécialité)	Forme galénique et dosage	Voie	Posologie usuelle
Mycophénolate mofétil (Cellcept®)	Gél. 250 mg Cp. 500 mg Sol. buv. 1 g/5 mL	*Per os*	2 g/j en 2 prises
Acide mycophénolique (Myfortic®)	Cp. 180 ou 360 mg	*Per os*	1 440 mg/j en 2 prises

La solution buvable de Cellcept® est à reconstituer par la pharmacie sous un isolateur de protection car le mycophénolate mofétil est génotoxique et tératogène.

Indications
Prévention des rejets aigus d'organe chez les patients avec allogreffe de rein, cœur ou foie.

Contre-indications
- Grossesse, allaitement.
- Allergie au principe actif.

Principaux effets indésirables

- Diarrhée.
- Toxicité hématologique (leucopénie, neutropénie, thrombocytopénie).
- Infections.
- Cancers cutanés et lymphomes.

En pratique clinique

Conduite du traitement

Traitement en continu.

Surveillance

- Bilan initial biologique et au cours du traitement (hebdomadaire puis bimensuel et mensuel) : NFS, urée, créatininémie, bilan hépatique.
- Avant le traitement : test de grossesse chez la femme en âge de procréer.
- Dosage des concentrations plasmatiques en plusieurs prélèvements (mini-AUC).

Modalités d'administration

- Traitement *per os* en 2 prises/j, au milieu des repas.
- Solution buvable à reconstituer par la pharmacie.

À éviter

- Exposition au soleil et aux UV.
- Écraser les comprimés, ouvrir les gélules ou reconstituer la solution : risque tératogène.

Conseils au patient/à la famille

- Préconiser une photoprotection en cas d'exposition au soleil.
- Informer les patientes sur le risque tératogène de ce médicament et sur la nécessité d'avoir une contraception adaptée.

252. Médicaments des troubles métaboliques : potassium

Objectif(s) du traitement

Rétablir une kaliémie normale.

Propriété(s)

- Cation très majoritairement intracellulaire.
- Rôle essentiel dans la repolarisation cardiaque (sortie de K^+).
- **Injectable : solution hypertonique à diluer (risque mortel si IV directe).**

Mécanisme(s) d'action

Substitution d'une perte rénale ou extrarénale de potassium.

Principaux médicaments

DCI (spécialité)	Forme galénique et dosage	Voie	Posologie usuelle
Chlorure de potassium (Diffu-K®)	Cp. LP 600 mg (soit 8 mmol)	*Per os*	10 à 50 mmol/j
Chlorure de potassium (Kaleorid LP®)	Cp. LP 600 mg (8 mmol) ou 1 000 mg (13,4 mmol)	*Per os*	10 à 50 mmol/j
Gluconate de potassium (Potassium H2 Pharma®)	Sirop 10 mmol/15 mL	*Per os*	10 à 50 mmol/j
Chlorure de potassium injectable	Sol. inject. amp. 10 % (1 g/10 mL)	IV	Perfusion IV lente (*cf.* « Surveillance ») **Débit maximum 1 g/h**

Pour la voie injectable, la prescription doit obligatoirement se faire en grammes de chlorure de potassium.

Indications

Hypokaliémie.

Méga Guide Pharmaco Infirmier

Contre-indications

- Hyperkaliémie.
- Acidose métabolique.
- Insuffisance rénale.
- Diabète non contrôlé.
- Maladie d'Addison.
- Précaution d'emploi : association à des médicaments hyperkalié-miants tels que les inhibiteurs de l'enzyme de conversion, les sartans, les diurétiques hyperkaliémiants.

Principaux effets indésirables

- Nausées, vomissements, diarrhée.
- **Hyperkaliémie potentiellement fatale (trouble de la conduction cardiaque, voire mort subite avec la forme IV).**

En pratique clinique

Conduite du traitement

- Traitement et prévention des hypokaliémies en particulier au cours des diarrhées/vomissements ou d'origine iatrogène.
- En association avec un traitement par diurétique hypokaliémiant (furosémide, hydrochlorothiazide).
- Traitement *per os* généralement suffisant.
- Traitement en perfusion lente par voie IV stricte, sous surveillance rapprochée, dans les hypokaliémies sévères (<2,5 mmol/L).

Surveillance

- Surveillance biologique : kaliémie régulière.
- Administration en perfusion IV : surveillance biologique (ionogramme) et cardiovasculaire rapprochée (ECG continu).

Modalités d'administration

- Traitement *per os* en 2 ou 3 prises/j, à la fin des repas.
- **Traitement en IV lente après dilution dans NaCl 0,9 % ou du G5 % :**
  1. **bien lire les mentions figurant sur l'ampoule ;**
  2. **la concentration de la solution diluée à perfuser ne doit pas dépasser 4 g/L de chlorure de potassium, soit 1 g/250 mL ;**
  3. **homogénéiser le mélange ;**
  4. **la vitesse de perfusion (intraveineuse lente) ne doit pas dépasser 1 g/h de chlorure de potassium ;**
  5. **double contrôle recommandé de la préparation de la perfusion (afin d'éviter des accidents potentiellement mortels).**

▶

▶ *À éviter*

- Administration *per os* en position couchée (risque de perforation digestive).
- Administration en IV directe (risque de mort subite).
- Administration par voie SC ou IM.

Conseils au patient/à la famille

Respecter le rythme de prélèvements réguliers de la kaliémie prescrit.

253. Médicaments des troubles métaboliques : hypokaliémiants

Objectif(s) du traitement

Réduire une hyperkaliémie.

Propriété(s)

- Résine échangeuse de cations.
- Non absorbé.
- Réduction de la kaliémie de 1–2 mmol/L en 3–4 heures.

Mécanisme(s) d'action

Adsorption d'un ion potassique (K^+) par libération d'un ion sodique (Na^+) au niveau colique.

Principaux médicaments

DCI (spécialité)	Forme galénique et dosage	Voie	Posologie usuelle
Polystyrène de sodium (Kayexalate®)	Poudre 15 g/c. mesure	*Per os*	15 g maximum 4 x/j
		Rectale	Lavement 60 g dans 100 mL de glucose 10 % × 2–3/j

Indications

Hyperkaliémie non menaçante.

Contre-indications

- Kaliémie normale ou basse.
- Pathologie intestinale obstructive.
- Association au sorbitol.
- Précaution d'emploi : association à la digoxine (risque de trouble du rythme en cas d'hypokaliémie).

Principaux effets indésirables

- Constipation (fréquente).
- Hypokaliémie.

En pratique clinique

Conduite du traitement

- Traitement des hyperkaliémies non menaçantes et sans anomalies à l'ECG (sinon utilisation de solutés alcalinisants d'action quasi immédiate).
- Utilisation fréquente chez les patients insuffisants rénaux.

Surveillance

- Surveillance biologique : kaliémie, natrémie, magnésémie et phosphorémie.
- Surveillance clinique : transit intestinal, ECG.

Modalités d'administration

- Administration *per os* d'une cuillère-mesure plusieurs fois par jour (maximum 4 fois).
- Administration en lavement colique à garder 4 à 10 heures et à répéter si besoin.

Conseils au patient/à la famille

Limiter les apports potassiques médicamenteux ou alimentaires (fruits et légumes secs, banane, jambon fumé).

254. Alcalinisants urinaires

Objectif(s) du traitement

Modifier le pH des urines du statut acide à alcalin pour inhiber la formation de lithiase urique et de cystine.

Propriété(s)

Antiacides.

Mécanisme(s) d'action

Alcalinisation du pH urinaire (captation des ions H^+) permettant une solubilisation de l'acide urique en urate et la dissociation de la cystine.

Principaux médicaments

DCI (spécialité)	Forme galénique et dosage	Voie	Posologie usuelle
Trométamol + citrate de potassium et de sodium (Alcaphor®)	Sol. buv.	*Per os*	20 à 40 mmol/j, soit 2 à 4 c. à soupe/j
Bicarbonate de sodium (préparation magistrale)	Gél. 500 mg	*Per os*	2 à 6 g/j

Indications

- Lithiase d'acide urique.
- Lithiase cystinurique.

Contre-indications

- Lithiase phospho-ammoniaco-magnésienne.
- Alcalose.
- Insuffisance rénale sévère.
- Diarrhée.
- HTA.

Principaux effets indésirables

Troubles digestifs (accélération du transit intestinal).

En pratique clinique

Conduite du traitement

Traitement en continu.

Surveillance

Bandelette urinaire régulièrement, ionogramme (apport sodé et potassique non négligeable).

Modalités d'administration

Traitement *per os* au cours des repas.

Conseils au patient/à la famille

Boire de préférence de l'eau de Vichy (riche en bicarbonates).

255. Anesthésiques locaux

Objectif(s) du traitement

Anesthésie locale de contact avant exploration en urologie.

Propriété(s)

- Anesthésie.
- Antalgique.
- Partiellement résorbé par la muqueuse urétrale.
- Amide.

Mécanisme(s) d'action

Réduction de la perméabilité membranaire aux ions sodium en entraînant une inhibition de la dépolarisation et de transmission de l'influx nerveux.

Principaux médicaments

DCI (spécialité)	Forme galénique et dosage	Voie	Posologie usuelle
Lidocaïne (Xylocaïne®)	Gel urétral 2 % en ser. préremplie 10 g	Intra-urétrale	1 dose complète
Lidocaïne + chlorhexidine (Instillagel®)	Gel urétral en ser. préremplie 11 mL	Intra-urétrale	1 dose complète

Indications

- Cystoscopie.
- Sondage vésical.
- Fibroscopie vésicale.
- Biopsies de la prostate.

Contre-indications

- Porphyrie récurrente.
- Hypersensibilité connue.
- Épilepsie non contrôlée.
- Infection ou traumatisme important de la zone d'application.

Principaux effets indésirables

- Réactions allergiques (rares).
- Tremblements des membres, acouphènes, goût métallique en cas de léger surdosage.

En pratique clinique

Conduite du traitement

En cas de fibroscopie vésicale, cystoscopie rigide, pose d'une sonde vésicale ou biopsies de prostate.

Modalités d'administration

- Désinfecter le méat urinaire avant le geste.
- Chez l'homme : injecter lentement le contenu de la seringue, sans forcer, par simple pression sur le piston en exerçant une légère traction sur la verge de façon à bien aligner l'urètre pénien sur l'urètre bulbaire.
- Chez la femme : faire pénétrer quelques millilitres dans l'urètre, puis imprégner un petit bâtonnet de gel et l'introduire dans l'urètre pour éviter un reflux.

À éviter

Administration du gel en cas de prostatite active (contre-indication de l'endoscopie).

Surveillance

Évaluer la douleur ressentie à l'aide d'une échelle visuelle analogique au décours de l'acte endoscopique.

256. Rôle de l'infirmier(ère) dans le traitement de la douleur

Généralités et définitions

La douleur est une expérience sensorielle et émotionnelle désagréable associée à un dommage tissulaire présent ou potentiel, ou décrite en termes d'un tel dommage (*International Association for the Study of Pain*, AISP).

On peut distinguer schématiquement deux types de douleurs :

- par excès de nociception (céphalées, douleurs post-chirurgicales, états inflammatoires, etc.);
- neurogènes (neuropathies périphériques du diabétique, névralgies post-zostériennes, névralgie du trijumeau, douleur du membre fantôme, etc.).

Il convient de prendre en compte et de ne pas minimiser ou nier toute plainte douloureuse d'un patient.

La douleur est subjective et personnelle. L'évaluation de la douleur par l'infirmier(ère) correspond à l'évaluation du «vécu douloureux du patient».

L'évaluation permet d'adapter le traitement antalgique (prescription médicale), ainsi que de suivre son efficacité thérapeutique (rôle propre infirmier).

La douleur s'évalue avec trois questions :

- *où ?* localisation précise de la douleur;
- *quand ?* depuis quand, à quel moment de la journée;
- *combien ?* quantification de la sensation douloureuse par l'expression verbale ou non verbale (utilisation d'outils d'évaluation de la douleur; *cf.* ci-dessous).

Ne jamais comparer les patients les uns avec les autres, mais comparer l'évolution des dires et de l'attitude d'un même patient face à la douleur et à sa prise en charge.

Outils d'évaluation de la douleur

Pour les adultes

▶ Échelle visuelle analogique (EVA)

C'est une échelle unidimensionnelle d'autoévaluation (figure 35). Elle est composée de deux faces : coté patient (verso) avec une ligne horizontale allant de «pas de douleur» à «douleur maximum imaginable»; coté soignant (recto) avec une échelle de 0 à 10.

Le patient indique avec un curseur son niveau de douleur sur la ligne horizontale et le soignant peut lire le score numérique de douleur.

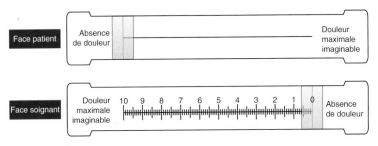

Figure 35. Échelle visuelle analogique.

▶ Échelle numérique

Elle correspond à une échelle imaginaire de 0 («douleur absente») à 10 («douleur maximale imaginable») sur laquelle le patient définit sa douleur par une note.

▶ Schéma corporel des zones douloureuses

Schéma représentant le corps humain de face et de dos (figure 36), sur lequel le patient peut indiquer le ou les sièges de la douleur et les irradiations éventuelles.

▶ Questionnaire DN4

Questionnaire permettant d'estimer la probabilité d'une douleur neuropathique. Ce questionnaire comporte 7 items pour l'interrogatoire du patient et 3 items d'examen clinique. À la fin du questionnaire, le praticien comptabilise les réponses. Le score maximal est de 10. Si le score du patient est supérieur ou égal à 4, il est positif.

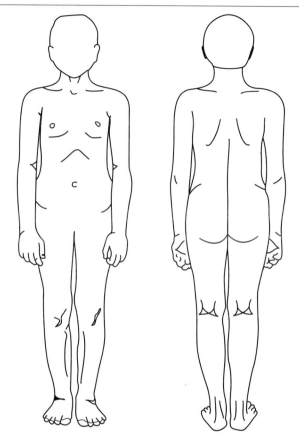

Figure 36. Schéma représentant le corps humain.

Pour les enfants

▶ Échelle visuelle analogique pédiatrique

C'est une EVA adaptée à l'enfant (figure 37) de 5 à 10 ans (échelle verticale).

▶ Échelle des visages (de 4 à 10 ans)

Sur cette échelle (figure 38), six schémas de visages différents se succèdent, représentant des expressions douloureuses d'intensité croissante. Le soignant indique les visages en fonction de la douleur croissante et demande à l'enfant de choisir le visage qui lui correspond (« Choisis le visage qui montre combien tu as mal en ce moment »). Le score de la douleur se lit sur le recto de l'échelle (face soignant).

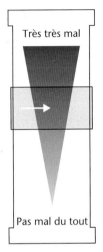

Figure 37. Échelle visuelle analogique pédiatrique.

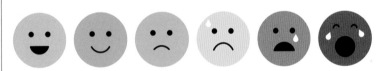

Figure 38. Échelle des visages.
Source : © Adobe Stock.

▌ Schéma corporel pédiatrique des zones douloureuses (à partir de 4 ans)

L'enfant colorie les zones qui lui font mal ; en fonction de ses capacités, il peut choisir une couleur différente selon de l'intensité de la douleur (un peu, moyen, beaucoup, très fort).

▌ Échelle EVENDOL

C'est une échelle recommandée pour l'enfant de moins de 7 ans aux urgences. Elle est fondée sur une série de 5 items évaluant le comportement simple de l'enfant : expression verbale, mimique du visage, mouvements, position, relation avec l'environnement. Pour chaque item, quatre cotations sont possibles, tenant compte à la fois de l'intensité et de la permanence du signe pendant le temps d'observation et le score final est compris entre 0 et 15.

▶ **Échelle DAN (douleur aiguë du nouveau-né)**

C'est une échelle d'évaluation de la douleur aiguë chez le nouveau-né, utilisable jusqu'à 3 mois. Elle se compose de trois items (réponses faciales, mouvements des membres, expression vocale de la douleur) dont les cotations vont de 0 à 4. Le score final est compris entre 0 et 10.

▶ **Score EDIN (échelle de douleur et d'inconfort du nouveau-né)**

C'est un score fondé sur l'évaluation de 3 items : visage, corps, sommeil. Cette grille est remplie après une observation continue ou discontinue de plusieurs heures.

Pour les séniors

▶ **Échelle Doloplus**

C'est une échelle d'évaluation comportementale destinée aux sujets âgés présentant des difficultés d'expression, des troubles de la mémoire ou des troubles cognitifs. Elle se compose de 10 items répartis en trois groupes : retentissement somatique, retentissement psychomoteur, retentissement psychosocial. La cotation de chaque item se situe entre 0 et 3 et le score total est compris entre 0 et 30.

▶ **Échelle Algoplus**

C'est une échelle comportementale de la douleur aiguë chez la personne âgée souffrant de troubles de la communication verbale. Elle est constituée de 5 items : visage, regard, plaintes, corps, comportement.

Pour les personnes en situation de handicap

▶ **Échelle FLACC (*Face, Legs, Activities, Cry, Consolability*)**

C'est une échelle évaluant la douleur postopératoire et la douleur aiguë chez l'enfant en situation de handicap. Elle est fondée sur 5 items comportementaux : visage, jambes, activité, cris et consolabilité.

257. Traitement et prévention de la douleur

Objectif(s) du traitement

- Atténuer ou supprimer une sensation douloureuse aiguë ou chronique.
- Prévenir une sensation douloureuse.

Types de douleur

- Douleurs par excès de nociception :
  - de faible intensité (céphalées, douleurs musculaires, douleurs, dentaires, etc.);
  - de forte intensité (fractures, douleurs cancéreuses, etc.).
- Douleurs neuropathiques (post-zostériennes, diabétiques, membre fantôme, etc.).

Types d'antalgiques

Douleurs par excès de nociception

Les antalgiques sont classés en trois paliers selon leur puissance (définition de l'OMS).

Types	Niveaux de douleur	Médicaments
Palier I	Douleurs faibles à modérées	Antalgiques périphériques (paracétamol, AINS) Antalgiques centraux non opioïdes (néfopam)
Palier II	Douleurs modérées	Antalgiques centraux de types opioïdes faibles (codéine, tramadol) Association possible à un antalgique de palier I
Palier III	Douleurs sévères ou rebelles	Antalgiques centraux types opioïdes forts (morphine, oxycodone, fentanyl)

Note

Les AINS n'ont plus vraiment leur place dans la thérapeutique, excepté dans les douleurs rhumatismales (*cf.* « 214. Anti-inflammatoires non stéroïdiens [AINS] »). Il faut absolument les éviter en cas de douleur ou fièvre d'origine non connue, possiblement liée à une infection bactérienne (maux de gorge, douleur dentaire, toux, piqûre d'insecte, etc.), le risque étant des complications infectieuses graves (dermohypodermites, fasciites nécrosantes, cellulites, pneumonies compliquées d'abcès ou pleurésie, abcès cérébraux, etc.) potentiellement fatales.

Douleurs neuropathiques

Les douleurs neuropathiques sont prises en charge par des psychotropes tels que les antidépresseurs tricycliques (amitriptyline, clomipramine), les anxiolytiques (bromazépam, alprazolam) ou les anticonvulsivants (clonazépam, carbamazépine, prégabaline).

Note

Les psychotropes ne seront pas traités dans ce chapitre sur la douleur mais dans les chapitres sur la neurologie et la psychiatrie.

Équivalences de dose analgésique des opioïdes

DCI	Voie	Facteur de conversion	Dose équivalente à 10 mg de morphine orale
Codéine	*Per os*	1/6	60 mg
Tramadol	*Per os*	1/5	50 mg
Morphine	***Per os***	1	**10 mg**
Morphine	SC	2	5 mg
Morphine	IV	3	3,3 mg
Oxycodone	*Per os*	2	5 mg
Oxycodone	SC	4	2,5 mg
Oxycodone	IV	4	2,5 mg
Hydromorphone	*Per os*	8	1,25 mg
Fentanyl	Percutanée	100	25 µg/h = 600 µg/j = 60 mg/j de morphine *per os*
Fentanyl	Buccale ou nasale	–	Pas d'équianalgésie possible

Facteur de conversion : 10 mg de morphine orale/dose de l'opioïde.

Ces équivalences de doses sont approximatives et données à titre indicatif. Elles peuvent différer selon la situation clinique et la pathologie (cancer ou non). Une titration est toujours nécessaire afin d'obtenir la dose optimale en fonction de la réponse individuelle.

258. Antalgiques périphériques

Objectif(s) du traitement

- Atténuer ou supprimer une sensation douloureuse aiguë ou chronique.
- Faire diminuer une fièvre.

Propriété(s)

- Antalgiques de palier I.
- Effet antipyrétique.
- Effet en 20–30 minutes (*per os*); durée 4–6 heures.

Mécanisme(s) d'action

Diminution de la synthèse de prostaglandines, probablement par inhibition des cyclo-oxygénases en lien avec l'effet antipyrétique associé (mal connu).

Principaux médicaments

DCI (spécialité)	Forme galénique et dosage	Voie	Posologie usuelle
Paracétamol (Doliprane®, Dafalgan®, Claradol®)	Cp., gél., sachet 500 et 1 000 mg (formes adultes)	*Per os*	500-1 000 mg toutes les 4–6 heures (maximum 3 g/24 h)*
	Suppositoire 1 000 mg	Rectale	
Paracétamol (Perfalgan®)	Sol. inject. 1 000 mg/100 mL	IV	1 000 mg toutes les 4–6 heures (maximum 3 g/24 h) en perfusion*

* Il est possible d'augmenter les doses jusqu'à 4 g/24 h si le patient n'est pas dans une des situations suivantes : dénutrition ou jeûne > 24 heures, sujet âgé, atteinte hépatique sous-jacente ou bilan hépatique altéré, alcoolisme chronique, co-traitement par un inducteur enzymatique (rifampicine, phénobarbital, etc.) ou par isoniazide.

Les AINS sont utilisés comme antalgiques principalement en rhumatologie (*cf.* « 214. Anti-inflammatoires non stéroïdiens [AINS] »).

Indications

- Douleur.
- Fièvre (en 1re intention).

Contre-indications

Insuffisance hépatique.

Principaux effets indésirables

- Réactions cutanées allergiques (rare).
- Hépatotoxicité potentiellement mortelle (en cas de surdosage ou chez le sujet âgé, alcoolique, ou dénutri).

En pratique clinique

Conduite du traitement

- Traitement en cas de douleur aiguë ou en systématique en cas de douleurs chroniques (notamment en rhumatologie).
- Association possible avec des anti-inflammatoires ou des antalgiques de palier II ou III.
- Possible chez la femme enceinte ou allaitante.
- Efficacité du paracétamol *per os* similaire à celle en IV : privilégier la voie *per os* à chaque fois que cela est possible.

Surveillance

- Réévaluation de la douleur après l'administration en fonction du délai d'action du médicament, notamment à l'aide d'échelles (EVA, Doloplus, etc.).
- Surdosage : dosage de la « paracétamolémie » (mesure de la concentration plasmatique de paracétamol) et surveillance du bilan hépatique (transaminases) ; antidote à administrer précocement : N-acétylcystéine (Fluimucil®, Hidonac®).

Modalités d'administration

- Traitement *per os* ou injectable ou rectale.
- Respecter le rythme d'administration toutes les 4–6 heures.
- Adulte : 500–1 000 mg × 3/j (maximum 4 g/24 h).
- Enfant : 15 mg/kg × 4/j (maximum 60 mg/kg/24 h).

À éviter

Ne pas dépasser 3 g/24 h chez l'adulte dénutri (ou jeûne > 24 heures), alcoolique traité par un inducteur enzymatique ou chez le sujet âgé, 4 g/24 h dans les autres situations.

Conseils au patient/à la famille

- Informer le patient sur la dose maximale de paracétamol par prise et par jour, même en cas de douleur persistante.
- Informer le patient sur la présence de paracétamol dans divers médicaments en automédication (Actifed®, Dolirhume®, etc.) ou sur prescription (Ixprim®, Lamaline®, etc.).

259. Antalgiques centraux non opioïdes

Objectif(s) du traitement

Atténuer ou supprimer une sensation douloureuse aiguë ou chronique.

Propriété(s)

- Antalgiques de palier I.
- Action centrale non morphinique.
- Effet antalgique pur sans effet antipyrétique.
- Effet anti-hyperalgésique et épargne morphinique.
- Puissance d'action de 20 mg équivalente à celle de 6 à 12 mg de morphine.

Mécanisme(s) d'action

Inhibition de la recapture de la sérotonine, de la noradrénaline et de la dopamine (mal connu).

Principaux médicaments

DCI (spécialité)	Forme galénique et dosage	Voie	Posologie usuelle
Néfopam (Acupan®)	Sol. inject. 20 mg/2 mL	IV IM	20 mg toutes les 4–6 heures (maximum 120 mg/24 h)

La voie orale, bien que couramment utilisée dans certains services, n'est pas indiquée dans l'AMM; son efficacité et sa sécurité n'ont pas été totalement étudiées.

Indications

Douleur nociceptive faible à modérée.

Contre-indications

- Épilepsie (abaissement du seuil épileptogène).
- Risque de glaucome par fermeture de l'angle.

Méga Guide Pharmaco Infirmier

- Risque de rétention urinaire par obstacle urétroprostatique.
- Enfant.

Principaux effets indésirables

- Nausées, vomissements.
- Somnolence, vertiges (notamment chez le sujet âgé).
- Effets anticholinergiques : sécheresse buccale, rétention d'urine, tachycardie, sueurs, confusion, hallucination.

En pratique clinique

Conduite du traitement

- Traitement en cas de douleur aiguë.
- Association possible avec des anti-inflammatoires ou des antalgiques de palier I (paracétamol), II ou III.

Surveillance

- Réévaluation de la douleur après l'administration en fonction du délai d'action du médicament, notamment à l'aide d'échelles (EVA, Doloplus, etc.).
- Effets atropiniques (majorés en cas d'autres traitements anticholinergiques) :
  - sédation, somnolence, risque de chute (notamment chez le sujet âgé);
  - chez le sujet prostatique : rétention d'urine;
  - chez le sujet ayant un glaucome : douleur, altération de la vision.

Modalités d'administration

- Voie injectable en IV sur au moins 15–20 minutes (dilué dans du chlorure de sodium ou du sérum glucosé), ou en IM profonde.
- Administration de préférence sur un sujet couché (risque de vertiges).

À éviter

Voie orale (une ampoule sur un sucre) utilisée dans certains services (hors AMM).

Conseils au patient/à la famille

Utiliser avec prudence chez les conducteurs et utilisateurs de machine.

260. Antalgiques centraux opioïdes faibles

Objectif(s) du traitement

Atténuer ou supprimer une sensation douloureuse aiguë ou chronique.

Propriété(s)

- Antalgiques de palier II.
- Toxicomanogènes.
- Codéine :
  - alcaloïde naturel présent dans l'opium ;
  - effet antitussif.

Mécanisme(s) d'action

- Codéine : prodrogue transformée partiellement en morphine par le CYP2D6.
- Tramadol : agoniste faible des récepteurs μ (mu) opioïdes et inhibiteur du recaptage de la sérotonine et de la noradrénaline.

Principaux médicaments

DCI (spécialité)	Forme galénique et dosage	Voie	Posologie usuelle
Codéine + paracétamol (Codoliprane®, Dafalgan Codéine®, Klipal Codéine®, Claradol Codéine®)	Cp., cp. effervescent, gél. 20-30/400-500 mg (selon les spécialités)	*Per os*	1 à 2 cp. × 3/j (maximum 120 mg/24 h de codéine)
Tramadol (Topalgic®, Contramal®, Zamudol®)	Cp., gél. 50 mg Cp. LP 100, 150 ou 200 mg Sol. buv. 100 mg/mL	*Per os*	50 à 100 mg toutes les 4–6 heures (maximum 400 mg/24 h) Formes LP en 2 fois/j
	Sol. inject. 100 mg/2 mL	IV	50 à 100 mg en IV lente (maximum 250 mg la 1re heure), puis 50 à 100 mg toutes les 4–6 heures (maximum 600 mg/24 h)

Méga Guide Pharmaco Infirmier © 2020 Elsevier Masson SAS. Tous droits réservés

Tramadol + paracétamol (Ixprim®)	Cp. 37,5/325 mg	*Per os*	1 à 2 cp. toutes les 4–6 heures (maximum 8 cp./24 h)

La codéine est commercialisée seule uniquement dans des spécialités antitussives (Neocodion®).

Indications

Douleurs modérées à intenses.

Contre-indications

- Enfant (<12 ans).
- Allaitement.
- Insuffisance respiratoire, asthme.
- Insuffisance hépatique.
- Épilepsie non contrôlée.
- Association aux agonistes-antagonistes morphiniques.
- Association aux IMAO (tramadol).
- Métaboliseur ultrarapide pour le CYP2D6 (codéine).

Principaux effets indésirables

- Somnolence.
- Sensations vertigineuses.
- Nausées, vomissements.
- Constipation.
- Dépression respiratoire, bronchospasme (codéine).
- Hypoglycémie (tramadol).
- Syndrome sérotoninergique (tramadol) si associé à d'autres médicaments sérotoninergiques, notamment type antidépresseurs ou triptans : tremblements, hypertension, hyperthermie, confusion.
- Risque de dépendance, notamment chez les personnes ayant déjà des comportements addictifs d'autres substances (alcool, benzodiazépines, etc.) ou ayant des antécédents de dépression.

En pratique clinique

Conduite du traitement

Traitement des douleurs aiguës ou chroniques lorsque les antalgiques de palier I sont insuffisants.

Surveillance

- Réévaluation de la douleur après l'administration en fonction du délai d'action du médicament, notamment à l'aide d'échelles (EVA ou Doloplus).
- Clinique : vigilance, transit intestinal.
- Surveillance accrue chez le sujet âgé, insuffisant rénal ou hépatique : espacer les prises ou diminuer les doses.
- Risque de dépendance et d'abus :
  - avoir une prise en charge globale de la douleur ;
  - dépister les patients à risque de dépendance avant de débuter le traitement (fonction du profil psychologique, des antécédents psychiatriques et notamment d'addiction ou de dépression) ;
  - privilégier, autant que possible, des durées courtes de traitement et envisager des alternatives thérapeutiques ;
  - réévaluer constamment les bénéfices du traitement et les doses consommées ;
  - en cas de douleur devenant chronique ou difficulté de prise en charge, adresser à un centre spécialisé dans la douleur.

Modalités d'administration

- Traitement *per os* ou injectable (IV lente en 2–3 minutes).
- Respecter le rythme d'administration : ×3–4/j.

À éviter

Consommation d'alcool (risque majoré de sédation/somnolence).

Conseils au patient/à la famille

- Informer le patient sur la présence de paracétamol dans divers médicaments en automédication (Actifed®, Dolirhume®, etc.) ou sur prescription (Ixprim®, Lamaline®, etc.).
- Respecter les intervalles de prises et les posologies maximales par 24 heures.
- Informer sur les risques de dépendance et de la nécessité de respecter les doses prescrites.
- Utiliser avec prudence chez les conducteurs et utilisateurs de machines.

261. Antalgiques centraux opioïdes forts

Objectif(s) du traitement

Atténuer ou supprimer une sensation douloureuse aiguë ou chronique.

Propriété(s)

- Antalgiques de palier III.
- Toxicomanogènes.
- Délai d'action de la morphine : orale (40 minutes), SC (20 minutes), IV (10 minutes).
- Peu efficaces sur les douleurs neurogènes.
- Pas de posologie maximale tant que les effets indésirables sont correctement gérés au niveau individuel.

Mécanisme(s) d'action

Agonistes des récepteurs μ (mu) opioïdes entraînant une inhibition de la libération de la substance P et une augmentation du seuil de perception de la douleur.

Principaux médicaments

Morphine (opioïde de référence)

DCI (spécialité)	Forme galénique et dosage	Voie	Posologie usuelle
Morphine (Actiskenan®, Sevredol®)	Cp., gél. 5, 10, 20 ou 30 mg	*Per os*	1 mg/kg/24 h (posologie initiale à titrer) en 6 prises/24 h (toutes les 4 heures)
Morphine (Oramorph®)	Sol. buv. unidose 10, 30 ou 100 mg/5 mL Sol. buv. 20 mg/1 mL		
Morphine (Skenan LP®, Moscontin LP®)	Cp. LP, gél. LP. 10, 30, 60, 100 ou 200 mg	*Per os*	1 mg/kg/24 h (posologie initiale à titrer) en 2 prises/24 h

DCI (spécialité)	Forme galénique et dosage	Voie	Posologie usuelle
Morphine chlorhydrate (Morphine Aguettant®, Morphine Lavoisier®, Morphine Renaudin®)	Sol. inject. 0,5 mg/5 mL, 1, 10 ou 20 mg/1 mL, 50 mg/5 mL, 100, 200 ou 400 mg/10 mL	SC IV	SC : 5 à 10 mg toutes les 4–6 heures ou en perfusion continue 0,5 mg/kg/j IV : 1 à 3 mg toutes les 4–6 heures ou en perfusion continue 0,3 mg/kg/j
Morphine sulfate (Morphine Lavoisier®)	Sol. inject. 1 mg/1 mL ou 500 mg/10 mL		

La morphine chlorhydrate et la morphine sulfate ont la même activité analgésique.

Opioïdes d'action plus forte que la morphine

DCI (spécialité)	Forme galénique et dosage	Voie	Posologie usuelle[*]
Oxycodone (Oxynorm®, Oxynormoro®)	Gél. 5, 10 ou 20 mg Sol. buv. 10 mg/mL	Per os	1 gél. toutes les 4–6 heures/24 h
	Sol. inject. 10 mg/1 mL, 20 mg/2 mL, 50 mg/1 mL ou 200 mg/20 mL	SC IV	0,125 mg/kg/j en continu ou reparti toutes les 4–6 heures
Oxycodone (Oxycontin LP®)	Cp. LP 5, 10, 20, 40 ou 80 mg	Per os	Posologie initiale à titrer en 2 prises/24 h
Hydromorphone (Sophidone LP®)	Gél. LP 4, 8, 16 ou 24 mg	Per os	Posologie initiale à titrer en 2 prises/24 h
Fentanyl (Actiq®)	Cp. avec applicateur buccal 200, 600, 800, 1 200 ou 1 600 µg	Buccale	1 cp., à répéter une fois si besoin après 15 minutes (maximum 4 cp./j)
Fentanyl (Durogesic®, Matrifen®)	Patchs 12, 25, 50, 75 ou 100 µg/h	Percutanée	1 patch toutes les 72 heures (3 jours)
Fentanyl (Abstral®)	Cp. sublingual 100, 200, 300, 400, 600 ou 800 µg	Sublinguale	1 cp. (à répéter une fois si besoin 15-30 minutes après) toutes les 2 heures minimum (maximum 4 cures/j)
Fentanyl (Effentora®)	Cp. gingival 100, 200, 300, 400, 600 ou 800 µg	Buccale	1 cp. (à répéter une fois si besoin 30 minutes après) toutes les 4 heures minimum (maximum 800 µg/prise et 4 cures/j)
Fentanyl (Instanyl®)	Spray nasal 50, 100 ou 200 µg/dose	Nasale	1 spray (à répéter une fois si besoin 10 minutes après) toutes les 4 heures minimum (maximum 4 cures/j)

[*] Se référer aux RCP dans le Vidal devant la spécificité de chaque médicament.

Indications

- Douleurs intenses ou rebelles (notamment en cancérologie).
- Douleurs paroxystiques chez les patients recevant déjà un traitement de fond morphinique pour des douleurs chroniques d'origine cancéreuse.

Contre-indications

- Insuffisance respiratoire.
- Insuffisance hépatique.
- Épilepsie non contrôlée.
- Syndrome abdominal aigu.
- Traumatismes crâniens, hypertension intracrânienne.
- Association aux agonistes-antagonistes morphiniques.
- Association aux IMAO.

Principaux effets indésirables

- Constipation.
- Nausées, vomissements (surtout en début de traitement).
- Confusion mentale (sujet âgé notamment).
- Dépression respiratoire.
- Risque de dépendance, notamment chez les personnes ayant déjà des comportements addictifs d'autres substances (alcool, benzodiazépines, etc.) ou ayant des antécédents de dépression.

En pratique clinique

Conduite du traitement

- Traitement des douleurs aiguës ou chroniques.
- Association systématique à un laxatif et à un antiémétique pour prévenir la constipation (pouvant aller jusqu'à l'occlusion) et les nausées.
- Morphine : pas de dose maximale limitante pour obtenir une analgésie satisfaisante tant que les effets indésirables ne sont pas péjoratifs.
- Titration des doses pour obtention de la réponse efficace (à réévaluer) ; morphine *per os* : 5–10 mg/4 h, puis on évalue la dose totale sur la journée qui sera divisée en 2 prises espacées de 12 heures avec des interdoses estimées à 1/10 ou 1/6 de la dose totale journalière.
- Administration à heures fixes et en «interdoses» en fonction des demandes du patient.

▶ *Équivalences analgésiques selon la voie d'administration*

DCI	Voie orale	Voie SC	Voie IV
Morphine	1 mg	½ mg	⅓ mg
Oxycodone	1 mg	½ mg	½ mg

Surveillance

- Réévaluation de la douleur après l'administration en fonction du délai d'action du médicament, notamment à l'aide d'échelles.
- Clinique : vigilance, transit intestinal, nausées, vomissements.
- Prévention de la constipation : observer des règles hygiénodiététiques et prescription systématique de laxatifs osmotiques.
- Surveillance accrue chez le sujet âgé, insuffisant rénal ou hépatique : espacer les prises ou diminuer les doses.
- Risque de dépendance et d'abus :
  - avoir une prise en charge globale de la douleur ;
  - dépister les patients à risque de dépendance avant de débuter le traitement (fonction du profil psychologique, des antécédents psychiatriques et notamment d'addiction ou de dépression) ;
  - privilégier, autant que possible, des durées courtes de traitement et envisager des alternatives thérapeutiques ;
  - réévaluer constamment les bénéfices du traitement et les doses consommées ;
  - en cas de douleur devenant chronique ou difficulté de prise en charge, adresser à un centre spécialisé dans la douleur.
- Surdosage : antidote (naloxone).
- Patch Durogesic® ou Matrifen® : tolérance cutanée ; persistance de l'effet antalgique 12–24 heures après le retrait du patch.

Modalités d'administration (se référer aux RCP du Vidal)

- Traitement oral, transcutané, nasal ou injectable (en bolus, en continu ou pompe PCA).
- Actiq® : placer le comprimé avec le bâtonnet applicateur (type « sucette ») contre la face interne de la joue et le laisser fondre (15 minutes) sans le sucer, le mâcher ou le croquer.
- Abstral® : placer le comprimé sous la langue, le plus loin possible et le laisser fondre complètement sans le sucer, le mâcher ou le croquer.
- Effentora® : placer le comprimé dans la cavité buccale (près d'une molaire entre la joue et la gencive ou sous la langue) et le laisser fondre (15-25 minutes) sans le sucer, le mâcher ou le croquer.
- Durogesic® et Matrifen® : coller le patch sur une zone cutanée non irritée et non irradiée (torse ou bras).

À éviter

Consommation d'alcool (risque majoré de sédation/somnolence).

Conseils au patient/à la famille

- Durogesic® ou Matrifen® : changer de site à chaque changement de patch en notant la date de pose sur le patch.
- Actiq® ou Abstral® ou Effentora® : ne pas boire ou manger tant que le comprimé n'est pas complètement absorbé (attendre 15 à 25 minutes selon les spécialités).
- Informer sur les risques de dépendance et de la nécessité de respecter les doses prescrites.
- Utiliser avec prudence chez les conducteurs et utilisateurs de machines.

262. MEOPA

Objectif(s) du traitement

Atténuer ou supprimer une sensation douloureuse aiguë.

Propriété(s)

- Mélange équimolaire oxygène et protoxyde d'azote (O_2 + N_2O) : MEOPA.
- Gaz.
- Permet une sédation consciente sans effet anesthésique.
- Efficacité rapide atteinte en 3 minutes et disparaît 3 à 5 minutes après la fin de l'inhalation.
- Pas d'effet rémanent à l'arrêt.

Mécanisme(s) d'action

Diminution du seuil de perception de la douleur.

Principaux médicaments

DCI (spécialité)	Forme galénique et dosage	Voie	Posologie usuelle
MEOPA (Kalinox®, Entonox®)	Bouteille de gaz médical	Inhalée	Fonction des patients (débuter à 6 L/min)

Indications

- Analgésie de courte durée des actes douloureux de l'adulte et l'enfant.
- Sédation en soins dentaires chez les nourrissons, les enfants et adolescents, les patients anxieux ou les patients handicapés.
- Analgésie en obstétrique.

Contre-indications

- Patients nécessitant une ventilation en oxygène pur.
- Hypertension intracrânienne.
- Altération de la conscience.
- Pneumothorax, emphysème, embolie gazeuse.

Méga Guide Pharmaco Infirmier

- Traumatisme crânien.
- Déficit connu et non substitué en vitamine B12 ou en acide folique.

Principaux effets indésirables

- Nausées, vomissements.
- Paresthésie.
- Sédation excessive (notamment en cas de traitement par opioïdes ou psychotropes).
- Agitation, angoisse, euphorie, hallucination.
- Risque d'abus pour obtenir des effets sédatifs/anxiolytiques.

En pratique clinique

Conduite du traitement

- Analgésie de courte durée, généralement avant un geste douloureux (réfection de pansement, ponction de moelle osseuse, petite chirurgie, etc.) ou en pédiatrie.
- Utilisation dans des locaux ventilés.
- Formation à l'utilisation du MEOPA obligatoire pour le personnel soignant.
- Inhalation de 3 minutes au minimum avant de débuter le geste douloureux.

Surveillance

- Saturation en oxygène, PA (notamment en cas de traitements dépresseurs respiratoires).
- Somnolence, notamment en cas de traitement par opioïdes ou psychotropes.
- Maintenir un contact verbal constant avec le patient durant le geste douloureux.
- Vigilance : arrêt immédiat de l'administration en cas de perte du contact verbal (et éventuellement oxygénothérapie à 6 L/min) ou agitation/hallucination.
- Vérifier l'étanchéité du masque au niveau du visage pour une meilleure efficacité.

Modalités d'administration

- Administration grâce à un masque nasal (débit contrôlé continu, sélectionné sur le débitmètre) ou à un masque facial (débit à la demande, fonction de chaque inspiration du patient).
- Adapter le débit du gaz de façon à ce que le masque ne soit jamais collabé ni distendu : l'oscillation du masque est le reflet de la respiration.

▶

▶

- Maximum 60 minutes en continu par 24 heures (à répartir selon les besoins). En cas de répétition, ne pas dépasser 15 jours consécutifs.
- Manipulation de la bouteille : mains exemptes de graisse, ne pas fumer, ne pas approcher une flamme, ne pas exposer la bouteille à une source de chaleur (température > 30 °C) ou à une température < 0 °C (séparation des deux gaz).

À éviter

Fumer ou créer une étincelle à proximité.

Conseils au patient/à la famille

- Respirer normalement et alerter en cas de sensation de malaise.
- Mettre le patient en confiance et le prévenir des sensations possibles : distorsion du son, fourmillements des membres inférieurs.

Index

Index

Index

Index

éclidinium, 641

Index

Index

Index

Index

Index

Elsevier Masson S.A.S
65, rue Camille-Desmoulins
92442 Issy-les-Moulineaux Cedex
Dépôt Légal: août 2020

Retirage: mars 2022

Imprimé en Pologne par Dimograf